高等学校"十四五"医学规划新形态教材

（供临床·基础·预防·口腔·药学·护理·检验等专业用）

Systematic Anatomy
系统解剖学

第 4 版

主　编　王效杰　徐国成
副主编　姚立杰　陈龙菊　何仲义　赵冬梅

编　委（以姓氏笔画为序）
王效杰　沈阳医学院
王瑞芳　山西医科大学汾阳学院
左天明　中国医科大学
付升旗　新乡医学院
刘　兵　长江大学
刘　富　厦门医学院
齐亚力　中国医科大学
许本柯　长江大学
李　岩　上海交通大学
李　舒　沈阳医学院
李立新　九江学院
李军平　宁夏医科大学
李明秋　牡丹江医学院
何仲义　宁夏医科大学
张　哲　辽宁何氏医学院
张义伟　宁夏医科大学
张东东　佳木斯大学
陈龙菊　湖北民族大学
陈永春　华侨大学
苗莹莹　新乡医学院三全学院
罗　刚　海南医学院
周　帅　滨州医学院
周播江　遵义医科大学
庞　刚　安徽医科大学
孟　健　大同大学
赵冬梅　滨州医学院
姚立杰　齐齐哈尔医学院
徐旭东　济宁医学院
徐国成　中国医科大学
郭林娜　齐齐哈尔医学院
郭家智　昆明医科大学
黄绍明　广西医科大学
韩　锋　吉林医药学院
曾　亮　沈阳医学院
蔡志平　内蒙古科技大学
颜　玲　湖北民族大学
魏建宏　山西医科大学汾阳学院

中国教育出版传媒集团

高等教育出版社·北京

内容提要

本教材的编写在注重基本理论、基本知识和基本技能训练的基础上，突出了思想性、科学性、先进性、启发性和适用性，对重点解剖学名词增加了中英文对照索引。本版教材按人体系统描述，共分6篇18章。内容精练、重点突出；图文并茂，配有精心设计和制作的插图450余幅；构思新颖，在各章节内增加了"知识拓展"，以开阔学生的学习视野。

本教材配有系统解剖学数字课程，内容有学习纲要、重难点剖析、教学PPT、自测题、临床应用、思政案例、名词术语等，并补充了学科新进展，知识信息丰富，形式多样，供学生自主学习和使用。

本教材主要适用于临床、基础、预防、口腔、药学、护理、检验等专业本科教学。

图书在版编目（CIP）数据

系统解剖学 / 王效杰，徐国成主编. -- 4版. -- 北京：高等教育出版社，2022.2（2023.12重印）

供临床、基础、预防、口腔、药学、护理、检验等专业用

ISBN 978-7-04-057927-7

Ⅰ.①系… Ⅱ.①王… ②徐… Ⅲ.①系统解剖学－高等学校－教材 Ⅳ.①R322

中国版本图书馆CIP数据核字（2022）第006107号

策划编辑	李光跃	责任编辑	李光跃	封面设计	杨立新	责任印制	沈心怡

出版发行	高等教育出版社		网　　址	http://www.hep.edu.cn
社　　址	北京市西城区德外大街4号			http://www.hep.com.cn
邮政编码	100120		网上订购	http://www.hepmall.com.cn
印　　刷	运河（唐山）印务有限公司			http://www.hepmall.com
开　　本	889mm×1194mm 1/16			http://www.hepmall.cn
印　　张	25.25		版　　次	2011年1月第1版
字　　数	740千字			2022年2月第4版
购书热线	010-58581118		印　　次	2023年12月第3次印刷
咨询电话	400-810-0598		定　　价	59.00元

本书如有缺页、倒页、脱页等质量问题，请到所购图书销售部门联系调换
版权所有　侵权必究
物　料　号　57927-00

数字课程（基础版）

系统解剖学

（第4版）

主编　王效杰　徐国成

登录方法：
1. 电脑访问 http://abook.hep.com.cn/57927，或手机扫描下方二维码、下载并安装 Abook 应用。
2. 注册并登录，进入"我的课程"。
3. 输入封底数字课程账号（20 位密码，刮开涂层可见），或通过 Abook 应用扫描封底数字课程账号二维码，完成课程绑定。
4. 点击"进入学习"，开始本数字课程的学习。

课程绑定后一年为数字课程使用有效期。如有使用问题，请点击页面右下角的"自动答疑"按钮。

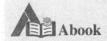

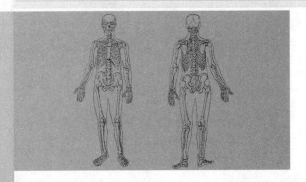

系统解剖学（第4版）

系统解剖学（第4版）数字课程与纸质教材一体化设计，紧密配合。数字课程内容有学习纲要、重难点剖析、教学PPT、自测题、临床应用、思政案例和名词术语，充分运用多种形式的媒体资源，极大地丰富了知识的呈现形式，拓展了教材内容。在提升课程教学效果同时，为学生学习提供思维与探索的空间。

http://abook.hep.com.cn/57927

扫描二维码，下载Abook应用

"系统解剖学（第4版）"数字课程编委会

主　编　王效杰　徐国成
副主编　曾　亮　姚立杰　刘兵

编　委（以姓氏笔画为序）
王　欣　滨州医学院
王洪波　沈阳医学院
王效杰　沈阳医学院
王瑞芳　山西医科大学汾阳学院
付升旗　新乡医学院
刘　兵　长江大学
刘　富　厦门医学院
刘本菊　长江大学
纪　亮　上海交通大学
李立新　九江学院
李军平　宁夏医科大学
李明秋　牡丹江医学院
吴太鼎　湖北民族大学
张义伟　宁夏医科大学
张东东　佳木斯大学
陈　尧　沈阳医学院
陈永春　华侨大学
苗莹莹　新乡医学院三全学院
罗　刚　海南医学院
周晓娟　长江大学
庞　刚　安徽医科大学
孟　健　大同大学
姚立杰　齐齐哈尔医学院
骆　玲　辽宁何氏医学院
徐旭东　济宁医学院
郭林娜　齐齐哈尔医学院
郭家智　昆明医科大学
黄绍明　广西医科大学
韩　锋　吉林医药学院
曾　亮　沈阳医学院
蔡志平　内蒙古科技大学

第4版前言

本教材自2011年第1版出版至今已有10年的时间，多年来在高等教育出版社和全国各医学院校的支持下，配套数字课程的新形态教材逐渐实现从无到有、从多到精的转变，其优势和特色得到使用院校的教师和学生的认可，推动了我国解剖学教学事业的改革和发展，促进了医学教育教材建设新模式的建立。

高等学校"十四五"医学规划新形态教材《系统解剖学》(第4版)的修订原则是贯彻落实临床医学教育改革的目标，优化人才培养，改革课程体系和教学模式方法，将医德教育融入医学教育过程中，提高医学生自主学习能力和实践能力。

此次修订总结和汲取了前三版教材的编写经验，对纸质教材和数字课程的不足之处进行修改和完善，充分体现教材的思想性、科学性、创新性、启发性和适用性。纸质教材内容文字精炼、图文并茂，内容突出"三基""五性"，各章设知识拓展内容以开阔学生的学习视野。数字课程增加了思政案例内容，使学生在利用网络教学资源增进解剖学知识理解、提高自主学习能力的同时，内心深处亦得到启迪和教育。

本教材的编写得到了高等教育出版社和编者所在院校的大力支持和帮助，在此一并致以衷心的感谢！由于编者水平有限，书中难免有不妥和疏漏之处，敬请读者不吝赐教，以使教材精益求精。

王效杰　徐国成
2021年12月于沈阳

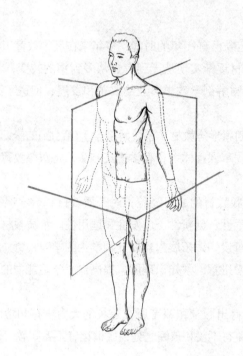

目 录

绪 论 / 1
    一、系统解剖学的定义和地位 / 1
    二、解剖学发展简史 / 1
    三、人体的组成和系统的划分 / 2
    四、人体的标准姿势和常用术语 / 2
    五、人体器官的异常、变异和畸形 / 3
    六、学习人体解剖学的基本观点和方法 / 3

第一篇 运动系统

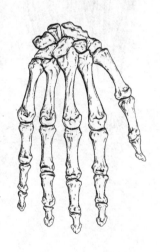
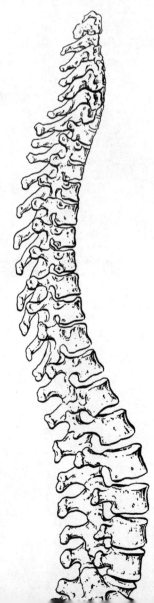

第一章 骨 学 / 6

第一节 总 论 / 6
    一、骨的分类 / 6
    二、骨的构造 / 8
    三、骨的化学成分和物理性质 / 9
    四、骨的发生、发育和可塑性 / 10

第二节 中轴骨 / 12
    一、躯干骨 / 12
    二、颅 / 16

第三节 附肢骨骼 / 28
    一、上肢骨 / 29
    二、下肢骨 / 32

第二章 关节学 / 37

第一节 总 论 / 37
    一、直接连结 / 38
    二、间接连结 / 38

第二节 中轴骨连结 / 41
    一、躯干骨的连结 / 41
    二、颅的连结 / 45

第三节 附肢骨连结 / 47
    一、上肢骨的连结 / 47
    二、下肢骨的连结 / 51

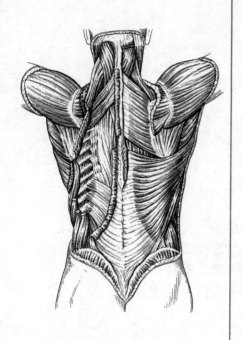
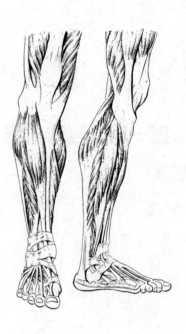

第三章 肌学 / 61

第一节 总论 / 61
一、肌的形态和构造 / 61
二、肌的起止、配布和作用 / 62
三、肌的命名法 / 63
四、肌的辅助装置 / 63

第二节 头肌 / 65
一、面肌 / 65
二、咀嚼肌 / 66

第三节 颈肌 / 68
一、颈浅肌及颈外侧肌 / 68
二、颈前肌 / 68
三、颈深肌 / 70

第四节 躯干肌 / 71
一、背肌 / 71
二、胸肌 / 73
三、膈 / 74
四、腹肌 / 75

第五节 上肢肌 / 79
一、上肢带肌 / 79
二、臂肌 / 81
三、前臂肌 / 82
四、手肌 / 83
五、上肢的局部记载 / 86

第六节 下肢肌 / 86
一、髋肌 / 86
二、大腿肌 / 89
三、小腿肌 / 90
四、足肌 / 92
五、下肢的局部记载 / 93

第二篇 内脏学

总论 / 95
一、内脏的一般结构 / 96
二、胸、腹部的标志线和腹部的分区 / 96

第四章 消化系统 / 98

第一节 口腔 / 98
一、口唇 / 99
二、颊 / 99
三、腭 / 99
四、牙 / 99
五、舌 / 101
六、唾液腺 / 103

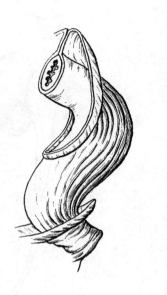

第二节 咽 / 104
 一、咽的位置和形态 / 104
 二、咽的分部 / 104

第三节 食管 / 105
 一、食管的形态和分部 / 105
 二、食管的狭窄 / 106
 三、食管壁的结构 / 106

第四节 胃 / 107
 一、胃的形态和分部 / 107
 二、胃的位置与毗邻 / 108
 三、胃壁的结构 / 108

第五节 小肠 / 109
 一、十二指肠 / 109
 二、空肠和回肠 / 110

第六节 大肠 / 111
 一、盲肠 / 111
 二、阑尾 / 112
 三、结肠 / 112
 四、直肠 / 113
 五、肛管 / 114

第七节 肝 / 114
 一、肝的形态 / 114
 二、肝的位置与毗邻 / 116
 三、肝的分叶和分段 / 116
 四、肝外胆道 / 117

第八节 胰 / 119
 一、胰的位置与毗邻 / 119
 二、胰的分部 / 119

第五章 呼吸系统 / 120

第一节 鼻 / 121
 一、外鼻 / 121
 二、鼻腔 / 121
 三、鼻旁窦 / 122

第二节 喉 / 123
 一、喉软骨 / 124
 二、喉的连结 / 125
 三、喉肌 / 126
 四、喉腔 / 127

第三节 气管和支气管 / 129
 一、气管 / 129
 二、支气管 / 130

第四节 肺 / 130
 一、肺的形态 / 130
 二、胎儿肺与成年人肺的区别 / 132
 三、支气管树 / 132

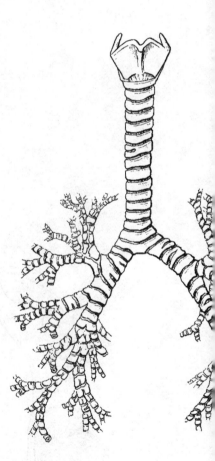

目录

    四、支气管肺段 / 132
    五、支气管和肺段的血液供应 / 134
  第五节　胸膜 / 134
    一、壁胸膜 / 134
    二、脏胸膜 / 135
    三、胸膜腔 / 135
    四、胸膜隐窝 / 135
    五、胸膜和肺的体表投影 / 135
  第六节　纵隔 / 137
    一、上纵隔 / 137
    二、下纵隔 / 137

第六章　泌尿系统 / 138

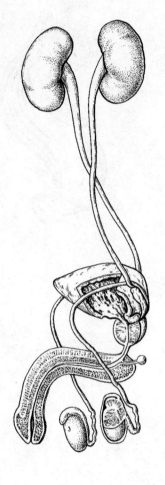

  第一节　肾 / 138
    一、肾的形态 / 138
    二、肾的位置与毗邻 / 139
    三、肾的被膜 / 140
    四、肾的结构 / 142
    五、肾段血管和肾段 / 142
    六、肾的畸形与异常 / 143
  第二节　输尿管 / 144
    一、输尿管腹部 / 145
    二、输尿管盆部 / 145
    三、输尿管壁内部 / 145
  第三节　膀胱 / 145
    一、膀胱的形态 / 146
    二、膀胱的内面结构 / 146
    三、膀胱的位置与毗邻 / 147
  第四节　尿道 / 148

第七章　男性生殖系统 / 149

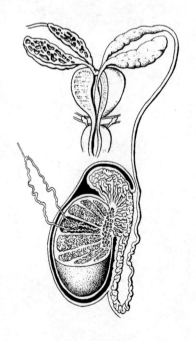

  第一节　男性内生殖器 / 149
    一、睾丸 / 149
    二、附睾 / 150
    三、输精管和射精管 / 151
    四、精囊 / 151
    五、前列腺 / 152
    六、尿道球腺 / 152
  第二节　男性外生殖器 / 153
    一、阴囊 / 153
    二、阴茎 / 154
  第三节　男性尿道 / 155

第八章　女性生殖系统 / 157

  第一节　女性内生殖器 / 157
    一、卵巢 / 157
    二、输卵管 / 158
    三、子宫 / 159

四、阴道 / 161
　　五、前庭大腺 / 161
第二节　女性外生殖器 / 162
　　一、阴阜 / 162
　　二、大阴唇 / 162
　　三、小阴唇 / 162
　　四、阴道前庭 / 162
　　五、阴蒂 / 162
　　六、前庭球 / 162
附一：乳房 / 162
附二：会阴 / 163

第九章　腹膜 / 168
　　一、概述 / 168
　　二、腹膜与腹、盆腔脏器的关系 / 169
　　三、腹膜形成的结构 / 170
　　四、腹膜腔的分区和间隙 / 174

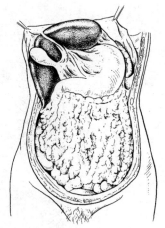

第三篇　脉管学

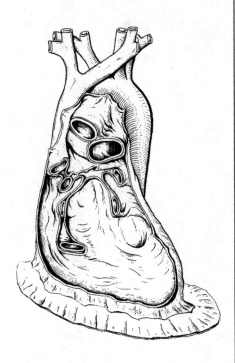

第十章　心血管系统 / 178
第一节　总论 / 178
　　一、心血管系统的组成 / 178
　　二、血管吻合及其功能意义 / 179
　　三、血管的变异 / 180
第二节　心 / 180
　　一、心的位置、外形与毗邻 / 180
　　二、心腔 / 183
　　三、心的构造 / 187
　　四、心传导系 / 189
　　五、心的血管 / 191
　　六、心包 / 194
　　七、心的体表投影 / 195
第三节　动脉 / 196
　　一、肺循环的动脉 / 197
　　二、体循环的动脉 / 197
附：体循环动脉简表 / 214
第四节　静脉 / 215
　　一、肺循环的静脉 / 216
　　二、体循环的静脉 / 216
附：全身静脉回流概况 / 226

第十一章　淋巴系统 / 227
第一节　总论 / 227
　　一、淋巴系统的组成 / 227
　　二、淋巴回流的因素 / 231

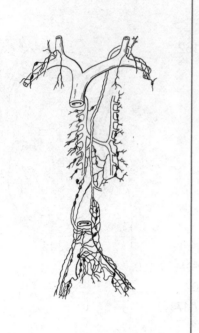

三、淋巴侧支循环 / 231

第二节　淋巴结的位置和淋巴引流范围 / 232

一、头颈部淋巴结和淋巴管 / 232

二、上肢淋巴结和淋巴管 / 234

三、胸部淋巴结和淋巴管 / 235

四、腹部淋巴结和淋巴管 / 236

五、盆部淋巴结和淋巴管 / 238

六、下肢淋巴结和淋巴管 / 239

第三节　部分器官的淋巴引流 / 240

一、肺的淋巴引流 / 240

二、食管的淋巴引流 / 240

三、胃的淋巴引流 / 240

四、肝的淋巴引流 / 240

五、直肠的淋巴引流 / 240

六、子宫的淋巴引流 / 240

七、乳房的淋巴引流 / 241

附：全身淋巴引流概况 / 242

第四篇　感觉器官

第十二章　视器 / 244

第一节　眼球 / 244

一、眼球壁 / 244

二、眼球内容物 / 247

第二节　眼副器 / 248

一、眼睑 / 248

二、结膜 / 249

三、泪器 / 250

四、眼球外肌 / 250

五、眶脂体和眶筋膜 / 252

第三节　眼的血管和神经 / 252

一、眼的血管 / 252

二、眼的神经 / 253

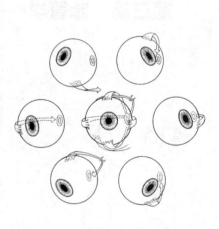

第十三章　前庭蜗器 / 255

第一节　外耳 / 255

一、耳郭 / 255

二、外耳道 / 256

三、鼓膜 / 256

第二节　中耳 / 256

一、鼓室 / 257

二、咽鼓管 / 259

三、乳突小房和乳突窦 / 259

第三节　内耳 / 259

一、骨迷路 / 259

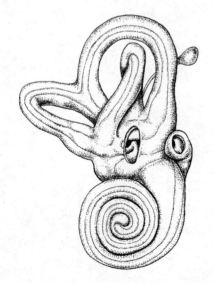

二、膜迷路 / 260
三、内耳的血管、淋巴和神经 / 262

第五篇　神经系统

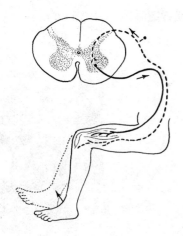

总论 / 265
　　一、神经系统的区分 / 266
　　二、神经系统的组成 / 266
　　三、神经系统的活动方式 / 269
　　四、神经系统的常用术语 / 270
第十四章　中枢神经系统 / 272
　第一节　脊髓 / 272
　　一、脊髓的位置和外形 / 272
　　二、脊髓的内部结构 / 274
　　三、脊髓的功能 / 278
　第二节　脑 / 279
　　一、脑干 / 280
　　二、小脑 / 294
　　三、间脑 / 300
　　四、端脑 / 303
第十五章　周围神经系统 / 315
　第一节　脊神经 / 315
　　一、颈丛 / 317
　　二、臂丛 / 318
　　三、胸神经前支 / 324
　　四、腰丛 / 325
　　五、骶丛 / 326
　第二节　脑神经 / 330
　　一、嗅神经 / 332
　　二、视神经 / 332
　　三、动眼神经 / 332
　　四、滑车神经 / 333
　　五、三叉神经 / 334
　　六、展神经 / 336
　　七、面神经 / 336
　　八、前庭蜗神经 / 338
　　九、舌咽神经 / 339
　　十、迷走神经 / 340
　　十一、副神经 / 342
　　十二、舌下神经 / 343
　第三节　内脏神经系统 / 343
　　一、内脏运动神经 / 343
　　二、内脏感觉神经 / 352
　　三、牵涉性痛 / 352

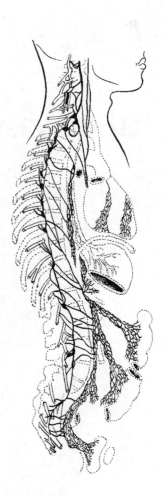

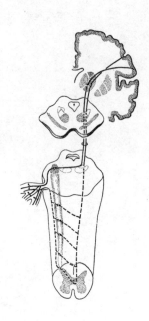

第十六章 神经系统的传导通路 / 354
第一节 感觉传导通路 / 354
一、本体感觉传导通路 / 354
二、痛温觉、粗触觉和压觉传导通路 / 356
三、视觉传导通路和瞳孔对光反射通路 / 357
四、听觉传导通路 / 358
五、平衡觉传导通路 / 359

第二节 运动传导通路 / 360
一、锥体系 / 360
二、锥体外系 / 363

第十七章 脑和脊髓的被膜、血管及脑脊液循环 / 365
第一节 脑和脊髓的被膜 / 365
一、脊髓的被膜 / 365
二、脑的被膜 / 366

第二节 脑和脊髓的血管 / 370
一、脑的血管 / 370
二、脊髓的血管 / 373

第三节 脑脊液及其循环 / 376
第四节 脑屏障 / 377
一、血-脑屏障 / 377
二、血-脑脊液屏障 / 377
三、脑脊液-脑屏障 / 378

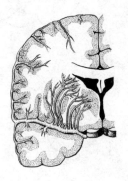

第六篇 内分泌

第十八章 内分泌系统 / 380
一、垂体 / 381
二、甲状腺 / 382
三、甲状旁腺 / 382
四、肾上腺 / 383
五、松果体 / 383
六、胰岛 / 384
七、胸腺 / 384
八、生殖腺 / 384

中英文名词对照索引 / 385

参考文献 / 386

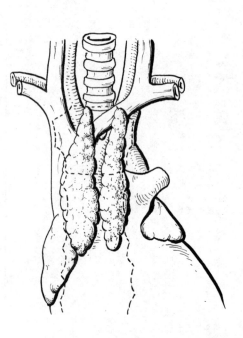

绪 论

一、系统解剖学的定义和地位

系统解剖学 systematic anatomy 是按人体的器官功能系统阐述正常人体器官形态结构、相关功能及其发生发展规律的科学。医学生学习系统解剖学的目的在于掌握和理解人体器官、系统的形态结构、位置与毗邻、生长发育规律及其功能意义。只有掌握正常人体的形态结构，才能判断人体的正常与异常，区别生理与病理状态，从而对疾病进行正确的诊断和治疗。因此，系统解剖学是学习基础医学和临床医学各学科的先修课程，是一门重要的医学基础课程。

根据研究方法和叙述方式的不同，解剖学可分为以下学科：系统解剖学是将人体器官划分为若干功能系统来进行描述和研究的学科；**局部解剖学** regional anatomy 是在系统解剖学的基础上按局部（头、颈、胸、腹、盆、会阴、上肢、下肢等）来研究人体各部分的结构形态和相互关系的学科；为适应 X 线计算机断层成像、超声和磁共振成像等应用，研究人体在不同层面上各器官形态结构、毗邻关系的学科，称**断层解剖学** sectional anatomy；结合临床需要，以临床各科应用为目的而进行人体解剖学研究的学科，称**临床解剖学** clinical anatomy；专门为外科学研究与外科手术应用而进行的人体解剖学研究的学科，称**外科解剖学** surgical anatomy；应用 X 线研究人体形态结构的则称 **X 线解剖学** X-ray anatomy；研究人体在生活过程中，各器官形态结构的变化规律，或在特定条件下，观察外因对人体器官形态结构变化影响的解剖学，称**功能解剖学** functional anatomy；以研究体育运动或提高体育运动效果为目的的解剖学，称**运动解剖学** locomotive anatomy。随着医学与生物学的迅猛发展，形态学的研究已进入分子生物学水平，对人体的研究会更深入，将会有一些新的学科不断从解剖学中分化出去，但广义上仍属于解剖学的范畴。

二、解剖学发展简史

人体解剖学是一门古老的学科，在古代，春秋战国时期我国中医典籍《黄帝内经》中就有关于人体结构"其尸可剖而视之"的记载。古希腊名医 Hippocrates 进行过动物解剖，并有论著较详细地记述了心、肺、颅骨等的结构。解剖学家 Galen 著有较完整的论著《医经》，记载了血液、心脏、脑神经等结构，指出了血管内流动的是血液。

15—16世纪，欧洲文艺复兴时期，人体解剖学的创始人、解剖学家 Vesalius 写出的人体解剖学巨著《人体构造》七卷，为人体解剖学发展奠定了坚实的基础。

17世纪，Harvey 经动物实验研究证明了血液循环的原理，提出心血管是一套封闭的管道系统。

18—19世纪，我国清朝王清任的论著《医林改错》，修正了许多解剖学内容。

20世纪，随着科学技术日新月异的发展，人类可借助各种仪器和方法观察人体结构，使观察活体的人体内部结构成为了现实。20世纪30年代，电子显微镜问世，使形态科学研究进入到分子生物学水平。20世纪末，我国著名解剖学家钟世镇院士也开展了"数字虚拟人"的研究。

综上所述，形态科学研究随着研究手段和方法的不断革新而发展，经历了大体解剖学、显微解剖学、超微结构解剖学和数字解剖学等阶段。我们相信随着科学技术的发展，人体解剖学将不断得到补充、完善和发展。

三、人体的组成和系统的划分

人体结构和功能最基本的单位是**细胞**cell。形态相似、功能相近的细胞被细胞间质结合在一起，形成**组织**tissue，人体有4种基本组织，即上皮组织、结缔组织、肌组织和神经组织。几种不同的组织组成具有一定形态并完成一定生理功能的结构称**器官**organ。许多器官联结在一起，完成一系列共同的生理功能，称**系统**system。人体有运动系统、消化系统、呼吸系统、泌尿系统、生殖系统、脉管系统、感觉器官、内分泌系统和神经系统九大系统。全部系统组合成一个完整的**人体**human body。

四、人体的标准姿势和常用术语

为了正确描述人体各器官的形态结构和位置关系，必须使用公认的、统一的标准姿势和描述用语，以利于交流，避免混乱。这些标准和术语是每一个学习解剖学和医学的人必须首先掌握，并自觉运用的。

（一）人体的标准姿势

标准姿势也称**解剖学姿势**anatomical position，是为正确描述人体各局部、器官及其结构的位置关系，而特别规定的一种标准姿势。该姿势为人体直立，两眼向前平视，上肢自然下垂于躯干两侧，两足并拢，掌心和足尖向前（图绪-1）。在描述人体任何结构时均应以此姿势为准，即使被观察的对象（尸体、标本、模型或患者）是俯卧、仰卧、侧卧、横位或倒置时，或只是身体的一部分，仍要把它们按人体的标准姿势进行描述。

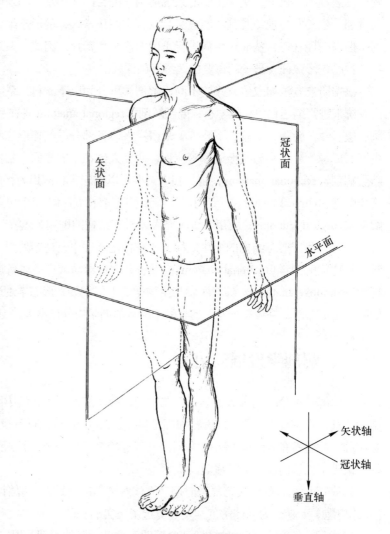

图绪-1 解剖学姿势

（二）常用方位术语

上 superior 和下 inferior：近头的为上或颅侧 cranial，近足的为下或尾侧 caudal。
前 anterior 和后 posterior：近腹面的为前或腹侧 ventral，近背面的为后或者背侧 dorsal。
内侧 medial 和外侧 lateral：靠近正中矢状面的为内侧，反之为外侧。
内 internal 和外 external：靠近内腔的为内，远离内腔的为外。
浅 superficial 和深 deep：接近身体表面或器官表面的为浅，远离的为深。
描述四肢各部的结构时，常用下列用语代替上下、前后、内侧和外侧。
近侧 proximal 和远侧 distal：接近躯干的为近侧，远离的为远侧。
尺侧 ulnar 和桡侧 radial：即前臂的内侧和外侧。
胫侧 tibial 和腓侧 fibular：即小腿的内侧和外侧。
掌侧 palmar、足底侧 plantar 和背侧 dorsal：掌侧为手的前面，足底侧为足的下面，两者的反面为背侧。

（三）轴和面

人体或器官任一局部的空间范围，均可在解剖学姿势下设置3个相互垂直的轴和面（图绪-1）。

1. 轴
（1）**垂直轴** vertical axis：为上下方向垂直于地平面，与人体长轴平行的轴。
（2）**矢状轴** sagittal axis：为前后方向与垂直轴垂直，平行于地平面的轴。
（3）**冠状轴** coronal axis：又称额状轴，为左右方向，与上述两轴相垂直的轴。

2. 面
（1）**矢状面** sagittal plane：按前后方向将人体或器官纵切为左右两部分，其断面即为矢状面。将人体分为左右对称两半的矢状面，叫**正中矢状面** median sagittal plane。
（2）**冠状面** coronal plane：又称**额状面** frontal plane，为按左右方向将人体纵切为前后两部分的断面。
（3）**水平面** horizontal plane：与人体的垂直轴垂直的平面，将人体横切为上、下两部。有时该平面也称**横切面** transverse plane。

五、人体器官的异常、变异和畸形

人体结构虽然基本相同，但由于受遗传、环境、社会、营养、职业和体育锻炼等各种因素的影响，每个人身体的大小、高矮、胖瘦及脏器的形态和位置等都可能有差别，这些差别可综合为不同的体型，如瘦长型、矮胖型和适中型等，体型的差异一般都属于正常情况而不作为病态。

在解剖中常可见到器官的位置和形态、血管以及神经的分支、分布和行程等可有多种形式，大多数的形式与书本描述是一致的，可认为是正常。但有少数或一部分会出现与正常不同的现象，一般称为**异常** abnormality。在异常中，那些离开了统计学所描述的正常范围，但差异无统计学意义，也未造成功能障碍或外观障碍的，称**变异** variation；那些离正常范围太远，与正常呈显著不同的形态，其外观形态结构不但发生了改变，而且还严重影响了正常功能的，称**畸形** malformation。

六、学习人体解剖学的基本观点和方法

人体解剖学是一门形态学科，掌握以下几点才能准确地认识和理解人体形态结构及其演变规律。

1. **形态与功能相联系的方法** 人体的形态结构与功能是密切相关的，每个器官都有一定的形态结

构，这些形态结构是它们行使一定功能的结构基础，因此在学习的过程中，理解形态与功能这种辩证关系，有利于更好地理解和记忆解剖学知识。

2. **理论和实际相结合的方法**　学习是为了应用，学习解剖学是为了更好地认识人体。解剖学是一门实践性很强的学科，在学习中，不应惧怕尸体和福尔马林刺激，尽早进入角色适应解剖学特殊的学习环境；必须把听课、实验和复习结合起来，把教材中的叙述、图谱和标本、模型的观察结合起来；要认真进行解剖操作和勤于观察标本、模型；学会从标本联想到活体，比较分析它们的共性和个性；要适当地和临床应用联系起来，在理解的基础上进行记忆。只有这样才能学到有关人体解剖学比较完整的知识。

3. **局部与整体统一的观点**　在学习人体解剖学的过程中，虽然是从基本组织至器官系统及各个局部进行学习，但必须认识到人体是一个统一的整体，它由许多器官或局部有机地构成，各局部都是整体的一部分，它们在结构和功能上是互相联系又互相影响的，局部的改变或损伤不仅影响到相邻的局部，而且影响到整体。因此，在观察和学习中既要善于从局部联想到整体，从表面透视到内部。同时，也要注意从整体的角度来理解个别器官和局部，借以更深刻地把握整体与局部的关系，这样才能更系统地学好这门课程。

4. **进化发展的观点**　人类是物种进化的产物，是由低等动物经过长期发展而来的，是种系发生的结果，在人胚胎发生和器官发生过程中可以反映出这种演变过程。例如，胚胎早期鳃弓和尾芽的出现和消失等。此时，在个体发生过程中，人体器官的位置、形态和结构由于胚胎发育异常，常出现变异或畸形。现代人仍在不断地发展变化之中，人出生以后也在不断地发展，不同年龄、不同社会生活、不同劳动条件等，均可影响人体形态结构的发展；不同性别、不同地区、不同种族的人，以至于每一个个体均可有差异，这些都是正常现象。只有运用进化发展的观点去探讨人体形态结构，才能更好地理解这些差异或畸形，可以更好地认识人体。

（王效杰编写，韩秋生绘图）

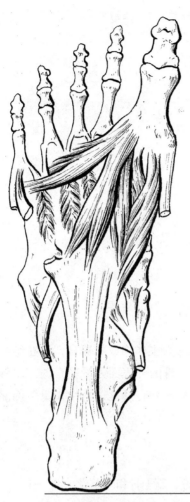

第一篇
运动系统

  运动系统由骨、骨连结和骨骼肌组成,约占成年人体重的60%。全身各骨以不同形式(不动、微动或可动)的骨连结联系在一起,构成骨骼,形成人体的支架,赋予人体基本形态,支持体重,保护内脏,并为肌提供了广阔的附着点。在运动过程中,骨骼肌是运动系统的主动动力装置,并以可动的骨连结为枢纽,牵拉其所附着的骨,产生运动。

第一章 骨学

第一节 总论

骨 bone 是由骨组织（骨细胞、胶原纤维和基质等）为主体构成的器官，是在结缔组织、软骨基础上发育（骨化）形成的具有一定形态和构造的器官。骨的外表面为骨膜，内充以骨髓，具有丰富的血管、淋巴管及神经；不断进行新陈代谢和生长发育，并有修复、再生和重塑的能力。骨髓具有造血功能。

一、骨的分类

成年人骨（除牙齿外）共206块，按部位可分为颅骨、躯干骨和附肢骨（图1-1）。颅骨、躯干骨统称中轴骨。骨按其形态特点可分为下列4种（图1-2）。

1. **长骨** long bone　呈长管状，主要分布于四肢，如肱骨和股骨等。长骨特点为：具有一体两端，体又称**骨干** diaphysis, shaft，内为容纳骨髓的**髓腔** medullary cavity。体表面有1~2个血管出入的滋养孔。两端膨大为**骺** epiphysis，骺的表面有关节软骨附着，形成关节面，与相邻关节面构成关节。骨干与骺相移行的部分称**干骺端** metaphysis，幼年时保留1片软骨，称**骺软骨** epiphyseal cartilage，其内部的软骨细胞不断分裂繁殖和骨化，使骨不断生长。成年后，随着骺软骨的骨化，骨干与骺融为一体，其间遗留一**骺线** epiphyseal line。

2. **短骨** short bone　为短柱状或立方形骨块，多分布于成群连结牢固且较灵活的部位，如腕、足的后半部。短骨能承受较大的压力，具有多个关节面并相互之间形成微动关节，辅以坚韧的韧带，构成适于支撑的弹性结构。

3. **扁骨** flat bone　呈板状，主要构成颅腔、胸腔和盆腔的壁，以保护内部的脏器，并为肌附着提供宽阔的骨面，如肢带骨的肩胛骨和髋骨等。

4. **不规则骨** irregular bone　形状不规则且功能多样，如椎骨。有些不规则骨内有腔洞，称含气骨 pneumatic bone，如上颌骨和额骨等。

此外，还有发生于某些肌腱内的扁圆形小骨，称**籽骨** sesamoid bone，在运动中起减少摩擦和改变肌力牵引方向的作用。如髌骨和第一跖骨头下的籽骨。

第一章 骨学

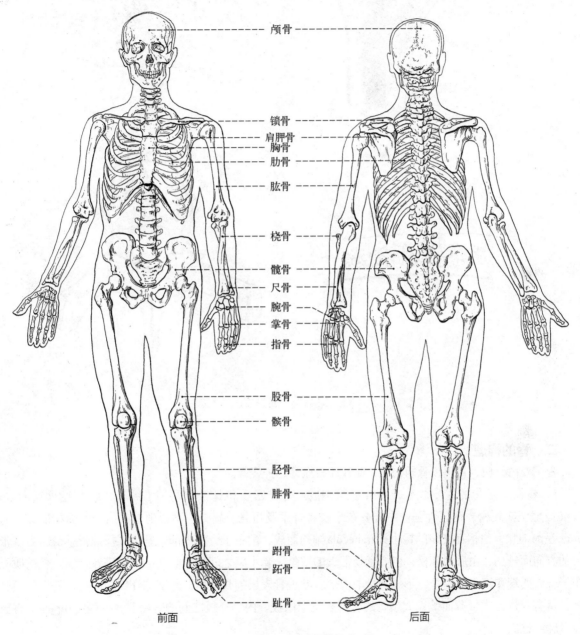

前面　　　　　　　　　后面

图1-1　全身骨骼

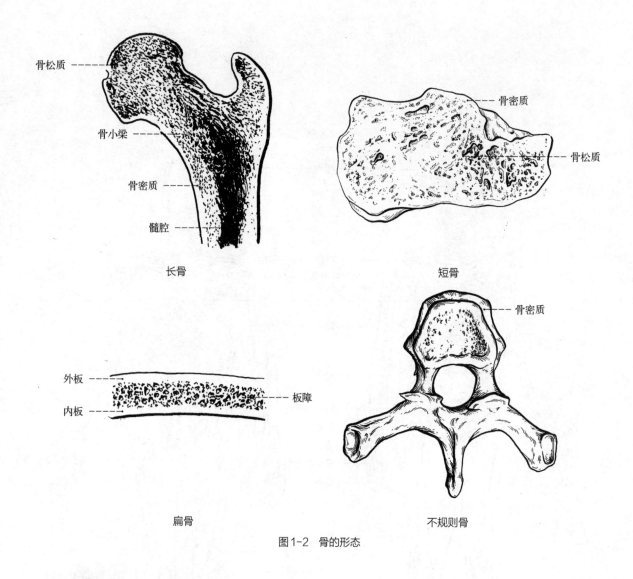

图1-2 骨的形态

二、骨的构造

骨主要由骨质、骨膜和骨髓构成，此外还有血管、神经等。

1. **骨质** 是骨的主要成分，由骨组织构成。分骨密质和骨松质两种（图1-2）。**骨密质**compact bone质地坚实致密，耐压性强。主要分布于长骨骨干及短骨、扁骨、不规则骨的表面。**骨松质**spongy bone呈海绵状，由相互交织的**骨小梁**trabecula排列而成，配布于骨的内部，骨小梁按照骨承受压力或张力的方向而排列，虽质地疏松，仍能承受很大的重量。骨小梁之间的间隙在活体充满着骨髓。骨松质配布于长骨两端和短骨、扁骨、不规则骨的内部。颅盖骨表层的骨密质，分别称外板和内板，外板厚而坚韧，富有弹性，内板薄而脆，故颅骨的骨折多见于内板。内、外板之间的骨松质，称**板障**diploe，有板障静脉经过。

2. **骨膜**periosteum 由致密结缔组织构成，分为内、外两层，除关节面外，新鲜骨的表面均覆有骨膜（图1-3）。骨膜含有丰富的血管、神经和淋巴管，通过骨质的滋养孔分布于骨质和骨髓。对骨的发生、生长、改造和修复再生有重要作用。骨髓腔和骨松质的网眼也衬着一层菲薄的结缔组织膜，称**骨内膜**endosteum。在骨手术中应尽量避免骨膜剥离太多或损伤过大，以防发生骨折愈合困难。

3. **骨髓**bone marrow 属于结缔组织，充填于骨髓腔和骨松质间隙内（图1-3）。在胎儿和幼儿时期，所有骨髓均有造血功能，由于含不同发育阶段的红细胞和某些白细胞，肉眼观呈红色，故名**红骨髓**red bone marrow。从5~6岁起，长骨骨髓腔内的红骨髓逐渐被脂肪组织所代替，呈黄红色并失去造血功能，称**黄骨髓** yellow bone marrow。所以，成年人的红骨髓仅存在于骨松质内。

4. 骨的血管、淋巴管和神经

（1）血管：长骨的动脉有滋养动脉、干骺端动脉、骺动脉及骨膜动脉。滋养动脉是长骨的主要动脉，多经骨干的滋养孔进入骨髓腔，分升支和降支达两端，分支分布于骨干骨密质的内层、骨髓和干骺端，在成年人，分别与干骺端动脉及骺动脉的分支吻合。干骺端动脉和骺动脉均发自邻近动脉，并从骺软骨附近穿入骨质。上述各动脉均有同名静脉伴行。不规则骨、扁骨和短骨的动脉来自骨膜动脉或滋养动脉（图1-4）。

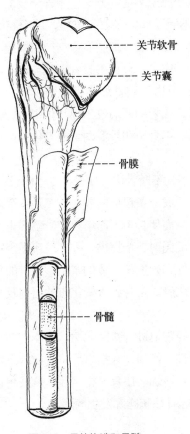
图1-3 骨的构造和骨髓

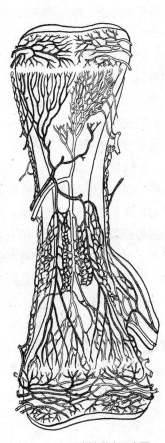
图1-4 长骨血液供应示意图

（2）淋巴管：骨膜的淋巴管丰富，但骨是否存在淋巴管，尚有争论。

（3）神经：伴行滋养血管进入骨内，以内脏传出纤维为主，分布到血管壁；躯体传入纤维则主要分布于骨膜。故骨膜对张力或撕扯的刺激较为敏感，如骨脓肿和骨折常引起剧痛。

三、骨的化学成分和物理性质

骨主要由有机质和无机质两种化学成分组成。在成年人中有机质约占1/3，其中绝大部分（95%）是胶原纤维，其余是无定形基质，即中性或弱酸性的糖胺多糖组成的凝胶，赋予骨以弹性和韧性。无机质主要是钙盐，约占骨重的2/3，主要成分为羟基磷灰石结晶，沿胶原纤维的长轴呈细针状排列。将骨煅烧，去除其有机质，虽然仍可保持原形和硬度，但脆而易碎。如将骨置于强酸中浸泡，脱除其无机质（脱钙），该骨虽仍具其原形，但柔软而有弹性，可以弯曲甚至打结，松开后仍可恢复原状。

有机质与无机质的比例随年龄增长而逐渐变化，成年人骨的有机质和无机质的比例约为3∶7，最为合适，因而骨具有很大硬度和一定的弹性，较坚韧。幼儿骨的有机质较多，柔韧性和弹性大，易变形，遇暴力打击时不易完全折断，常发生青枝样骨折。老年人骨的有机质渐减，胶原纤维老化，无机盐相对增多，但因激素水平下降，骨组织的总量减少，表现为骨质疏松症，因而骨质变脆，稍受暴力即易发生骨折。

四、骨的发生、发育和可塑性

骨发生于胚胎时期的间充质。在胚胎第8周时，脊索的周围以及其他部分由间充质分化出胚性结缔组织，形成膜性骨。随后膜性骨的大部分被软骨所取代，再由软骨发展成骨；小部分则直接从膜性骨衍化为骨。由结缔组织膜或软骨衍化为骨的过程称骨化。成骨过程有膜化骨（颅顶骨和面颅骨的发生属于此型）和软骨化骨（除锁骨外的四肢骨和颅底骨的发生属于此型）两种方式。颅骨一般均由几个骨化点骨化，然后愈合成一骨，其骨质的外层不断生成，内层不断破坏、吸收和改建，使颅腔的容积不断扩大。长管状骨的骨化，首先是软骨体中间部的软骨膜内层分化出成骨细胞，由它产生细胞间质并有钙盐沉积，形成圆筒状的骨领。此时，间充质和血管侵入软骨体中央，分化出成骨细胞与破骨细胞，形成初级骨化中心，并由此向两端不断发展，最初的骨化中心部位由于破骨细胞将骨质破坏、吸收而产生空腔，即骨髓腔，侵入的间充质转化为红骨髓。到出生前后，软骨的两端也出现骨化中心，称初级骨化中心，先进行软骨内化骨，然后进行软骨膜化骨，形成骨骺。当骨干和骨骺两者的骨化都接近完成时，中间仍保留一层软骨，称骺软骨。

骨的发育基于两种机制：一是骺软骨不断增生，骨干端又不断骨化，使骨得以不断长长，直至20岁左右，骺软骨也被骨化，骨干与骨骺相连，两者的嵌接处形成一条粗糙的骺线；二是骨膜内层不断地层层造骨与改建，其内部骨髓腔也不断造骨、破骨与改建，从而使骨干不断增粗、骨髓腔也不断扩大。由于造骨和破骨互相矛盾互相制约的作用，使骨在长长变粗的同时，依据内、外环境诸多因素的影响，骨质不断地改建，使骨达到了以最少的原料而达到高度的韧性和硬度统一体的效能。短骨的骨化过程与长骨的相似，但首先从软骨膜开始化骨，然后再进行软骨内化骨。全身各骨骨化点的出现及干骺愈合均发生在一定年龄（表1-1）。

骨的可塑性表现为：在人体内，骨和其他器官一样，经常地进行新陈代谢。当体内环境或体外环境发生变化时，骨在形态、结构上发生改变，称为骨的可塑性。例如，骨折以后，骨质的愈合、再生，经过一定时间的吸收、改建，基本恢复原貌；体力劳动和体育锻炼能使骨变得粗壮；瘫痪和长期卧床的患者，骨质变得疏松。儿童时期不正确的坐位姿势，往往引起脊柱和胸廓发生畸形。

表1-1 附肢骨主要骨化点出现及长合时期

骨名	骨化点		骨化点出现时期		愈合时期（岁）
	名称	数目	胎龄（周）	出生后（岁）	
肱骨	上端 头	1		1	20~22
	大结节	1		2~3	20~22
	小结节	1		3~4	20~22
	体 体	1	8		
	下端 肱骨小头	1		2	18~20
	内上髁	1		6~8	18~20
	滑车	1		9~10	18~20
	外上髁	1		12~13	18~20

续表

骨名	骨化点		骨化点出现时期		愈合时期（岁）
	名称	数目	胎龄（周）	出生后（岁）	
尺骨	上端（鹰嘴）	1	8	8~11	16~17
	体	1	8		
	下端（头）	1	8	7~8	20
桡骨	上端	1	8	5~6	17~18
	体	1	8		
	下端	1	8	1~2	20
腕骨	头状骨	1		1	
	钩骨	1		1	
	三角骨	1		3	
	月骨	1		4	
	舟骨	1		5	
	大多角骨	1		6	
	小多角骨	1		7	
	豌豆骨	1		8~14	
股骨	上端 大转子	1		3~4	17~18
	上端 小转子	1		9~14	17~19
	上端 头	1		1	17~24
	体	1	7		19~24
	下端	1	36		19~24
髌骨		数个		3~5	6~7
胫骨	上端	1	8		19~20
	体	1	8		16~20
	下端	1	8		16~20
腓骨	上端	1	8		22~24
	体	1	8		20~24
	下端	1	8		20~24

【知识拓展】

骨组织工程的研究 "组织工程学"这个名称是1987年被正式提出的，最早的定义是："应用工程学和生命科学的原理和方法，认识哺乳动物正常和病理组织中结构-功能关系，并开发生物代用品，以恢复、维持或改善组织的形态和功能。"随着组织工程学研究的深入和发展，其内涵不断扩大。近年来，有人将生物材料诱导细胞分化、组织再生亦归于组织工程学范围，其定义也将会有所更改。组织工程的基本做法是，取少量自体组织，在体外分离、培养细胞，将一定量的培养细胞接种到具有一定空间结构的三维支架材料上，再将此细胞-支架复合物在体外继续培养，并植入体内培养，通过细胞生长繁殖、相互贴附、分泌细胞外基质，形成具有一定结构和功能的组织或器官。

骨的组织工程：骨组织工程是继软骨组织之后研究得较早、较多的对象。Vacanti（1993年）等将小牛骨膜细胞种植于多层编织的聚羟基乙酸（polyglycolic acid，PGA）支架中，然后移植于裸鼠体内，结果证实骨细胞可以增殖成为骨骼；Crane等全面提出了骨组织工程研究的概念、方法、现状和前景，引起了广大学者的关注。

近年来骨组织工程研究进展主要有两方面：一是骨组织诱导，二是细胞传输。和其他组织的组织工程研究原理和方法一样，组织工程骨的研究主要也是集中在种子细胞、支架材料和骨的构建三方面。

第二节　中轴骨

中轴骨包括躯干骨和颅。

一、躯干骨

躯干骨包括24块椎骨、1块骶骨、1块尾骨、1块胸骨和12对肋，共51块。

（一）椎骨

幼年时椎骨为32或33块，分为颈椎7块，胸椎12块，腰椎5块，骶椎5块，尾椎3~4块。成年后5块骶椎融合成1块骶骨，3~4块尾椎融合成1块尾骨，故成年人有24块独立的椎骨。

1. **椎骨的一般形态**　椎骨vertebrae由前方短圆柱形的椎体和后方板状的椎弓结合而成（图1-5）。

（1）**椎体** vertebral body：是椎骨负重的主要部分，呈短圆柱状，内部为骨松质，表面的骨密质较薄，上、下椎体借椎间纤维软骨相接。椎体后面微凹陷，与椎弓共同围成**椎孔** vertebral foramen。各椎孔贯通，构成**椎管** vertebral canal，容纳脊髓。

（2）**椎弓** vertebral arch：在椎体后方，呈弓形骨板，其连接椎体的缩窄部分，称**椎弓根** pedicle of vertebral arch，稍细，上、下各有一切迹，下切迹较明显。相邻椎骨的椎弓根上、下切迹共同围成**椎间孔** intervertebral foramina，有脊神经和血管通过。椎弓根向后内扩展变宽的部分，称**椎弓板** lamina of vertebral arch，两者在中线会合。椎弓上共有7个突起：① **棘突** spinous process：1个，伸向后方或后下方，多数可在背部正中线扪到。② **横突** transverse process：1对，伸向两侧，棘突和横突都有韧带和肌附着。③ **关节突** articular process：2对，在椎弓根与椎弓板结合处有分别向上、下方的1对突起，即上关节突和下关节突，与相邻关节突构成关节突关节。

2. **各部椎骨的主要特征**

（1）**胸椎** thoracic vertebrae：共12块，从上向下椎体逐渐增大，横断面呈心形，椎体的后外侧上、下缘处有与肋骨头相接的半关节面，称上、下肋凹。横突的前面也有横突肋凹，与肋结节形成关节。上、下关节突的关节面近乎呈冠状位，上关节突的关节面朝向后，下关节突的关节面朝向前。棘突长，伸向后下方，呈叠瓦状排列。

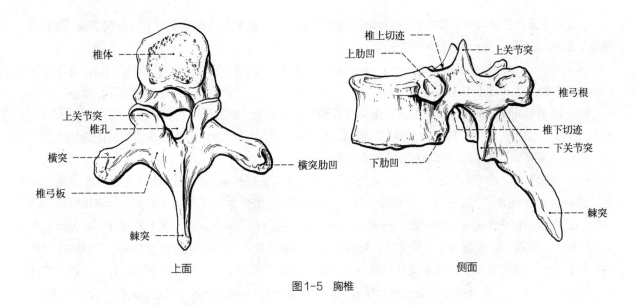

图1-5 胸椎

（2）**颈椎** cervical vertebrae：共7块，椎体较小，横断面呈椭圆形。颈椎关节突不明显，关节面近于水平位。第3~7颈椎椎体上面侧缘向上突起，称**椎体钩** uncus corporis vertebrae。与上位椎骨椎体侧缘构成钩椎关节，又称Luschka关节。有病变时可致椎间孔狭窄，压迫脊神经，产生颈椎病的症状和体征。颈椎椎孔较大，呈三角形。横突上有**横突孔** transverse foramen，孔内有椎动、静脉走行。横突末端可分前后两个结节，特别是第6颈椎，前结节肥大，又称颈动脉结节，颈总动脉在其前方经过。当头面部出血时，可用手指将颈总动脉按压于此结节，进行暂时止血。第2~6颈椎的棘突较短而且分叉（图1-6）。

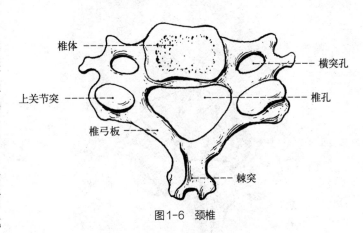

图1-6 颈椎

第1颈椎又名**寰椎** atlas，呈环形，分前弓、后弓和左、右两个侧块。前弓较短，内面正中有齿突凹，与第2颈椎的齿突相关节。侧块上面有椭圆形关节凹，与枕髁构成寰枕关节，下有圆形关节面与第2颈椎连接。上关节凹后方有椎动脉沟，椎动脉出横突孔经此沟进入枕骨大孔。后弓长，中点略向后方突起，称后结节。寰椎无椎体、棘突和关节突（图1-7）。

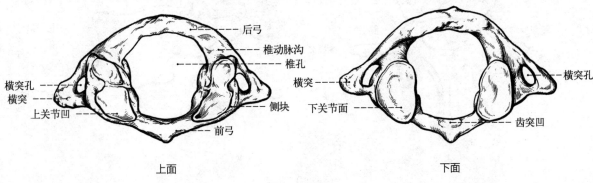

图1-7 寰椎

第2颈椎又名**枢椎**axis，椎体上方有齿突，与寰椎齿突凹形成关节。在发生学上，齿突来自第1颈椎椎体。枢椎其余形态同一般颈椎（图1-8）。

第7颈椎又名**隆椎**vertebra prominens，棘突特长且末端不分叉，在颈部皮下，容易扪到，常作为计数椎骨序数的标志（图1-9）。

（3）**腰椎**lumbar vertebrae：共5块，椎体大，横断面呈肾形。椎孔大，呈卵圆形或三角形。上、下关节突的关节面近矢状位。棘突为宽而短的板状，位于矢状方向水平伸向后。各棘突间的间隙较宽，临床上以此作为腰椎穿刺术的解剖学基础（图1-10）。

（4）**骶骨**sacrum：呈三角形，在发生过程中，骶骨由5块骶椎融合而成。全骨上大下小，前（盆面）凹后凸。上面为底，下端为尖。中央部为5个椎体连成的骶骨体，两侧为骶骨翼，后面椎板融合围成中空的骶管。骶骨体上面前缘突出，称**岬**promontory，前面有椎体融合遗留的4条横线，横线两端有4对骶前孔。骶管上口两侧可见上关节突，骶骨后面正中线上可见棘突痕迹称骶正中嵴，两侧有4对骶后孔；再向两侧有粗糙不平的骶粗隆及与髂骨连接的关节面，称耳状面。骶管后下端敞开，称**骶管裂孔**sacral hiatus，为第4、5骶椎椎弓板的缺如所致。其两侧有**骶角**sacral cornu，是第5骶椎下关节突遗迹，骶管麻醉常以骶角作为标志（图1-11）。

（5）**尾骨**coccyx：由3~4块退化的尾椎融合而成。上接骶骨，下端游离为尾骨尖（图1-11）。

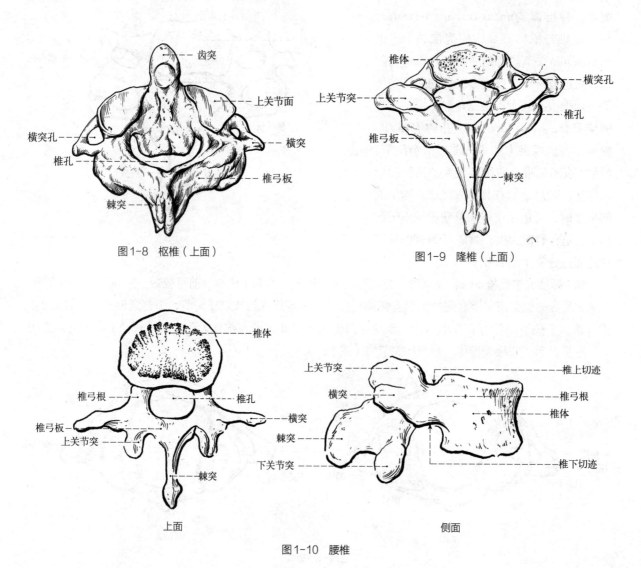

图1-8　枢椎（上面）

图1-9　隆椎（上面）

图1-10　腰椎

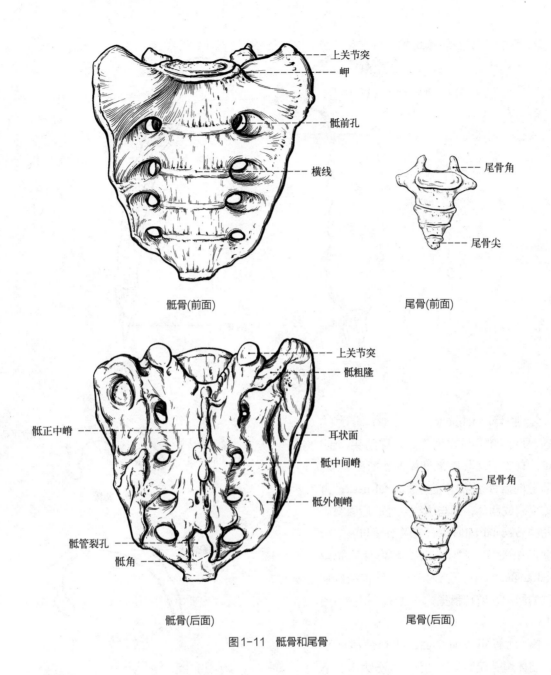

图1-11 骶骨和尾骨

（二）胸骨

胸骨 sternum 是位于胸前壁正中的扁骨，形似短剑，前凸后凹，分柄、体、剑突三部分。**胸骨柄** manubrium sterni 上宽下窄，上缘中部微凹为**颈静脉切迹** jugular notch，其两侧有锁切迹，与锁骨相关节。胸骨柄侧缘上份接第1肋软骨。下缘与胸骨体连接处微向前突，称**胸骨角** sternal angle，从体表可以触及。因其两侧与第2肋软骨相关节，所以是确定肋骨序数的重要标志。**胸骨体** body of sternum 扁而长，两侧有与第2~7肋软骨相连接的切迹。**剑突** xiphoid process 形状多变，薄而细长，下端游离。位居左右肋弓之间，有人终身保持软骨形式（图1-12）。

（三）肋

肋 rib 共12对，左右对称，由肋骨和肋软骨组成。后端与胸椎相关节，前端仅第1~7肋借软骨与胸骨相连接，称为真肋；其中第1肋与胸骨柄之间为软骨结合，第2肋至第7肋与胸骨构成微动的胸肋关节。第8~12肋不直接与胸骨相连，称为假肋；其中第8~10肋借肋软骨依次与上位肋的软骨相连，形成**肋弓** costal arch；第11、12肋前端游离，又称浮肋。

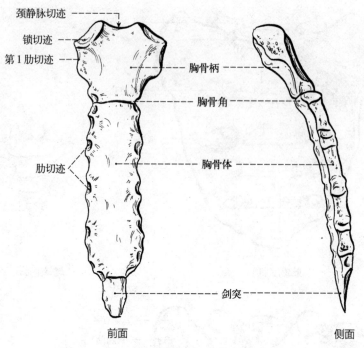

图 1-12 胸骨

1. **肋骨** costal bone 属扁骨，分为体和前、后两端。后端稍膨大，称**肋头** costal head，有关节面与胸椎椎体的肋凹相关节；从肋头向后外变细，称**肋颈** costal neck；再向外变扁成肋体，颈与体结合处的后面突起称**肋结节** costal tubercle，有关节面与胸椎横突肋凹相关节。肋体向外急转弯处称**肋角** costal angle，肋体下缘内面有容纳神经血管经过的肋沟，前端稍宽，与肋软骨相接（图 1-13）。

第 1 肋骨短小而弯曲，头和颈稍低于体，肋体扁，无肋角和肋沟，可分为上、下两面和内、外两缘。上面内缘处有前斜角肌附着形成的前斜角肌结节，结节的前、后方各有浅沟，是锁骨下静脉和锁骨下动脉的压迹。前端借肋软骨直接与胸骨相结合。第 2 肋比第 1 肋稍长，更近似一般肋骨。第 11、12 肋无肋结节，体直而短，末端钝圆。

2. **肋软骨** costal cartilage 位于各肋骨的前端，由透明软骨构成，终身不骨化。

二、颅

颅 skull 位于脊柱上方，由 23 块形状、大小不同的扁骨和不规则骨组成（中耳的 3

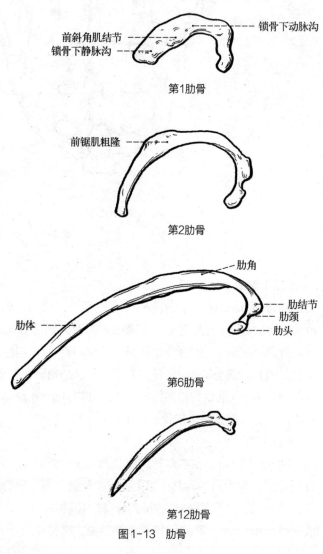

图 1-13 肋骨

对听小骨未计入），容纳并保护脑、眼、耳、鼻及口等器官。颅骨多为扁骨或不规则骨。除下颌骨和舌骨外，其他各颅骨间均借缝或软骨牢固连结。脑颅位居全颅的上后部，面颅位居前下部，两者以眶上缘至外耳门上缘连线分界。

(一) 脑颅骨

脑颅骨共8块，其中成对的有颞骨和顶骨，不成对的有额骨、筛骨、蝶骨和枕骨，彼此间借缝或软骨牢固连结构成颅腔。

1. **额骨** frontal bone　位于前额处，可分为三部分：① 额鳞：是构成前额基础的部分，呈瓢形或贝壳形的扁骨，两侧中央隆起成额结节。② 眶部：是在眶和颅腔之间水平伸出的部分，构成眶上壁。③ 鼻部：位于左、右眶部之间，呈马蹄铁形，与筛骨和鼻骨连接，缺口处为筛切迹。额骨内的额窦，开口于鼻腔（图1-14）。

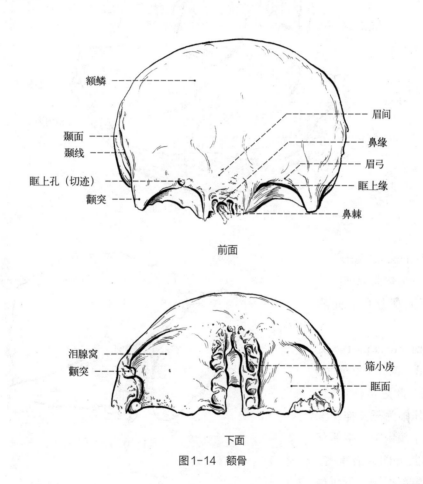

图1-14　额骨

2. **顶骨** parietal bone　位于颅顶中部两侧，呈四边形，中央隆起处称顶结节。

3. **枕骨** occipital bone　位于顶骨之后，并延伸至颅底，呈勺状。在枕骨的下面有**枕骨大孔** foramen magnum，脑和脊髓在此处相续。枕骨借此孔分为四部分：后为鳞部，前为基底部，两侧为侧部。侧部下方的椭圆形关节面，称枕髁（图1-15）。

4. **颞骨** temporal bone　位于颅骨两侧，参与构成颅底和颅腔侧壁，周围与顶骨、枕骨及蝶骨相接，形状不规则，可分为鳞部、鼓部和岩部三部分（图1-16，图1-17）。

(1) **鳞部** squamous part：呈鳞片状，位于外耳门前上方。内面有脑膜中动脉沟，外面光滑。前部下方有颧突，颧突水平伸向前，与颧骨的颞突构成颧弓。颧突根下方有椭圆形的深窝称**下颌窝** mandibular fossa，窝前缘隆起，称**关节结节** articular tubercle。

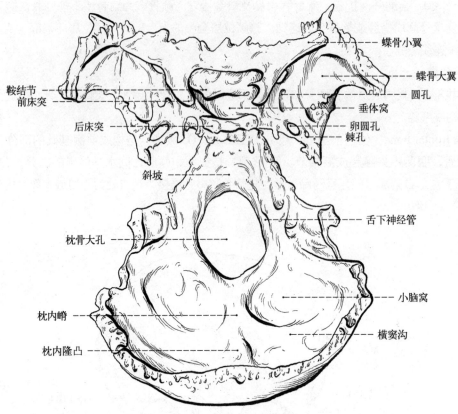

图1-15 枕骨和蝶骨（上面）

（2）**鼓部**tympanic part：位于下颌窝后方，为弯曲的围绕外耳道前面、下面部分和后面的骨片。

（3）**岩部**petrous part：又称**锥体**pyramid。锥体有3个面，尖指向前内侧，靠近锥体尖处，有稍凹的指状压痕为三叉神经压迹，前上面位于颅中窝，中部有一弓状隆起，其外侧为鼓室盖，底与颞鳞、乳突部相接。下面对向颅底外面，凹凸不平，近中央部有颈动脉管外口，在岩部内侧半向前内方通入**颈动脉管**carotid canal，开口于岩部尖处形成的颈动脉管内口；颈动脉管外口的后方为颈静脉窝，该窝与枕骨共同围成颈静脉孔。窝的外侧有细而长的**茎突**styloid process。岩部后份肥厚的突起，位于外耳

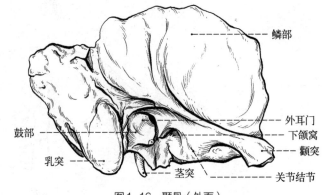

图1-16 颞骨（外面）

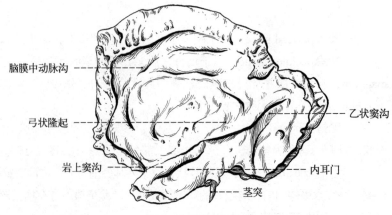

图1-17 颞骨（内面）

门后方,称**乳突**mastoid process,内有许多腔隙称乳突小房。茎突与乳突之间有**茎乳孔**stylomastoid foramen。

5. 蝶骨sphenoid bone 形如蝴蝶,位于颅底中央,分体、大翼、小翼和翼突四部分(图1-15,图1-18)。

(1)体:位居中央,呈马鞍状,称蝶鞍,内含蝶窦,向前开口于鼻腔。上面中央凹陷为**垂体窝**hypophysial fossa。

(2)**大翼**greater wing:由体部平伸向两侧,继而向外上方扩展,分3个面:上为凹陷的大脑面、前内侧的眶面和外下方的颞面。大翼近根部由前内向后外可见**圆孔**foramen rotundum、**卵圆孔**foramen ovale和**棘孔**foramen spinosum,分别有重要的神经和血管通过。

(3)**小翼**lesser wing:从体部前上方向左右平伸,为三角形薄板,小翼后缘是颅前窝和颅中窝的分界线。小翼参与构成颅前窝的后部和眶上壁的后部。小翼根部有**视神经管**optic canal,在小翼和大翼之间的**眶上裂**superior orbital fissure使颅腔与眶腔相通。

(4)**翼突**pterygoid process:位于蝶骨下面,由大翼根部向下伸出,向后形成翼突内侧板和翼突外侧

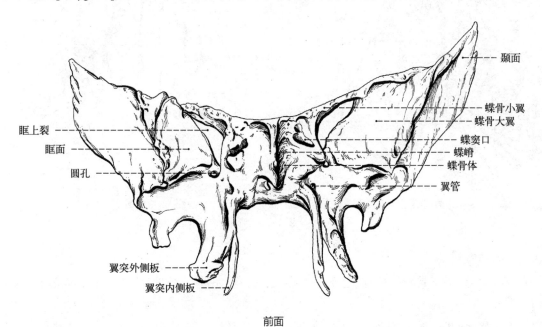

图1-18 蝶骨

板。翼突根部有前后方向贯穿的**翼管** pterygoid canal，向前通入翼腭窝。

6. **筛骨** ethmoid bone　薄而脆，呈"巾"字形，位于两眶之间，参与构成鼻腔顶部、外侧壁和鼻中隔。全骨分为筛板、垂直板和筛骨迷路三部分：① 筛板：分隔颅腔前部与鼻腔的薄骨板，板的正中有鸡冠向上突起，其两侧有数个筛孔。② 垂直板：呈矢状位，由筛板正中向下伸出，参加构成鼻中隔上部。③ 筛骨迷路：位于筛板两侧的下方由数个小腔组成，称筛窦，窦口通鼻腔。迷路的内侧面有两片卷曲向内下方的薄骨片，即上鼻甲和中鼻甲。迷路外侧面为薄骨片，参与组成眶的内侧壁，称眶板（图1-19）。

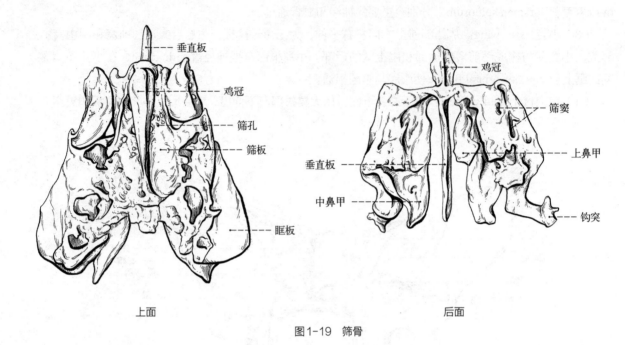

图1-19　筛骨

（二）面颅骨

面颅骨共15块骨，其中成对的有上颌骨、颧骨、腭骨、泪骨、鼻骨及下鼻甲；不成对的有下颌骨、犁骨和舌骨。

1. **上颌骨** maxilla　左、右各一，位于面部中央，几乎与全部面颅骨相接，分为体部和4个突（图1-20）。

（1）上颌体：有4个面，上面即眶面，对向眶腔，内含眶下管，管向后连于眶下沟，向前通**眶下孔** infraorbital foramen；后面对向颞下窝，其下部隆起，称上颌结节；内侧面又称鼻面，构成鼻腔外侧壁，提高上颌窦裂孔可见上颌骨内的上颌窦；前面对向面部，有眶下孔。

（2）突：**额突** frontal process 由前内侧向上伸出，上接额骨，内侧接鼻骨，外侧接泪骨；**颧突** zygomatic process 向外侧接颧骨；**牙槽突** alveolar process 向下有容纳牙根的牙槽；**腭突** palatine process 向内侧水平伸出，两侧上颌骨的腭突相连接构成硬腭前部，其后缘接腭骨的水平板。

2. **下颌骨** mandible　位于上颌骨下方，分一体两支。① 下颌体：呈弓状，分上、下两缘及内、外两面。上缘有容纳下颌牙牙根的下牙槽，下缘光滑。外面光滑，前正中的隆起称颏隆凸，由此向外侧有**颏孔** mental foramen。内面中线处有颏棘，其下方两侧各有一陷凹，称二腹肌窝；由窝的上缘斜向上外，有一条斜线，称下颌舌骨肌线；线的内上方和外下方各有一浅窝，内上方为舌下腺窝，外下方为下颌下腺窝。② **下颌支** ramus of mandible：伸向后上方，末端的两个突起，分别是冠突和髁突，中间凹陷处称下颌切迹；髁突上端膨大为**下颌头** head of mandible，其下稍细，为**下颌颈** neck of mandible。在下颌支的内面有**下颌孔** mandibular foramen，在下颌孔前方有下颌小舌。下颌支与下颌体的接合部较

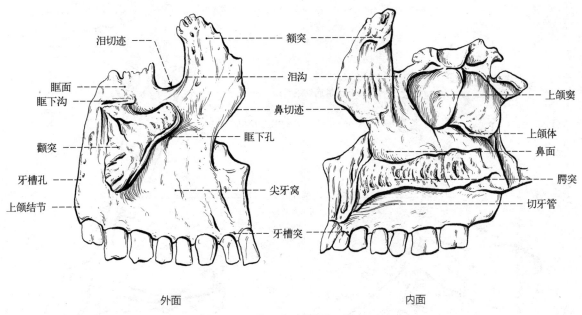

图 1-20 上颌骨

肥厚，称**下颌角** angle of mandible，角的外面有咬肌粗隆，内面有翼肌粗隆（图1-21）。

3. **犁骨** vomer 为斜方形小骨片，参与组成鼻中隔后下份。

4. **舌骨** hyoid bone 居下颌骨后下方，呈马蹄铁形。中间部称体，向后外延伸的长突为大角，向上的短突为小角。大角和体都可在体表扪到。舌骨借韧带和肌上连颅骨，下连颈部（图1-22）。

5. **鼻骨** nasal bone 1对，为长条形的小骨片，上窄下宽，构成鼻背的基础。

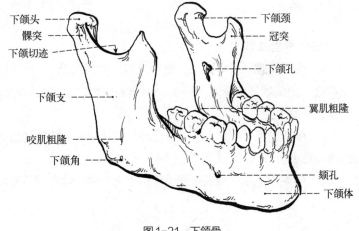

图 1-21 下颌骨

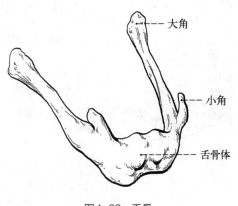

图 1-22 舌骨

6. **腭骨** palatine bone 1对，呈"L"形，包括参与构成鼻腔侧壁的垂直板和组成硬腭后部的水平板（图1-23）。

7. **颧骨** zygomatic bone 1对，呈菱形，位于眶的外下方，向前内方与额骨、上颌骨相接，向后外方与颞骨颧突相连，形成面颊的骨性突起。

8. **泪骨** lacrimal bone 1对，呈方形小骨片，位于眶内侧壁的前份。

9. **下鼻甲** inferior nasal concha 1对，为薄而卷曲的小骨片，附着于上颌体鼻面。

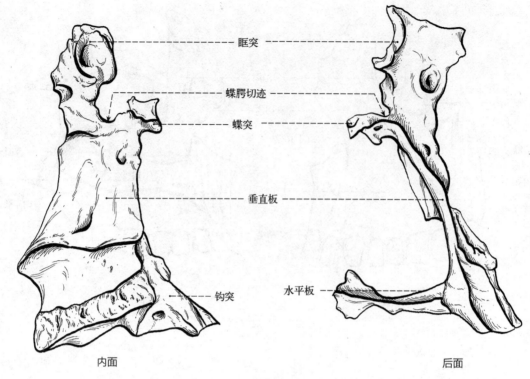

图1-23 腭骨

(三) 颅整体观

1. **颅顶面观** 呈卵圆形，前窄后宽，光滑隆凸。可见额骨和顶骨之间的**冠状缝** coronal suture、两顶骨之间的**矢状缝** sagittal suture、两顶骨和枕骨之间的**人字缝** lambdoid suture、额骨和顶骨隆起的额结节和顶结节（图1-24）。

2. **颅后面观** 可见人字缝、枕鳞及枕鳞中央的**枕外隆凸** external occipital protuberance。隆凸向两侧的骨嵴称上项线，其下方有与之平行的下项线（图1-24）。

3. **颅底内面观** 颅底内面可见颅前窝、颅中窝和颅后窝3个窝，有很多孔、裂，大都与颅底外面相

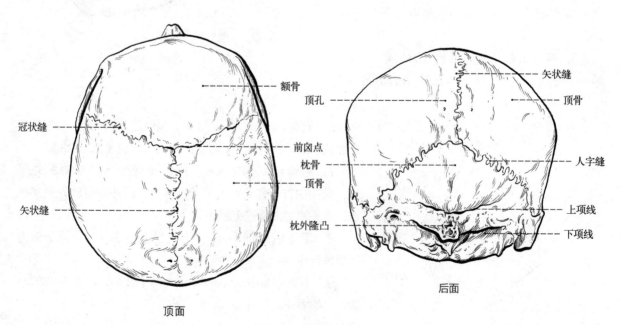

图1-24 颅顶面和后面

通。颅盖内面可见上矢状窦沟及许多颗粒小凹，为蛛网膜粒的压迹（图1-25）。

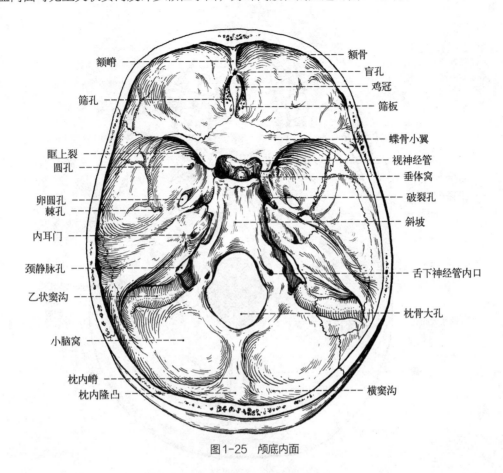

图1-25 颅底内面

（1）**颅前窝** anterior cranial fossa：由额骨眶部、筛骨筛板和蝶骨小翼组成。由前至后正中线上有额嵴、盲孔、鸡冠等结构。筛板上有筛孔通鼻腔。

（2）**颅中窝** middle cranial fossa：由蝶骨体及大翼、颞骨岩部等围成。在窝的中央是蝶骨体，上面有垂体窝，后方为高起鞍背，两侧有后床突。垂体窝和鞍背统称蝶鞍，蝶鞍前方有视交叉沟，沟的两端通视神经管，两侧浅沟为颈动脉沟，蝶骨小翼后缘的内侧端增厚为前床突。颞骨岩部尖端和蝶骨体之间形成不规则的孔，称**破裂孔** foramen lacerum，孔的后外侧壁有颈动脉管内口。在蝶骨大翼的内侧部分，由前内向后外依次为圆孔、卵圆孔和棘孔。颞骨岩部近尖端有三叉神经压迹，弓状隆起的前下方为鼓室盖。

（3）**颅后窝** posterior cranial fossa：主要由枕骨和颞骨岩部后面构成。窝的中央有枕骨大孔，孔的前上方为**斜坡** clivus。在枕骨大孔前外侧缘处有舌下神经管内口。后上方有呈"十"字形的**枕内隆凸** internal occipital protuberance。由此向下有枕内嵴；自枕内隆凸向上有上矢状窦沟；向两侧有横窦沟，横窦沟延伸到颞骨内面转而向下，再转向前，称乙状窦沟，最后通**颈静脉孔** jugular foramen。在颈静脉孔上方、颞骨岩部后上面中央有内耳门，通内耳道。

4. **颅底外面观** 粗糙不平，孔裂甚多，前部为面颅所覆盖；后部与颈部相接。后部中央可见枕骨大孔及其两侧的枕髁，枕髁后方有不恒定的髁孔，枕髁前外方有舌下神经管外口。枕骨大孔前方正中有咽结节，两侧有颈静脉孔和颈静脉窝。颈静脉窝的前方有颈动脉管外口，再向内侧有破裂孔，颈静脉窝的前外侧有茎突，其后有茎乳孔，孔的后外方为乳突。外耳道在茎突前外侧，其前方有下颌窝和关节结节；前部可见：两侧牙槽突构成的牙槽弓、上颌骨腭突与腭骨水平板构成的骨腭。骨腭上有腭中缝，其前端有切牙孔、切牙管、腭大孔。骨腭上方有鼻后孔。鼻后孔两侧为翼突内侧板。翼突外侧板根部后外方有卵圆孔和较小的棘孔（图1-26）。

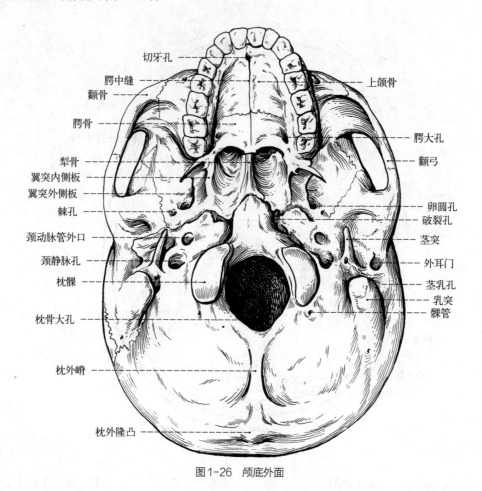

图1-26 颅底外面

5. 颅侧面观 由额骨、蝶骨、顶骨、颞骨及枕骨构成，还有面颅的颧骨和上、下颌骨。中部有外耳门，其后方为乳突，前方是颧弓，两者在体表均可扪到。颧弓将颅侧面分为上方的颞窝和下方的颞下窝。颞窝以颞线为上界，颞窝前下部较薄，额、顶、颞、蝶骨汇合处常呈"H"形的缝，此处最为薄弱，称**翼点**pterion；其内面有脑膜中动脉前支通过（常有血管沟），临床X线检查及手术中应注意（图1-27）。

颞下窝infratemporal fossa：位于颧弓的下方、下颌支的内侧，前方为上颌骨体，向后下方敞开；容纳咀嚼肌和血管神经等，向上通颞窝。此窝向上借卵圆孔和棘孔通颅中窝，向前借眶下裂通眶，向内侧借翼上颌裂通翼腭窝。

翼腭窝pterygopalatine fossa：位于颞下窝前内侧，为上颌体、蝶骨翼突和腭骨之间的狭窄间隙，翼腭窝后方经圆孔通颅中窝，经翼管通颅底外面，前方经眶下裂通眶，内侧经蝶腭孔通鼻腔，外侧借翼上颌裂通颞下窝，向下经腭大管、腭大孔通口腔（图1-28）。

6. 颅前面观 主要有额区、眶、骨性鼻腔和骨性口腔。

（1）额区：由额鳞构成，位于眶以上的区域。两侧为额结节，结节下方有眉弓及眉间。

（2）**眶**orbit：呈尖向后的四棱锥体形，借视神经管通颅腔；底向前，形成四边形眶缘，眶上缘上有眶上切迹或眶上孔；眶下缘下方有眶下孔。眶的四壁：上壁与颅前窝相邻，上壁前外侧有泪腺窝；内侧壁最薄，与筛骨迷路相邻，前方有泪囊窝向下经鼻泪管通鼻腔；下壁下方为上颌窦，有眶下沟，向后接眶下裂，向前经眶下管出眶下孔；外侧壁最厚，有眶下裂通颞下窝和翼腭窝、眶上裂通颅中窝（图1-29）。

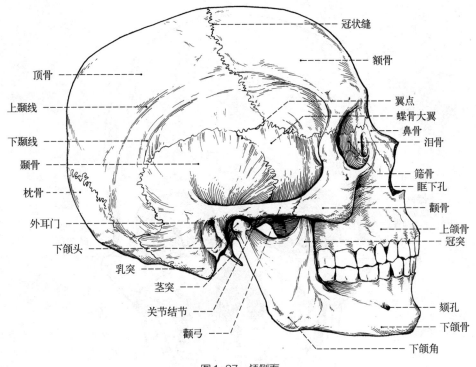

图 1-27 颅侧面

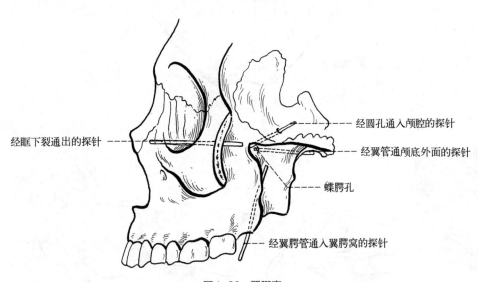

图 1-28 翼腭窝

（3）**骨性鼻腔** bony nasal cavity：位于面颅中央，口腔之上，两侧为筛窦、上颌窦和眶，前方为梨状孔，后方有鼻后孔。筛骨垂直板和犁骨组成骨性鼻中隔，将鼻腔分成两半。顶主要为筛骨的筛板，底为骨性硬腭，硬腭前方正中有切牙孔；外侧壁有上、中、下鼻甲，为薄而卷曲的骨片，3个鼻甲下方的通道为**上、中、下鼻道** superior, middle and inferior nasal meatus。在上鼻甲后上方与蝶骨之间有蝶筛隐窝，侧壁上的蝶腭孔通向翼腭窝（图1-30）。

（4）**鼻旁窦** paranasal sinuses：共有4对，位于鼻腔周围的上颌骨、额骨、蝶骨及筛骨内并开口于鼻腔（图1-31，图1-32）。

1）**额窦** frontal sinus：左右各一，位于眉弓深面，窦口向后下，开口于中鼻道前部。

2）**筛窦** ethmoidal sinus：也称**筛小房** ethmoidal cellules，即筛骨迷路中数个空泡，呈蜂窝状，分三

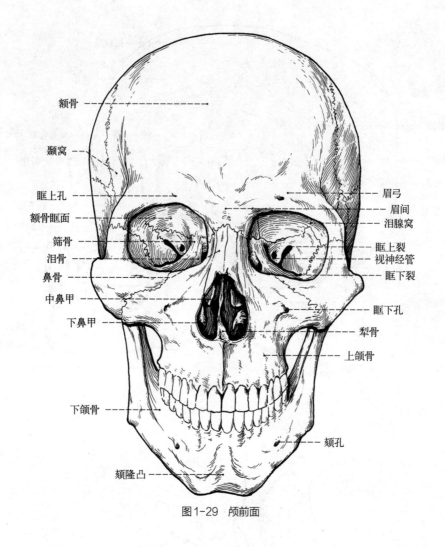

图 1-29 颅前面

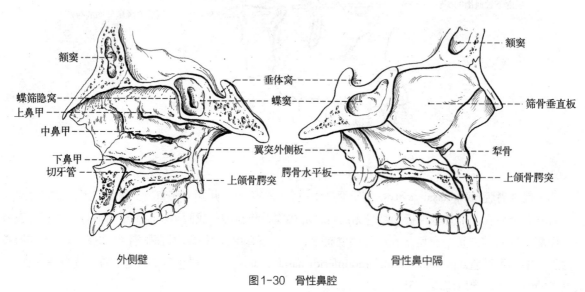

图 1-30 骨性鼻腔

群：前、中筛窦开口于中鼻道，后筛窦开口于上鼻道。

3) **蝶窦** sphenoidal sinus：位于蝶骨体内，也有隔分开，多不对称，向前分别开口于左、右蝶筛隐窝。

4) **上颌窦** maxillary sinus：最大，位于上颌骨体内，开口在中鼻道。顶为眶下壁，底为上颌骨

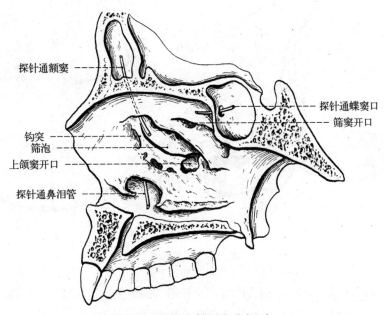

图1-31 鼻腔外侧壁（切除部分鼻甲）

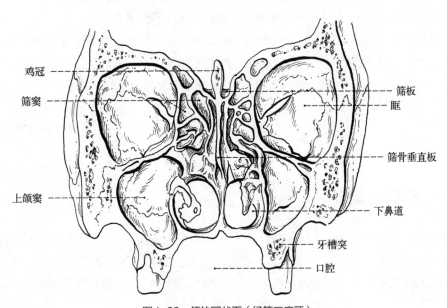

图1-32 颅的冠状面（经第三磨牙）

牙槽突，前壁的凹陷处称尖牙窝，内侧壁即鼻腔外侧壁，借上颌窦裂孔通中鼻道。窦口高于窦底，积液时不易流出。

（5）**骨性口腔** bony oral cavity：位于骨性鼻腔下方，由上颌骨、腭骨及下颌骨围成。顶为骨性硬腭，前壁及外侧壁由下颌骨和上颌骨的牙槽突围成。

（四）新生儿颅的特征及出生后的变化

新生儿颅由于脑和感觉器官发育较快，而咀嚼功能尚未完善。因此，脑颅大于面颅。新生儿面颅是脑颅的1/8，而成年人面颅却是脑颅的1/4。新生儿颅有额结节、顶结节和枕鳞，都是骨化中心部位，发育明显，故从上面观察呈五角形（图1-33）。

新生儿颅骨尚未发育完全，骨与骨之间有许多的间隙，颅盖各骨由结缔组织膜连结，这些颅骨之

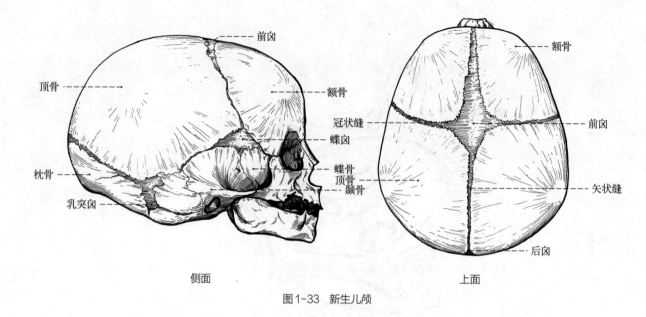

图1-33 新生儿颅

间的间隙，称**颅囟** cranial fontanelles。最大的颅囟呈菱形，位于矢状缝的前端，称**前囟（额囟）** anterior fontanelle。此外，在矢状缝与人字缝相交处有**后囟（枕囟）** posterior fontanelle，呈三角形。顶骨前下角处有**前外侧囟（蝶囟）** anterolateral fontanelle。在顶骨后下角处有**后外侧囟（乳突囟）** posterolateral fontanelle。前囟在出生后1~2岁时闭合，其余各囟都在出生后不久闭合。

从出生到7岁，颅的生长最快，因牙的出现及鼻旁窦的相继发育，面颅迅速扩大。从7岁到性成熟期，颅的生长缓慢，但逐渐出现性别差异。从性成熟期到25岁，性别差异更加明显，额部前突，下颌角明显。成年后，颅底诸骨逐渐骨化。老年因牙齿脱落、牙槽变平而面部又显短小。

（徐旭东编写，韩秋生绘图）

第三节 附肢骨骼

附肢骨包括上肢骨和下肢骨。上、下肢骨各分为与躯干骨连接的肢带骨和自由肢骨两部分。它们的数目和排列方式基本相同。由于人体直立，四肢的功能发生分化，使人类的上肢骨结构轻巧，连结灵活，利于进行精巧的劳动；而下肢骨结构粗大，连结稳固，利于完成支持和移动身体的功能。附肢骨的配布如表1-2。

表1-2 附肢骨的配布

		上肢骨	下肢骨
肢带骨		肩胛骨、锁骨	髋骨
自由肢骨	近侧部	肱骨	股骨
	中间部	桡骨、尺骨	胫骨、腓骨、髌骨
	远侧部	腕骨（8）、掌骨（5）、指骨（14）	跗骨（7）、跖骨（5）、趾骨（14）

一、上肢骨

（一）上肢带骨

1. **锁骨** clavicle 位于胸廓前上方皮下，呈"～"形，内侧 2/3 凸弯向前，内侧端膨大为胸骨端，借关节面与胸骨的锁切迹相关节。外侧 1/3 凸弯向后，外侧端为肩峰端，略扁，借关节面与肩胛骨的肩峰相关节。两者之间交界处较薄弱，锁骨骨折多发生在此处。锁骨全长可在体表扪到（图1-34）。

2. **肩胛骨** scapula 为三角形扁骨，位于胸廓背面脊柱的两侧，介于第2肋到第7肋之间。分三角、三缘和两面。外角位于骨的外上方，较厚，其外侧面有一梨形光滑的关节面，称**关节盂** glenoid cavity，与肱骨头共同构成肩关节。盂上、下方各有一粗糙隆起，分别称盂上结节和盂下结节。关节盂向内侧，周径较细处，称肩胛颈。上角位于骨的内上方，平对第2肋。下角位于骨的下端，与第7肋或第7肋间隙等高。上缘短而薄，有肩胛切迹，切迹外侧有向前的指状突起称**喙突** coracoid process。内侧缘薄而锐利，邻近脊柱，又称脊柱缘。外侧缘肥厚，邻近腋窝，又称腋缘。肩胛骨前面有**肩胛下窝** subscapular fossa。背面有斜向外上方行并逐渐隆起的骨嵴，称**肩胛冈** spine of scapula，将背面分为上小下大的两个浅窝，分别称**冈上窝** supraspinous fossa 和**冈下窝** infraspinous fossa。肩胛冈的外侧端高耸，称**肩峰** acromion，其内侧缘关节面与锁骨肩峰端构成肩锁关节。肩峰、肩胛冈、肩胛骨下角、内侧缘及喙突都可在体表扪到（图1-35）。

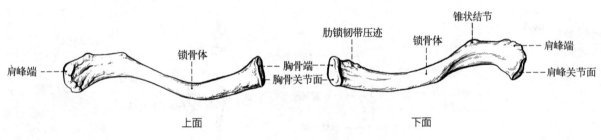

图1-34　锁骨

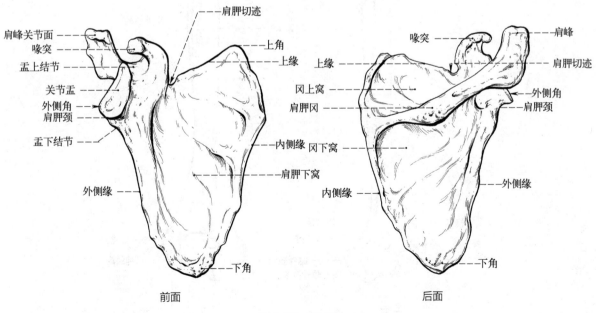

图1-35　肩胛骨

(二)自由上肢骨

1. 肱骨 humerus　分一体两端（图1-36）。

上端膨大，向内上方突出的、半球形的**肱骨头** head of humerus 与肩胛骨的关节盂相关节。头周围的环形浅沟，称**解剖颈** anatomical neck。从头向外侧突出一个粗涩的隆起，称**大结节** greater tubercle。肱骨头的下方有向前方的骨突，称**小结节** lesser tubercle。由大、小结节向下延续的骨嵴，分别为大结节嵴、小结节嵴。大、小结节及嵴之间的沟称结节间沟，内有肱二头肌长头腱通过。肱骨上端与体的移行处为**外科颈** surgical neck，较易发生骨折。

体的中部前外侧面上有粗糙的**三角肌粗隆** deltoid tuberosity，是三角肌的止点。体的后面中部有一条自内上斜向外下的**桡神经沟** sulcus for radial nerve。桡神经和肱深动脉沿此沟经过，肱骨干中部骨折可能伤及血管、神经。

下端前后略扁，外侧部较小，有呈半球形的**肱骨小头** capitulum of humerus；内侧部较大，有滑车状的**肱骨滑车** trochlea of humerus；下端前面在滑车上方有冠突窝，肱骨小头上方有桡窝；滑车后面上方有一窝，称鹰嘴窝；下端的两侧面各有一结节样隆起，称**外上髁** lateral epicondyle 和**内上髁** medial epicondyle。内上髁大而显著，后面有一纵行尺神经沟，尺神经通过此处。肱骨大结节和内、外上髁都可在体表扪到。

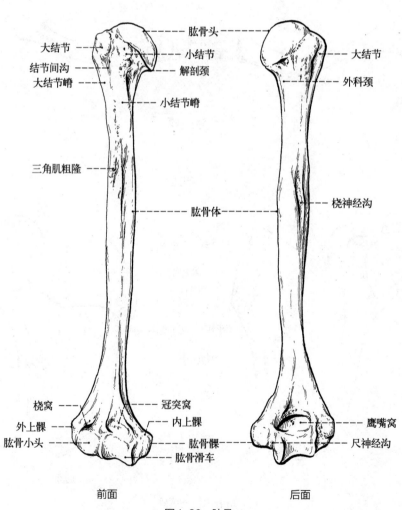

图1-36　肱骨

2. **桡骨** radius 分一体两端（图1-37）。

上端为扁圆形的**桡骨头** head of radius，上面有凹陷的桡骨头凹，与肱骨小头相关节。桡骨头周缘有环状关节面，与尺骨的桡切迹相关节。桡骨头下方缩细，形成桡骨颈。颈的内下方有一粗糙隆起，称**桡骨粗隆** radial tuberosity，是肱二头肌的止点。体的内侧缘锐利，为骨间缘，与尺骨的骨间缘相对。下端膨大为腕关节面，与近侧腕骨相关节。桡骨茎突和桡骨头在体表可扪到。

3. **尺骨** ulna 分一体两端（图1-37）。

上端粗大，前面有一半月形**滑车切迹** trochlear notch，与肱骨滑车相关节。切迹后上方的突起称**鹰嘴** olecranon，前下方的突起称**冠突** coronoid process。冠突外侧面有桡切迹，与桡骨头相关节；冠突下方有**尺骨粗隆** ulnar tuberosity。体稍弯曲，呈三棱柱状。外侧缘薄而锐利，有前臂骨间膜附着的骨间缘，与桡骨的骨间缘相对。下端有位于外侧的尺骨头和由尺骨头的内后方向下伸出的**尺骨茎突** styloid process。在正常情况下，尺骨茎突比桡骨茎突约高1 cm。鹰嘴、后缘全长、尺骨头和茎突都可在体表扪到。

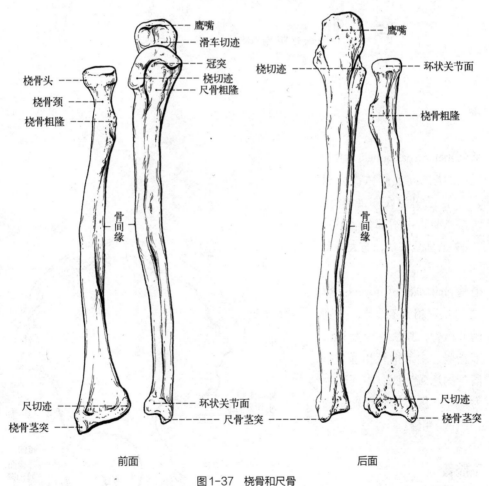

图1-37 桡骨和尺骨

4. **手骨** 体形小，数量多，连结复杂，包括腕骨、掌骨和指骨（图1-38）。

（1）**腕骨** carpal bones：属于短骨，8块。分为近、远侧两列，每列各4块，均以其形状命名。近侧列由桡侧向尺侧依次是**手舟骨** scaphoid bone、**月骨** lunate bone、**三角骨** triquetral bone和**豌豆骨** pisiform bone；远侧列是**大多角骨** trapezium bone、**小多角骨** trapezoid bone、**头状骨** capitate bone和**钩骨** hamate bone。近侧列腕骨（除豌豆骨外）的近侧面共同形成一椭圆形的关节面，与桡骨的腕关节面及尺骨头下方的关节盘共同构成桡腕关节。

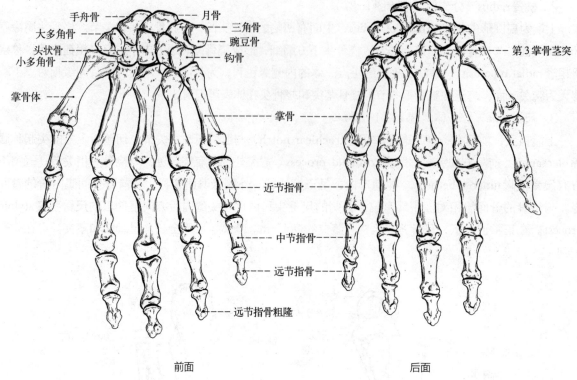

图1-38 手骨

（2）掌骨 metacarpal bones：属于长骨，5块。由桡侧向尺侧依次为第1~5掌骨。掌骨近端为底，接腕骨；远端为头，接指骨；中间部为体。其中第1掌骨底关节面呈鞍状，与大多角骨相关节。

（3）指骨 phalanges of fingers：属于长骨，共14块。拇指有2节，分别为近节和远节指骨，其余各指为3节，分别为近节指骨、中节指骨和远节指骨。每节指骨的近端为底，中间部为体，远端为滑车。远节指骨远端掌面粗糙，称远节指骨粗隆。

二、下肢骨

（一）下肢带骨

髋骨 hip bone 为不规则的扁骨，上部扁阔，中部窄厚，有朝向下外方的深窝，称髋臼；16岁以后由髂骨、坐骨、耻骨骨体融合构成，下部有一大孔，称闭孔（图1-39~41）。

1. **髂骨** ilium 位于髋骨的后上

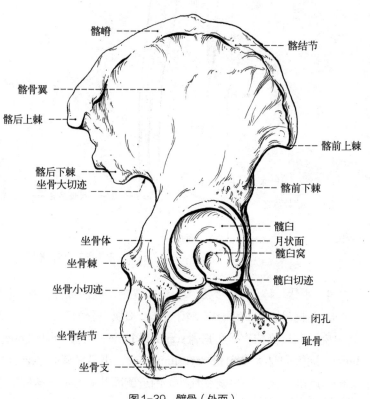

图1-39 髋骨（外面）

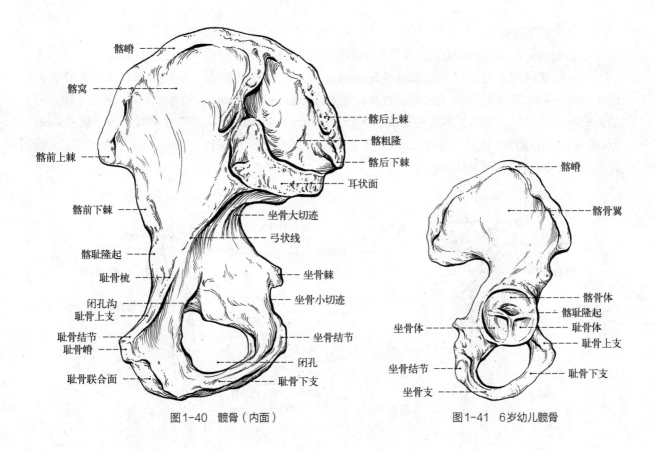

图1-40 髋骨（内面）　　　　图1-41 6岁幼儿髋骨

部，分为肥厚的髂骨体和扁阔的髂骨翼。髂骨体位于髂骨的下部，参与构成髋臼后上2/5。翼上缘肥厚，形成弓形的**髂嵴** iliac crest。髂骨翼的前缘弯曲向下，达髋臼，有上、下两个突起，分别为髂前上棘和髂前下棘；后缘为髂后上棘和髂后下棘。从髂前上棘向后5~7 cm处，髂嵴较厚且向外突出，称**髂结节** tubercle of iliac crest；均是重要的体表标志。髂骨翼内面凹陷称**髂窝** iliac fossa，为大骨盆的侧壁，窝的下方以**弓状线** arcuate line与髂骨体分界。髂窝的后份粗糙，有一近横位的耳状面，与骶骨的耳状面相关节。耳状面后上方有髂粗隆，与骶骨借韧带相连结。髂骨翼外面称为臀面，有臀肌附着。

2. **坐骨** ischium　位于髋骨的后下部，分为坐骨体及坐骨支两部分。坐骨体构成髋臼的后下2/5和小骨盆的侧壁。后缘有一向后伸出的三角形骨突，称**坐骨棘** ischial spine，棘下方有**坐骨小切迹** lesser sciatic notch；坐骨棘与髂后下棘之间的骨缘呈弧形凹陷，为**坐骨大切迹** greater sciatic notch。坐骨体向下延续为坐骨上支，继而转折向前内方为坐骨下支，上、下支移行处为**坐骨结节** ischial tuberosity，是坐骨最低部，可在体表扪到。

3. **耻骨** pubis　位于髋骨的前下部，分体和上、下两支。耻骨体构成髋臼的前下1/5和小骨盆的侧壁。由体向前下内方伸出耻骨上支，继而以锐角转折向下外方的耻骨下支。耻骨上、下支移行处为**耻骨联合面** symphysial surface，与对侧耻骨联合面借纤维软骨连接，构成耻骨联合。与髂骨体的结合处上缘骨面粗糙隆起，称髂耻隆起。耻骨上支的上缘有一锐利的骨嵴，称**耻骨梳** pecten pubis，向后移行于弓状线，向前终于**耻骨结节** pubic tubercle。耻骨结节内侧的骨嵴称为耻骨嵴，是重要体表标志。由坐骨和耻骨围成的孔称**闭孔** obturator foramen，孔的上缘有浅沟为闭孔沟，在活体闭孔由闭孔膜封闭。

髋臼 acetabulum由髂骨、坐骨、耻骨三骨的骨体合成。髋臼内有半月形的关节面，称**月状面** lunate surface。髋臼中央未形成关节面的部分，称髋臼窝。髋臼边缘下部的缺口称髋臼切迹。

（二）自由下肢骨

1. **股骨** femur　是人体中最大的长骨，长度约为体高的1/4，分为一体两端（图1-42）。

上端有朝向内上方呈球形的**股骨头** femoral head，与髋臼相关节。头中央稍下有小的股骨头凹，为股骨头韧带的附着处。头的外下方有较细的**股骨颈** neck of femur。颈与体的夹角称颈干角，一般为120°～130°。颈体交界处的外侧有**大转子** greater trochanter；其内下方有较小的**小转子** lesser trochanter，有肌附着。大转子的内侧面有转子窝。大、小转子间，前有转子间线，后有转子间嵴。大转子是重要的体表标志，可在体表扪到。

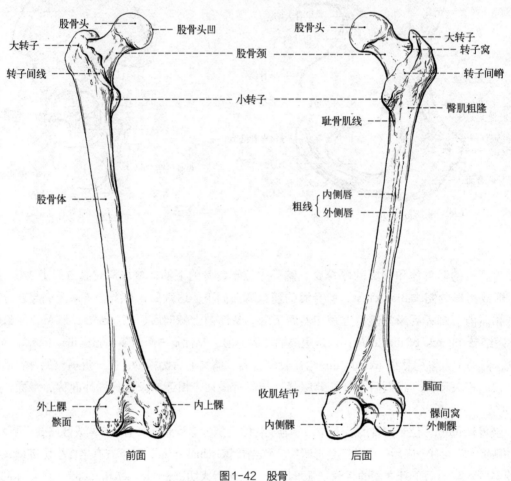

图1-42　股骨

体粗壮，略弓向前，上段呈圆柱形，中段呈三棱柱形，下段前后略扁。前面光滑，后面有一纵行的骨嵴，称**粗线** linea aspera。粗线中点附近，有口朝下的滋养孔。粗线可分内侧、外侧两唇，此线上端分叉，向上外方有**臀肌粗隆** gluteal tuberosity，向上内侧有耻骨肌线。两唇在股骨体下端后面围成的三角形骨面，称腘面。

下端为两个膨大的隆起，向后方卷曲，分别为**内侧髁** medial condyle 和**外侧髁** lateral condyle。两髁的前面、下面和后面都有关节面与胫骨上端相关节，前面的光滑关节面称为髌面，与髌骨相接。在后方，两髁之间有**髁间窝** intercondylar fossa。内、外侧髁的内、外侧面各有一粗糙隆起，分别为**内上髁** medial epicondyle 和**外上髁** lateral epicondyle。内上髁的上方有一个三角形的收肌结节。它们都是在体表可扪到的重要标志。

2. **髌骨** patella　是人体最大的籽骨，在股四头肌腱内，位于股骨下端前面，底朝上，尖向下，前面粗糙，后面为关节面，与股骨髌面相关节，参与膝关节的构成。髌骨可在体表扪到（图1-43）。

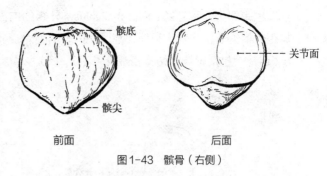

图1-43　髌骨（右侧）

3. **胫骨** tibia　位于小腿内侧部，分为一体和两端（图1-44）。

上端膨大，形成内侧髁和外侧髁，两髁上面各有上关节面，与股骨髁共同构成膝关节。两髁之间的骨面隆凸为**髁间隆起** intercondylar eminence。上端前面的隆起称**胫骨粗隆** tibial tuberosity。外侧髁的后外侧有腓关节面。内、外侧髁和胫骨粗隆于体表均可扪到。

体呈三棱柱形，前缘为锐利的前嵴，由皮肤表面可以摸到。外侧缘有小腿骨间膜所附着的骨间缘。后面上份有斜向下内的比目鱼肌线。

下端稍膨大，内下方有**内踝** medial malleolus，外侧有腓切迹与腓骨相接。下端的下面和内踝的外侧面有关节面与距骨相关节。内踝可在体表扪到。

4. **腓骨** fibula　位于胫骨外后方，细长，也分为一体和两端（图1-44）。

上端稍膨大，称**腓骨头** fibular head，内上有关节面与胫骨上端外面的关节面相关节，下方缩细处称**腓骨颈** neck of fibula。

腓骨体形状不规则，体内侧缘有锐利的骨间缘，为骨间膜的附着处。

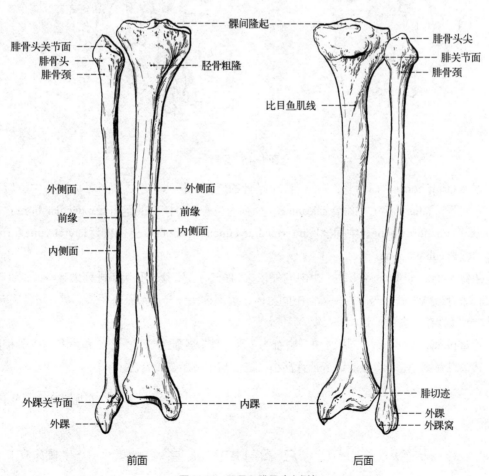

图1-44　胫骨和腓骨（右侧）

下端也稍膨大，称**外踝**lateral malleolus，外踝的内面有关节面，与胫骨下端的关节面共同构成关节窝，与距骨相关节。腓骨头和外踝都可在体表扪到。

5. **足骨** 包括跗骨、跖骨和趾骨（图1-45）。

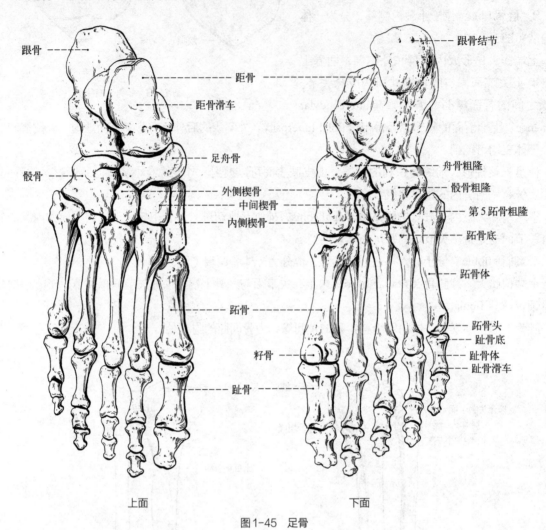

图1-45 足骨

（1）**跗骨** tarsal bones：属短骨，7块。位于足骨的近侧，相当于手的腕骨，分前、中、后三列。后列包括上方的**距骨**talus和下方的**跟骨**calcaneus；中列为位于距骨前方的**足舟骨**navicular bone；前列为**内侧楔骨**medial cuneiform bone、**中间楔骨**intermedius cuneiform bone、**外侧楔骨**lateral cuneiform bone及跟骨前方的**骰骨**cuboid bone。

（2）**跖骨**metatarsal bones：5块，由内向外依次为第1~5跖骨，形状和排列大致与掌骨相当，但比掌骨粗大。跖骨近端为底，与跗骨相接，中间为体，远端称头，与近节趾骨相接。第5跖骨底向后突出，称第5跖骨粗隆，在体表可扪到。

（3）**趾骨**phalanges of toes：共14块。姆趾为2节，其余各趾为3节。形态和命名与指骨相同。姆趾骨粗壮，其余趾骨细小，第5趾的远节趾骨甚小，往往与中节趾骨长合。

（刘兵编写，韩秋生绘图）

数字课程学习

学习纲要　　重难点剖析　　教学PPT　　自测题　　临床应用

思政案例　　名词术语

第二章 关节学

第一节 总 论

骨与骨之间借纤维结缔组织、软骨或骨相连,形成骨连结。按骨连结的不同方式,可分为直接连结和间接连结两大类(图2-1)。

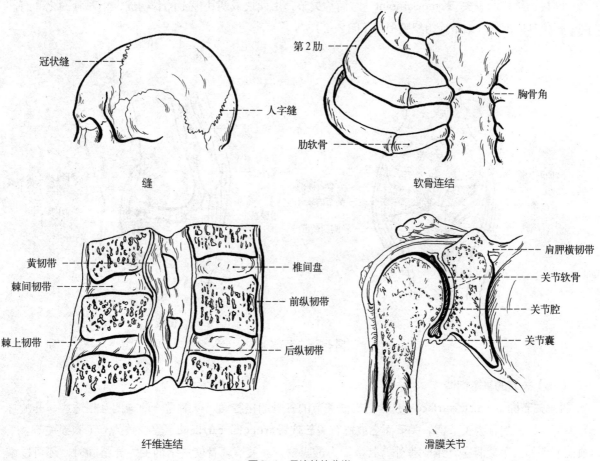

图2-1 骨连结的分类

一、直接连结

两骨的连结部分之间借结缔组织、软骨或骨组织直接相连，其间无间隙，不活动或仅有少许活动。直接连结分为以下3种类型。

（一）纤维连结

两骨之间借纤维结缔组织相连，常有两种形式。

1. **韧带连结** syndesmosis　两骨之间靠膜状、扁带状或束状的结缔组织直接连结，如椎骨棘突之间的棘间韧带、小腿骨间膜等。

2. **缝** suture　两骨间借少量纤维结缔组织相连，连结极为紧密，如颅骨的冠状缝和人字缝。

（二）软骨连结

相邻两骨之间以软骨相连，称软骨连结。软骨连结可分为两种。

1. **透明软骨结合** synchondrosis　如第1肋与胸骨的结合属透明软骨连结，长骨骨干与骺之间的骺软骨、蝶骨与枕骨的结合等，有的软骨连结保持终身，而大部分软骨连结在发育过程中骨化变为骨性结合。

2. **纤维软骨联合** symphysis　如椎骨的椎体之间的椎间盘及耻骨联合等。

（三）骨性结合

由软骨连结经骨化演变而成，完全不能活动，如5块骶椎以骨性结合融为一块骶骨。

二、间接连结

间接连结称**滑膜关节** synovial joint，常简称关节，由两块或两块以上的骨构成，相对骨面之间有间隙，仅借其周围的纤维结缔组织膜相连（图2-2）。

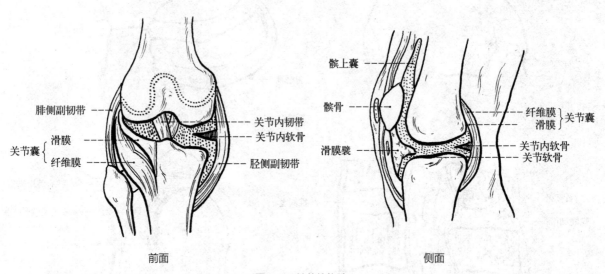

图2-2　关节的构造

（一）关节的基本构造

1. **关节面** articular surface　是参与构成关节的各骨的接触面。一般是一凸一凹互相适应，凸的称为关节头，凹的称为关节窝。关节面上被覆有**关节软骨** articular cartilage。除少数关节（胸锁关节、下颌关节）的关节软骨是纤维软骨外，其余均为透明软骨。关节软骨使关节面变为光滑同时，还可以减少运动时关节面的摩擦，缓冲震荡和冲击。关节软骨无血管神经分布，营养由滑液和关节囊滑膜层血管渗透供给。

2. **关节囊** articular capsule　包在关节的周围，封闭关节腔，两端附着于关节面周缘相邻的骨表面，由纤维结缔组织构成。可分为内、外两层：内层为**滑膜** synovial membrane，富含血管网，能产生弱碱性的滑液，它不仅能增加润滑性，而且也是关节软骨、半月板等新陈代谢的重要媒介。外层为**纤维膜** fibrous membrane，由厚而坚韧的致密结缔组织构成，有丰富的血管和神经。纤维膜因关节功能的不同而发生变化，如下肢关节的纤维膜坚韧而紧张，而上肢关节的纤维膜薄而松弛。在有些关节，纤维膜还可明显增厚，形成韧带，以增强关节的稳定性，并且限制其过度运动。

3. **关节腔** articular cavity　由关节囊滑膜层和关节软骨共同围成，含少量滑液，呈密闭的负压状态，对维持关节的稳固有一定作用。

（二）关节的辅助结构

关节除了具备上述的基本结构外，有些关节为适应其功能还形成了特殊的辅助结构，这些辅助结构对于增加关节的灵活性或稳固性都有重要作用。

1. **韧带** ligament　由致密结缔组织构成，呈扁带状、圆束状或膜状，连于相邻两骨之间，有加强关节的稳固性或限制其过度运动的作用。关节囊外的称囊外韧带，如髋关节的髂股韧带；关节囊内的称囊内韧带，如膝关节内的交叉韧带等。

2. **关节盘** articular disc 和**关节唇** articular labrum　是关节腔内两种不同形态的纤维软骨板。

关节盘位于相对应的关节面之间，周缘附着于关节囊，多呈圆盘状，中部稍薄，周缘略厚。有的关节盘呈半月形，称半月板。关节盘将关节腔分隔为上、下两部，作用是使关节头和关节窝更加适应，关节运动可分别在上、下关节腔进行，从而增加了运动的灵活性和多样化。此外，它还有缓冲震荡的作用。

关节唇是由纤维软骨构成的环，围在关节窝的周缘，以加深关节窝，增加关节的稳固性，如髋臼唇等。

3. **滑膜襞** synovial fold 和**滑膜囊** synovial bursa　滑膜襞是滑膜层突入关节腔所形成的皱襞。有些襞内含脂肪，形成滑膜脂垫。滑膜襞增大了滑膜的表面积，利于滑液的分泌和吸收；另外，在关节（尤其是负重较大的）运动时，起缓冲撞和震荡的作用。有时滑膜也可从关节囊纤维膜的薄弱或缺如处作囊状膨出，充填于肌腱与骨面之间，形成滑膜囊；它可减少肌活动时与骨面之间的摩擦，如髌下深囊。

（三）关节的运动

滑膜关节关节面的复杂形态、运动轴的数量和位置决定运动的形式和范围。滑膜关节的运动基本上是沿3个互相垂直的轴所做的运动。

1. **移动**　是最简单的一个骨关节面在相对骨关节面上的滑动，如跗跖关节、腕骨间关节等。

2. **屈** flexion 和**伸** extension　是指关节沿冠状轴发生的运动。运动时，相关节的两骨之间的角度发生改变，角度变小称为屈；反之，则称为伸。通常关节的屈是指向腹侧面成角，而膝关节则相反，小腿向后贴近大腿的运动称为膝关节的屈，反之称为伸。在手部，由于拇指与其他四指几乎呈直角，拇指背面朝向外侧，故拇指腕掌关节的屈伸运动是围绕矢状轴发生动作，拇指与手掌面的角度变小称为屈，反之称为伸。在足部，足尖上抬，足背与小腿之间的角度变小为踝关节的伸，通常称之为**背屈** dorsiflexion；反之为踝关节的屈，通常称为**跖屈** plantarflexion。

3. **收** adduction 和**展** abduction　是指关节沿矢状轴发生的运动。运动时，骨向正中矢状面靠近称为收，反之称为展。对于手指和足趾的收展，习惯上规定是以中指和第二趾为中轴的靠拢或分开的运动。而拇指的收展则是沿冠状轴发生，拇指向示指靠拢称为收，反之称为展。

4. **旋转** rotation　是指关节沿垂直轴发生的运动。如肱骨沿骨中心轴转向前内侧，称**旋内** medial rotation；转向后外侧，则称**旋外** lateral rotation。桡骨对尺骨的旋转运动，则是沿桡骨头中心到尺骨茎突基底部的轴线旋转，将手背转向前方的动作称**旋前** pronation，反之称**旋后** supination。

5. 环转 circumduction 运动的骨，其上端在原位转动，下端做圆周运动，运动时全骨的运动轨迹为一圆锥形。具有两轴以上的关节均可做环转运动，如肩关节、髋关节等。环转运动实际上是屈、展、伸、收的一个连续过程。

（四）关节的分类

关节有多种分类，按构成关节的骨数目分成单关节（两块骨构成）和复关节（两块以上的骨构成）；按一个或多个关节同时运动的方式分成单动关节（如髋关节等）和联动关节（如两侧的颞下颌关节等）。常用的关节分类是按关节运动轴的数目和关节面的形态分为以下三类（图2-3）。

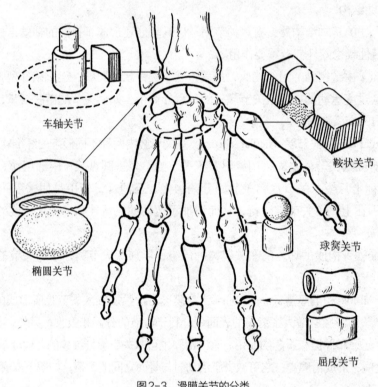

图2-3 滑膜关节的分类

1. **单轴关节** 关节只能绕一个运动轴做一组运动，包括以下两种形式。

（1）**屈戌关节 hinge joint**：又称滑车关节，一骨关节头呈滑车状，另一骨有相应的关节窝。一般只能绕冠状轴做屈伸运动，如指骨间关节。

（2）**车轴关节 trochoid joint or pivot joint**：关节头呈圆形面，关节窝常与韧带相连形成环形，形同车轴与轴承。可沿垂直轴做旋转运动，如寰枢正中关节和桡尺近侧关节等。

2. **双轴关节** 关节可以绕两个互相垂直的运动轴进行两组运动，也可进行环转运动，包括以下两种形式。

（1）**椭圆关节 ellipsoidal joint**：关节头为椭圆球面，关节窝为椭圆形凹面，如桡腕关节。可沿冠状轴做屈、伸运动，沿矢状轴做收、展运动，并可做环转运动。

（2）**鞍状关节 sellar joint**：相对两骨的关节面都是马鞍形，两者互为关节头和关节窝，如拇指腕掌关节，可沿矢状轴做屈伸运动和冠状轴做收展运动。

3. **多轴关节** 关节具有两个以上的运动轴，可做多方向的运动。通常也有以下两种形式。

（1）**球窝关节 ball-and-socket joint**：关节头呈球面，关节窝为球形凹，一般以3个互相垂直的轴来分解它的运动，即沿冠状轴的屈、伸，沿矢状轴的收、展以及沿垂直轴的旋内、旋外。一般球窝关节的关节头大而关节窝浅，如肩关节，其运动幅度较大；如果关节窝深，如髋关节，包绕关节头的1/2以上时，则其运动度受限，称杵臼关节。

（2）**平面关节** plane joint：相对两骨的关节面接近于平面，但仍有一定的弯曲或弧度，也可列入多轴关节，可做多轴性的滑动或转动，如腕骨间关节和跗跖关节等。

第二节 中轴骨连结

中轴骨的连结包括躯干骨的连结和颅的连结。

一、躯干骨的连结

躯干骨的连结包括椎骨间的连结、肋与椎骨的连结和肋与胸骨的连结。通过这些连结，各椎骨连接成为脊柱；胸椎、肋骨和胸骨连接构成骨性胸廓。

（一）脊柱

1. **椎骨间的连结** 各椎骨之间借椎间盘、韧带和关节相连结，可分为椎体间连结和椎弓间连结。

（1）椎体间连结：椎体之间借椎间盘及前纵韧带、后纵韧带相连。

1）**椎间盘** intervertebral disc：是椎体与椎体之间的纤维软骨盘（图2-4），椎间盘中央部为**髓核** nucleus pulposus，是柔软而富有弹性的胶状物质，为胚胎时脊索的残留物。周围部为**纤维环** anulus fibrosus，由多层纤维软骨环按同心圆排列组成，牢固连结各椎体上、下面，保护髓核并限制髓核向外膨出。椎间盘有一定的弹性，可缓冲震动、允许脊柱做弯曲和旋转运动。颈部和腰部运动幅度较大，椎间盘也较厚。在病理情况下：当纤维环破裂时，髓核可从纤维环的薄弱或损伤处突出，常见的为向后外方的髓核脱出，可以引起压迫神经根的症状。

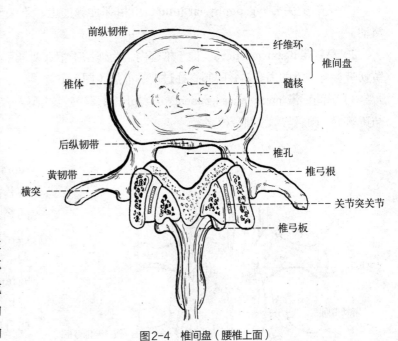

图2-4 椎间盘（腰椎上面）

2）**前纵韧带** anterior longitudinal ligament：是位于椎体前面的一条纵行纤维束，宽而坚韧，上起自枕骨大孔前缘骨表面，下达第1或第2骶椎椎体。紧贴椎体和椎间盘前面，有防止脊柱过度后伸和椎间盘向前脱出的作用。

3）**后纵韧带** posterior longitudinal ligament：是位于椎管内椎体后面的一条韧带，细而坚韧。起自枢椎，向下至骶骨。与椎间盘纤维环及椎体上下缘紧密相连，而与椎体结合较为疏松，与椎体相贴部分比较狭细，但在椎间盘处较宽，有限制脊柱过度前屈的作用。

（2）椎弓间连结：包括上、下关节突间的滑膜关节和椎弓板、棘突、横突间的韧带连结（图2-5）。

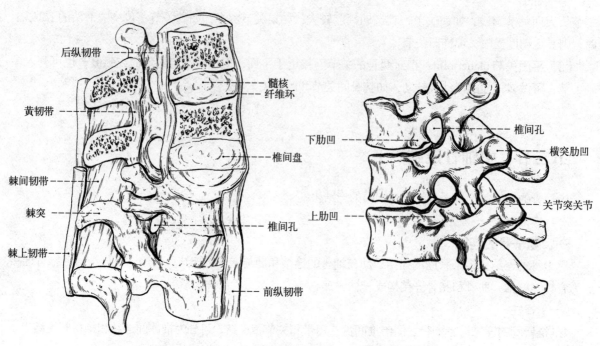

图2-5 椎骨间的连结

1）**关节突关节** zygapophysial joint：由相邻椎骨的上、下关节突构成。属平面关节，可做轻微滑动。

2）**黄韧带** ligamenta flava：位于椎管内，为连结于相邻两椎弓板间的黄色韧带，由弹性纤维构成。黄韧带参与椎管的围成，并限制脊柱过度的前屈（图2-6）。

3）**棘间韧带** interspinous ligament：连结于相邻棘突间的薄层纤维，附着于棘突根部到棘突尖。向前与黄韧带、向后与棘上韧带相移行。

4）**棘上韧带和项韧带**：**棘上韧带** supraspinous ligament 是连结胸、腰、骶椎各棘突尖之间的纵行韧带，前方与棘间韧带融合，限制脊柱前屈；而在颈部，从颈椎棘突向后扩展成板状弹性膜层，呈三角形，称为项韧带。**项韧带** ligamentum nuchae 通常被认为是棘上韧带和颈椎棘突间韧带的延续，上附着于枕骨的枕外隆凸及枕外嵴，下至第7颈椎棘突并续于棘上韧带，将两侧肌分开，是颈部肌附着的双层致密弹性纤维隔（图2-7）。

5）**横突间韧带** intertransverse ligament：是位于相邻椎骨横突间的纤维索。

（3）寰枕关节和寰枢关节：**寰枕关节** atlantooccipital joint 由寰椎侧块的上关节凹与相应的枕骨髁构成的椭圆关节。两侧关节联合运动，使头部俯仰和侧屈。

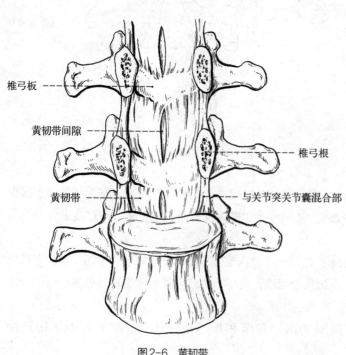

图2-6 黄韧带

寰枢关节 atlantoaxial joint 包括3个独立的关节，即由寰椎下关节凹和枢椎上关节突构成的两个寰枢外侧关节，以及由枢椎齿突与寰椎前弓后面的关节面和寰椎横韧带构成的寰枢正中关节。寰枢关节只能使头连同寰椎绕齿突做旋转运动。寰枕关节和寰枢关节构成联合关节，使头能做多轴运动（图2-8）。

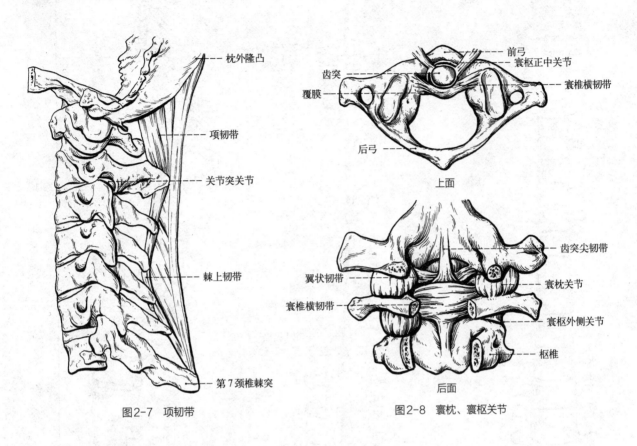

图2-7 项韧带

图2-8 寰枕、寰枢关节

2. 脊柱的整体观及其运动

（1）脊柱的整体观：**脊柱** vertebral column 是躯干的中轴，由24块椎骨、1块骶骨和1块尾骨借椎间盘、韧带和椎间关节连结而成。成年人的脊柱长约70 cm，女性略短。其长度可因姿势不同而略有差异，如长期静卧与站立后相比，可相差2~3 cm，这是由于站立时椎间盘被体重压缩所致。椎间盘的总厚度约占脊柱全长的1/4（图2-9）。

1）脊柱前面观：从前面看脊柱，椎体从上而下逐渐加宽，这与承重不断增加有关。骶骨耳状面以下，因重力经髋骨传至下肢骨，骶骨和尾骨已无承重意义，故体积迅速缩小。

2）脊柱侧面观：从侧面观察脊柱，有颈曲、胸曲、腰曲、骶曲4个生理性弯曲，其中颈曲和腰曲凸向前，胸曲和骶曲凸向后。脊柱的这些弯曲是人的特征，使人的重心大致落在人体的中轴线上，以保证直立时的平衡。脊柱的弯曲使脊柱更具弹性，可缓冲震荡，对脑和内脏有保护作用。凸向后方的胸曲和骶曲，在胚胎时已形成，胚胎是在全身屈曲状态下发育。婴儿出生后的开始抬头、坐起及站立行走对颈曲和腰曲的形成产生明显影响。而胸曲和骶曲在一定程度上增大了胸腔和盆腔的容积。

3）脊柱后面观：从后面看脊柱，在正中线上有一串棘突。颈椎棘突短而分叉，只有隆椎的棘突较长，可以扪到。胸椎的棘突长而斜向后下，呈叠瓦状排列。腰椎棘突呈板状水平向后，棘突间的间隙较大，临床常在第3、4腰椎棘突间做腰椎穿刺。

（2）脊柱的运动：脊柱除支持和保护功能外，有灵活的运动功能。虽然在相邻两椎骨间运动范围很小，但多数椎骨间的运动累计在一起，就可进行较大幅度的运动，其运动方式包括屈伸、侧屈、旋转和环转等运动。脊柱各段的运动度不同，这与椎间盘的厚度、椎间关节的方向等制约因素有关。同时也与

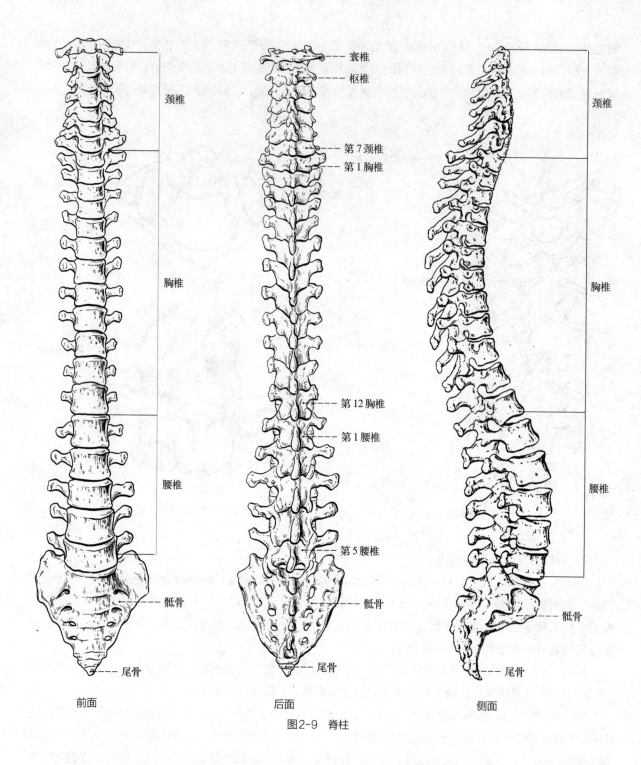

图2-9 脊柱

年龄、性别和锻炼程度有关。骶部完全不运动，胸部运动很少，颈部和腰部则比较灵活。在颈部，椎间盘较厚，加之颈椎关节突的关节面近乎呈水平位，关节囊松弛，所以屈、伸及旋转运动的幅度较大。在胸部，椎间盘较薄，胸椎与肋骨相关节，关节突的关节面近乎呈冠状位，棘突呈叠瓦状排列，这些因素都限制了胸椎的运动，所以活动范围较小。在腰部，椎间盘最厚，关节突的关节面几乎呈矢状位，限制了旋转运动，但屈、伸运动灵活。由于颈腰部运动灵活，所以损伤也较多见。

(二) 胸廓

胸廓 thoracic cage 由12块胸椎、12对肋和1块胸骨借关节、软骨连结而组成，呈上窄、下宽、前后扁平的形态。构成胸廓的关节主要为肋椎关节和胸肋关节。

1. **肋椎关节** costovertebral joint 肋后端与胸椎之间有两处关节。一处是**肋头关节** joint of costal head，由肋头与椎体肋凹组成，多数肋头关节内有韧带将关节分成上、下两部分，第1、11和12肋头关节则无这种分隔。另一处是**肋横突关节** costotransverse joint，由肋结节与横突肋凹组成（图2-10）。肋头关节与肋横突关节都是平面关节，两关节同时运动（联合关节），运动轴是通过肋颈的斜轴，运动时肋颈沿此运动轴旋转，肋骨前部则上提、下降，从而使胸廓矢状径和横径发生变化。

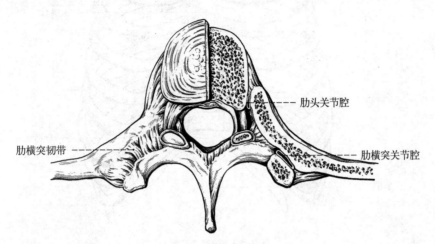

图2-10　肋椎关节

2. **胸肋关节** sternocostal joint 由第2～7肋软骨与胸骨相应的肋切迹构成的微动关节。第1肋与胸骨柄之间的连结是软骨结合，第8～10肋软骨的前端依次与上位肋软骨形成软骨间连结，在两侧各形成一个肋弓，第11和12肋的前端游离于腹后壁肌之中（图2-11）。

3. **胸廓的整体观及其运动** 成年人胸廓为前后较扁、前壁短而后壁长的圆锥形，容纳胸腔脏器。胸廓有上、下两口和前、后、外侧壁。胸廓上口呈肾形，为后高前低的斜面，由第1胸椎、第1肋和胸骨柄上缘围成，胸骨柄上缘约平对第2胸椎椎体下缘。胸廓上口有气管、食管及头颈上肢的大血管等通过。胸廓下口宽大，前高后低，由第12胸椎、第11肋、第12肋及肋弓、剑突组成。两侧肋弓的夹角称胸骨下角，角度大小因体形而异。胸廓下口有膈封闭，食管和大血管等穿经膈的裂孔走行。胸廓前壁最短，由胸骨、肋软骨及肋骨前端构成。后壁较长，由胸椎和肋角内侧部分的肋骨构成。外侧壁最长，由肋骨体构成（图2-12）。

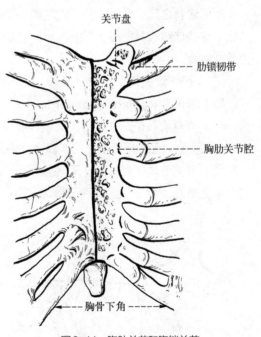

图2-11　胸肋关节和胸锁关节

胸廓的运动功能主要为参与呼吸运动。由于肋的位置是自后上向前下倾斜，当呼吸肌收缩，肋被上提时，胸廓的横径和前后径扩大，胸腔容积增加，助吸气；下降时，胸腔容积减小，助呼气。

二、颅的连结

颅的连结有直接连结和间接连结两种，以直接连结为多，间接连结为颞下颌关节。

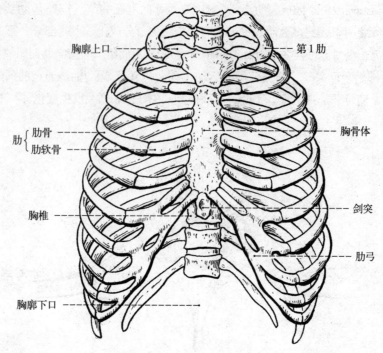

图2-12 胸廓(前面)

(一)颅的直接连结

颅盖诸骨之间,多以缝的形式连结,即在骨间有薄层结缔组织膜相连。颅底诸骨之间则多为软骨性连结。这些连结极其牢固,不能运动。随着年龄的增长,缝可发生骨化而消失,软骨结合也可骨化而成为骨性结合。

(二)颞下颌关节

颞下颌关节 temporomandibular joint 又称下颌关节,由颞骨的下颌窝、关节结节和下颌骨的下颌头构成。关节囊前后松弛,外侧有从颧弓根部向后下方至下颌颈的**外侧韧带** lateral ligament 加强。关节囊内有一关节盘,盘的周缘附于关节囊上,将关节腔分成上、下两部(图2-13)。

颞下颌关节属联合关节,两侧关节同时运动,可进行下颌骨上提(闭口)与下降(开口)、向前与向后以及侧方运动。上提和下降运动发生在下关节腔;向前与向后运动发生在上关节腔;侧方运动是一

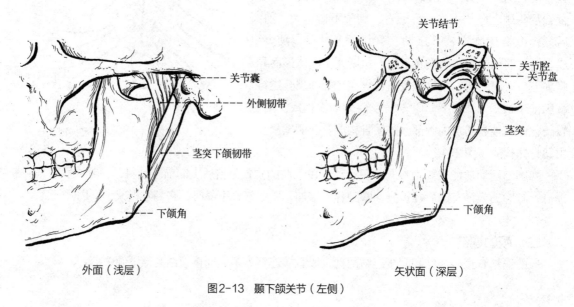

外面(浅层)　　　　　　　　矢状面(深层)

图2-13 颞下颌关节(左侧)

侧的下颌头和关节盘一起在上关节腔做前后运动，另一侧的下颌头在下关节腔做旋转运动。张大口时，由于外侧韧带的限制，下颌头和关节盘须向前滑至关节结节的下方。若关节囊过分松弛，张口过大可使下颌头和关节盘向前滑至关节结节的前方，而不能向后退回关节窝，造成下颌关节的脱位。

（陈永春编写，徐国成绘图）

第三节　附肢骨连结

附肢骨的连结以滑膜关节为主，包括上肢骨的连结和下肢骨的连结，其中上肢关节以灵活运动为主，下肢关节以运动的稳定为主。

一、上肢骨的连结

上肢骨的连结包括上肢带骨的连结和自由上肢骨的连结。

（一）上肢带骨的连结

1. **胸锁关节** sternoclavicular joint　是上肢与躯干之间唯一的关节，由锁骨胸骨端与胸骨的锁切迹构成，属于多轴关节。关节囊强韧，周围为韧带所加强。关节囊内有纤维软骨构成的关节盘，使关节头和关节窝更为适合。以此关节为支点，锁骨的外侧端可做上、下和前、后运动，此外，整个锁骨还可做轻微的旋转运动（图2-14）。

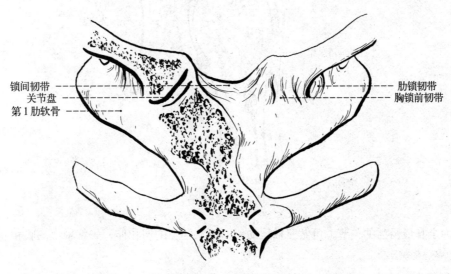

图2-14　胸锁关节

2. **肩锁关节** acromioclavicular joint　由锁骨的肩峰端与肩胛骨肩峰的关节面构成，属于平面关节。关节的上、下方都有韧带加强，关节活动度小。

3. **喙肩韧带** coracoacromial ligament　为三角形的扁韧带，连结于喙突与肩峰之间，形成喙肩弓架于肩关节上方，可防止肱骨头向内上方脱位。

（二）自由上肢骨的连结

1. **肩关节** shoulder joint　由肱骨头和肩胛骨的关节盂构成。属球窝关节，关节盂周缘有纤维软骨环构成的盂唇附着，加深了关节窝。肱骨头的关节面较大，关节盂的面积仅为关节头的1/4或1/3，因此，肱骨头的运动幅度较大。关节囊薄而松弛，下壁尤甚，附着于关节盂的周缘，故肩关节脱位时，肱骨头常向下滑出，发生前下方脱位。上方将盂上结节包于囊内，下方附着于肱骨的解剖颈。关节囊的滑膜层包被肱二头肌长头腱，并随同该肌腱一起突出于纤维层外，位于结节间沟内，形成肱二头肌长头腱腱鞘。肩关节周围的韧带少且弱，在肩关节的上方，有喙肱韧带连结于喙突与肱骨头大结节之间。盂肱韧带自关节盂周缘连结于肱骨小结节及解剖颈的下份（图2-15）。

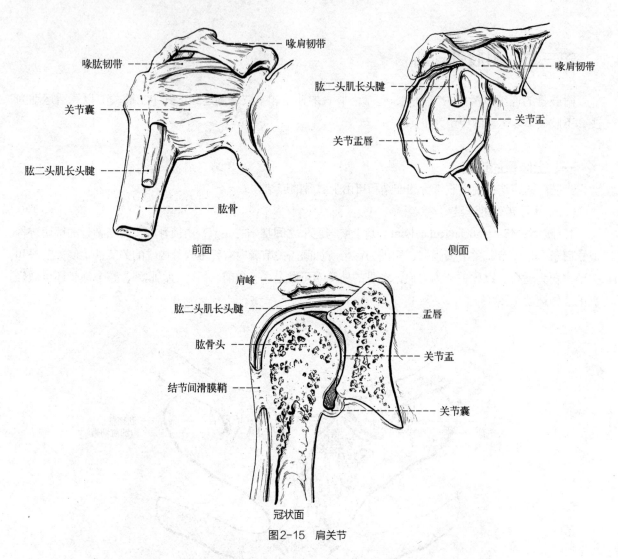

图2-15 肩关节

肩关节为全身最灵活的关节，可做三轴运动，即冠状轴上的屈和伸，矢状轴上的收和展，垂直轴上的旋内、旋外及环转运动。

2. **肘关节** elbow joint 是由肱骨下端与尺、桡骨上端构成的复关节，包括3个关节：**肱桡关节** humeroradial joint，由肱骨小头和桡骨关节凹构成；**肱尺关节** humeroulnar joint，由肱骨滑车和尺骨的滑车切迹构成；**桡尺近侧关节** proximal radioulnar joint，由桡骨环状关节面和尺骨桡切迹（和桡骨环状韧带）构成（图2-16）。

关节囊把上述3个关节共同包裹，其前、后壁薄而松弛，两侧壁厚而紧张，并分别有**桡、尺侧副韧带** radial and ulnar collateral ligament加强。此外，在桡骨头周围有桡骨环状韧带，附着于尺骨的桡切迹的前后缘，此韧带同桡切迹一起形成一个漏斗形的骨纤维环，包绕桡骨头。4岁以下的幼儿，桡骨头发育不全，且环状韧带较松弛，故当肘关节伸直位牵拉前臂时，易发生桡骨头半脱位。关节囊的后壁最薄弱，故常见桡尺两骨向后脱位。肘关节只能做屈、伸运动。由于肱骨滑车的关节面斜向下外，因

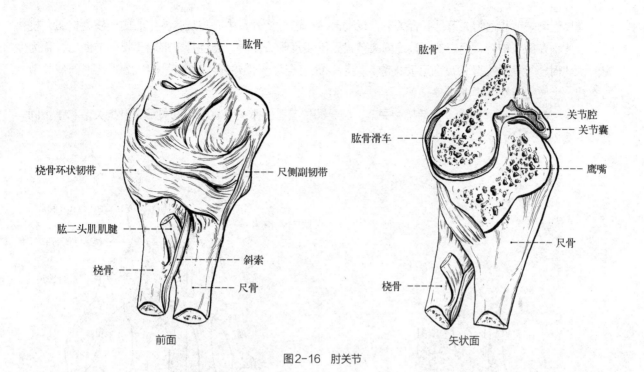

图2-16 肘关节

此,在屈前臂时,手将抵达胸前而不与臂重叠;当伸前臂时,前臂与臂延长线间出现一个约15°的外偏角,称**提携角**carrying angle。肱骨内、外上髁和尺骨鹰嘴都易在体表扪到,当肘关节伸直时,此三点位于一条直线上;当肘关节屈曲时,此三点的连线组成一尖端朝下的等腰三角形。肘关节发生后脱位时,三点位置关系发生改变。

3. **桡尺连结** 桡、尺骨借桡尺近侧关节、桡尺远侧关节和前臂骨间膜相连(图2-17)。

(1)桡尺近侧关节:见肘关节。

(2)**前臂骨间膜** interosseous membrane of forearm:为一长而宽的坚韧结缔组织膜,连结于桡尺两骨的骨间缘之间,但在前臂近侧端此膜缺如。当前臂两骨处于旋前或旋后位时,骨间膜松弛;而处于半旋前位时,骨间膜紧张,达到最大宽度。故前臂骨发生骨折时,应将前臂骨固定于中间位,以防止骨间膜挛缩,影响愈合后前臂骨的旋转功能。

(3)**桡尺远侧关节** distal radioulnar joint:由尺骨头的环状关节面与桡骨的尺切迹,以及尺骨茎突根部的关节盘共同构成,属于车轴关节。关节囊较松弛,附着于尺切迹和尺骨头的边缘,其前后有韧带加强。关节盘为三角形,尖附着于尺骨茎突根部,底连于桡骨的尺切迹下缘,上面光滑而凹陷,和桡骨的尺切迹共同与尺骨头相关节,下面也光滑而微凹,与月骨的内侧部和三角骨的桡腕关节面相对。关节盘的中部较薄,周缘肥厚,与关节囊愈合。

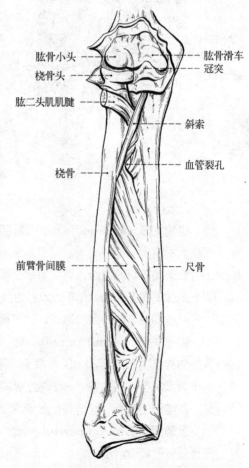

图2-17 前臂骨的连结

桡尺近侧关节和远侧关节是联合关节，运动时，以通过桡骨头中心与尺骨头中心的连线为枢纽，桡骨头沿此轴在原位旋转，而桡骨下端连同关节盘则围绕尺骨头旋转。当桡骨下端旋至尺骨前面时，称为旋前，此时桡尺两骨交叉；反向运动，称为旋后，此时桡尺两骨并列。运动范围约180°，连同肩关节的旋转，上肢的回旋可达360°。

4. 手关节 joints of hand　包括桡腕关节、腕骨间关节、腕掌关节、掌骨间关节、掌指关节和手指间关节（图2-18）。

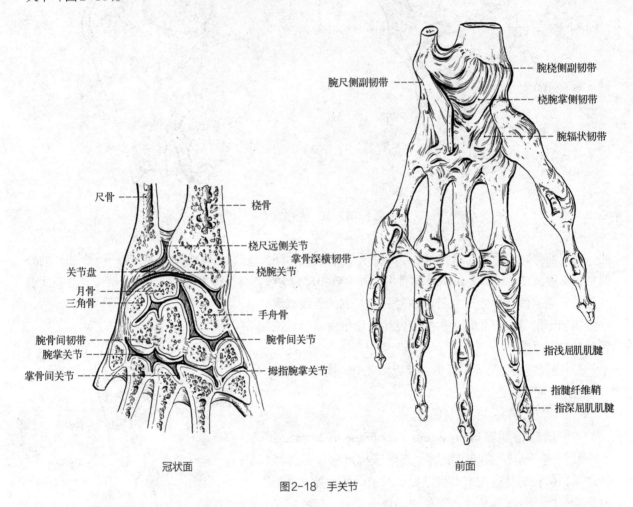

图2-18　手关节

（1）**桡腕关节** radiocarpal joint：又称**腕关节** wrist joint，由桡骨下端的腕关节面和尺骨头下方的关节盘下面作为关节窝，而手舟骨、月骨和三角骨的上方作为关节头共同构成，属于椭圆关节。关节囊薄而松弛，附着于关节面的边缘，周围有韧带增强。可做屈、伸、收、展和环转运动。

（2）**腕骨间关节** intercarpal joint：为腕骨互相之间的连结，包括近侧列腕骨间关节与远侧列腕骨间关节。各腕骨间关节腔彼此相通，均属平面关节，只能做轻微的滑动和转动。

（3）**腕掌关节** carpometacarpal joint：由远侧列腕骨与5个掌骨底构成。除拇指和小指腕掌关节外，其余各指的腕掌关节的运动范围都很小。第1掌骨底与大多角骨之间构成的拇指腕掌关节为一独立的关节，属于鞍状关节，可做屈、伸、收、展、环转及对掌运动。对掌运动是第1掌骨外展、屈和旋内运动的总和，其结果使拇指尖能与其他各指掌面接触，这是人类劳动进化的结果。

（4）**掌骨间关节** intermetacarpal joint：是第2~5掌骨底相互之间的平面关节，其关节腔与腕掌关节腔交通，只能做轻微滑动。

（5）**掌指关节** metacarpophalangeal joint：由掌骨头与近节（第1节）指骨底构成，共5个。拇指掌指关节属于滑车关节，主要做屈伸运动；微屈时，也可做轻微的侧方运动，但运动幅度均较小。其余四指为球窝关节，可做屈、伸、收、展运动。

（6）**指骨间关节** interphalangeal joints of hand：共9个，都属典型的滑车关节，关节囊薄而松弛，两侧有韧带加强。只能做屈、伸运动。

二、下肢骨的连结

下肢骨的连结包括下肢带骨的连结和自由下肢骨的连结，下肢带骨的连结为髋骨的连结，自由下肢骨的连结包括髋关节、膝关节、小腿骨的连结和足关节。

（一）下肢带骨的连结

1. **骶髂关节** sacroiliac joint 由骶骨与髂骨的耳状面构成，属微动关节。关节面凸凹不平，彼此嵌合十分紧密，关节囊坚韧，并有韧带加固。主要的韧带有连结于相对的骶骨粗隆和髂骨粗隆之间的**骶髂骨间韧带** interosseous sacroiliac ligament，位于关节面的后上方。在关节的前后还分别有骶髂前韧带和骶髂后韧带加强。骶髂关节的这些结构特征，增强了该关节的稳固性，并在一定程度限制了关节的活动，使重力通过该关节向下肢传递，有缓冲冲击力及震荡的作用。

2. **耻骨联合** pubic symphysis 由左、右髋骨的耻骨联合面借纤维软骨构成的**耻骨间盘** interpubic disc 连结而成。软骨内往往有一矢状位的裂隙。女性的耻骨间盘较厚，在妊娠后期尤为显著，并且变得松软，耻骨间盘中的裂隙增宽，以增大骨盆的径线，利于胎儿娩出（图2-19）。

3. **髋骨与脊柱间的韧带连结** 髋骨与脊柱之间常借下列韧带加固。

（1）**髂腰韧带** iliolumbar ligament：由第5腰椎横突横行放散至髂嵴的后上部。

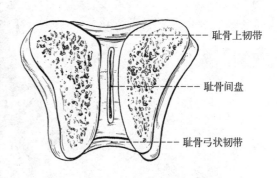

图2-19 耻骨联合

（2）**骶结节韧带** sacrotuberous ligament：呈扇形，起于骶尾骨的侧缘，集中附于坐骨结节。

（3）**骶棘韧带** sacrospinous ligament：较细，位于骶结节韧带的前方，起自骶尾骨侧缘，纤维向外侧附于坐骨棘。

骶结节韧带与骶棘韧带将坐骨大切迹、坐骨小切迹围成**坐骨大孔** great sciatic foramen 和**坐骨小孔** lesser sciatic foramen。为沟通盆腔、臀部和会阴的通道，有许多血管、神经和肌肉等通过。此外，髋骨的闭孔也被纤维组织的**闭孔膜** obturator membrane 封闭，仅上部留有**闭膜管** obturator canal，供血管、神经通过（图2-20）。

4. **骨盆** pelvis 由骶骨、尾骨、左右髋骨及其韧带连结而成。骶骨岬、弓状线、耻骨梳、耻骨结节和耻骨联合上缘所组成的**界线** terminal line 将骨盆分为上方的**大骨盆** greater pelvis 和下方的**小骨盆** lesser pelvis。人体直立时，骨盆向前倾斜，左、右髂前上棘和左、右耻骨结节约位于同一冠状面上，此时，尾骨尖与耻骨联合上缘位于同一水平面上。

小骨盆位于界线的后下方，有上、下两口：上口为骨盆入口，由上述的界线围成；下口为骨盆出口，由尾骨尖、两侧骶结节韧带、坐骨结节、坐骨支、耻骨下支和耻骨联合下缘共同围成。两侧坐骨支、耻骨下支之间的角，称**耻骨下角** subpubic angle，此角在女性较大，在男性较小。小骨盆上、下两口之间的空腔称**骨盆腔** pelvic cavity，女性骨盆腔是胎儿娩出的通道，一般较男性骨盆腔宽和短，且呈圆筒状。

自骨盆上口到下口范围内，连结前壁到后壁各直径中点的连线称为**骨盆轴** axis of pelvis。轴的上段向后下，中段向下，下段转向前下。分娩时，胎儿即顺着此轴娩出（图2-21）。

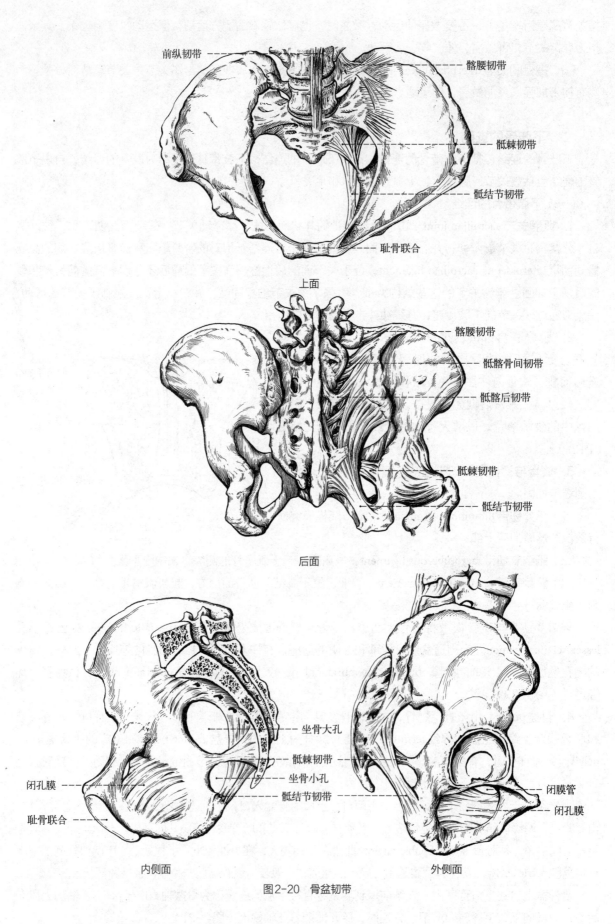

图2-20 骨盆韧带

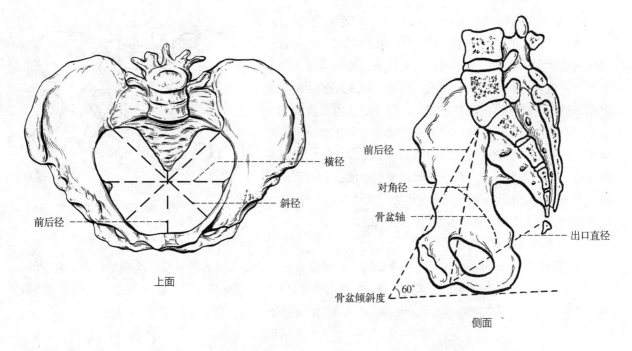

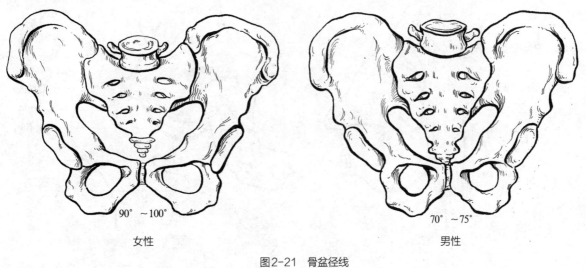

图2-21 骨盆径线

男、女性骨盆的主要差别见表2-1。

表2-1 男、女性骨盆的主要差别

	男性骨盆	女性骨盆
骨盆的外形	长而狭窄	短而宽
骨盆上口	较小，呈心形	较大，圆形
骨盆腔	长而狭，呈漏斗状	短而宽，呈圆筒状
骨盆下口	较小	较大
耻骨下角	70°～75°	90°～100°

骨盆位于躯干与自由下肢骨之间，起着传导重力和支持、保护盆腔脏器的作用。人体直立时，体重自第5腰椎、骶骨经两侧的骶髂关节、髋臼传向两侧的股骨头，再由股骨头向下至下肢，这种弓形力传递线称为股骶弓。当人在坐位时，重力由骶髂关节传向两侧坐骨结节，此种弓形的力传递线称为坐骶弓。骨盆前部还有两条约束弓，以防止上述两弓向两侧分开。一条在耻骨联合处连结两侧耻骨上支，可防止股骶弓被压挤。另一条为两侧坐骨支和耻骨下支连成的耻骨弓，能约束坐骶弓不致散开。约束弓不如重力弓坚强有力，外伤时，约束弓的耻骨上支较下支更易骨折（图2-22）。

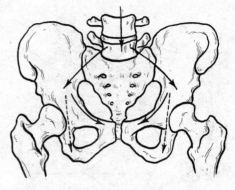

图2-22 骨盆的力传导方向

（二）自由下肢骨的连结

1. **髋关节** hip joint 由髋臼与股骨头构成，属球窝关节。在髋臼的边缘有纤维软骨构成的**髋臼唇** acetabular labrum，以增加髋臼的深度。髋臼在髋臼切迹处被髋臼横韧带封闭，并与切迹围成一孔，有神经、血管等通过，使半月形的髋臼关节面扩大为环形以紧抱股骨头（图2-23，图2-24）。

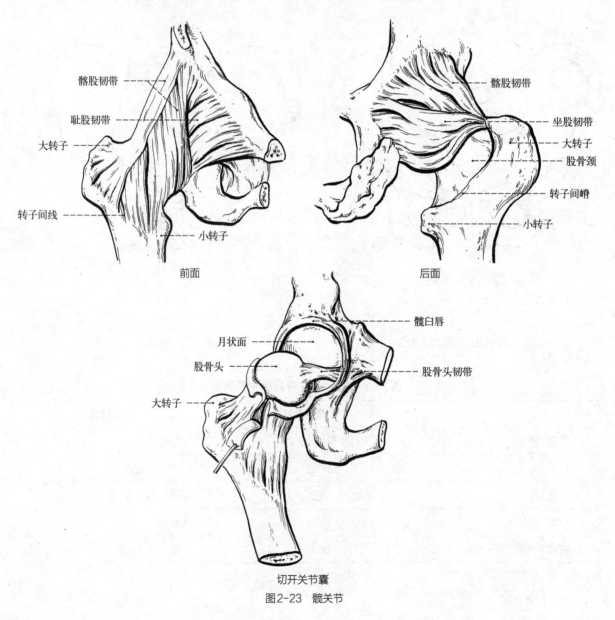

图2-23 髋关节

关节囊厚而坚韧，上端附于髋臼的周缘和髋臼横韧带，下端前面附于转子间线，后面附于转子间嵴的内侧（距转子间嵴约1 cm处），因此，股骨颈的后面有一部分处于关节囊外，而颈的前面则完全包在囊内。所以，股骨颈骨折时，根据其骨折部位而有囊内、囊外或混合性骨折之分。髋关节周围主要有以下韧带加强。

（1）**髂股韧带** iliofemoral ligament：长而坚韧，上方附于髂前下棘的下方，呈"人"字形，向下附于股骨的转子间线。可限制大腿过度后伸，对维持直立姿势具有重要意义。

（2）**股骨头韧带** ligament of head of femur：位于关节内，连结股骨头凹和髋臼横韧带之间，内含营养股骨头的血管。

（3）**耻股韧带** pubofemoral ligament：由耻骨上支向外下于关节囊前下壁与髂股韧带的深部融合。可限制大腿的外展及旋外运动。

（4）**坐股韧带** ischiofemoral ligament：位于关节囊后部，起自坐骨体，斜向外上与关节囊融合，附着于大转子根部，有限制大腿旋内的作用。

（5）**轮匝带**：是关节囊的纤维层环形增厚、环绕在股骨颈的中部而形成，可约束股骨头向外脱出（图2-24）。

髋关节是球窝关节，可做屈、伸、收、展、旋内、旋外及环转运动，但其运动幅度比肩关节小。

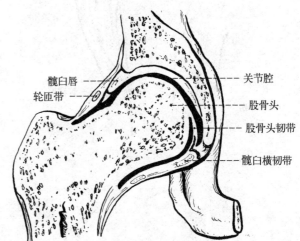

图2-24　髋关节（冠状面）

2. 膝关节 knee joint　由股骨下端和胫骨上端及髌骨构成，为人体最大且构造最复杂的关节（图2-25，图2-26）。

关节囊较薄而松弛，附着于各骨关节软骨的周缘。关节囊的周围有韧带加固，主要韧带如下。

（1）**髌韧带** patellar ligament：由髌骨下端至胫骨粗隆，是股四头肌腱的下续部分。

（2）**腓侧副韧带** fibular collateral ligament：呈条索状、独立于关节囊外的纤维束，起自股骨外上髁，止于腓骨头。

（3）**胫侧副韧带** tibial collateral ligament：呈扁带状，起自收肌结节，向下放散编织于关节囊纤维层。

胫、腓侧副韧带在伸膝时紧张，屈膝时松弛，半屈膝时最松弛。

（4）**腘斜韧带** oblique popliteal ligament：由半膜肌的腱纤维部分编入关节囊所形成。

（5）**膝交叉韧带** cruciate ligaments of knee：位于膝关节中央，可分为前、后两条：**前交叉韧带** anterior cruciate ligament，起自胫骨髁间隆起的前方内侧，与内、外侧半月板的前角愈着，斜向后上方外侧，纤维呈扇形附着于股骨外侧髁的内侧。前交叉韧带在伸膝时最紧张，能限制胫骨前移。**后交叉韧带** posterior cruciate ligament，较前交叉韧带短而强韧，并较垂直。起自胫骨髁间隆起的后方，斜向前上方内侧，附着于股骨内侧髁的外侧面。后交叉韧带在屈膝时最紧张，可限制胫骨后移。

在关节囊内，居股骨与胫骨关节面之间，垫有两块纤维软骨板，分别称内侧半月板和外侧半月板。每块半月板的周缘肥厚，与关节囊的纤维层紧密相接，内缘较薄而游离；上面凹，下面较平；两端借韧带附着于胫骨髁间隆起。**内侧半月板** medial meniscus较大，呈"C"形，周缘中份与胫侧副韧带紧密相连。**外侧半月板** lateral meniscus较小，近似"O"形，周缘与腓侧副韧带不连接。半月板一方面可加深关节窝的深度，使两骨关节面更相适应，在运动时可减少震动和摩擦，加强了膝关节的稳定性；另一方面还可同股骨内、外侧髁一起对胫骨内、外侧髁做旋转运动，因而也加大了膝关节的灵活性，同时还有弹性缓冲作用。但是，由于半月板并不是固定的，而是随着膝关节的运动而移动。因此，当急骤地伸小腿并有强力的旋转时（如踢足球），半月板退让不及，可发生半月板挤伤，甚至撕裂，以内侧半月板损伤多见（图2-27）。

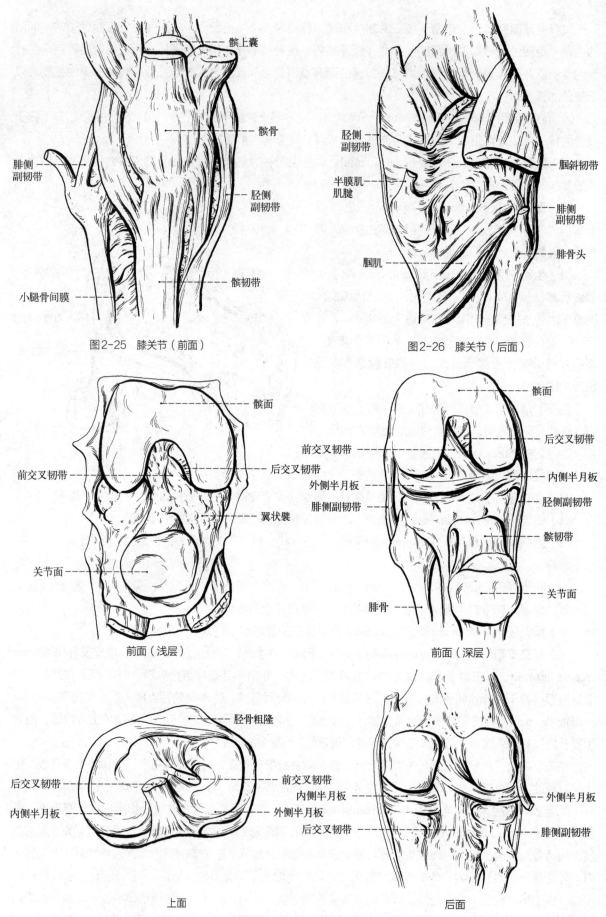

图2-25 膝关节（前面）

图2-26 膝关节（后面）

前面（浅层）

前面（深层）

上面

后面

图2-27 膝关节内韧带和软骨

膝关节囊的滑膜层比纤维层宽阔，它在髌骨上缘向上突出于关节腔外，形成位于股四头肌与股骨下端之间的髌上囊，还有不与关节腔相通的滑液囊，如位于髌韧带与胫骨上端之间的髌下深囊。在髌骨下方中线的两侧，滑膜层形成皱襞，襞内含有脂肪组织，称为**翼状襞** alar folds，皱襞突入关节腔内，起着充填关节腔内空隙的作用（图2-28）。

膝关节属于屈戌关节，主要做屈、伸运动。当膝在半屈位时，小腿还可做旋内、旋外运动。

3. **胫腓骨的连结** 胫骨和腓骨的连结紧密，其上端构成微动的**胫腓关节** tibiofibular joint；下端为韧带连结；骨干之间由**小腿骨间膜** crural interosseous membrane 相连。故胫、腓两骨间几乎不能做任何运动（图2-29）。

4. **足关节** joints of foot 包括距小腿（踝）关节、跗骨间关节、跗跖关节、跖骨间关节、跖趾关节和趾骨间关节（图2-30）。

（1）**距小腿关节** talocrural joint：亦称**踝关节** ankle joint，由胫、腓骨下端与距骨滑车构成。关节囊前、后壁薄而松弛，两侧有韧带加强，内侧为**内侧韧带** medial ligament（又称**三角韧带** deltoid ligament），较坚韧，上起于内踝，其纤维向下呈扇形展开，附于距骨、跟骨和足舟骨；外侧为**外侧韧带** lateral ligament，较薄弱，由三部分组成，即前为**距腓前韧带** anterior talofibular ligament，中为跟

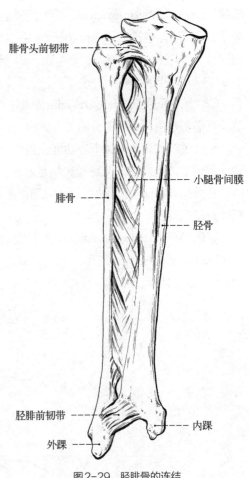

图2-29 胫腓骨的连结

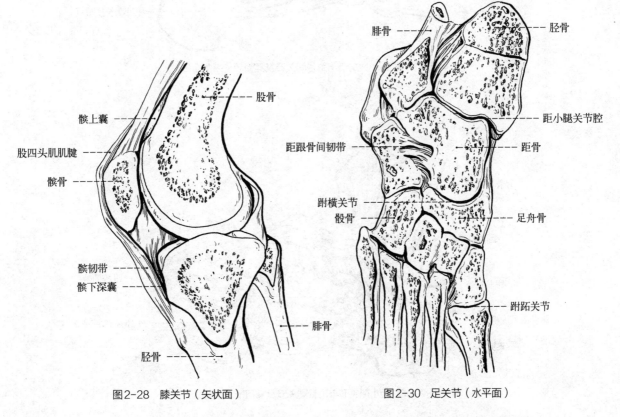

图2-28 膝关节（矢状面）　　　　图2-30 足关节（水平面）

腓韧带 calcaneofibular ligament，后为**距腓后韧带** posterior talofibular ligament，上起自外踝，分别向前、向下、向后内，附着于距骨、跟骨。距小腿关节属屈戌关节，能作背屈（伸）和跖屈（屈）运动；跖屈时还可作轻度的内收和外展运动，亦可与距跟关节、距跟舟关节配合进行足内翻和足外翻运动（图2-31，图2-32）。

（2）**跗骨间关节** intertarsal joint：跗骨间的关节数目较多，重要的有距跟关节、距跟舟关节和跟骰关节。它们都是由相关同名骨的关节面构成。

距跟关节和距跟舟关节在功能上是联动关节，运动时，跟骨和舟骨连同其他的足骨在距骨上做内翻和外翻运动。当足的内侧缘提起使足底转向内侧时，称**内翻** inversion；足的外侧缘提起使足底转向外侧时，称**外翻** eversion。足的内、外翻通常是与距小腿（踝）关节协同动作的，即内翻伴有足的跖屈，外翻伴有足的背屈。

跟骰关节 calcaneocuboid joint 由跟骰两骨的关节面组成。它和距跟舟关节合成**跗横关节** transverse tarsal joint（即Chopart关节），横过跗骨的中份，它的关节线呈横置的"S"形，两关节是独立的，临床上常沿此线施行截足手术。

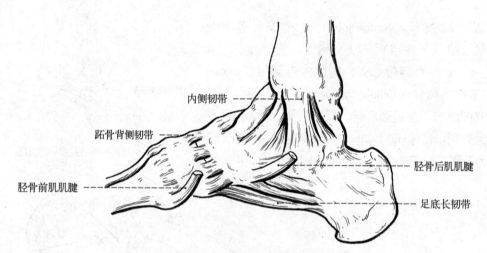

图2-31 距小腿关节与跗骨间关节及其韧带（内侧面）

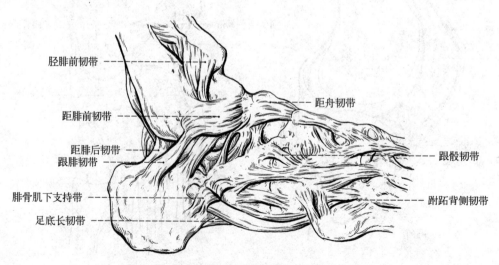

图2-32 距小腿关节与跗骨间关节及其韧带（外侧面）

跗骨间关节的周围有许多韧带。足底侧的韧带强韧而有力，重要的有：**跟舟足底韧带** plantar calcaneonavicular ligament，位于距跟舟关节下方，连结于跟骨和舟骨之间，参与足的内侧纵弓的维持，因其弹性较强，又称为**跳跃韧带** spring ligament。**足底长韧带** long ligament of tarsus，又称跖长韧带，是足底最长的韧带，自跟骨下面向前至骰骨和第2～5跖骨底。**跟骰足底韧带** plantar calcaneocuboid ligament，又称跖短韧带，连结跟、骰两骨的足底面，宽短而强韧，位置较深，它和足底长韧带对维持足的外侧纵弓有重要作用。足背侧的韧带较薄弱，其中**分歧韧带** bifurcated ligament，呈"Λ"形，由跟骨背面开始，向前分别附着于舟骨和骰骨，此韧带位于跗横关节背侧，如将分歧韧带切断，即能顺利将足的前半离断。

（3）**跗跖关节** tarsometatarsal joint：由3块楔骨和骰骨与5个跖骨底连结而成，属平面关节，活动甚微。

（4）**跖骨间关节** intermetatarsal joint：是跖骨底相对面之间构成的关节，连结紧密，活动极微。

（5）**跖趾关节** metatarsophalangeal joint：由跖骨小头与第1节趾骨底构成，属椭圆关节，可作轻微的屈、伸、收、展活动。

（6）**趾骨间关节** interphalangeal joints of foot：是各趾骨间相邻的两节趾骨之间的关节，属滑车关节，仅可做屈伸运动。

5. 足弓 跗骨和跖骨借韧带牢固相连，构成一个凸向上的足穹隆，称为足弓。足弓可分前后方向的纵弓和内外方向的横弓。纵弓又可分为内侧纵弓和外侧纵弓。外侧纵弓由跟骨、骰骨和外侧2块跖骨构成，弓的最高点为骰骨。此弓曲度较小，弹性弱，与负重直立的静态功能有关。内侧纵弓由跟骨、距骨、舟骨、3块楔骨和内侧3块跖骨构成，弓的最高点为距骨头；此弓曲度大，弹性强，适应于动态的跳跃，并能吸收震荡。横弓由骰骨、3块楔骨和跖骨构成，最高点在中间楔骨（图2-33）。

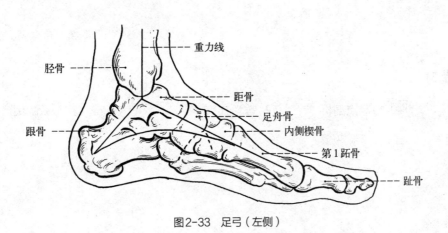

图2-33 足弓（左侧）

足弓是人类站立、行走及负重的重要装置。足底的跟骨结节、第1跖骨头和第5跖骨头三点着地，保证了站立时足底的稳固性，同时也可保护通过足底的血管和神经免受压迫。由于足弓提供了足够的弹性，在行走、跑跳和负重等活动中，可减少地面作用于人体的反冲力，故有保护人体内脏器官（特别是脑）免受震荡的作用。

足弓的维持除靠各骨间的连结外，足底韧带及足底长短肌腱的牵拉也起着重要的作用。如果维持足弓的软组织（特别韧带）因先天发育不良、过度劳损或损伤等，均可致足弓塌陷，形成扁平足。

【知识拓展】

人工关节是由什么材料制成的？

髋关节和膝关节是受力复杂的负重关节，在负重情况下，关节同时承受拉、压、扭转和界面剪切及反复疲劳、磨损的综合作用。因此要求人工关节假体材料必须具有中等的强度、塑性和抗疲劳、抗磨损、抗腐蚀性能。整个关节的安全承载能力至少应大于7倍体重。除此之外，由于假体长期植入体内，材料应具有良好的生物相容性，无毒副作用，耐体液的化学性腐蚀和电化学性腐蚀，还希望相对密度小，弹性模量接近于人的皮质骨。鉴于这种情况，目前的生物材料还达不到尽善尽美，只能根据综合性能匹配选用，尽可能满足生理环境和关节力学的要求。因此，目前使用的人工关节寿命是有限的。

人工关节的不同部件由不同的材料制成，并且通过适当的方法将人工关节假体固定在骨组织上，假体的关节表面要进行抛光处理。目前，钴、钛、钢铁基合金金属材料组成的人工髋关节的股骨头、膝关节的股骨髁表面，超高分子聚乙烯材料组成人工髋关节的髋臼部分、人工膝关节的胫骨平台部分，聚甲基丙烯酸甲酯骨水泥用于人工关节假体与骨组织的固定。

近年来，新的研究成果不断应用于人工关节置换术的临床实践。生物陶瓷材料正被研制并广泛用于临床；假体表面的预处理，以增加假体与骨的固定效果，防止松动、脱离；通过改变合金化学成分和改进加工工艺，以解决假体柄的磨损、疲劳断裂和松动问题；新的骨水泥使用技术及更符合人体生物力学特性的假体形状的设计，提高了假体的固定效果，减少了假体松动的并发症；提高手术技术，设计更为精确的手术定位安装器械，目前设计的定位器械日益精确，在绝大多数情况下都能保证假体处于良好位置。

（颜　玲编写，齐亚力绘图）

数字课程学习

- 学习纲要
- 重难点剖析
- 教学PPT
- 自测题
- 临床应用
- 思政案例
- 名词术语

第三章 肌学

第一节 总 论

人体的**肌**muscle根据构造不同可分为平滑肌、心肌和骨骼肌。平滑肌主要分布于内脏的中空器官及血管壁，舒缩缓慢而持久；心肌为构成心壁的主要部分；骨骼肌主要存在于躯干和四肢，收缩迅速有力，但易疲劳。心肌与平滑肌受内脏神经调节，不直接受意志的管理，属于不随意肌；骨骼肌受躯体神经支配，直接受人的意志控制，故称为**随意肌**voluntary muscle。在显微镜下观察，骨骼肌与心肌一样有横纹，都是横纹肌。

本章叙述的骨骼肌，是运动系统的动力部分，多数附着于骨骼，少数附着于皮肤的又可称皮肌。骨骼肌在人体内分布极为广泛，有600多块，约占体重的40%。

每块肌都具有一定的形态、结构、位置和辅助装置，执行一定的功能，有丰富的血管和淋巴管分布，并接受神经的支配，所以每块肌都可视为一个器官。

一、肌的形态和构造

骨骼肌一般由**肌腹**muscle belly和**肌腱**tendon两部分组成。肌腹主要由肌纤维（即肌细胞）组成，色红而柔软，有收缩能力。肌腱主要由平行致密的胶原纤维束构成，色白、强韧而无收缩功能，位于肌腹的两端。肌借腱附着于骨骼。当肌受到突然暴力时，通常肌腱不致断裂而肌腹可能断裂，或肌腹与肌腱连结处或是肌腱的附着处被拉开。阔肌的腱性部分呈薄膜状，称**腱膜**aponeurosis。

肌的形态多样，按其外形大致可分为长肌、短肌、扁（阔）肌和轮匝肌4种。**长肌**long muscle的肌束通常与肌的长轴平行，收缩时肌显著缩短，可引起大幅度的运动，多见于四肢。有些长肌的起端有两个以上的头，以后聚成一个肌腹，称为二头肌、三头肌或四头肌；有些长肌肌腹被中间腱划分成两个肌腹，称二腹肌；有的由多个肌腹融合而成，中间隔以腱划，如腹直肌。**短肌**short muscle小而短，具有明显的节段性，收缩幅度较小，多见于躯干深层。**扁肌**flat muscle宽扁呈薄片状，多见于胸腹壁，除运动功能外还兼有保护内脏的作用。**轮匝肌**orbicular muscle主要由环形的肌纤维构成，位于孔裂的周围，收缩时可以关闭孔裂（图3-1）。

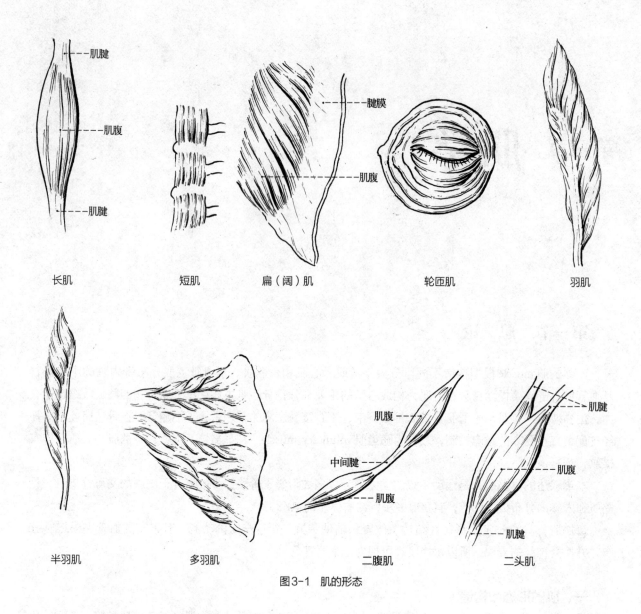

图3-1 肌的形态

二、肌的起止、配布和作用

骨骼肌通常是以两端附着在两块或两块以上的骨面上，中间跨过一个或多个关节。肌收缩时使两骨彼此靠近而产生运动。一般来说，两块骨必定有一块骨的位置相对固定，而另一块骨相对地移动。通常把接近身体正中面或四肢部靠近近侧的附着点看做肌肉的起点 origin 或定点 fixed attachment；把另一端则看做止点 insertion 或动点 movable attachment（图3-2）。肌肉的定点和动点在一定条件下可以相互置换。例如胸大肌起于胸廓，止于肱骨，收缩时使上肢向胸廓靠拢，但在做引体向上动作时，胸大肌的动、定点易位，止于肱骨的一端被固定，附着于胸廓的一端作为动点，收缩时使胸廓向

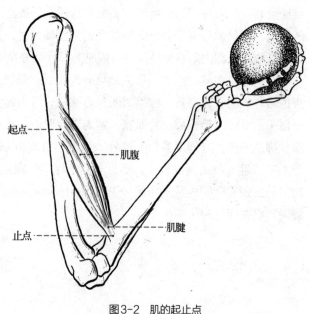

图3-2 肌的起止点

上肢靠拢，故能引体向上。

肌在关节周围配布的方式和多少与关节的运动轴一致。每一个关节至少配布有两组运动方向完全相反的肌，这些在作用上相互对抗的肌称为**拮抗肌** antagonist。拮抗肌在功能上既相互对抗，又互为协调和依存。如果拮抗肌中的一组功能丧失，则该关节的有关运动也随之丧失。此外，关节在完成某一种运动时，通常是几块肌共同配合完成的。例如屈桡腕关节时，经过该关节前方的肌同时收缩，这些功能相同的肌称为**协同肌** synergist。一块肌往往和两个以上的关节运动有关，可产生两个以上的动作，如肱二头肌既能屈肘关节，也能使前臂旋后。

骨骼肌牵引骨骼而产生运动，其作用恰似杠杆装置。肌的运动范围取决于其纤维束的长度。肌收缩时，肌腹缩短变粗。除少数肌因止于皮肤、黏膜、关节囊或筋膜，收缩时牵动这些结构外，大多数肌还是通过杠杆作用来表现其所具有的功能运动。

三、肌的命名法

肌按其形状、大小、位置、起止点或作用等命名。如斜方肌、三角肌等是按其形状命名的；冈上肌、冈下肌、骨间肌等是按其位置命名的；肱二头肌、股四头肌等是按肌的形态结构和部位综合命名的；胸大肌、腰大肌等又以其大小和位置综合命名；胸锁乳突肌、胸骨舌骨肌等按其起止点命名；旋后肌、大收肌等按其作用命名；腹外斜肌、腹横肌是根据肌的位置和肌束的方向命名的。了解肌的命名原则有助于学习和记忆。

四、肌的辅助装置

在肌的周围有辅助装置协助肌的活动，具有保持肌的位置、减少运动时的摩擦和保护等功能，包括筋膜、滑膜囊、腱鞘和籽骨等。

（一）筋膜

筋膜 fascia 遍布全身，分浅筋膜和深筋膜两种（图3-3）。

1. **浅筋膜** superficial fascia　又称皮下组织、皮下脂肪或皮下筋膜，位于真皮之下，包被全身各部，由疏松结缔组织构成，内富有脂肪。人体某些部位浅筋膜内缺乏脂肪组织，如眼睑、耳郭。浅动脉、皮下静脉、皮神经、淋巴管行走于浅筋膜内，有些局部还可有乳腺和皮肌。浅筋膜对位于其深部的肌、血管和神经有一定的保护作用。

2. **深筋膜** deep fascia　又称固有筋膜，由致密结缔组织构成，位于浅筋膜的深面，包被肌和血管神经等，遍布全身。深筋膜与肌的关系非常密切，随肌的分层而分层。在四肢，深筋膜插入肌群之间，并附着于骨，构成肌间隔，将功能、发育过程和神经支配不同的肌群分隔开来，与包绕肌群的深筋膜构成筋膜鞘保证其单独活

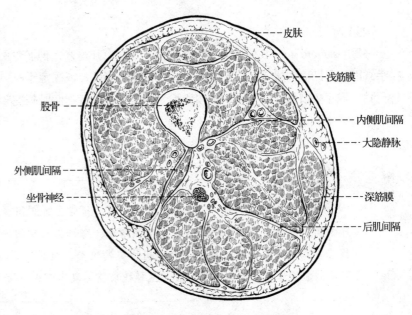

图3-3　大腿中部水平面显示筋膜

动,这在临床上有很大意义。当一块肌肉由于水肿等原因肿胀时,由于筋膜限制了其体积膨胀,可出现疼痛症状。深筋膜还包绕血管、神经形成血管神经鞘。在肌数目众多而骨面不够广阔的部位,它可供肌附着作为肌的起点。在腕部和踝部,深筋膜增厚形成支持带,有约束、支持其深面的肌腱的作用。

(二)滑膜囊

滑膜囊 synovial bursa 为封闭的结缔组织囊,壁薄,内有滑液,多位于肌或肌腱与骨面相接触处,以减少两者之间的摩擦。有的滑膜囊在关节附近和关节腔相通。滑膜囊炎症可影响肢体局部的运动功能。

(三)腱鞘

腱鞘 tendinous sheath 是包围在肌腱外面的鞘管(图3-4),存在于活动性较大的部位,如腕、踝、手指和足趾等处。腱鞘可分纤维层和滑膜层两部分。腱鞘的**纤维层** fibrous layer(又称腱纤维鞘)位于外层,为深筋膜增厚所形成的骨性纤维性管道,它起着滑车和约束肌腱的作用。腱鞘的**滑膜层** synovial layer(又称腱滑膜鞘)位于腱纤维鞘内,是由滑膜构成的双层圆筒形的鞘。鞘的内层包在肌腱的表面,称为脏层;外层贴在腱纤维层的内面和骨面,称为壁层。脏、壁两层之间含少量滑液,使肌腱能在鞘内自由滑动。若手指不恰当地做长期、过度且快速的活动,可导致腱鞘损伤,产生疼痛并影响肌腱的滑动,称为腱鞘炎,为一种常见病。腱滑膜鞘从骨面移行到肌腱的部分,称为**腱系膜** mesotendon,其中有供应肌腱的血管通过。由于肌腱经常运动,腱系膜大部分消失,仅在血管神经出入处保留下来,称为**腱纽** vincula tendinum。

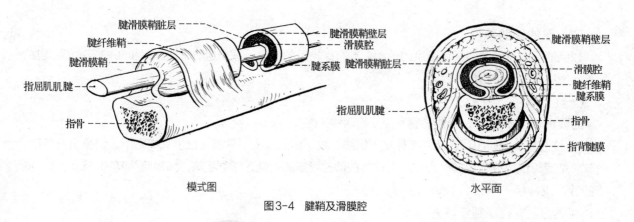

图3-4 腱鞘及滑膜腔

(四)籽骨

籽骨 sesamoid bone 在肌腱内发生,直径一般只有几毫米,但髌骨例外,为全身最大的籽骨。籽骨多在手掌面或足跖面的肌腱中,位于肌腱面对关节的部位,或固定于肌腱以锐角绕过骨面处,前者系籽骨替代并组成了关节囊,以变更、缓和所承受的压力;后者则使肌腱能较灵活地滑动于骨面,从而减少摩擦并改变骨骼肌牵引的方向。

【知识拓展】

　　每个手指的腱鞘都将屈指肌腱约束在掌、指骨上,腱滑膜鞘可减少肌腱滑动时的摩擦,腱纤维鞘能防止肌腱向掌侧弹射和向两侧滑动。在手指长期用力劳动时,肌腱受到强烈摩擦,肌腱与腱鞘均可发生慢性损伤,局部出现腱鞘狭窄,肌腱增粗,滑动受阻。此时如果肌肉收缩,变粗的肌腱通过狭窄的腱鞘,若发生弹拨动作可发出响声,称为弹响指。

第二节 头 肌

头肌可分为面肌和咀嚼肌两部分。

一、面肌

面肌也称表情肌,为扁薄的皮肌,位置浅表,大多起自颅骨的不同部位,止于面部皮肤,主要分布于面部的口、眼、鼻等孔裂周围,可分为环形肌和辐射肌两种,有闭合或开大上述孔裂的作用,同时牵动面部皮肤显示喜怒哀乐等各种表情。人耳周围肌已明显退化(图3-5~7)。

(一)颅顶肌

颅顶肌 epicranius 阔而薄,左、右各有一块枕额肌,它由两个肌腹和中间的**帽状腱膜** galea aponeurotica 构成。前方的肌腹位于额部皮下,称额腹;后方的肌腹位于枕部皮下,称枕腹。它们与颅部的皮肤和皮下组织共同组成头皮,而与深部的骨膜则隔以疏松的结缔组织。额腹止于眉部皮肤,枕腹起自枕骨。额腹收缩时可提眉并使额部皮肤出现皱纹,枕腹可向后牵拉帽状腱膜。

(二)眼轮匝肌

眼轮匝肌 orbicularis oculi 位于眼裂周围,呈扁椭圆形,分眶部、睑部、泪囊部。睑部纤维可完成眨眼动作,与眶部纤维共同收缩使眼裂闭合。泪囊部纤维可扩大泪囊,使囊内产生负压,以利于泪液的引流。

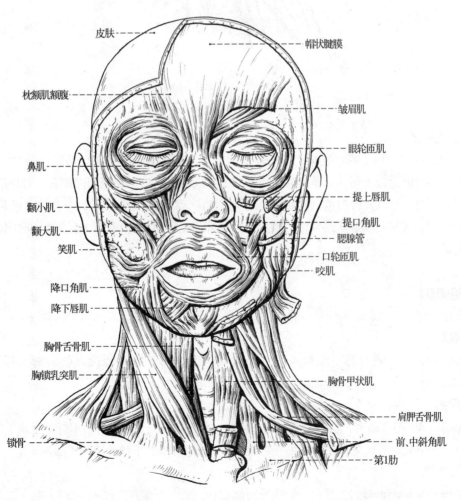

图3-5 面肌(前面)

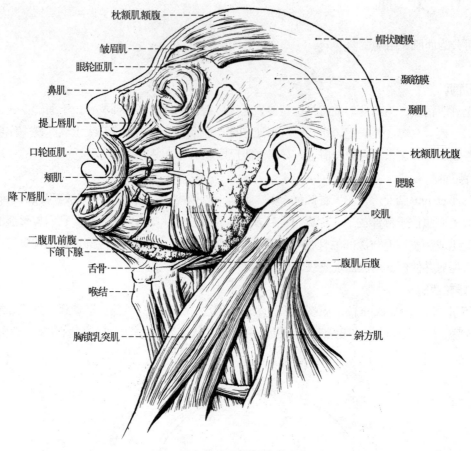

图3-6 面肌侧面（1）

（三）口周围肌

人类口周围肌在结构上高度分化，形成复杂的肌群，包括辐射状肌和环形肌。辐射状肌分别位于口唇的上、下方，能上提上唇、降下唇或拉口角向上、向下或向外。在面颊深部有一对**颊肌** buccinator，此肌紧贴口腔侧壁，可以外拉口角，并使唇、颊紧贴牙齿，帮助咀嚼和吸吮，与口轮匝肌共同作用，能做吹口哨的动作，故又叫吹奏肌。环绕口裂的环形肌称**口轮匝肌** orbicularis oris，收缩时闭口，并使上、下唇与牙贴紧。

二、咀嚼肌

咀嚼肌包括咬肌、颞肌、翼内肌和翼外肌，配布于下颌关节周围，参加咀嚼运动。

（一）咬肌

咬肌 masseter 起自颧弓的下缘和内面，纤维斜向后下止于咬肌粗隆，收缩时上提下颌骨（图3-6）。

（二）颞肌

颞肌 temporalis 起自颞窝，肌束如扇形向下会聚（前部纤维呈垂直位，后部纤维呈水平位），通过颧弓的深面，止于下颌骨的冠突，收缩时使下颌骨上提，后部纤维使下颌骨向后（图3-7）。

（三）翼内肌

翼内肌 medial pterygoid 起自翼窝，纤维方向同咬肌，止于下颌角内面的翼肌粗隆，收缩时上提下颌骨，并使其向前运动（图3-8）。

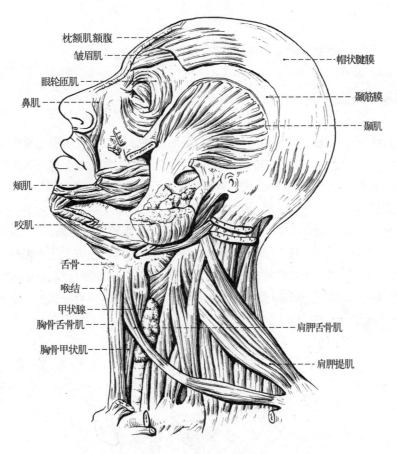

图3-7 面肌侧面（2）

（四）翼外肌

翼外肌 lateral pterygoid 在颞下窝内，起自蝶骨大翼的下面和翼突的外侧，向后外止于下颌颈。两侧翼外肌同时收缩，使下颌头连同关节盘向前至关节结节的下方，作张口运动，一侧作用时使下颌移向对侧（图3-8）。

由于闭口肌的力量大于张口肌的力量，所以，下颌关节的自然姿势是闭口。当肌肉痉挛或下颌神经受刺激时，表现为牙关紧闭或张口困难。

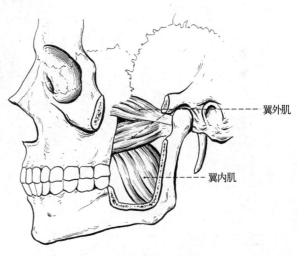

图3-8 翼内、外肌

【知识拓展】

　　额部除皱术通常是将两侧滑车上血管神经束之间及左、右眶上血管神经束外侧的额肌切除，并在额骨鼻部切断肌腹，将分离出来的额肌纤维向上牵拉，缝合固定于帽状腱膜，展平额部皮肤，消除前额皱纹，切除多余皮肤即可。

第三节 颈 肌

颈肌可依其所在位置分为颈浅肌及颈外侧肌、颈前肌和颈深肌三群。

一、颈浅肌及颈外侧肌

（一）颈阔肌

颈阔肌 platysma 位于颈部浅筋膜中，为一皮肌，薄而宽阔，起自胸大肌和三角肌表面的筋膜，向上内止于口角、下颌骨下缘及面部皮肤。作用：拉口角及下颌向下，做惊讶、恐怖表情，并使颈部皮肤出现皱褶（图3-9）。手术切开此肌缝合时应注意将断端对合，以免术后形成瘢痕。

（二）胸锁乳突肌

胸锁乳突肌 sternocleidomastoid 在颈部两侧皮下，大部分为颈阔肌所覆盖，是一强有力的肌，在颈部形成明显的标志，起自胸骨柄前面和锁骨的胸骨端，两头汇合斜向后上方，止于颞骨的乳突。作用：一侧肌收缩使头向同侧倾斜，脸转向对侧；两侧收缩可使头后仰，当仰卧时，双侧肌收缩可抬头。该肌最主要的作用是维持头的正常端正姿势以及使头在水平方向上从一侧转到另一侧的观察事物运动。一侧病变使肌挛缩时，可引起斜颈（图3-9）。

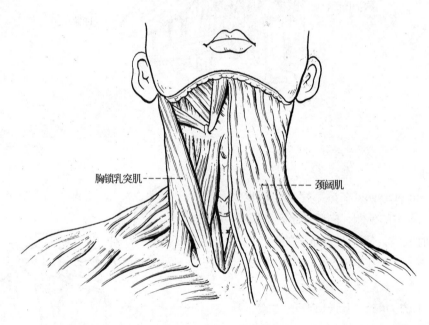

图3-9 颈浅肌（前面）

二、颈前肌

颈前肌包括舌骨上肌群和舌骨下肌群。

（一）舌骨上肌群

舌骨上肌群在舌骨与下颌骨之间，每侧4块肌（图3-10，图3-11）。

1. **二腹肌** digastric 在下颌骨的下方，有前、后二腹。前腹起自下颌骨二腹肌窝，斜向后下方；后腹起自乳突内侧，斜向前下；两个肌腹以中间腱相连，中间腱借筋膜形成滑车系于舌骨。

2. **下颌舌骨肌** mylohyoid 为二腹肌前腹深面的三角形扁肌，起自下颌骨的下颌舌骨肌线，止于舌骨，与对侧肌汇合于正中线，组成口腔底（图3-12）。

3. **茎突舌骨肌** stylohyoid 居二腹肌后腹之上并与之伴行，起自茎突，止于舌骨。

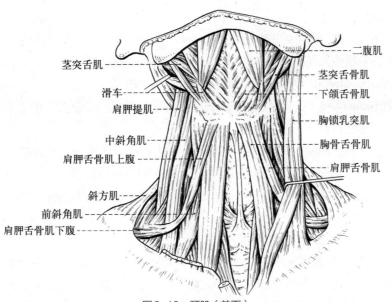

图 3-10 颈肌（前面）

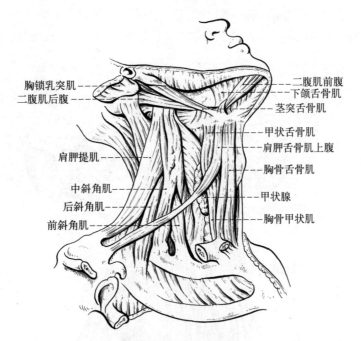

图 3-11 颈肌（侧面）

4. 颏舌骨肌 geniohyoid　在下颌舌骨肌深面，起自下颌骨颏棘，止于舌骨。

舌骨上肌群的作用：当舌骨固定时，下颌舌骨肌、颏舌骨肌和二腹肌前腹均能拉下颌骨向下而张口。吞咽时，下颌骨固定，舌骨上肌群收缩上提舌骨，使舌升高，推挤食团入咽，并关闭咽峡。

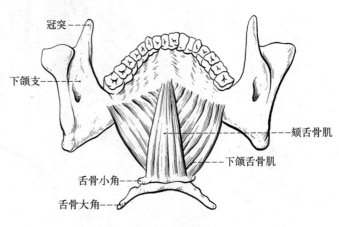

图 3-12 口底肌

（二）舌骨下肌群

舌骨下肌群位于颈前部，在舌骨下方正中线的两旁，居喉、气管、甲状腺的前方，每侧也有4块肌，分浅、深两层排列，各肌均依其起止点命名（图3-10，图3-11）。

1. **胸骨舌骨肌** sternohyoid　为薄片带状肌，在颈部正中线的两侧。
2. **肩胛舌骨肌** omohyoid　在胸骨舌骨肌的外侧，为细长带状肌，分为上腹、下腹，由位于胸锁乳突肌下部深面的中间腱相连。
3. **胸骨甲状肌** sternothyroid　在胸骨舌骨肌深面，是甲状腺手术时辨认层次的标志。
4. **甲状舌骨肌** thyrohyoid　在胸骨甲状肌的上方，被胸骨舌骨肌遮盖。

舌骨下肌群的作用：下降舌骨和喉，甲状舌骨肌在吞咽时可提喉并使之靠近舌骨。

三、颈深肌

颈深肌位于脊柱颈段的两侧和前方，主要有**前斜角肌** scalenus anterior、**中斜角肌** scalenus medius 和**后斜角肌** scalenus posterior。各肌均起自颈椎横突，其中前、中斜角肌止于第1肋，后斜角肌止于第2肋，前、中斜角肌与第1肋之间的空隙为**斜角肌间隙** scalene fissure，有锁骨下动脉和臂丛通过（图3-13）。前斜角肌肥厚或痉挛可压迫这些结构，产生相应症状，称前斜角肌综合征。

作用：一侧肌收缩，使颈侧屈；两侧肌同时收缩可上提第1、2肋，助深吸气。如肋骨固定，则可使颈前屈。

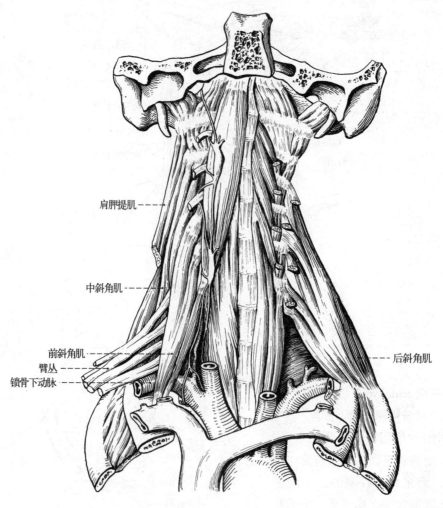

图3-13　颈深肌群

第四节 躯干肌

躯干肌可分为背肌、胸肌、膈、腹肌和会阴肌。会阴肌在生殖系统中描述。

一、背肌

（一）背浅肌

背浅肌分为两层，均起自脊柱的不同部位，止于上肢带骨或自由上肢骨。浅层有斜方肌和背阔肌，浅层深面有肩胛提肌和菱形肌（图3-14，图3-15）。

1. **斜方肌** trapezius　位于项部和背上部的浅层，为三角形的阔肌，左右两侧合在一起呈斜方形，故而得名。该肌起自上项线、枕外隆凸、项韧带、第7颈椎和全部胸椎的棘突，上部的肌束斜向外下方，中部的平行向外，下部的斜向外上方，止于锁骨的外侧1/3部分、肩峰和肩胛冈。作用：使肩胛骨向脊柱靠拢，上部肌束可上提肩胛骨，下部肌束使肩胛骨下降。如果肩胛骨固定，一侧肌收缩使颈向同侧屈、脸转向对侧，两侧同时收缩可使头后仰。

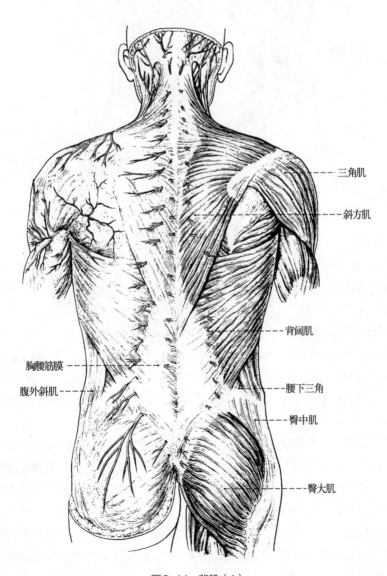

图3-14　背肌（1）

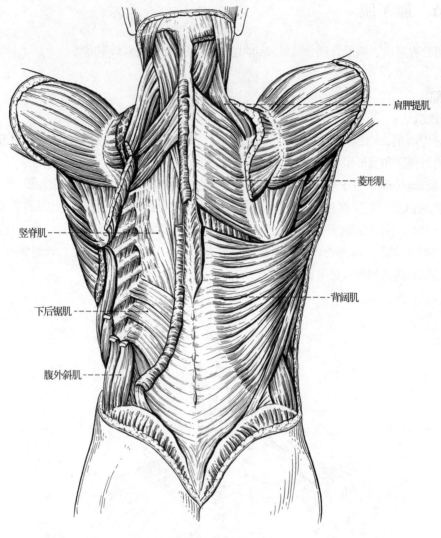

图3-15 背肌(2)

2. **背阔肌** latissimus dorsi 为全身最大的扁肌，位于背的下半部及胸的后外侧，以腱膜起自下6个胸椎的棘突、全部腰椎的棘突、骶正中嵴及髂嵴后部等处，肌束向外上方集中，以扁腱止于肱骨小结节嵴。作用：使肱骨内收、旋内和后伸，使高举的上臂向臂内侧移动。

3. **肩胛提肌** levator scapulae 位于项部两侧、斜方肌的深面，起自上4个颈椎的横突，止于肩胛骨的上角。作用：上提肩胛骨，并使肩胛骨下角转向内，如肩胛骨固定，可使颈向同侧屈曲。

4. **菱形肌** rhomboideus 位于斜方肌的深面，为菱形的扁肌，起自第6、7颈椎和第1~4胸椎的棘突，纤维行向下外方，止于肩胛骨的内侧缘。作用：牵引肩胛骨向内上方并向脊柱靠拢。

(二) 背深肌

背深肌在脊柱两侧排列，分为长肌和短肌。长肌位置较浅，主要有竖脊肌和夹肌；短肌位于深部，种类较多而复杂，有枕下肌、棘间肌、横突间肌、肋提肌等。它们都是从肌节演变而来，短肌仍保留明显的分节特征，长肌是肌节在不同程度上融合后形成的。背深部的长、短肌对维持人体直立姿势起重要作用，短肌还与脊柱的韧带一起保持各椎骨之间的稳固连接（图3-16）。

1. **竖脊肌** erector spinae 又称骶棘肌，为背肌中最长、最大的肌，纵列于躯干的背侧、脊柱两侧的沟内，起自骶骨背面和髂嵴的后部，向上分出三群肌束，沿途止于椎骨和肋骨，向上可到达颞骨乳突（图3-16）。作用：使脊柱后伸和仰头，一侧收缩使脊柱侧屈。

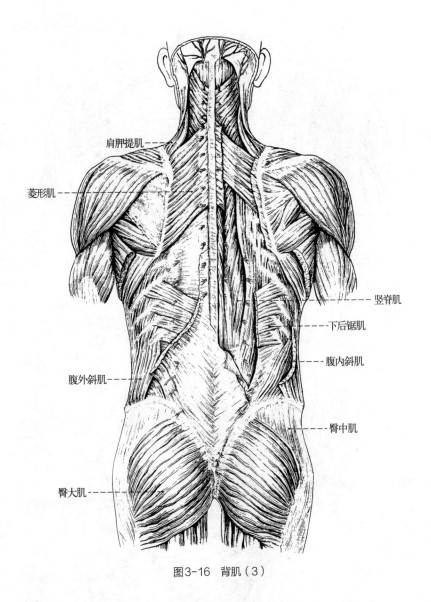

图3-16 背肌(3)

2. **夹肌** splenius 位于斜方肌、菱形肌的深面,起自项韧带下部、第7颈椎棘突和上部胸椎,向上外止于颞骨乳突和第1~3颈椎横突。作用:此肌如单侧收缩,使头转向同侧;如两侧收缩,使头后仰。

二、胸肌

胸肌可分胸上肢肌和胸固有肌,参与胸壁的构成。

(一)胸上肢肌

1. **胸大肌** pectoralis major 位置表浅,宽而厚,呈扇形,覆盖胸廓前壁的大部,起自锁骨的内侧半、胸骨和第1~6肋软骨等处,各部肌束聚合向外,以扁腱止于肱骨大结节嵴(图3-17)。作用:使肩关节内收、旋内和前屈。如上肢固定,可上提躯干,与背阔肌一起完成引体向上的动作,也可提肋助吸气。

2. **胸小肌** pectoralis minor 位于胸大肌深面,呈三角形,起自第3~5肋骨,止于肩胛骨的喙突。作用:拉肩胛骨向前下方。当肩胛骨固定时,可上提肋以助吸气(图3-17)。

3. **前锯肌** serratus anterior 为宽大的扁肌,位于胸廓侧壁,以数个肌齿起自上8个或9个肋骨,肌束斜向后上内,经肩胛骨的前方,止于肩胛骨内侧缘和下角(图3-17,图3-18)。作用:拉肩胛骨向前和紧贴胸廓,下部肌束使肩胛骨下角旋外,助臂上举,当肩胛骨固定时,可上提肋助深吸气。若此肌瘫痪,则肩胛骨下角离开胸廓而突出于皮下,称为"翼状肩",此时不能完全上举臂或做向前推的动作。

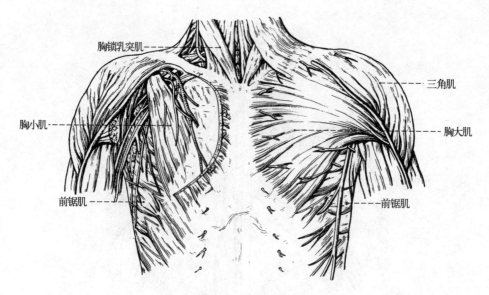

图3-17 胸肌(1)

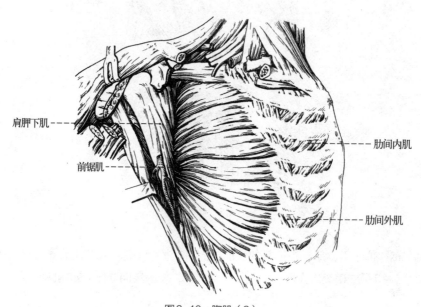

图3-18 胸肌(2)

(二) 胸固有肌

1. **肋间外肌** intercostales externi 共11对,位于各肋间隙的浅层,起自肋骨下缘,肌束斜向前下,止于相邻下一肋骨的上缘,其前部肌束仅达肋骨与肋软骨的结合处,在肋软骨间隙处,移行为一片结缔组织膜,称肋间外膜(图3-18)。作用:提肋,使胸廓纵径及横径皆扩大,以助吸气。

2. **肋间内肌** intercostales interni 位于肋间外肌的深面,起自下位肋骨的上缘,止于相邻上位肋骨的下缘,肌束方向与肋间外肌相互垂直,前部肌束达胸骨外侧缘,后部肌束只到肋角,自此向后为肋间内膜所代替(图3-18)。作用:降肋,助呼气。

三、膈

膈 diaphragm 为向上膨隆呈穹隆形的扁薄阔肌,位于胸腹腔之间。膈的肌纤维起自胸廓下口的周缘和腰椎前面，可分为三部分：胸骨部起自剑突后面；肋部起自下6对肋骨和肋软骨；腰部以左、右两个膈脚起自上2~3个腰椎以及起自腰大肌和腰方肌表面的内、外侧弓状韧带。各部肌纤维向中央移行于**中心腱** central tendon（图3-19，图3-20）。

膈上有3个裂孔：在第12胸椎前方，左右两个膈脚与脊柱之间有**主动脉裂孔** aortic hiatus，有主动脉和胸导管通过；主动脉裂孔的左前上方，约在第10胸椎水平，有**食管裂孔** esophageal hiatus，有食管和迷走神经通过；在食管裂孔的右前上方的中心腱内有**腔静脉孔** vena caval foramen，约在第8胸椎水平，有下腔静脉通过。

作用：膈为主要的呼吸肌，收缩时，膈穹隆下降，胸腔容积扩大，以助吸气；松弛时，膈穹隆上升恢复原位，胸腔容积减小，以助呼气。膈与腹肌同时收缩，则能增加腹压，协助排便、呕吐、咳嗽、打喷嚏及分娩等活动。

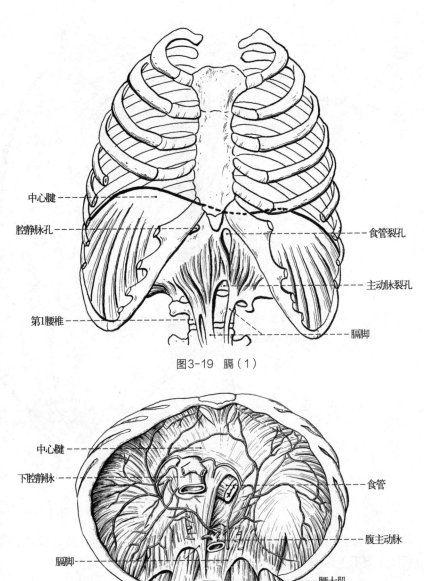

图3-19 膈（1）

图3-20 膈（2）

四、腹肌

腹肌位于胸廓与骨盆之间，参与腹壁的组成，按其部位可分为前外侧群、后群两部分。

（一）前外侧群

前外侧群构成腹腔的前外侧壁，包括带状的腹直肌和3块宽阔的扁肌：腹外斜肌、腹内斜肌和腹横肌。

1. **腹外斜肌** obliquus externus abdominis 为宽阔扁肌，位于腹前外侧部的浅层，以8个肌齿起自下8个肋骨的外面，与前锯肌、背阔肌的肌齿交错，肌纤维斜向前下方，后部肌束向下止于髂嵴前部，其余肌束向内移行于腱膜，经腹直肌的前面，并参与构成腹直肌鞘的前层，至腹正中线终于白线（图3-21）。腹外斜肌腱膜的下缘卷曲增厚连于髂前上棘与耻骨结节之间，称为**腹股沟韧带** inguinal ligament。腹股沟韧带的内侧端有一小束腱纤维向下后方反折至耻骨梳，为腔隙韧带（陷窝韧带），腔隙韧带延伸并附于耻骨梳的部分称耻骨梳韧带（即Cooper韧带），腹股沟韧带和耻骨梳韧带都是腹股沟疝

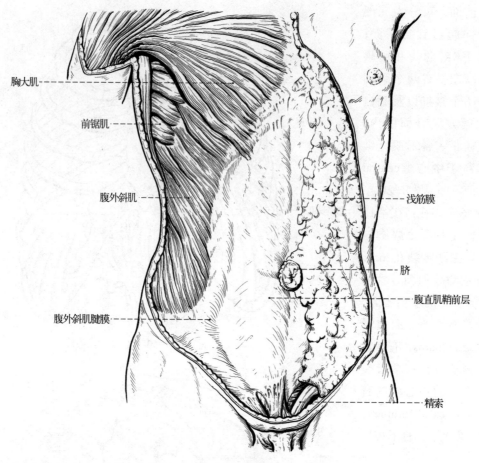

图3-21 腹前壁肌（1）

修补术时用来加强腹股沟管壁的重要结构。在耻骨结节外上方，腱膜形成一个三角形的裂孔，为**腹股沟管浅（皮下）环** superficial inguinal ring。

2. **腹内斜肌** obliquus internus abdominis　在腹外斜肌深面，起始于胸腰筋膜、髂嵴和腹股沟韧带的外侧1/2，肌束呈扇形，即后部肌束几乎垂直上升止于下位3个肋骨，大部分肌束向前上方延续为腱膜，在腹直肌外侧缘分为前、后两层包裹腹直肌，参与构成腹直肌鞘的前层及后层，在腹正中线终于白线。腹内斜肌下部起于腹股沟韧带的肌束行向前下，越过精索前面，延续为腱膜，与腹横肌的腱膜会合形成腹股沟镰或称联合腱，止于耻骨梳的内侧端及耻骨结节附近。腹内斜肌的最下部发出一些细散的肌纤维，包绕精索和睾丸，称为提睾肌，收缩时可上提睾丸。此肌虽属骨骼肌，但不受意志支配。在女性，该肌非常薄弱，仅少许纤维沿子宫圆韧带表面下降，相当于男性提睾肌外侧部的纤维（图3-22）。

3. **腹横肌** transversus abdominis　在腹内斜肌深面，起自下6个肋软骨的内面、胸腰筋膜、髂嵴和腹股沟韧带的外侧1/3，肌束横行向前延续为腱膜（图3-23），腱膜越过腹直肌后面参与组成腹直肌鞘后层，止于白线。腹横肌最下部的肌束和腱膜下缘的内侧部分分别参与构成提睾肌和腹股沟镰。

4. **腹直肌** rectus abdominis　位于腹前壁正中线的两旁，居腹直肌鞘中，上宽下窄，起自耻骨联合和耻骨嵴，肌束向上止于胸骨剑突和第5～7肋软骨的前面。肌的全长被3～4条横行的腱划分成几个肌腹，腱划系结缔组织构成，与腹直肌鞘的前层紧密结合，为肌节愈合的痕迹。在腹直肌的后面，腱划不明显，未与腹直肌鞘的后层愈合，所以腹直肌的后面是完全游离的（图3-23）。

腹前外侧群肌的作用：3块扁肌肌纤维互相交错，结构如三合板，薄而坚韧，与腹直肌共同形成牢固而有弹性的腹壁，保护腹腔脏器，维持腹内压。腹内压对腹腔脏器位置的固定有重要意义，若这些肌

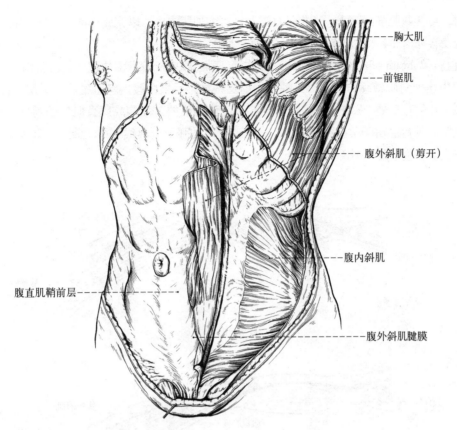

图3-22 腹前壁肌（2）

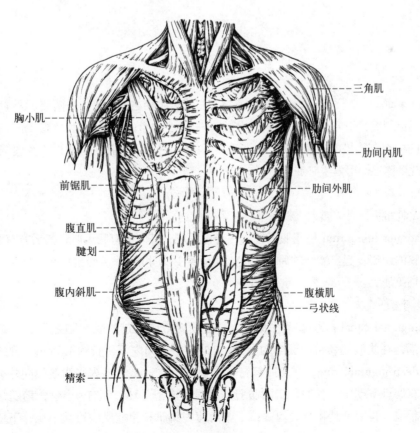

图3-23 腹前壁肌（3）

张力减弱时，可使腹腔脏器下垂。当腹肌收缩时，可增加腹内压，以完成排便、分娩、呕吐和咳嗽等生理功能；能使脊柱前屈、侧屈与旋转，还可降肋、助呼气。

5. **腹直肌鞘** sheath of rectus abdominis　包绕腹直肌，由腹外侧壁3块扁肌的腱膜构成。鞘分前、后两层，前层由腹外斜肌腱膜与腹内斜肌腱膜的前层构成；后层由腹内斜肌腱膜的后层与腹横肌腱膜构成。在脐以下4~5 cm处，3块扁肌的腱膜全部行于腹直肌的前面构成腹直肌鞘的前层，使后层缺如，因此，腹直肌鞘的后层由于腱膜中断而形成一凸向上方的弧形分界线叫弓状线（半环线），此线以下腹直肌后面与腹横筋膜相贴（图3-24）。

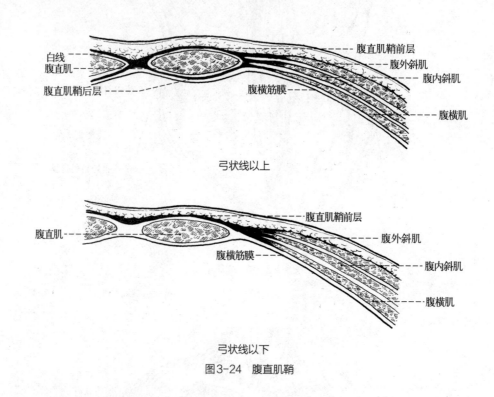

图3-24　腹直肌鞘

6. **白线** linea alba　位于腹前壁正中线上，为左右腹直肌鞘之间的隔，由两侧3层扁肌腱膜的纤维交织而成，上方起自剑突，下方止于耻骨联合。白线坚韧而少血管，上部较宽，约1 cm，自脐以下变窄成线状。在白线的中点有疏松的疤痕组织区即脐环，在胎儿时期，有脐血管通过，为腹壁的一个薄弱点，若腹腔脏器由此处膨出，可发生脐疝。

（二）后群

后群有腰大肌和腰方肌，腰大肌将在下肢内容中叙述。

腰方肌 quadratus lumborum　位于腹后壁，在脊柱两侧，其内侧有腰大肌，其后方有竖脊肌，两者之间隔有胸腰筋膜的中层。起自髂嵴的后部，向上止于第12肋和第1~4腰椎横突。作用：下降和固定第12肋，并使脊柱侧屈。

（三）腹股沟管

腹股沟管 inguinal canal为男性精索或女性子宫圆韧带所通过的肌和腱之间的一条裂隙，位于腹前外侧壁的下部，在腹股沟韧带内侧半的上方，由外上斜贯向内下，长约4.5 cm。管的内口称**腹股沟管深（腹）环** deep inguinal ring，在腹股韧带中点上方约1.5 cm处，为腹横筋膜向外突而形成的卵圆形孔，其内侧有腹壁下动脉。管的外口即腹股沟管浅（皮下）环。管有4个壁，前壁是腹外斜肌腱膜和腹内斜肌；后壁是腹横筋膜和腹股沟镰；上壁为腹内斜肌和腹横肌的弓状下缘；下壁为腹股沟韧带（图3-25）。

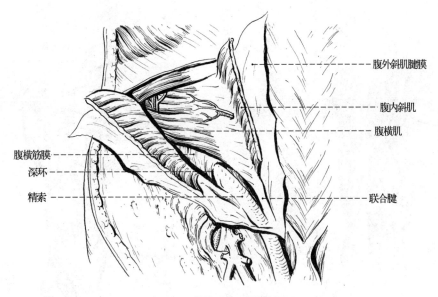

图3-25 腹股沟区

（四）腹股沟三角

腹股沟三角 inguinal triangle 又称**海氏三角** Hesselbach triangle，位于腹前壁下部，是由腹直肌外侧缘、腹股沟韧带和腹壁下动脉围成的三角区。

腹股沟管和腹股沟三角都是腹壁下部的薄弱区。在病理情况下，如腹膜形成的鞘突未闭合，或腹壁肌肉薄弱、长期腹内压增高等，可致腹腔内容物由此区突出形成疝。若腹腔内容物经腹股沟管腹环进入腹股沟管，再经皮下环突出，下降入阴囊，构成腹股沟斜疝；若腹腔内容物不经腹环，而从腹股沟三角处膨出，则为腹股沟直疝。

（五）腹部筋膜

腹部筋膜包括浅筋膜、深筋膜和腹内筋膜。① 浅筋膜：腹上部为一层，在脐以下分为浅、深两层。浅层内含脂肪，称Camper筋膜，向下与会阴浅筋膜、阴囊肉膜相续；深层为膜性层，含有弹性纤维，称Scarpa筋膜，向下与大腿的阔筋膜愈着。② 深筋膜：可分为数层，分别覆盖在前外侧群各肌的表面和深面。③ 腹内筋膜：贴附在腹腔各壁的内面。各部筋膜的名称与所覆盖的肌相同，如膈下筋膜、腰方筋膜、髂腰筋膜、盆筋膜和腹横筋膜等。其中**腹横筋膜** transverse fascia 范围较大，贴在腹横肌的内面。

第五节 上肢肌

上肢肌分为上肢带肌、臂肌、前臂肌和手肌。

一、上肢带肌

上肢带肌配布于肩关节周围，均起自上肢带骨，止于肱骨，能运动肩关节并能增强关节的稳固性（图3-26，图3-27）。

（一）三角肌

三角肌 deltoid 位于肩部，呈三角形。起自锁骨的外侧段、肩峰和肩胛冈，与斜方肌的止点对应，肌束逐渐向外下方集中，止于肱骨体外侧的三角肌粗隆。肱骨上端由于三角肌的覆盖，使肩部呈圆形隆起。腋神经受损可致该肌瘫痪萎缩，使肩峰突出于皮下。作用：外展肩关节，前部肌束可以使肩关节屈和旋内，后部肌束能使肩关节伸和旋外。

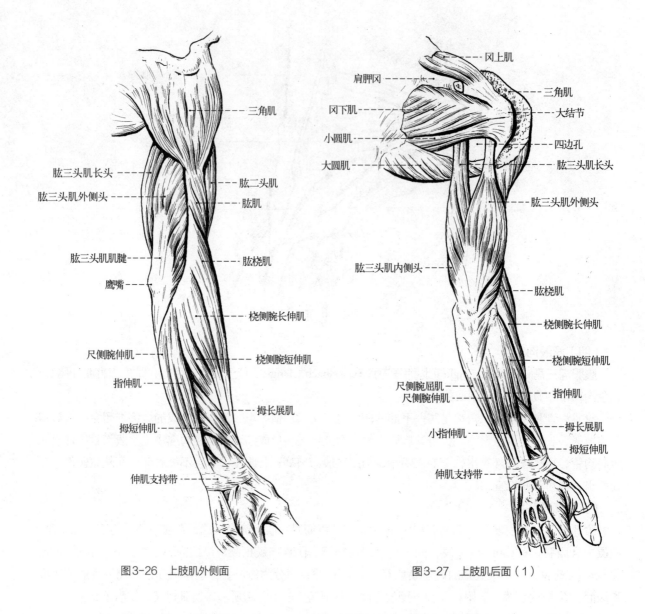

图 3-26　上肢肌外侧面　　　　　　　图 3-27　上肢肌后面（1）

（二）冈上肌

冈上肌 supraspinatus 位于斜方肌深面，起自肩胛骨的冈上窝，肌束向外经肩峰和喙肩韧带的下方，跨越肩关节，止于肱骨大结节的上部。冈上肌腱与喙肩韧带、肩峰及三角肌之间有一大的肩峰下囊，感染时，外展肩关节引起疼痛，该肌腱也是肩关节周围肌腱中最常断裂的一个。作用：使肩关节外展。

（三）冈下肌

冈下肌 infraspinatus 位于冈下窝内，肌的一部分被三角肌和斜方肌覆盖。起自冈下窝，肌束向外经肩关节后面，止于肱骨大结节的中部。作用：使肩关节旋外。

（四）小圆肌

小圆肌 teres minor 位于冈下肌的下方，起自肩胛骨外侧缘背面，止于肱骨大结节的下部。作用：使肩关节旋外。

（五）大圆肌

大圆肌 teres major 位于小圆肌的下方，其下缘被背阔肌包绕。起自肩胛骨下角的背面，肌束向上外方，止于肱骨小结节嵴。作用：使肩关节内收和旋内。

（六）肩胛下肌

肩胛下肌 subscapularis 呈三角形，起自肩胛下窝，肌束向上外经肩关节的前方，止于肱骨小结节。肌腱与肩胛颈之间有一大的与肩关节相通的肩胛下肌腱下囊。作用：使肩关节内收和旋内（图3-28）。

肩关节周围的肌腱与骨、韧带之间有滑膜囊，以减少摩擦，如肩胛下肌腱下囊。滑膜囊的病变也可导致肩部运动障碍和疼痛。

二、臂肌

臂肌覆盖肱骨，分前、后两群，前群为屈肌，后群为伸肌。

（一）前群

前群包括浅层的肱二头肌和深层的喙肱肌和肱肌（图3-28，图3-29）。

1. **肱二头肌 biceps brachii** 呈梭形，起端有两个头，长头以长腱起自肩胛骨盂上结节，通过肩关节囊，经结节间沟下降。短头在内侧，起自肩胛骨喙突。两头在臂的中部合并成一个肌腹，向下移行为肌腱止于桡骨粗隆。作用：屈肘关节；当前臂在旋前位时，能使其旋后。此外还能协助屈肩关节。

2. **喙肱肌 coracobrachialis** 在肱二头肌短头的后内方，起自肩胛骨喙突，止于肱骨中部的内侧。作用：协助肩关节屈和内收。

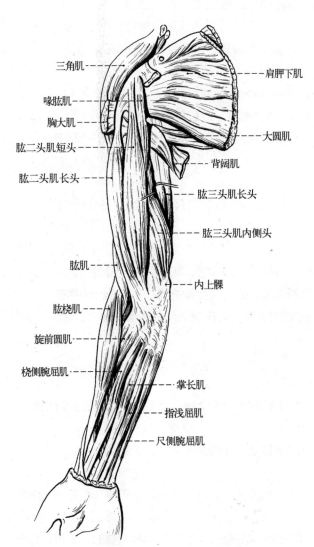 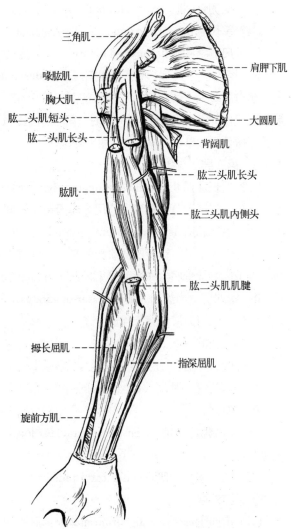

图3-28　上肢肌前面（1）　　　　　图3-29　上肢肌前面（2）

3. **肱肌** brachialis 位于肱二头肌的深面，起自肱骨体下半的前面，止于尺骨粗隆。作用：屈肘关节。

（二）后群

肱三头肌 triceps brachii 起端有3个头，长头以长腱起自肩胛骨盂下结节，向下行经大、小圆肌之间；外侧头与内侧头分别起自肱骨后面桡神经沟的外上方和内下方的骨面，3个头向下以一坚韧的肌腱止于尺骨鹰嘴（图3-27）。作用：伸肘关节，长头还可使肩关节后伸和内收。

三、前臂肌

前臂肌位于尺、桡骨的周围，分为前（屈肌）、后（伸肌）两群。前臂肌共19块，大多数是长肌，肌腹位于前臂的近侧，细长的腱位于远侧，所以前臂的上半部膨隆，下半部逐渐变细。

（一）前群

前群共9块肌，分4层排列（图3-28，图3-29）。

1. **浅层（第一层）** 有5块肌，自桡侧向尺侧依次如下。

（1）**肱桡肌** brachioradialis：起自肱骨外上髁的上方，向下止于桡骨茎突，作用为屈肘关节。

其他4块肌共同以屈肌总腱起自肱骨内上髁以及前臂深筋膜。

（2）**旋前圆肌** pronator teres：止于桡骨外侧面的中部，作用为使前臂旋前、屈肘关节。

（3）**桡侧腕屈肌** flexor carpi radialis：以长腱止于第2掌骨底，作用为屈肘、屈腕和使腕外展。

（4）**掌长肌** palmaris longus：肌腹很小而肌腱细长，连于掌腱膜，作用为屈腕和紧张掌腱膜。

（5）**尺侧腕屈肌** flexor carpi ulnaris：止于豌豆骨，作用为屈腕和使腕内收。

2. **第二层** 只有1块肌，即**指浅屈肌** flexor digitorum superficialis muscle，肌的上端为浅层肌所覆盖。起自肱骨内上髁、尺骨和桡骨前面，肌束往下移行为4条肌腱，通过腕管和手掌，分别进入第2～5指的屈肌腱鞘，至近节指骨中部时，每一条肌腱分为两脚，止于中节指骨体的两侧（图3-28）。作用：屈近侧指骨间关节、屈掌指关节和屈腕。

3. **第三层** 有2块肌（图3-29）。

（1）**拇长屈肌** flexor pollicis longus：位于外侧半，起自桡骨前面和前臂骨间膜，以长腱通过腕管和手掌，止于拇指远节指骨底，作用为屈拇指指骨间关节和掌指关节。

（2）**指深屈肌** flexor digitorum profundus：位于内侧半，起自尺骨的前面和骨间膜，向下分成4条肌腱，经腕管入手掌，在指浅屈肌腱的深面分别进入第2～5指的屈肌腱鞘，在鞘内穿经指浅屈肌腱二脚之间，止于远节指骨底。作用为屈第2～5指的远侧指骨间关节、近侧指骨间关节、掌指关节和屈腕。

4. **第四层** 为**旋前方肌** pronator quadratus，是方形的小肌，贴在桡、尺骨远端的前面，起自尺骨，止于桡骨。作用为使前臂旋前。

（二）后群

后群共10块肌，分为浅、深两层排列（图3-26，图3-27）。

1. **浅层** 有5块肌，以一个共同的腱（即伸肌总腱）起自肱骨外上髁以及邻近的深筋膜，自桡侧向尺侧依次如下。

（1）**桡侧腕长伸肌** extensor carpi radialis longus：向下移行于长腱至手背，止于第2掌骨底。作用主要为伸腕，还可使腕外展。

（2）**桡侧腕短伸肌** extensor carpi radialis brevis：在桡侧腕长伸肌的后内侧，止于第3掌骨底。作用为伸腕、腕外展。

（3）**指伸肌** extensor digitorum muscle：肌腹向下移行为4条肌腱，经手背，分别到第2～5指。在手背远侧部，掌骨头附近，4条腱之间有腱间结合相连，各腱到达指背时向两侧扩展为扁的腱膜，称指背腱膜，向远侧分为三束，分别止于中节和远节指骨底。作用为伸指和伸腕。

（4）**小指伸肌** extensor digiti minimi：是一条细长的肌，附于指伸肌内侧，肌腱移行为指背腱膜，止于小指中节和远节指骨底。作用为伸小指。

（5）**尺侧腕伸肌** extensor carpi ulnaris：止于第5掌骨底，作用为伸腕，使腕内收。

2. **深层** 也有5块肌（图3-30），从上外往下内依次如下。

（1）**旋后肌** supinator：位置较深，起自肱骨外上髁和尺骨近侧，肌纤维斜向下外并向前包绕桡骨，止于桡骨上1/3的前面。作用为使前臂旋后。

其余4块肌皆起自桡、尺骨和骨间膜的背面。

（2）**拇长展肌** abductor pollicis longus：止于第1掌骨底。

（3）**拇短伸肌** extensor pollicis brevis：止于拇指近节指骨底。

（4）**拇长伸肌** extensor pollicis longus：止于拇指远节指骨底。

（5）**示指伸肌** extensor indicis：止于示指的指背腱膜。以上各肌的作用同其名。

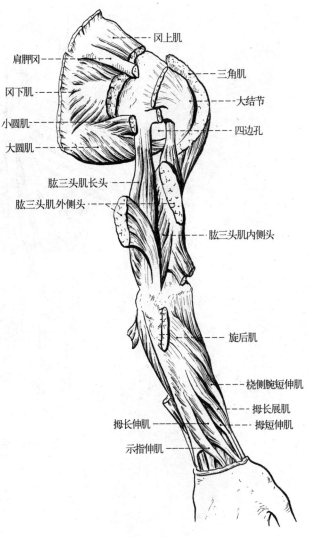

图3-30 上肢肌后面（2）

四、手肌

手的固有肌位于手的掌侧，全是短小的肌肉，其作用为运动手指。人类手指灵巧，除可做屈、伸、收、展的动作外，还有对掌运动，也配布了相应的肌。手肌分为外侧、中间和内侧三群（图3-31～34）。

（一）外侧群

外侧群较为发达，在手掌拇指侧形成一隆起，称**鱼际** thenar，有4块肌，分浅、深两层排列。

1. **拇短展肌** abductor pollicis brevis 位于浅层外侧。
2. **拇短屈肌** flexor pollicis brevis 位于浅层内侧。
3. **拇对掌肌** opponens pollicis 位于拇短展肌的深面。
4. **拇收肌** adductor pollicis 位于拇对掌肌的内侧。

上述4肌可使拇指做展、屈、对掌和收等动作。

（二）内侧群

内侧群在手掌小指侧，形成一隆起称**小鱼际** hypothenar，有3块肌，也分浅、深两层排列。

1. **小指展肌** abductor digiti minimi 位于浅层内侧。
2. **小指短屈肌** flexor digiti minimi brevis 位于浅层外侧。
3. **小指对掌肌** opponens digiti minimi 位于上述两肌深面。

上述3块肌分别使小指做屈、外展和对掌等动作。

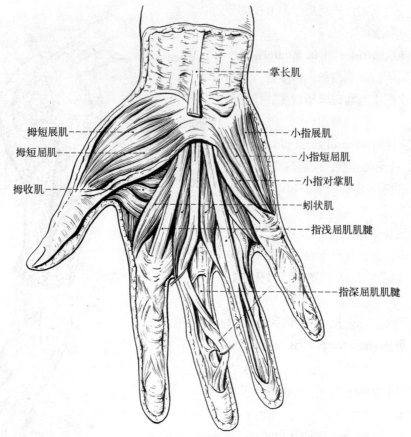

图3-31 手掌侧肌（1）

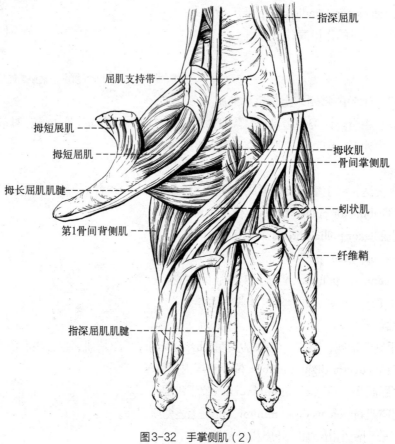

图3-32 手掌侧肌（2）

（三）中间群

中间群位于掌心，包括蚓状肌和骨间肌。

1. **蚓状肌** lumbricales 为4条细束状小肌，起自指深屈肌腱桡侧，经掌指关节桡侧至第2~5指的背面，止于指背腱膜（图3-31，图3-32）。作用为屈掌指关节、伸指骨间关节。

2. **骨间掌侧肌** palmar interossei 位于第2~4掌骨间隙内，共3块，起自掌骨，分别经第2指的尺侧，第4~5指的桡侧，止于指背腱膜（图3-32，图3-33）。作用为使第2、4、5指向中指靠拢（内收）。

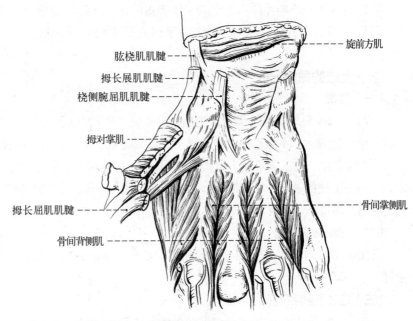

图3-33 手掌侧肌（3）

3. **骨间背侧肌** dorsal interossei 位于4个骨间隙的背侧（图3-34），共4块肌，各有两头起自相邻骨面，止于第2指的桡侧、第3指的桡侧及尺侧、第4指尺侧的指背腱膜。作用：以中指为中心能外展第2、3、4指。由于骨间肌也绕至第2~5指背面，止于指背腱膜，故能协同蚓状肌屈掌指关节、伸指骨间关节。

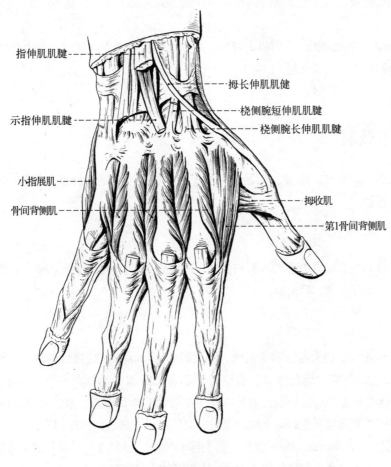

图3-34 手背侧肌

来自前臂的长肌（外部肌）完成手和手指的用力运动，而手的内部肌主要完成手的技巧性精细动作。长肌、短肌共同作用，使手能执行一系列的重要功能，如完成抓、捏、握持、夹、提等动作。

五、上肢的局部记载

（一）腋窝

腋窝 axillary fossa 为位于臂上部内侧和胸外侧壁之间的锥形空隙，有顶、底和前、后、内侧及外侧4个壁。前壁为胸大、小肌；后壁为肩胛下肌、大圆肌、背阔肌和肩胛骨；内侧壁为上部胸壁和前锯肌；外侧壁为喙肱肌、肱二头肌短头和肱骨。顶即上口，为锁骨、肩胛骨的上缘和第1肋围成的三角形间隙，由颈部通向上肢的腋动、静脉和臂丛等即经此口进入腋窝。底由腋筋膜和皮肤构成。此外，窝内还有大量的脂肪及淋巴结、淋巴管等。

（二）三角胸肌间沟

三角胸肌间沟 deltopectoral groove 在胸大肌和三角肌的锁骨起端之间，为一狭窄的裂隙，有头静脉穿过。

（三）三边孔和四边孔

三边孔 trilateral foramen（三边间隙）和**四边孔** quadrilateral foramen（四边间隙）是位于肩胛下肌、大圆肌、肱三头肌长头和肱骨上端之间的两个间隙。肱三头肌长头内侧的间隙为三边孔，有旋肩胛动脉通过；外侧的间隙称四边孔，有旋肱后动脉及腋神经通过（图3-27）。

（四）肘窝

肘窝 cubital fossa 位于肘关节前面，为三角形凹窝。外侧界为肱桡肌，内侧界为旋前圆肌，上界为肱骨内、外上髁之间的连线。窝内主要结构自外向内有肱二头肌腱、肱动脉及其分支、正中神经。

（五）腕管

腕管 carpal canal 位于腕掌侧，由屈肌支持带（腕横韧带）和腕骨沟围成。管内有指浅屈肌腱、指深屈肌腱、拇长屈肌腱和正中神经通过。

第六节　下肢肌

下肢肌分为髋肌、大腿肌、小腿肌和足肌。由于下肢功能主要是维持直立姿势、支持体重和行走，故下肢肌比上肢肌粗壮。

一、髋肌

髋肌又称盆带肌，主要起自骨盆的内面和外面，跨过髋关节，止于股骨上部，主要运动髋关节。按其所在的部位和作用，分为前、后两群。

（一）前群

前群有2块肌。

1. **髂腰肌** iliopsoas　由腰大肌和髂肌组成。**腰大肌** psoas major 起自腰椎体侧面和横突，**髂肌** iliacus 呈扇形，位于腰大肌的外侧，起自髂窝，两肌向下汇合，经腹股沟韧带深面，止于股骨小转子（图3-35）。髂腰肌与髋关节囊之间有一很大的滑膜囊，常与髋关节囊相通，故髋关节囊感染时其脓液可流入此囊。作用：使髋关节前屈和旋外。下肢固定时，可使躯干前屈，如仰卧起坐。

2. **阔筋膜张肌** tensor fasciae latae　位于大腿上部前外侧，起自髂前上棘，肌腹在阔筋膜两层之间，向下移行于髂胫束，止于胫骨外侧髁（图3-36）。作用：使阔筋膜紧张并屈髋。

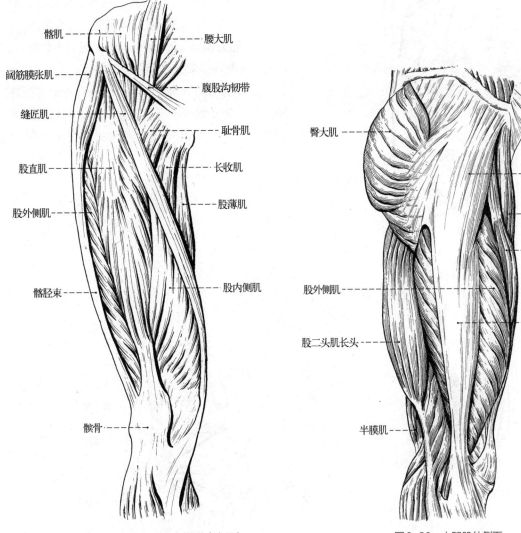

图3-35 髋肌、大腿肌前群及内侧群（浅层）　　　图3-36 大腿肌外侧面

（二）后群

后群肌主要位于臀部，故又称臀肌，共有7块肌（图3-37，图3-38）。

1. **臀大肌** gluteus maximus　位于臀部浅层、大而肥厚，形成特有的臀部隆起，覆盖臀中肌下半部及其他小肌，起自髂骨翼外面和骶骨背面，肌束斜向下外，止于髂胫束和股骨的臀肌粗隆，在臀大肌腱与坐骨结节和大转子之间有一很大的滑膜囊以利肌活动。作用：使髋关节伸和外旋。下肢固定时，能伸直躯干，防止躯干前倾，是维持人体直立的重要肌肉。

2. **臀中肌** gluteus medius　前上部位于皮下，后下部位于臀大肌的深面。

3. **臀小肌** gluteus minimus　位于臀中肌的深面。2块肌均呈扇形，皆起自髂骨翼外面，肌束向下集中形成短腱，止于股骨大转子。

作用：上述2块肌作用相同，使髋关节外展，前部肌束能使髋关节旋内，后部肌束则使髋关节旋外。

4. **梨状肌** piriformis　起自盆内骶骨前面，向外出坐骨大孔达臀部，止于股骨大转子尖端。该肌将坐骨大孔分为梨状肌上孔和梨状肌下孔。作用：外旋、外展髋关节。

5. **闭孔内肌** obturator internus　起自闭孔膜内面及其周围骨面，肌束向后集中成为肌腱，由坐骨小孔出骨盆转折向外，止于转子窝。此肌腱上下各有一块小肌，分别称作上孖肌、下孖肌，与闭孔内肌一起止于转子窝。闭孔内肌腱绕坐骨小切迹处，有一恒定的闭孔内肌腱下囊。该肌使髋关节旋外。

6. **股方肌** quadratus femoris　起自坐骨结节，向外止于转子间嵴。作用：使髋关节旋外。

7. **闭孔外肌** obturator externus　在股方肌深面，起自闭孔膜外面及其周围骨面，经股骨颈的后方，止于转子窝。作用：使髋关节旋外。

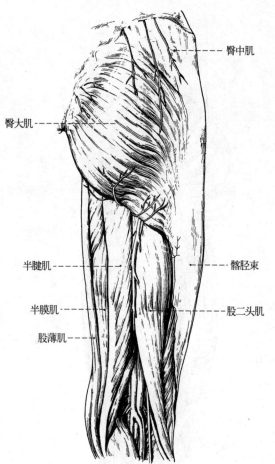

图 3-37　髋肌和大腿肌后群（浅层）

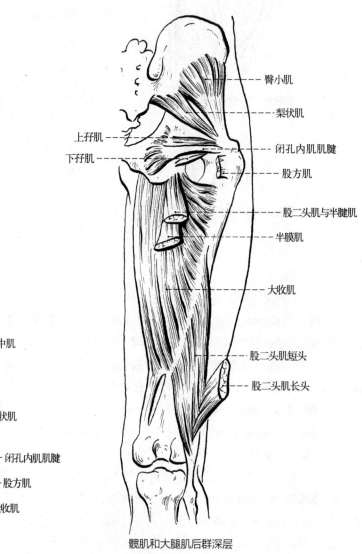

图 3-38　髋肌和大腿肌后群（深层）

二、大腿肌

大腿肌分为前群、内侧群和后群。

（一）前群

1. **缝匠肌** sartorius　是全身最长的肌，呈扁带状，起于髂前上棘，经大腿的前面，斜向下内方，止于胫骨上端的内侧面（图3-35）。作用：屈髋和屈膝关节，并使已屈的膝关节旋内。

2. **股四头肌** quadriceps femoris　是全身最大的肌，有4个头，即股直肌、股内侧肌、股外侧肌和股中间肌（图3-35）。股直肌起自髂前下棘；股内侧肌和股外侧肌分别起自股骨粗线内、外侧唇；股中间肌位于股直肌的深面，在股内、外侧肌之间，起自股骨体的前面。4个头向下形成一腱，包绕髌骨的前面和两侧，向下续为髌韧带，止于胫骨粗隆。作用：是膝关节强有力的伸肌，股直肌还可屈髋关节。

（二）内侧群

内侧群共有5块肌，位于大腿的内侧，均起自闭孔周围的耻骨支、坐骨支和坐骨结节等骨面，分层排列（图3-35，图3-39）。

1. **耻骨肌** pectineus　长方形的短肌，在髂腰肌的内侧。

2. **长收肌** adductor longus　三角形，在耻骨肌的内侧。

3. **股薄肌** gracilis　长条肌，在最内侧。

4. **短收肌** adductor brevis　近似三角形的扁肌，在耻骨肌和长收肌的深面。

5. **大收肌** adductor magnus　在上述肌的深面，大而厚，呈三角形。

除股薄肌止于胫骨上端的内侧以外，其他各肌都止于股骨粗线，大收肌还有一个腱止于股骨内上髁上方的收肌结节，此腱与股骨之间有一裂孔，称为收肌腱裂孔，有股血管通过。作用：使髋关节内收、旋外。

（三）后群

后群有股二头肌、半腱肌、半膜肌，均起自坐骨结节，跨越髋关节和膝关节（图3-37）。

1. **股二头肌** biceps femoris　位于股后部的外侧，有长、短两个头，长头起自坐骨结节，短头起自股骨粗线，两头会合后，以长腱止于腓骨头。

2. **半腱肌** semitendinosus　位于股后部的内侧，肌腱细长，几乎占肌的一半，止于胫骨上端的内侧。

3. **半膜肌** semimembranosus　在半腱肌的深面，上部是扁薄的腱膜，几乎占肌的一半，肌的下端以腱止于胫骨内侧髁的后面。

作用：后群3块肌可以屈膝关节、伸髋关节。屈膝时股二头肌可以使小腿旋外，而半腱肌和半膜肌使小腿旋内。

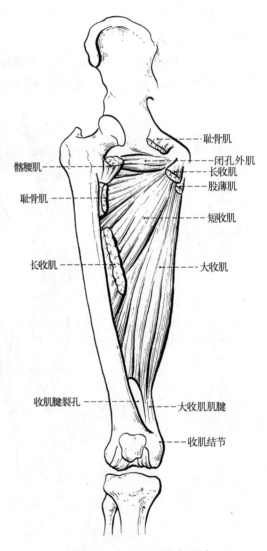

图3-39　大腿肌内侧群（深层）

三、小腿肌

小腿肌可分为三群：前群在小腿骨间膜的前面，后群在骨间膜的后面，外侧群在腓骨的外侧面。小腿肌的后群强大，与行走或跑时足的跖屈动作产生巨大推动力以及维持人体直立姿势有关。

（一）前群

前群有3块肌（图3-40）。

1. **胫骨前肌** tibialis anterior　起自胫骨外侧面，肌腱向下经伸肌上、下支持带的深面，止于内侧楔骨内侧面和第1跖骨底。作用为伸踝关节（背屈）、使足内翻。

2. **趾长伸肌** extensor digitorum longus　起自腓骨前面、胫骨上端和小腿骨间膜，向下经伸肌上、下支持带深面至足背分为4个腱到第2~5趾，成为趾背腱膜，止于中节、末节趾骨底。作用为伸踝关节、伸趾。由此肌另外分出一腱，止于第5跖骨底，称第3腓骨肌。

3. **𝆐长伸肌** extensor hallucis longus　位于上述两肌之间，起自腓骨内侧面下2/3和骨间膜，止于𝆐趾远节趾骨底。作用为伸踝关节、伸𝆐趾。

（二）外侧群

外侧群有**腓骨长肌** peroneus longus 和**腓骨短肌** peroneus brevis，两肌皆起自腓骨外侧面，长肌起点较高，并掩盖短肌。两肌的腱均通过腓骨肌上、下支持带的深面，经外踝后方转向前，腓骨短肌腱向前止

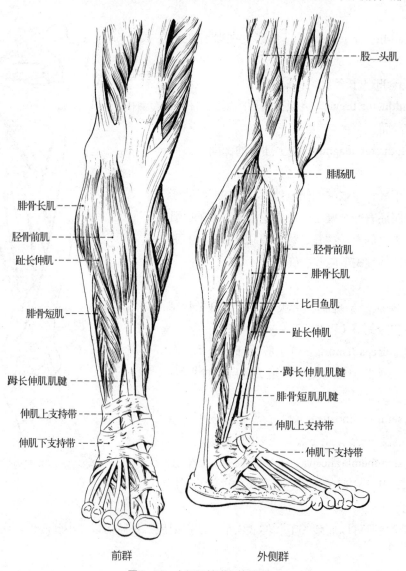

图3-40　小腿肌前群和外侧群

于第5跖骨粗隆，腓骨长肌腱绕至足底，斜行向足内侧，止于内侧楔骨和第1跖骨底（图3-40）。

作用：使足外翻和屈踝关节（跖屈）。此外，腓骨长肌腱和胫骨前肌腱共同形成"腱环"，对维持足横弓、调节足的内翻、外翻有重要作用。

（三）后群

后群分浅、深两层（图3-41，图3-42）。

1. 浅层 浅层有2块肌。

（1）小腿三头肌 triceps surae：为一强大的肌，浅表的两个头称**腓肠肌** gastrocnemius，起自股骨内、外上髁的后面，内、外侧头会合，约在小腿中点移行为腱性结构；位置较深的一个头是**比目鱼肌** soleus，起自腓骨后面的上部和胫骨的比目鱼肌线，肌束向下移行为肌腱，和腓肠肌的腱合成粗大的**跟腱** tendo calcaneus 止于跟骨。腓肠肌在行走、跑、跳中提供推动力，比目鱼肌富含慢性、抗疲劳的红肌纤维，主要与站立时维持小腿与足之间的稳定有关。作用：屈踝关节和屈膝关节。在站立时，能固定踝关节和膝关节，以防止身体向前倾斜。

（2）跖肌：该肌类似上肢的掌长肌，肌腹很小，肌腱细长，在腓肠肌外侧头和比目鱼肌之间，起自股骨外上髁及膝关节囊，向下与跟腱一起，止于跟骨结节，作用同腓肠肌，但功能意义不大。此肌在人类属退化的肌肉，缺如率约为10%。

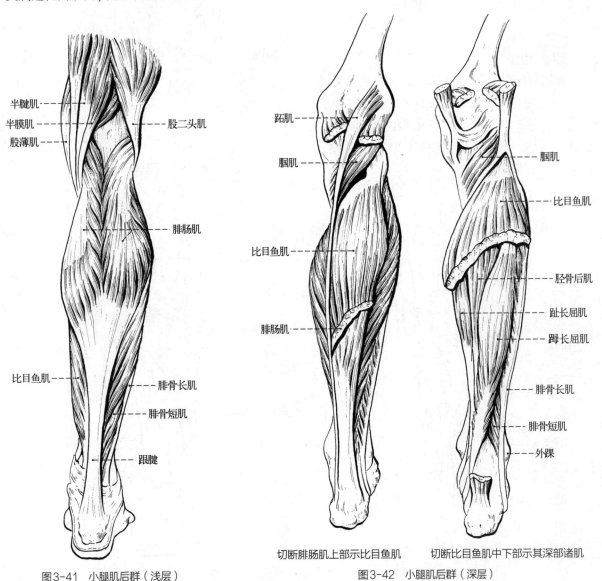

图3-41　小腿肌后群（浅层）　　　图3-42　小腿肌后群（深层）

2. **深层** 有4块肌，腘肌在上方，另3块在下方。

（1）**腘肌** popliteus：斜位于腘窝底，起自股骨外侧髁的外侧面上缘，止于胫骨的比目肌线以上的骨面。作用：屈膝关节并使小腿旋内。

（2）**趾长屈肌** flexor digitorum longus：位于胫侧，起自胫骨后面，它的长腱经内踝后方、屈肌支持带深面至足底，然后分为4条肌腱，止于第2~5趾的远节趾骨底。作用：屈踝关节和屈第2~5趾。

（3）**姆长屈肌** flexor hallucis longus：起自腓骨后面，长腱经内踝之后、屈肌支持带深面至足底，与趾长屈肌腱交叉，止于姆趾远节趾骨底。作用：屈踝关节和屈姆趾。

（4）**胫骨后肌** tibialis posterior：位于趾长屈肌和姆长屈肌之间，起自胫骨、腓骨和小腿骨间膜的后面，长腱经内踝之后、屈肌支持带深面到足底内侧，止于舟骨粗隆和内侧、中间及外侧楔骨。作用：屈踝关节和使足内翻，此外，还有维持足纵弓的作用。

四、足肌

足肌可分为足背肌和足底肌。足背肌较薄弱，为伸姆趾的姆短伸肌和伸第2~4趾的趾短伸肌。足底肌的配布情况和作用与手掌肌相似，也分为内侧群、外侧群和中间群，但没有与拇指和小指相当的对掌肌（图3-43~45）。

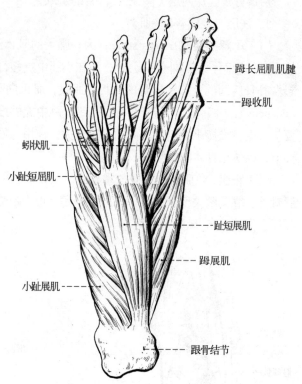

图3-43 足底肌（浅层）

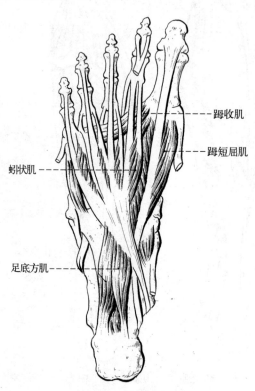

图3-44 足底肌（中层）

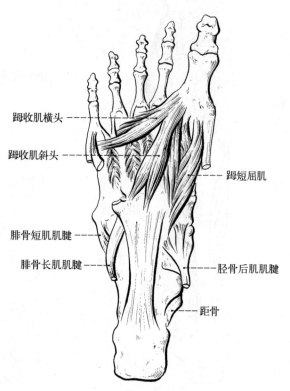

图3-45 足底肌（深层）

内侧群有姆展肌、姆短屈肌和姆收肌；外侧群有小趾展肌和小趾短屈肌；中间群由浅入深排列有趾短屈肌、足底方肌、4条蚓状肌、3块骨间足底肌和4块骨间背侧肌。各肌的作用同其名，足底方肌的作用是协助趾长屈肌腱向正后方屈足趾。总的来说，足肌的主要作用是维持足弓，它们的牵拉线主要以足纵弓为基础，与跗部的横弓相垂直，对足前部发挥重要的屈曲作用，也对跗横关节起到基本的稳定作用。

五、下肢的局部记载

（一）梨状肌上孔和梨状肌下孔

梨状肌上孔 suprapiriform foramen 和**梨状肌下孔** infrapiriform foramen 位于臀大肌的深面，在梨状肌上、下两缘和坐骨大孔之间。梨状肌上孔有臀上血管和神经出骨盆，梨状肌下孔有坐骨神经、臀下血管和神经、阴部血管和神经等出骨盆。

（二）血管腔隙和肌腔隙

血管腔隙 lacuna vasorum 和**肌腔隙** lacuna musculorum 在腹股沟韧带与髋骨之间，两腔隙之间隔以**髂耻弓** iliopectineal arch（由腹股沟韧带连至髂耻隆起），内侧为血管腔隙，通过股血管等；外侧为肌腔隙，通过髂腰肌和股神经等。

（三）股管

股管 femoral canal 在血管腔隙最内侧，为一小间隙，长约1.2 cm，为腹横筋膜向下突出的漏斗形盲囊。上口名**股环** femoral ring，其前界为腹股沟韧带，后界为耻骨梳韧带，内侧为腔隙韧带（陷窝韧带），外侧为股静脉的血管鞘。有时腹腔内容物经此环脱出至股部形成股疝，女性多见。

（四）股三角

股三角 femoral triangle 在大腿前面的上部，上界为腹股沟韧带，内侧界为长收肌内侧缘，外侧界为缝匠肌的内侧缘。股三角的前壁为阔筋膜，底为髂腰肌、耻骨肌和长收肌，三角内有股神经、股血管和淋巴结等。

（五）收肌管

收肌管 adductor canal 位于大腿中部，缝匠肌的深面，为肌肉之间的三棱形间隙，前壁为大收肌腱板，后壁为大收肌，外侧壁为股内侧肌。管的上口为股三角尖，下口为收肌腱裂孔，通向腘窝。管内有股血管、隐神经通过。

（六）腘窝

腘窝 popliteal fossa 在膝关节的后方，呈菱形。窝的上外侧界为股二头肌，上内侧界为半腱肌和半膜肌，下外侧界和下内侧界分别为腓肠肌的外侧头和内侧头，底为膝关节囊。窝内有腘血管、胫神经、腓总神经、脂肪和淋巴结等。

【知识拓展】

很多下肢肌可供临床作为肌瓣或肌皮瓣。如将股薄肌附着在胫骨内侧髁的部分切断，保留该肌的血管和神经，从皮下隧道将肌瓣转移至会阴部，箍绕肛门并固定在对侧的坐骨结节，以治疗肛门失禁。

（刘　富编写，韩秋生绘图）

数字课程学习

- 学习纲要
- 重难点剖析
- 教学PPT
- 自测题
- 临床应用
- 思政案例
- 名词术语

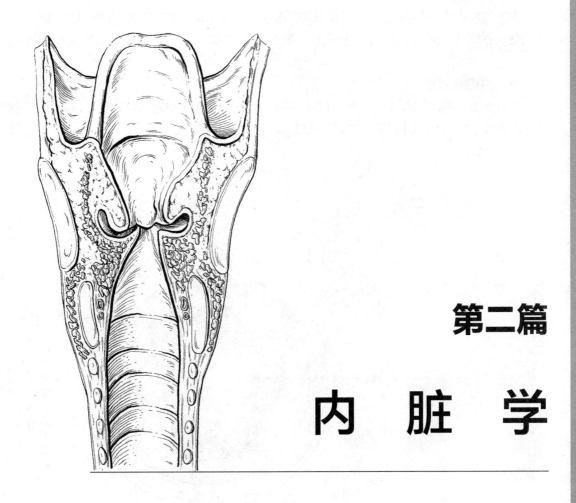

第二篇

内 脏 学

总 论

内脏 viscera 是指直接参与执行消化、呼吸、泌尿和生殖功能活动的器官的总称，它们分别组成消化、呼吸、泌尿和生殖4个系统。研究内脏各器官形态结构和位置的科学，称**内脏学** splanchnology。内脏的大部分器官位于胸、腹腔和盆腔内，并借一定的孔道直接或间接与外界相通，内脏器官的主要功能是进行物质代谢和繁衍后代。消化系统主要是从摄入的食物中吸取营养物质，并将食物的残渣形成粪便排出体外；呼吸系统是从空气中摄取氧气，并将体内产生的二氧化碳排出体外；泌尿系统是把机体在物质代谢过程中所产生的水溶性代谢产物，如尿酸、尿素等和多余的水、盐等，形成尿液而排出体外；生殖系统能产生生殖细胞和分泌性激素，并进行生殖活动，借以繁殖后代。此外，内脏各系统中的许多器官还具有内分泌功能，产生多种类固醇或含氮类激素，参与对机体多种功能的调节活动。

一、内脏的一般结构

内脏各器官具有一定的形态,但在正常范围内,各器官的形态可因种族、性别、年龄、体位、体型和功能状态等因素的不同而发生一定程度的变化。内脏依其外观结构可分为中空性器官和实质性器官两大类。

(一) 中空性器官

中空性器官内有空腔,如胃、肠、气管、膀胱等器官。它们的壁均呈分层结构。以消化管为例,管壁由内向外可分为黏膜、黏膜下层、肌层和外膜(浆膜)4层(图内脏-1)。

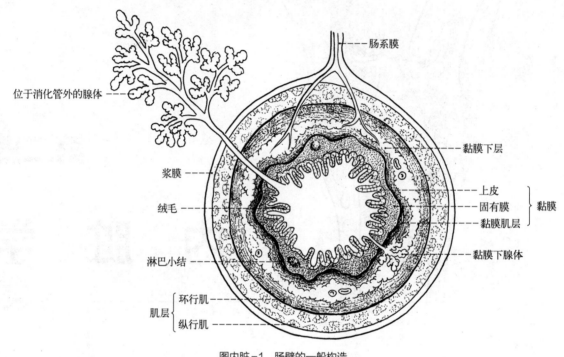

图内脏-1 肠壁的一般构造

(二) 实质性器官

实质性器官没有特有的空腔,而是由表面包有结缔组织被膜的柔软组织团块组成。被膜的结缔组织向器官内延伸,将器官组织分隔成若干小叶,如肝、胰、肺、肾等器官。许多实质性器官属于腺体,并以导管开口于中空性器官。实质性器官均有血管、神经、淋巴管等的出入门户,此处凹陷,通常称为门,如肝门、肺门、肾门等。

二、胸、腹部的标志线和腹部的分区

内脏各器官在胸腹腔内的位置是相对固定的,除因性别、年龄、体型、体位和功能状态等因素使器官在一定范围内变化外,各种病理因素也可使器官的位置发生改变。因此,了解和掌握各器官的正常位置,对于临床诊断具有重要的实际意义。为了便于确定和描述内脏各器官的位置和体表投影,通常在胸、腹部体表,确定若干的标志线和分区(图内脏-2)。

(一) 胸部的标志线

1. **前正中线** anterior median line 沿胸骨正中所作的垂线。
2. **胸骨线** sternal line 沿胸骨外侧缘最宽处所作的垂线。
3. **胸骨旁线** parasternal line 通过胸骨线与锁骨中线之间的中点所作的垂线。

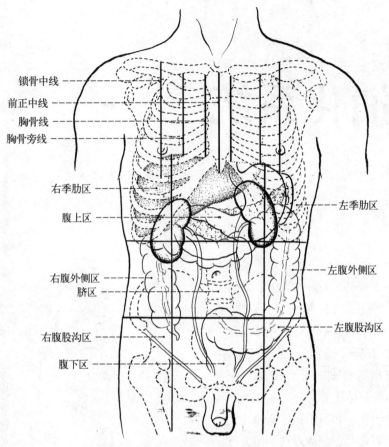

图内脏-2　胸、腹部的标志线和腹部的分区

4. **锁骨中线** midclavicular line　通过锁骨中点所作的垂线。一般此线在男性大致通过乳头，故又可称之为乳头线（男性）。

5. **腋前线** anterior axillary line　经过腋前襞所作的垂线。

6. **腋后线** posterior axillary line　经过腋后襞所作的垂线。

7. **腋中线** midaxillary line　经过腋前、后线之间中点所作的垂线。

8. **肩胛线** scapular line　通过肩胛骨下角所作的垂线。

9. **后正中线** posterior median line　通过椎骨棘突所作的垂线。

（二）腹部的标志线和分区

通常用两条横线和两条垂线，将固有腹腔划分为9个区。两条横线是分别通过两侧肋弓最低点和两侧髂结节的连线，由此而将腹部分为腹上、中、下3部。两条垂线是分别通过左、右两侧腹股沟韧带中点向上所作的垂线，并与两条横线相交。以此将腹上部再分为中间的**腹上区** epigastric region 和两侧的**左、右季肋区** hypochondriac region；将腹中部又分为中间的**脐区** umbilical region 和两侧的**左、右外侧区** lateral region（**腰区** lumbar region）；将腹下部再分为中间的**耻区** pubic region（**腹下区** hypogastric region）和两侧的**左、右髂区** iliac region（**腹股沟区** inguinal region）。

在临床实践中，有时还采用"四分法"，即通过脐作横线和垂线，将腹部分为左上腹、右上腹、左下腹和右下腹4个区。

第四章 消化系统

消化系统 digestive system 由消化管和消化腺所组成（图4-1）。消化管是一条从口腔到肛门的蜿蜒管道。包括口腔、咽、食管、胃、小肠（十二指肠、空肠、回肠）及大肠（盲肠、阑尾、结肠、直肠、肛管）。在临床上，常把从口腔至十二指肠的一段称上消化道；而将空肠以下的部分称下消化道。

消化腺包括大消化腺和小消化腺两种。大消化腺位于消化管壁以外，构成器官。如大唾液腺、肝、胰。小消化腺则分布于消化管壁内，如胃腺、肠腺等。它们的分泌液借导管排入消化管腔内。消化液中含各种消化酶，能对食物进行化学性消化。

消化系统的基本功能是将摄取的食物进行物理、化学性的消化，吸收其营养物质，排出食物残渣。此外，口腔、咽等器官还参与语言、呼吸等活动。

第一节 口 腔

口腔 oral cavity 是消化管的起始部。口腔的前壁为唇；侧壁为颊；上壁为腭；下壁为封闭口腔底的软组织。口腔向前经口裂通向外界；向后经咽峡与咽相通。

口腔以上、下牙列和牙龈为界分成为前外侧的**口腔前庭** oral vestibule 和后内侧的**固有口腔** oral cavity proper 两部分（图4-2）。口腔前庭是唇、颊与上、下牙弓和牙龈之间狭窄的间隙。固有口腔为上、下颌牙和牙龈的后内侧部的空间，其顶为腭；底由黏膜、肌和皮肤等构成。当上、下颌牙列咬

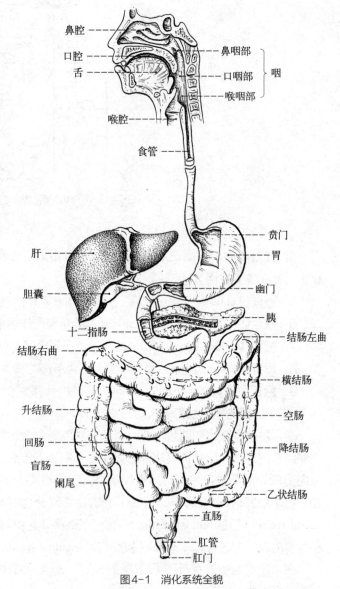

图4-1 消化系统全貌

合时，口腔前庭可借最后一个磨牙后方的间隙与固有口腔相通。因此，当牙关紧闭不能进食时，可经此间隙插入胃管，注入营养物质等。

一、口唇

口唇 oral lips 分上唇和下唇，内面为黏膜，外面为皮肤和皮下组织，中间有口轮匝肌。唇的游离面是皮肤和口腔黏膜的移行部分，含有丰富的毛细血管，呈鲜红色。当机体缺氧时则可变为暗红色或绛紫色，临床上称为发绀。在上唇外面的中线处有一纵行的浅沟，称人中 philtrum，为人类特有的结构。对昏迷患者急救时常在此处进行指压或针刺。上唇两侧与颊的交界处为鼻唇沟 nasolabial sulcus。口裂两侧的结合处为口角，口角约平对第一前磨牙。在上、下唇内面正中线处，黏膜与牙龈基部间各有一小皱襞相连，分别称为上、下唇系带 frenulum of upper and lower lip。

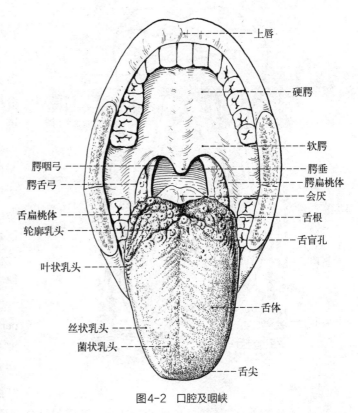

图4-2 口腔及咽峡

二、颊

颊 cheek 指口腔前庭的两侧壁，内含颊肌和脂肪组织团（颊脂体），内衬黏膜、外覆以皮肤构成。在平对上颌第二磨牙牙冠的颊黏膜处有轻微隆起的腮腺管乳头，为腮腺管的开口处。

三、腭

腭 palate 形成口腔的顶，分隔鼻腔与口腔；其前2/3为硬腭、后1/3为软腭（图4-2）。

硬腭 hard palate 主要由骨腭及其覆盖的黏膜构成。黏膜厚密，并与骨膜紧密相连。在两中切牙之间后方黏膜突起的深面有切牙孔；正对上颌第三磨牙内侧黏膜的深面有腭大孔，两孔中有穿经的神经、血管，分布于腭及牙龈。是局部阻滞麻醉的常用之处。

软腭 soft palate 主要由肌和黏膜构成。软腭的后部向后下倾斜的部分称腭帆 palatine velum。腭帆后缘游离，其中央有一向下垂吊的突起，称腭垂（悬雍垂）uvula。自腭帆向两侧各有两条弯向下的弓状黏膜皱襞，前皱襞向下连于舌根，称腭舌弓 palatoglossal arch；后皱襞向下连于咽侧壁，称腭咽弓 palatopharyngeal arch。由腭垂、腭帆游离缘、两侧的腭舌弓及舌根共同围成的狭窄的道口，称咽峡 isthmus of fauces，是口腔和咽的分界标志。

四、牙

牙 teeth 是人体最坚硬的器官，嵌于上、下颌骨的牙槽内，排列成弓状，分别称上、下牙槽弓 upper and lower dental arch。牙具有咬切、撕裂、磨碎食物的功能并对语言和发音有重要的辅助作用。

牙在外形上，可分为牙冠、牙颈和牙根三部分（图4-3）。牙冠 crown of tooth 是露出牙龈以外的部分，牙根 root of tooth 为嵌入牙槽骨的部分，牙根与牙槽骨之间有致密结缔组织构成的牙周膜，牙颈

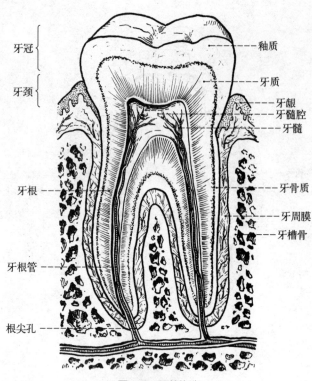

图4-3 牙的构造

neck of tooth 是牙冠与牙根之间缩窄的部分，被牙龈所覆盖。

牙主要由**牙（本）质** dentine 构成，包绕着牙髓腔。其化学成分与骨质相似，但无机成分约占80%，故较骨质坚硬。牙本质的外表面，在牙冠处，覆盖有一层坚硬而光滑的**釉质** enamel；釉质由釉柱和少量的间质构成。釉柱呈棱柱状，主要成分为羟基磷灰石结晶，其中无机物约占96%，有机物很少，因此是体内最坚硬的结构。在牙颈和牙根处，牙本质的外表面覆盖有一层**牙骨质** cement，其组成结构在牙根处与骨组织相似；但在牙颈处的牙骨质较薄，且无骨细胞。

牙周组织包括**牙龈** gingiva、**牙周膜** peridental membrane、**牙槽骨** alveolar bone 三部分，对牙具有支持、保护、固定的作用。牙龈是口腔黏膜的一部分，富含血管，色泽红润，包绕着牙颈并与牙槽骨的骨膜紧密相连。老年人常因牙龈萎缩，致使牙颈外露。牙周膜是介于牙根和牙槽骨之间的致密结缔组织，将两者牢固地相连，具有缓冲咀嚼的压力、保护、固定、支持的作用。老年人牙周膜萎缩后，常可引起牙齿松动或脱落。

牙内的空腔为**牙髓腔** dental cavity，牙的血管、神经经牙根尖端的**根尖孔** apical foramen 出入牙髓腔，在腔内与其间的结缔组织共同构成**牙髓** dental pulp。当牙髓发炎时，常引起剧烈的疼痛。

根据牙的形态和功能可将牙分为切牙、尖牙、前磨牙和磨牙（图4-4）。**切牙** incisors 牙冠扁平，只有一个牙根。**尖牙** canine teeth 又称犬牙，牙冠呈锥形，也只有一个牙根。**前磨牙** premolars 的牙冠呈方圆形，一般只有一个牙根，但上颌第一前磨牙有时为两个牙根。**磨牙** molars 的牙冠最大，呈方圆形，上颌磨牙有3个牙根，下颌磨牙有两个牙根。

人的一生先后有两套牙（图4-4，图4-5），第1套牙为**乳牙** deciduous teeth，从出生6~8个月开始陆续长出，到2岁左右出齐，共20颗。第2套牙为**恒牙** permanent teeth。乳牙在6岁左右开始逐渐脱落，换上永久性的恒牙，在14岁左右出齐。但第三磨牙往往在18岁以后才长出，因此又称**迟牙**（**智牙** wisdom tooth），有时甚至终身不出。恒牙出齐后共有32颗。在上、下颌的左半和右半乳牙各有5颗，而恒牙各有8颗（表4-1）。

表4-1 牙的萌出和脱落时间

乳牙			恒牙	
名称	萌出时间	脱落时间	名称	萌出时间
乳中切牙	6~8个月	6岁	中切牙	6~8岁
乳侧切牙	6~10个月	8岁	侧切牙	7~9岁
乳尖牙	16~20个月	12岁	尖牙	9~12岁

续表

乳牙			恒牙	
名称	萌出时间	脱落时间	名称	萌出时间
第一乳磨牙	12～16个月	10岁	第一前磨牙	10～12岁
第二乳磨牙	20～30个月	11～12岁	第二前磨牙	10～12岁
			第一磨牙	6～7岁
			第二磨牙	11～13岁
			第三磨牙	18～28岁

标记牙位置的方式称**牙式** dental formula。常以被检查者的方位为准，用"+"字的4个象限，来代表上、下颌左半、右半的4个区域，以罗马数字Ⅰ~Ⅴ表示乳牙；以阿拉伯数字1~8表示恒牙；序号顺序由内向外计数。如"+"表示左下颌第5颗乳牙，即第二乳磨牙；"+"表示右上颌第3颗恒牙，即恒尖牙。

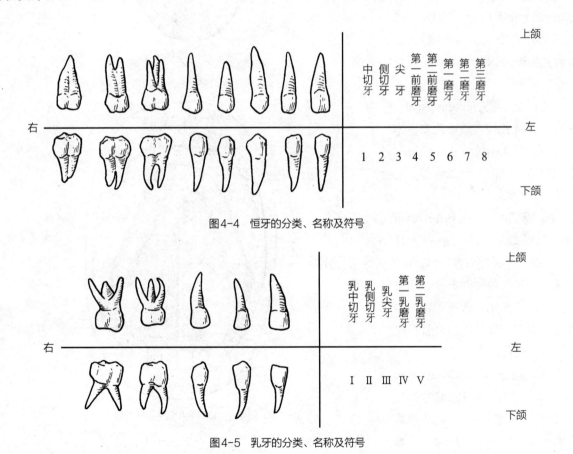

图4-4 恒牙的分类、名称及符号

图4-5 乳牙的分类、名称及符号

五、舌

舌 tongue 是位于口腔底部、以横纹肌为基础、被覆黏膜而形成的肌性器官。其运动灵活，具有搅拌、协助咀嚼、吞咽食物的作用；还有感受味觉和辅助发音的功能。

舌分为上、下两面（图4-6，图4-7）。舌的上面又称舌背，借"V"形的**界沟** terminal sulcus可将舌分为前2/3舌体和后1/3舌根，舌体的前端为舌尖。界沟的尖端有一小凹，称**舌盲孔** foramen coecum，为胚胎时期甲状舌管的遗迹。舌的下面正中线上有一条纵行的黏膜皱襞，从舌的下面连于口腔底的前部，称**舌系带** frenulum of tongue。若舌系带过短，会影响舌的运动，妨碍发音。舌系带根部的两侧各有一个小的圆形隆起，称**舌下阜** sublingual caruncle，其上有小孔，为下颌下腺及舌下腺大管的开口。在舌下阜的两侧有向外侧延续的**舌下襞** sublingual fold，舌下腺小管散在地开口于此。

在舌根部黏膜内有许多由淋巴组织组成的小结，称为**舌扁桃体** lingua tonsil。在舌体和舌尖的黏膜上有许多大小不等的隆起，称**舌乳头** papillae of tongue。舌乳头有以下4种。

（1）**丝状乳头** filiform papilla：遍布于舌背各处，数量最多，体形最小，乳头呈圆锥状，浅层上皮细胞角化脱落，形成舌苔，呈白色。

（2）**菌状乳头** fungiform papilla：数量较少，散在于丝状乳头之间，在舌的侧缘与舌尖部较多。呈红色钝圆蘑菇状的突起，上皮不角化，含有味蕾。因固有层中有丰富的毛细血管，故使乳头呈红色。

（3）**轮廓乳头** circumvallate papilla：排列在界沟的前方，有7~11个，呈车轮状，是乳头中最大的一种，乳头中央隆起，顶端

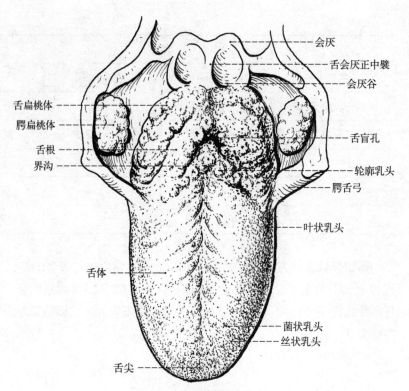

图4-6 舌上面的结构

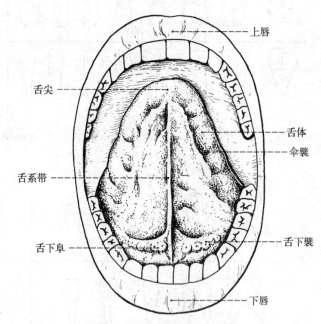

图4-7 口腔底和舌下面的黏膜

平坦，乳头周围的黏膜凹陷形成环沟，沟两侧的上皮内有多个味蕾。

（4）**叶状乳头** foliate papilla：位于舌侧缘的后部，呈皱襞状，每侧有4~8条，形如叶片。两侧上皮中富有味蕾。小儿较成年人更清晰。

味蕾 taste bud是味觉感受器，主要分布于菌状乳头、轮廓乳头和叶状乳头，少数散在于软腭、会厌及咽等部位的上皮内。味蕾顶端有很小的味孔。在舌的不同部位，味蕾的感受不同，如：在舌尖主要感受甜、咸味，在舌的侧面主要感受酸味，而轮廓乳头主要感受苦味。

舌肌属横纹肌（图4-8，图4-9）。舌肌被纤维结缔组织所形成的中隔分为左、右对称的两半。每侧舌肌又可分为舌内肌和舌外肌。舌内肌的起止均在舌内，其纤维的走向可分为纵行肌、横行肌和垂直肌3种。收缩时，可分别使舌缩短、变窄或变薄。舌外肌起自舌外，止于舌内，包括颏舌肌、舌骨舌肌和茎突舌肌3对。其中以颏舌肌在临床上较为重要，该肌起自下颌体后面的颏棘，肌纤维呈扇形向后上方分散，止于舌中线的两侧。两侧颏舌肌同时收缩，将舌拉向前下方，即伸舌；一侧收缩使舌尖伸向对侧。一侧颏舌肌瘫痪，伸舌时舌尖偏向患侧。

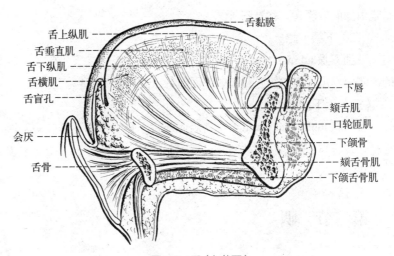

图4-8 舌（矢状面）

六、唾液腺

唾液腺 salivary gland 属外分泌腺，能分泌唾液，有湿润口腔黏膜、掺和食物形成食团和初步消化食物的功能。唾液腺可分为大唾液腺和小唾液腺两类。小唾液腺数目众多，位于口腔各部的黏膜内，属于黏膜腺，如唇腺、腭腺、颊腺和舌腺等。大唾液腺有以下3对（图4-10）。

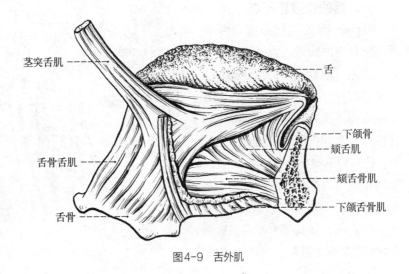

图4-9 舌外肌

（一）腮腺

腮腺 parotid gland 形状不规则，腺体分为浅部、深部和峡部。浅部略呈三角形，上达颧弓，下至下颌角，前覆盖于咬肌后部的浅面；深部伸入到下颌支与胸锁乳突肌之间的下颌后窝内。腮腺管由腮腺浅部前缘发出，在颧弓下方一横指处，横过咬肌浅面，至咬肌前缘转向内侧，穿颊肌，开口于与上颌第二磨牙牙冠相对的颊黏膜处；此处

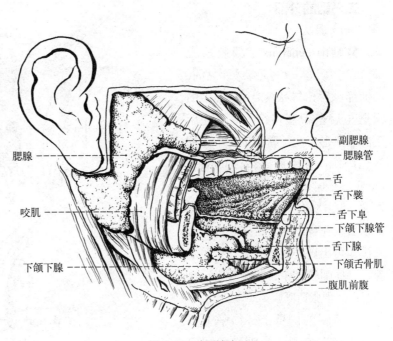

图4-10 大唾液腺

黏膜稍微向内隆起，称腮腺管乳头。

（二）下颌下腺

下颌下腺 submandibular gland 位于下颌骨下缘、二腹肌前、后腹所围成下颌下三角内，其导管自腺的内侧面发出，沿口腔底黏膜的深面前行，开口于舌下阜。

（三）舌下腺

舌下腺 sublingual gland 位于口腔底部舌下襞的深面，呈长扁圆形，较小，导管有大、小两种。大导管有一条，与下颌下腺管共同开口于舌下阜，小导管有10多条，皆开口于舌下襞。

第二节 咽

一、咽的位置和形态

咽 pharynx 为消化系统及呼吸系统所共有的通道，为一漏斗形的肌性管道，前后扁窄，位于第1～6颈椎的前方。咽的上端宽阔，附着于颅底；下端狭窄于第6颈椎下缘处移行为食管；咽的后壁及侧壁完整；但前壁不完整，分别经鼻后孔、咽峡和喉口与其前方的鼻腔，口腔和喉腔相通。故咽腔可以借软腭和会厌上缘为界，将其分为鼻咽、口咽和喉咽三部分（图4-11，图4-12）。

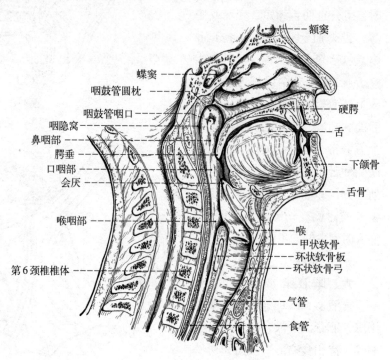

图4-11 鼻腔、口腔、咽和喉的正中矢状面

二、咽的分部

（一）鼻咽

鼻咽 nasopharynx 为咽腔的上部，介于颅底与软腭后缘水平之间，向前经鼻后孔与鼻腔相通。鼻咽的顶壁与后壁相互移行，呈斜向后下的圆拱形，此处黏膜下有丰富的淋巴组织，称咽扁桃体 pharyngeal tonsil。在小儿时期，该淋巴组织较发达，从6岁左右开始萎缩，至10岁以后则完全退化。有些儿童的咽扁桃体可出现异常的增大，称增殖腺，可使咽腔变窄，影响呼吸，熟睡时可出现张口呼吸。

在鼻咽的侧壁上，约平下鼻甲后方的1 cm处，有**咽鼓管咽口**

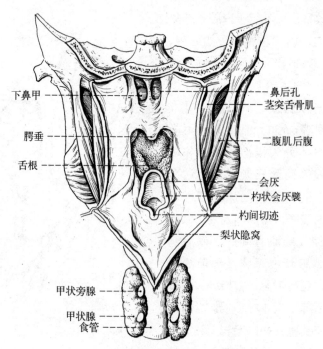

图4-12 咽的后面（切开咽后壁）

pharyngeal opening of auditory tube，此口呈镰状，鼻咽腔由此口经咽鼓管通达中耳的鼓室。当咽部感染时，细菌可经咽鼓管蔓延至中耳，引起中耳炎。在咽鼓管咽口的前、上、后方有明显的弧形隆嵴，称**咽鼓管圆枕**tubal torus，是寻找咽鼓管咽口的标志。咽鼓管咽口附近黏膜内的淋巴组织，称为**咽鼓管扁桃体**tubal tonsil。咽鼓管圆枕的后方有一纵行的凹陷，称**咽隐窝**pharyngeal recess，是鼻咽癌的好发部位。

（二）口咽

口咽oropharynx为咽腔的中部，介于软腭后缘与会厌上缘平面之间，向前经咽峡与口腔相通。其前壁主要为舌根后部，舌根后部的正中有一条矢状位的黏膜皱襞连于会厌，称为舌会厌正中襞，该襞两侧的浅凹称**会厌谷**epiglottic vallecula，异物可停留于此。在口咽外侧壁的腭舌弓与腭咽弓之间有一凹窝，称**扁桃体窝**tonsillar fossa，窝内容纳腭扁桃体。扁桃体窝的上部未被扁桃体充满的间隙称扁桃体上裂隙，也易滞留异物。

腭扁桃体palatine tonsil是一对扁卵圆形的器官，内侧面由黏膜覆盖，并有10～20个深陷的小凹，称扁桃体小窝，细菌可在小窝内滞留繁殖，导致扁桃体发炎。发炎时，脓液常滞留于此。扁桃体的外侧面贴附于口咽侧壁，其外侧面及前后两侧面均被结缔组织构成的扁桃体囊包绕，该囊与咽壁肌之间仅以疏松结缔组织相连，故手术时易于剥离，但当扁桃体发炎化脓性时，脓液也较容易聚积于此。

咽淋巴环又称Waldeyer环，是由咽后上方的咽扁桃体、两侧的咽鼓管扁桃体、腭扁桃体以及前下方的舌扁桃体共同围成的淋巴组织环。是呼吸道和消化道上端的防御组织。

（三）喉咽

喉咽laryngopharynx为咽部最狭窄的部分，位于会厌上缘与第6颈椎下缘平面之间，向前借喉口与喉腔相通。此部在喉口的两侧各有一个深凹，称**梨状隐窝**piriform recess，是异物易于滞留的部位。

咽肌是构成咽壁的主要结构，为骨骼肌。由咽缩肌和咽提肌组成。咽缩肌主要由斜行的咽上缩肌、咽中缩肌和咽下缩肌构成，各咽缩肌自上而下依次呈叠瓦状，肌纤维环行包绕咽侧壁和后壁，止于后壁中线处的咽缝；咽提肌插入咽上、中缩肌之间。各咽肌自上而下依次收缩时，可将食团推挤入食管。

当吞咽时，各咽缩肌由上而下依次收缩，将食团推入食管。咽提肌收缩，上提咽、喉，迫使舌根后压，会厌下盖，封闭喉口，保护性地防止食物颗粒等误入喉和气管，食团越过会厌后方，经喉咽进入食管。

第三节 食 管

一、食管的形态和分部

食管esophagus为一前后扁平的管状肌性器官，上在第6颈椎下缘处接咽，下在第11胸椎平面连贲门，全长约25 cm。食管沿脊柱的前方，气管的后方下行，经颈部入胸腔，再穿膈的食管裂孔至腹腔。故食管可分为颈部、胸部和腹部3段（图4-13）。

颈部cervical part较短，由起始至颈静脉切迹水平之间，长约5 cm。

胸部thoracic part较长，自颈静脉切迹至膈的食管裂孔，长18～20 cm。

腹部abdominal part最短，由膈的食管裂孔至胃的贲门，长1～2 cm。

二、食管的狭窄

食管全长有3处生理性狭窄：第一狭窄在食管的起始处，距中切牙约15 cm；第二狭窄位于左主支气管跨过其前方处，相当于胸骨角或第4胸椎下缘平面，距中切牙约25 cm；第三狭窄在食管穿经膈的食管裂孔处，约平第10胸椎高度，距中切牙约40 cm。食管这3个狭窄是异物易滞留部位，也是食管损伤、炎症和肿瘤的好发部位，进行食管插管时应注意这些狭窄，根据食管镜插入的距离可推知器械顶端所到达的部位。

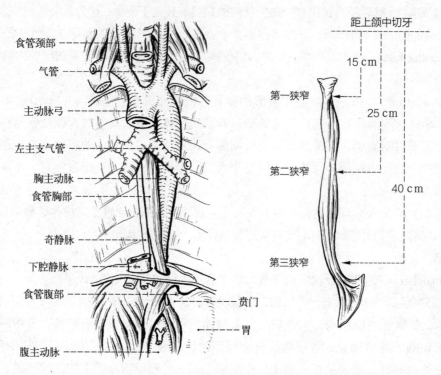

图4-13 食管的位置及3个狭窄

三、食管壁的结构

食管壁的肌层主要分为内环与外纵两层。上1/3段为骨骼肌，下1/3段为平滑肌，中1/3段则两者兼有。食管上下两端的环行肌增厚，形成上、下括约肌。

【知识拓展】

临床上给成年人插胃管时，一般从切牙起算，插至40 cm时到达贲门，插至60 cm接近幽门，插至75 cm即到达十二指肠降段十二指肠大乳头的开口处。通常胃管上已标有这三个刻度。对小孩或体格较高的患者则应按实际测量情况增减。通常可先用胃管比量出切牙至下颌角的距离，再加上、下颌角到剑突尖的距离，即为切牙至贲门的大致距离。

第四节 胃

胃 stomach 是消化管中最膨大的部分，呈囊袋状；胃在中等充盈状态下，大部分位于左季肋区，小部分位于腹上区。胃上连食管，下接十二指肠，具有收纳、消化食物的作用。胃的形态、大小和位置可因其充盈程度、体位、体型和年龄等状况不同而有所变化。成年人胃中等度充盈时，平均长度为25~30 cm，容量为1000~3000 mL。

一、胃的形态和分部

胃有出、入两口，上、下两缘，前、后两壁，可分为四部分（图4-14）。胃的入口称**贲门** cardia，上连食管。出口为**幽门** pylorus，下接十二指肠。**胃小弯** lesser curvature of stomach 是胃的右上缘，凹向右后上方，其最低点近幽门，称**角切迹** angular incisure。**胃大弯** greater curvature of stomach 呈弧形凸向左上方，形成胃底的上界；胃大弯凸向左前下方，构成胃的左下缘。空虚的胃有明显的前、后两壁；但胃充盈时则不明显。在食管与胃底之间的夹角为**贲门切迹** cardiac incisure。

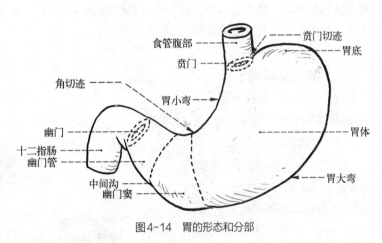

图4-14 胃的形态和分部

胃可分为贲门部、胃底、胃体和幽门部四部。**贲门部** cardiac part 为贲门周围的部分，与胃的其他部分无明显的界线，贲门位于第11胸椎椎体左侧。**胃底** fundus of stomach 指贲门切迹平面以上膨隆的部分。临床上称为**胃穹** fornix of stomach，其中含有空气，X线片上可见此气影，称胃泡。**胃体** body of stomach 为胃底与角切迹平面之间的部分。**幽门部** pyloric part 为角切迹平面与幽门之间的部分，幽门位于第1腰椎椎体右侧。幽门部又可再分为**幽门窦** pyloric antrum 和**幽门管** pyloric canal 两部分。幽门窦偏左连于胃体为壁薄腔微大的部分，临床上常称为胃窦。该处近胃小弯侧是胃溃疡和胃癌的好发部位。幽门管靠近幽门，为壁厚腔窄的管状部分，长2~3 cm。

在活体上，胃的形状与体型、张力及神经系统的功能状态有关，临床影像学根据胃的X线检查形态一般可分为3种类型（图4-15）。① 钩形胃：常见于中间体型的人，位置和肌张力中等，形态多呈钩

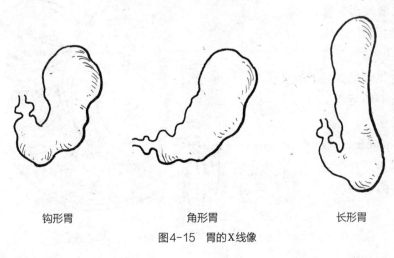

钩形胃　　　　　角形胃　　　　　长形胃

图4-15 胃的X线像

形，角切迹清晰可见，立位时胃大弯最低处约位于髂嵴水平。②角形胃：常见于矮胖的人，位置和肌张力较高，呈横位，上宽下窄，胃角不明显，形如牛角。③长形胃：常见于瘦长或瘦弱的人，位置与张力均较低，胃腔上窄下宽如水袋状，胃大弯最低处约位于髂嵴水平以下。

二、胃的位置与毗邻

胃的位置因体型、体位、胃的虚盈等情况的不同而有很大的变化。贲门与幽门的位置比较固定，贲门位于第11胸椎左侧，幽门在第1腰椎右侧附近。胃大弯的位置较低，其最低点一般在脐平面。胃在中等充盈时大部分位于左季肋区，小部分位于腹上区。胃的前壁在右侧与肝左叶贴近，在左侧与膈相邻，为左肋弓所掩盖。介于肝左叶与左肋弓之间的胃前壁，直接与腹壁相贴。胃后壁与胰、横结肠、左肾和左肾上腺相邻，胃底与膈和脾相邻。

三、胃壁的结构

胃壁由黏膜、黏膜下层、肌层和浆膜组成（图4-16，图4-17）。胃的黏膜层柔软，血液供应丰富，色红润。黏膜上皮的表面黏液细胞分泌黏液覆盖在黏膜表面，起润滑保护的作用。黏膜表面遍布许多点状不规则的小孔，称**胃小凹** gastric pit。每个胃小凹底部都与3~5个胃腺相连。胃腺分泌胃液，胃液含盐酸和胃蛋白酶原等具有分解消化食物的功能。黏膜还形成许多高低不等的皱襞，在胃小弯处有4~5条较为恒定的纵行皱襞，皱襞间的浅沟称为胃道，食糜可顺此道流向十二指肠。胃收缩时皱襞显著，充盈时除胃小弯侧的皱襞以外几乎皆消失。

幽门处的黏膜皱襞形成环状，突向腔内，称**幽门瓣** pyloric valve。胃壁的肌层由3层平滑肌组成，由内向外为斜行肌、环行肌和纵行肌。其中环行肌层最发达，在幽门处增厚，形成**幽门括约肌** pyloric sphincter。该肌与幽门瓣共同作用，有延缓胃排空和防止小肠内容物反流的功能。

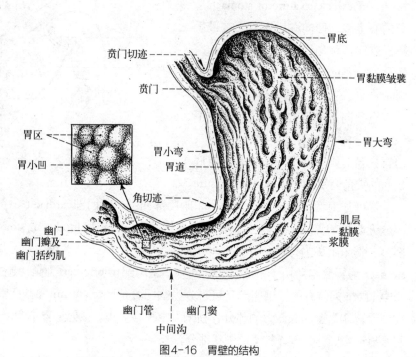

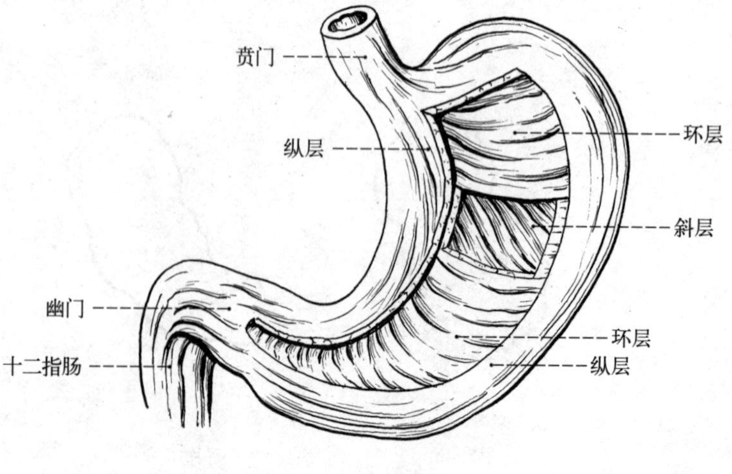

图4-16 胃壁的结构

图4-17 胃的肌层

【知识拓展】

胃镜检查是目前临床上诊断食管、胃和十二指肠疾病最为直观可靠的方法，是借助一条纤细、柔软的（光纤）导管伸入胃中，直接观察食管、胃和十二指肠的病变，尤其是微小病变的检查方法。胃镜检查能直接观察到被检查部位的真实情况，并可通过对可疑病变部位进行病理取材、活检及细胞学检查，以进一步明确诊断，是上消化道病变的首选检查方法。

第五节 小肠

小肠 small intestine 盘曲在腹腔内，上连幽门，下接盲肠，是食物消化与吸收的主要场所。成年人小肠长 5~7 m，可分为十二指肠、空肠和回肠三部分。小肠腔面的环行皱襞自距幽门约 5 cm 处开始出现，在十二指肠末段和空肠近段极为发达，向远端逐渐变得稀疏而矮小，至回肠中段以下几乎消失。

一、十二指肠

十二指肠 duodenum 是小肠的起始段，介于胃与空肠之间，成年人长约 25 cm，呈"C"形环抱胰头，可分为上部、降部、水平部和升部 4 个部分（图 4-18）。

（一）上部

上部 superior part 长约 5 cm，起自胃的幽门，行向右后方，至第 1 腰椎右侧急转向下延为降部，转折处称十二指肠上曲。十二指肠上部近幽门约 2.5 cm 的一段，管壁较薄，黏膜光滑，称十二指肠球 duodenal ampulla，是十二指肠溃疡的好发部位。

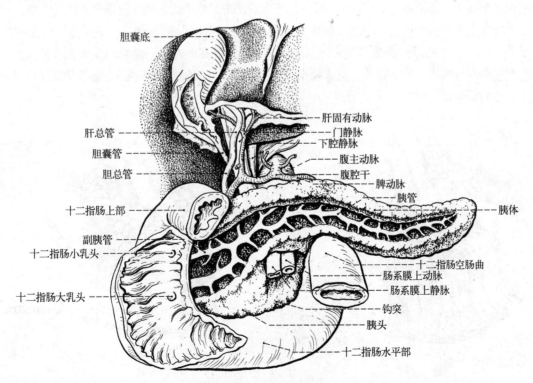

图 4-18 十二指肠和胰

（二）降部

降部 descending part 长7~8 cm，自十二指肠上曲起在第1~3腰椎的右侧下行，至第3腰椎下缘水平转折向左移行为水平部，转折处称为十二指肠下曲。在十二指肠降部后内侧壁的外面，有贴附下行的胆总管，致使该处黏膜朝内纵向轻微隆起，形成十二指肠纵襞。该襞的下端有一乳头状隆起，称**十二指肠大乳头** major duodenal papilla，是肝胰壶腹的开口处，为胆汁和胰液流入小肠参与化学性消化过程的重要管口。在大乳头的稍上方，有时还有一个**十二指肠小乳头** minor duodenal papilla，是副胰管的开口。

（三）水平部

水平部 horizontal part 又称下部，长约10 cm，自十二指肠下曲起始，向左横过第3腰椎的前方，至其左侧移行为升部。

（四）升部

升部 ascending part 长2~3 cm，自第3腰椎左侧转向上行，至第2腰椎的左侧急转向前下方，形成**十二指肠空肠曲** duodenojejunal flexure，移行为空肠。十二指肠空肠曲由十二指肠悬肌连于右膈脚。十二指肠悬肌和其表面的腹膜皱襞共同构成**十二指肠悬韧带** suspensory ligament of duodenum，又称 Treitz 韧带，是手术中确认空肠起始部的重要标志。

二、空肠和回肠

空肠 jejunum 和**回肠** ileum 盘曲在腹腔中、下部，靠较长的肠系膜，连于腹后壁，活动度较大。空肠的上端起自十二指肠空肠曲，回肠末端连于盲肠。空、回肠之间并无明显的分界，一般而言，上2/5为空肠，位于腹腔的左上部；下3/5为回肠，位于腹腔的右下部，部分位于盆腔。

空、回肠的黏膜形成许多环状皱襞，皱襞上有大量的小肠绒毛，小肠绒毛上的吸收细胞表面又有更小更密的微绒毛，这些结构使小肠的吸收面积扩大了20~30倍。

在小肠黏膜层内还有淋巴滤泡。淋巴滤泡可以分为**孤立淋巴滤泡** solitary lymphatic follicles 和**集合淋巴滤泡** aggregated lymphatic follicles 两类。前者散在于空、回肠的黏膜内；后者多见于回肠下部对系膜缘的黏膜内，呈梭形，其长轴与小肠长轴一致。肠伤寒病变常发生于此，可并发肠穿孔或肠出血。

空、回肠之间虽然无明显的分界，但在外观上，两者仍有区别（图4-19，表4-2）。空肠的管腔较大，管径较粗，管壁较厚，血管丰富，颜色较红，环状皱襞高而密集，黏膜内仅有散在的孤立淋巴滤泡；而回肠的管径较小，管壁较薄，血管较少，颜色较浅，环状皱襞低而稀疏，黏膜内除了有孤立淋巴滤泡外，还有集合淋巴滤泡。

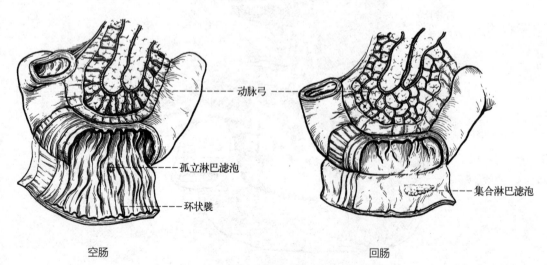

图4-19　空肠与回肠的比较

表4-2 空肠和回肠的比较

	空肠	回肠
位置	左上腹部	右下腹部
长度	近侧2/5	远侧3/5
管腔	较粗	较细
管壁	较厚	较薄
颜色	较红	较淡
环状襞	密集	稀疏
淋巴滤泡	孤立淋巴滤泡	集合淋巴滤泡、孤立淋巴滤泡
血管弓	少，1~2级弓	多，3~4级弓

约有2%的成年个体，在回肠末端距回盲瓣0.3~1.0 m范围内的回肠壁上，可见一囊袋状突出的回肠憩室，又称Meckel憩室，为胚胎时期卵黄蒂未消失而形成的。此憩室可发炎或合并溃疡穿孔，因其位置靠近阑尾，故症状与阑尾炎相似，易误诊为阑尾炎。

第六节 大肠

大肠 large intestine是消化管的下段，起自盲肠，终于肛门，全长1.5m，分为盲肠、阑尾、结肠、直肠和肛管。

大肠管径较大，肠壁较薄，除直肠、肛管和阑尾外，在结肠和盲肠具有3种区别于小肠的特征性结构，即结肠带、结肠袋和肠脂垂（图4-20）。**结肠带** colic bands是由肠壁的纵行肌增厚而成，有3条，沿肠管的纵轴平行排列。结肠带与阑尾的根部相连。**结肠袋** haustra of colon是由于结肠带较肠管短，使肠管形成许多由横沟隔开的囊状膨出。当结肠袋被钡剂充盈时，其X线影像即呈现出边缘整齐的串珠状阴

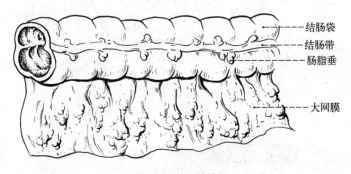

图4-20 结肠的特征

影。**肠脂垂** epiploic appendices为结肠带两侧的指状小突起，由浆膜包裹脂肪组织而形成。在结肠的内面，于结肠袋与袋之间，有增厚的环行肌，使肠黏膜突向肠腔内形成**结肠半月襞** semilunar folds of colon。

一、盲肠

盲肠 cecum位于右髂窝内（图4-21），长6~8 cm。高位盲肠在髂窝上方，甚至上达肝下方。盲肠是大肠的起始部，呈囊袋状，下端为膨大的盲端，上端的左侧有回肠末端的开口，称**回盲口** ileocecal opening。此口上、下缘的黏膜皱襞呈唇状突入盲肠，称**回盲瓣** ileocecal valve，它具有控制和防止小肠内容物过快流入大肠的作用，有利于食物在小肠内充分消化吸收；还有防止大肠内容物反流入小肠的作用。由于回肠管径小于盲肠，衔接处又呈直角，因此，回盲部较多见发生肠套叠。盲肠向上延续为升结

肠，两者之间以回盲瓣为界。

二、阑尾

阑尾vermiform appendix又称蚓突，为一条细长蚓状的盲管（图4-21），长6～9 cm。阑尾根部附着于盲肠的后内侧壁，开口在回盲口下方2～3 cm处。

阑尾的远端（阑尾尖）为游离的盲端。阑尾的位置因人而异，变化较大。临床上常以阑尾尖的指向来表述阑尾的位置（图4-21）。盲肠后位阑尾在盲肠后方，其尖指向右上方；盲肠下位阑尾在盲肠下方，其尖指向右下方；回肠前位阑尾在回肠前方，其尖指向左上方；回肠后位阑尾在回肠后方，其尖指向左上方；盆位阑尾其尖伸向盆腔指向左下方。由于3条结肠带均汇集于阑尾根部，临床做阑尾手术时可沿结肠带向下追寻，这是寻找阑尾的可靠方法。

阑尾根部的体表投影，通常以脐与右髂前上棘连线的中、外1/3交点处为标志，此点在临床上称为**麦氏点McBurney point**，阑尾炎症时，此处常有明显压痛。有时也以左、右髂前上棘连线的中、右1/3交点（Lanz点）来表示。

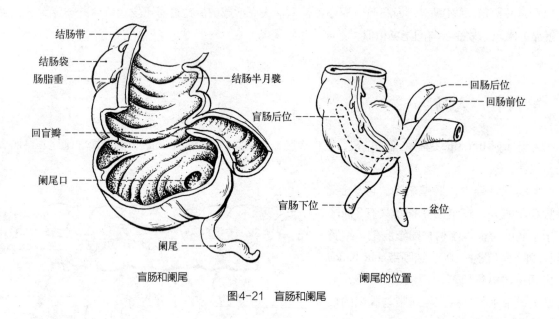

图4-21 盲肠和阑尾

【知识拓展】

阑尾易于发炎的解剖因素：① 在阑尾壁内含有大量淋巴组织。② 阑尾腔内容易形成粪石并阻塞肠腔。③ 阑尾肠腔细小狭窄，在发炎过程中容易梗阻。④ 阑尾末端游离，活动度大，在肠道运动失调时，可能因弯曲和移位，从而影响管腔通畅。患者在急性阑尾炎时麦氏点可有明显的压痛和反跳痛。

三、结肠

结肠colon在右髂窝内续于盲肠，呈"门"字形围绕在空肠和回肠的周围，下端于第3骶椎平面延为直肠。按结肠的位置和形态，可分为升结肠、横结肠、降结肠和乙状结肠四部分，其大部分固定于腹后壁。

(一) 升结肠

升结肠 ascending colon 是盲肠向上的延续，紧贴于腹后壁右侧，向上抵达肝右叶下方，转折向左移行为横结肠，其转折处称**结肠右曲** right colic flexure，又称结肠肝曲。

(二) 横结肠

横结肠 transverse colon 始于结肠右曲，向左横行，延伸到左季肋区脾脏面的下部，转折向下延为降结肠，转折处称为**结肠左曲** left colic flexure，又称结肠脾曲。横结肠由横结肠系膜连于腹后壁，其活动度较大。

(三) 降结肠

降结肠 descending colon 从结肠左曲开始，沿腹后壁左侧向下达左髂嵴，移行为乙状结肠。

(四) 乙状结肠

乙状结肠 sigmoid colon 自左髂嵴水平开始，沿左髂窝转入盆腔内，全长呈"S"形弯曲，至第3骶椎平面延续为直肠。乙状结肠借乙状结肠系膜连于盆腔侧壁，活动性较大，因其系膜过长，常发生肠扭转。

四、直肠

直肠 rectum 上端于第3骶椎处连乙状结肠，沿骶骨与尾骨的前面下行，穿过盆膈移行为肛管（图4-22，图4-23），全长约12 cm。直肠并不直，在矢状面上有两个弯曲，一个在骶骨的前面，与骶骨弯曲一致，形成凸向后的弯曲，称**骶曲** sacral flexure，距肛门约8 cm；另一个是直肠绕过尾骨尖，继而转向后下方形成凸向前的弯曲，称**会阴曲** perineal flexure，距肛门约4 cm。

直肠腔上段较窄，下段膨大成**直肠壶腹** ampulla of rectum。直肠全长约12 cm，内面有上、中、下3条半月形的直肠横襞，由黏膜和环行肌构成。上横襞，位于直肠左侧壁，距肛门约11 cm；中横襞最明显，恒定地位于直肠右侧壁，距肛门约7 cm；下横襞多位于直肠左侧壁，有时缺如。直肠横襞常作为直肠镜检查的定位标志，进行直肠镜或乙状结肠镜检查时，必须注意这些弯曲和横襞，以免损伤肠壁。

男、女性直肠的毗邻不同，男性直肠的前方有直肠膀胱陷凹、膀胱、前列腺、输精管壶腹、精囊和输尿管末端；女性直肠的前方有直肠子宫陷凹、子宫颈及阴道后穹和阴道后壁，直肠指诊可触到这些器

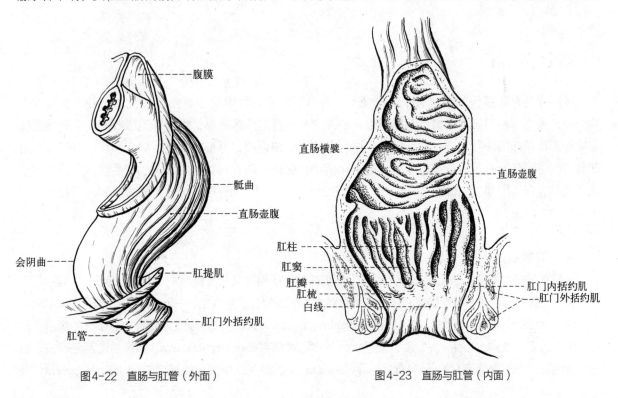

图 4-22　直肠与肛管（外面）　　　　　图 4-23　直肠与肛管（内面）

官。男、女性直肠两侧和后面的毗邻是一致的，均为3个骶椎和尾骨、坐骨肛门窝、尾骨肌、肛提肌、梨状肌及盆腔的血管和神经等。

五、肛管

肛管anal tube是盆膈以下的消化管，长约4 cm，上连直肠，下终止于肛门anus，为肛门括约肌所包绕，具有控制排便的功能（图4-23）。

肛管的黏膜形成6~10条纵行的黏膜皱襞，称**肛柱**anal columns，柱内有动、静脉及纵行肌。肛柱的下端之间有半月形的黏膜皱襞相连，称**肛瓣**anal valves。肛瓣与肛柱下端共同围成开口朝上的小隐窝，称**肛窦**anal sinuses，肛门腺开口于此，窦内易存粪屑，感染时称肛窦炎。

肛瓣与肛柱下端共同围成一锯齿状的环形线，称**齿状线**dentate line，或称肛皮线，此线以上为黏膜，有内脏神经分布；线以下为皮肤，有躯体神经分布。此外，该线也是不同静脉、淋巴回流的分界线。

在齿状线的下方，肛管内面由于肛门内括约肌的紧缩，形成一条宽约1 cm略微凸起的环形带，称**肛梳**anal pecten，又称痔环，其深部为静脉丛。在肛梳的下缘距肛门1~1.5 cm处有一淡蓝色的环形线，称**白线**white line，其位置相当于肛门内、外括约肌的交界处，在活体上作肛门指诊可触及此处有一环形浅沟。

肛门是肛管的下口，为一前后纵行的裂孔，前后径2~3 cm，肛门周围的皮肤呈暗褐色，成年男性肛门周围长有硬毛，并有汗腺和皮脂腺。

在肛门周围分别有肛门内、外括约肌。**肛门内括约肌**sphincter ani internus是平滑肌，为肠壁的环行肌层增厚而成，有协助排便作用，但无括约肛门的功能。**肛门外括约肌**sphincter ani externus为横纹肌，围绕在肛门内括约肌的外面，可分为皮下部、浅部和深部三部分，浅部和深部是括约肛门控制排便的重要肌束，若手术中不慎损伤，将会造成大便失禁。

（张义伟编写，李 虹绘图）

第七节 肝

肝liver是人体最大的消化腺，参与糖类、蛋白质、脂类和维生素等物质的代谢。肝内有着丰富的血窦，该血窦不但接受来自肝动脉的血，还接受来自肝门静脉的血；由胃肠道吸收来的各种物质除脂质外，都经肝门静脉入肝，在肝细胞内进行多种物质的合成、分解、转化、储存和解毒等工作。肝细胞还能生成胆汁并沿胆道排入肠道参与消化活动；此外，还参与吞噬、防御、产生抗体、造血等功能。成年人肝的质量为1300~1500 g，占体重的1/50~1/40。胎儿和新生儿肝的质量相对较大，可达体重的1/20。

一、肝的形态

肝呈不规则的楔形，表面大部分光滑，为浆膜性的脏腹膜（又称腹膜脏层）紧密包裹而成，色红褐，质软脆，受暴力打击时易破裂出血。按形态可分膈面、脏面和前、后、左、右四缘（图4-24，图4-25）。

肝上面隆凸，与膈相接触，故又称**膈面**diaphragmatic surface。该面与膈之间有相互移行的腹膜，该处腹膜皆为双层结构，略呈"Y"形，呈冠状位的称**冠状韧带**coronary ligament，该韧带的两侧向左、右延伸形成**左、右三角韧带**left and right triangular ligament；呈矢状位的称**镰状韧带**falciform ligament，此

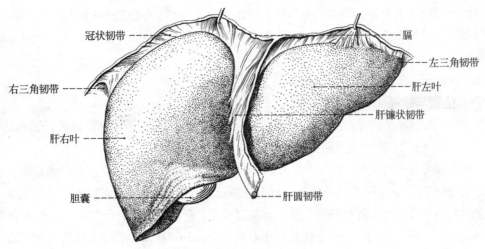

图4-24 肝的前面

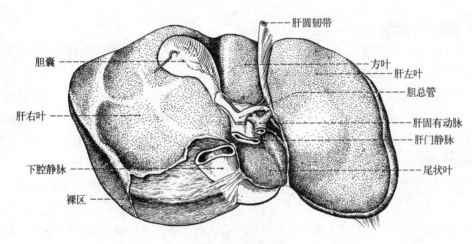

图4-25 肝的下面

韧带将肝分成为左、右两叶，**肝左叶** left lobe of live 薄而小，**肝右叶** right lobe of live 厚而大。在左、右冠状韧带前、后层之间的肝区无光滑的腹膜被覆，仅有少量的疏松结缔组织与膈相连，较粗糙，故将此区称为**肝裸区** bare area of liver。

肝下面朝向下后方，凹凸不平，与腹腔脏器相邻，故又称**脏面** visceral surface（图4-25）。此面可见"H"形的左、右两条纵沟和一条横沟。左纵沟窄而深，其前部是**肝圆韧带** ligamentum teres hepatis，为胎儿时期脐静脉闭锁后的遗迹；后部是**静脉韧带** ligament venosum，为胎儿时期静脉导管的遗迹。右纵沟宽而浅，其前部是**胆囊窝** fossa for gallbladder，容纳胆囊；后部是**腔静脉沟** sulcus for vena cava，该沟向后上方伸至膈面，有下腔静脉通过。横沟位于中间部，长约5 cm，有肝门静脉左、右支，肝固有动脉左、右支、肝左、右管以及神经、淋巴管等在此出入，称为**肝门** porta hepatis 或第一肝门。这些结构被结缔组织包绕，构成**肝蒂** hepatic pedicle。肝的脏面借"H"形的沟分为四叶：右纵沟的右侧为右叶，左纵沟的左侧为左叶，横沟前方的部分为**方叶** quadrate lobe，横沟后方的部分为**尾状叶** caudate lobe。其中脏面的左叶与膈面的左叶一致，而脏面的右叶、方叶和尾状叶同膈面的右叶相当。

肝下缘为肝的脏面和膈面的分界线，可分为前、后、左、右四缘：左缘和前缘较薄而尖锐；前缘左部有**肝圆韧带切迹** notch of ligamentum teres hepatis，是肝圆韧带和镰状韧带移行相连的部位；前缘右部有**胆囊切迹** notch of gallbladder，胆囊底常于此露出肝前缘。右缘与后缘皆较钝圆和厚实；在后缘上有腔静脉沟,容纳上行的下腔静脉,此沟的上端有第二肝门为肝内3条较大的肝静脉(肝左、中、右静脉)出肝汇入下腔静脉的开口处;此沟的下端还有第三肝门,为肝内其他一些肝静脉的小静脉(副肝右静脉,尾状叶小静脉)出肝汇入下腔静脉的部位。

二、肝的位置与毗邻

肝大部分位于右季肋区和腹上区,小部分位于左季肋区。肝大部分被胸廓所掩盖,仅一小部分位于左、右肋弓之间的腹上区,直接与腹前壁相接触。

肝的上界与膈穹隆一致,在右锁骨中线上平第5肋间或第5肋;向左,肝上界经胸骨体与剑突结合处,最后终于左侧第5肋间左锁骨中线附近。肝下界即肝前缘,在右侧,肝前缘与右肋弓大体一致,故体检时,在右肋弓下不能触到肝。在腹上区左、右肋弓间,肝前缘在剑突下约3cm。幼儿,由于腹腔的容积较小,而肝体积相对较大,肝下缘常低于右肋弓下1.5~2.0cm,到7岁以后,在右肋弓下不能触到。肝的脏面在左叶与胃前壁相邻;在右叶,前部与结肠右曲相邻接,中部近肝门处邻接十二指肠上曲,后部邻接右肾和右肾上腺。

三、肝的分叶和分段

按外形肝可分为左叶、右叶、方叶与尾状叶。然而,这种分叶的方法不符合肝内管道系统的分布规律,因此不能适应肝部分切除的要求。

肝内有4套管道,形成两个系统,即肝静脉系统和**格利森(Glisson)系统**。肝门静脉、肝动脉及肝管的各级分支均结伴同行,并由结缔组织鞘包裹,共同组成Glisson系统。所谓肝段就是根据Glisson系统的分支与分布以及肝静脉的走行划分的。Glisson系统分布于肝段内,肝静脉走行于肝段间,两者在肝内呈相嵌配布。根据Glisson系统的分支与分布,肝可分为两半肝(左半肝、右半肝)、五叶(右前叶、右后叶、左内叶、左外叶与尾状叶)、六段(左外叶上、下段,右后叶上、下段,尾状叶左、右段)(图4-26)。

肝内各管道的腐蚀铸型标本显示在肝叶和肝段间存在着一些缺少Glisson系统分布的自然裂隙,这些裂隙叫**肝裂 hepatic fissure**。肝内有正中裂、左叶间裂和右叶间裂3个叶间裂,以及左外叶段间裂和右后叶段间裂两个段间裂(图4-27)。

正中裂 middle hepatic fissure 在肝膈面相当于胆囊切迹中点到下腔静脉左缘的连线。此裂将肝分为左半肝与右半肝。肝中静脉位于正中裂。**右叶间裂 right interlobar fissure** 位于正中裂右侧,在肝膈面为下

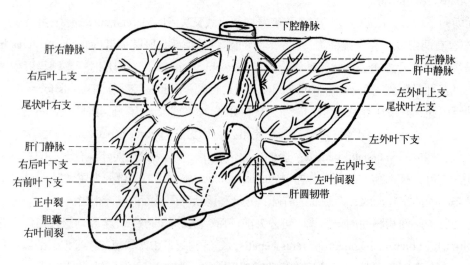

图4-26 肝叶与肝段前面

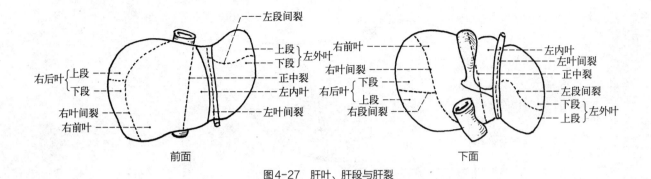

图4-27 肝叶、肝段与肝裂

腔静脉右缘至胆囊切迹中点右侧的肝下缘的外、中1/3交点的连线，转至脏面，连于肝门的右侧端。此裂将右半肝分为右前叶和右后叶，裂内有肝右静脉经过。**左叶间裂** left interlobar fissure起自肝前缘肝圆韧带切迹，向后上方至肝左静脉汇入下腔静脉处。左叶间裂将左半肝分为左内叶与左外叶。**左外叶段间裂** left intersegmental fissure在膈面相当于下腔静脉左壁至肝左缘上、中1/3交点的连线，转至脏面止于左纵沟中点稍后上方处。此裂将左外叶分为上段与下段，裂内有肝左静脉通过。**右后叶段间裂** right intersegmental fissure在脏面相当于横沟的右端与肝右缘中点的连线，再转至膈面，向左连于右叶间裂。此裂将右后叶分为上段与下段。了解肝的分叶和分段在临床上具有十分重要的意义，临床上可根据肝叶、段的划分，对肝占位性病变进行较为准确的定位。在肝外科手术中，可根据病情施行半肝、肝叶或肝段切除。

四、肝外胆道

肝外胆道是指将肝细胞分泌的胆汁输送到十二指肠的管道系统，包括胆囊、胆囊管、肝左管、肝右管、肝总管和胆总管（图4-28，图4-29）。

（一）胆囊与胆囊管

1. **胆囊** gallbladder 位于肝下面的胆囊窝内，呈梨形。长8~12 cm，宽3~5 cm，容量40~60 mL。胆囊有储存和浓缩胆汁的功能。

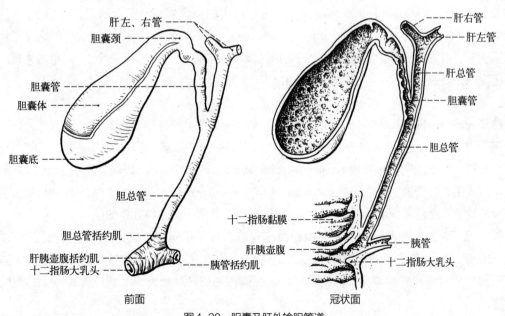

图4-28 胆囊及肝外输胆管道

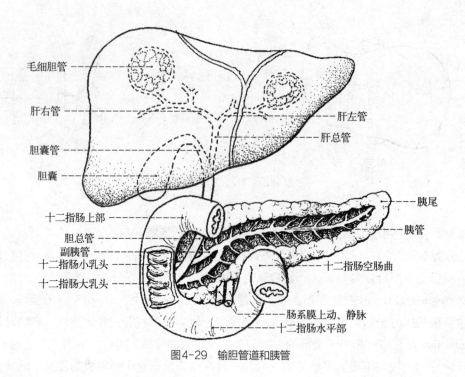

图4-29 输胆管道和胰管

胆囊分底、体、颈三部。**胆囊底** fundus of gallbladder是胆囊的盲端，膨大而钝圆。胆囊底指向前下方，多露于肝前缘的胆囊切迹处，并与腹前壁的内面相接触。胆囊底的体表投影位置相当于右腹直肌外缘（右锁骨中线）与右肋弓相交处。胆囊出现病变时，此处常出现明显压痛。**胆囊体** body of gallbladder与底无明显的界线。**胆囊颈** neck of gallbladder为胆囊体向后逐渐变细的部分，颈细而弯曲，然后急转向后下方与胆囊管相延续。

2. **胆囊管** cystic duct　长3~4 cm，管径约0.3 cm，胆囊管在近胆囊颈的一段黏膜形成螺旋状的皱襞，称**螺旋襞** spiral fold，有调节胆汁进出胆囊的作用，较大的胆结石亦可因螺旋襞的阻碍而滞留于此处。

（二）肝管与肝总管

肝左、右管 left and right hepatic duct由左、右半肝内的小胆管逐渐汇合而成，最后于肝门处出肝。在肝门处肝左、右管汇合成**肝总管** common hepatic duct，肝总管长2~4 cm，下端与胆囊管汇合成胆总管。由胆囊管、肝总管和肝的脏面围成的三角形区域，称胆囊三角（Calot三角），三角内常有胆囊动脉通过。胆囊三角是胆囊手术中寻找胆囊动脉的标志。

（三）胆总管

胆总管 common bile duct长4~8 cm，管径3~6 mm，上端起自肝总管与胆囊管的汇合处，向下经十二指肠上部的后方，至胰头与十二指肠降部之间，斜穿十二指肠降部的后内侧壁，在壁内与胰管汇合，汇合处形成略膨大的**肝胰壶腹** hepatopancreatic ampulla，又称Vater壶腹，开口于十二指肠大乳头。在肝胰壶腹周围，有**肝胰壶腹括约肌** sphincter of hepatopancreatic ampulla（又称Oddi括约肌）包绕。在胆总管与胰管的末段也有少量的平滑肌包绕，分别称胆总管括约肌和胰管括约肌。

一般情况下，肝胰壶腹括约肌平时保持收缩状态，可阻止胆汁流出，肝细胞分泌的胆汁经肝左、右管、肝总管、胆囊管进入胆囊储存和浓缩；进食后，尤其在进食高脂肪性食物后，在神经体液的调节下，引起胆囊收缩和肝胰壶腹括约肌舒张，使胆囊内的胆汁经胆囊管、胆总管排入十二指肠，参与消化食物。

【知识拓展】

临床上胆囊疾患或胆管梗阻引起胆囊炎症肿大时,在右侧锁骨中线的肋弓下缘处有明显压痛,患者因疼痛而不敢深吸气为墨菲征阳性,是胆囊炎的重要体征。因胆总管是胆汁进入肠道的必经之路,可因结石、蛔虫或肿瘤等造成阻塞,使胆汁排出受阻,并发胆囊炎或阻塞性黄疸等;胰头癌压迫肝门静脉时还可出现食管静脉曲张、腹水、脾大等门静脉高压症状。

第八节 胰

胰 pancreas 是人体仅次于肝的第二大消化腺,兼有内、外两分泌部。内分泌部即**胰岛**,分泌胰岛素,参与调节糖代谢;外分泌部分泌胰液。胰液为碱性液体,含多种消化酶,如胰蛋白酶、胰淀粉酶、胰脂肪酶、胆固醇脂酶等,它们分别对食物中的各种营养成分进行消化,在消化过程中起重要作用。

一、胰的位置与毗邻

胰是一个狭长、棱柱形的腺体,长14~20 cm,质地柔软,呈灰红色,质量为80~115 g。位于胃的后方,横贴于腹后壁上部,相当于第1~2腰椎的水平。

二、胰的分部

胰可分为头、体、尾三部分(图4-18,图4-29),各部之间无明显界线。

胰头 head of pancreas 为胰右端呈棱形膨大的部分,其上、下方和右侧被十二指肠所包绕,胆总管在胰头后面与十二指肠降部之间经过,因此胰头癌可因肿块压迫胆总管而出现阻塞性黄疸。在胰头的下部有一突向左后上方的钩突。于钩突和胰头之间有肠系膜上动、静脉经过。胰头癌可因肿块压迫其后面的肝门静脉起始部,影响其血液回流,可出现腹水、脾大等症状。

胰体 body of pancreas 位于胰头与胰尾之间,占胰的大部分。胰体的前面隔着网膜囊与胃后壁相邻,故胃后壁的癌肿或溃疡穿孔常与胰发生粘连。

胰尾 tail of pancreas 较细,向左上方抵达脾门。

胰管 pancreatic duct 位于胰实质内,接近胰的后面,与胰的长轴一致,从胰尾经胰体走向胰头,沿途接受许多小叶间导管,最后于十二指肠降部的壁内与胆总管汇合成肝胰壶腹,开口于十二指肠大乳头。在胰头的上部常有一小管,称副胰管,位于胰管的上方,收纳胰头前上部的胰液,开口于十二指肠小乳头。

(李军平编写,李 虹绘图)

数字课程学习

- 学习纲要
- 重难点剖析
- 教学PPT
- 自测题
- 临床应用
- 思政案例
- 名词术语

第五章 呼吸系统

呼吸系统 respiratory system 根据其结构和功能分为呼吸道和肺两部分（图5-1）。呼吸道是传送气体、排除分泌物和异物的管道，包括鼻、咽、喉、气管和主支气管。呼吸道根据位置和发生又分为上呼吸道和下呼吸道：鼻、咽、喉为上呼吸道，附有嗅觉和净化空气的装置；喉以下为下呼吸道。此外，还有呼吸的辅助装置胸膜和胸膜腔。喉内具有发音的装置。呼吸道以骨或软骨为支架保持管腔的开放。肺是气体交换的主要部位，包括支气管在肺内的各级分支、肺泡及血管、淋巴管和神经等。在平静呼吸时，外界空气一般经鼻孔进入鼻腔，经过呼吸道入肺，在肺泡内进行气体交换。但有时（如深呼吸或在病理情况下）外界空气可由口腔经呼吸道入肺。

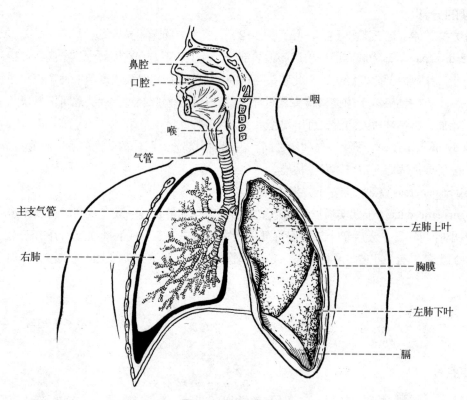

图5-1 呼吸系统全貌

第一节 鼻

鼻 nose 是呼吸道的起始部分，能净化吸入的空气并调节其温度和湿度，它也是嗅觉器官，还可辅助发音。鼻包括外鼻、鼻腔和鼻旁窦三部分。

一、外鼻

外鼻 external nose 是指突出于面部的部分，以骨和软骨为支架（图5-2）。外面覆以皮肤，内覆黏膜。上端较窄，位于两眼之间称鼻根，下端高突的部分称鼻尖，中央的隆起部称鼻背，鼻尖两侧向外膨隆的部分称**鼻翼** wings of nose。在平静呼吸时，鼻翼无明显活动；当呼吸困难时，患者有鼻翼扇动的症状。小儿呼吸困难时，鼻翼扇动更为明显。从鼻翼向外下方到口角的浅沟称**鼻唇沟** nasolabial sulcus。正常人，两侧鼻唇沟的深度对称；面神经瘫痪时，瘫痪侧的鼻唇沟变浅或消失。

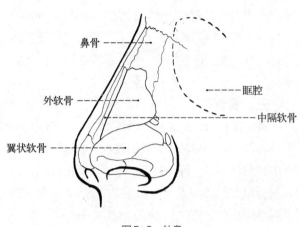

图5-2 外鼻

二、鼻腔

鼻腔 nasal cavity 以骨和软骨为基础，表面衬以黏膜和皮肤构成。鼻腔由鼻中隔分为左、右两腔，前方经鼻孔通外界，后方经鼻后孔通咽腔。每侧鼻腔可分为鼻前庭和固有鼻腔两部分，两者以**鼻阈** nasal limen 为界。鼻阈为皮肤与黏膜的交界处，鼻前庭壁由皮肤覆盖，生有鼻毛，有滤过和净化空气功能，因其缺少皮下组织，皮肤直接与软骨膜紧密相贴，而且富有皮脂腺和汗腺，所以它不但是疖肿的好发部位而且发病时疼痛剧烈。鼻黏膜分为两部分，位于上鼻甲与其相对的鼻中隔及两者上方鼻腔顶部的鼻黏膜区域统称**嗅区** olfactory region，富有感受嗅觉刺激的嗅细胞。鼻腔其余部分的黏膜区域称呼吸区，含有丰富的鼻腺（图5-3）。

固有鼻腔分为顶、底、内侧壁及外侧壁。顶较窄，其上方是颅前窝。当颅底骨折时颅腔内脑脊液和血液可经鼻腔流出。底较凹陷，前部3/4由上颌骨及黏膜构成，后1/4由腭骨及黏膜构成。内侧壁由

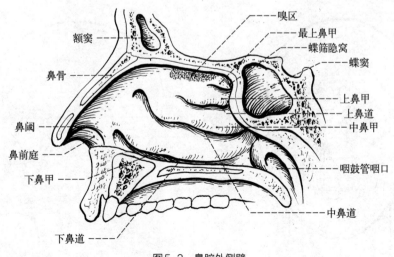

图5-3 鼻腔外侧壁

鼻中隔 nasal septum 构成。鼻中隔由筛骨垂直板、犁骨和鼻中隔软骨构成支架，表面覆盖黏膜而成，位置通常偏向一侧，尤以左侧为多。在其前下方的血管丰富、位置浅表，外伤或干燥刺激均易引起出血，90%左右的鼻出血发生于此区，故称易出血区（即Little 区或Kiesselbach区）。外侧壁自上而下可见上、中、下3个鼻甲 nasal concha 突向鼻腔，上鼻甲与中鼻甲之间称上鼻道，中鼻甲与下鼻甲之间为中鼻道，下鼻甲下方为下鼻道。上鼻甲的后上方多数人有最上鼻甲 supreme nasal concha。最上鼻甲或上鼻甲的后上方的窝为蝶筛隐窝 sphenoethmoidal recess，此处有蝶窦的开口。切除中鼻甲，在中鼻道中部可见凹向上方的弧形裂隙，称半月裂孔 semilunar hiatus，该裂隙的前上方有筛漏斗 ethmoidal infundibulum，此处有额窦和前筛窦的开口。鼻泪管开口位于下鼻道的前上方。小儿鼻腔相当狭窄，下鼻甲不发达，鼻前庭发育不佳，也无鼻毛，鼻黏膜容易肿胀，为易患呼吸系统疾病的因素之一。

三、鼻旁窦

鼻旁窦 paranasal sinus 又称副鼻窦，是开口于鼻腔的骨性腔隙，位于额骨、筛骨、蝶骨和上颌骨内。窦壁衬以黏膜并与鼻腔黏膜相移行。鼻腔发炎时，可以蔓延到鼻旁窦，引起鼻旁窦炎。新生儿的鼻旁窦大多数发育不全，甚至缺乏；由恒牙萌出时起，到青春期以前这段时期显著扩大，它们的生长发育是使人的面型变化的因素之一。鼻旁窦有4对，左右对称分布，包括额窦、筛窦、蝶窦和上颌窦。有温暖、湿润空气及对发音产生共鸣的作用（图5-4，图5-5）。

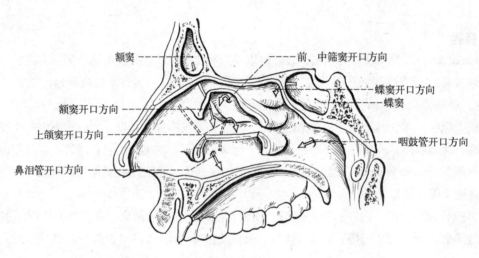

图5-4　鼻旁窦的开口（鼻甲切除后）

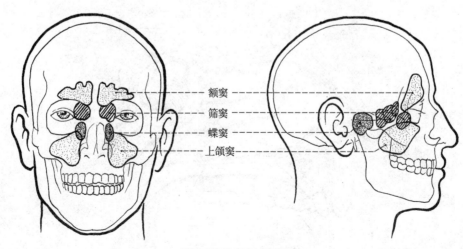

图5-5　鼻旁窦的位置

(一)额窦

额窦 frontal sinus 位于额骨眉弓的深部，额骨内、外板之间，左、右各一，多不对称，窦的大小及形状极不一致，但基本是三棱锥体形。额窦的大小不一，多有中隔，常偏向一侧。眶的内上壁为额窦底部，骨质最薄，急性额窦炎者此处压痛明显。额窦口位于窦底，开口于漏斗，后者直接或间接开口于中鼻道。

(二)筛窦

筛窦 ethmoidal sinus 由大小不一、排列不规则的小气房系统组成，绝大部分小气房位于鼻腔外侧壁上方的筛骨之中，每侧有3~18个。依据部位将其分为前筛窦、中筛窦和后筛窦。前筛窦的气房较小，有5~6个。中筛窦即筛泡内的气房，平均3个。前筛窦、中筛窦开口于中鼻道。后筛窦开口于上鼻道。偶有后筛窦的个别气房开口于蝶筛隐窝。

【知识拓展】

> 筛窦与两眶之间仅以很薄的眶板相隔，因此筛窦有炎症时，可蔓延至眶，引起眶内蜂窝组织炎，后筛窦与视神经管相邻，其感染向周围蔓延，可引起视神经炎。筛窦和颅腔仅以薄的眶板分隔，而且筛孔又有嗅神经和血管穿过，因此筛窦的炎症和肿瘤有扩展到颅腔内的可能性。

(三)蝶窦

蝶窦 sphenoid sinus 位于蝶骨体内，鼻腔上部后方，常被蝶窦中隔分为左、右两腔，容量平均7.5 mL，窦口直径2~3 mm，分别开口于左、右蝶筛隐窝。蝶窦顶与视交叉和垂体等相邻近，外侧壁与颈内动脉和海绵窦相邻，前壁与筛窦相邻。

(四)上颌窦

上颌窦 maxillary sinus 是鼻旁窦中最大的一个，占整个上颌骨的体部，其形状与上颌体部外形相符，容积平均为14.69 mL。上颌窦一般可分为前、后、内侧、上、底5个壁。前壁向内略凹陷，即上颌体前面的尖牙窝。此处骨质较薄，上颌窦手术常经此处凿入。后壁较厚，与翼腭窝毗邻。内侧壁即鼻腔之外侧壁，相当于中鼻道和下鼻道的大部分。此壁有上颌窦窦口，开口于中鼻道。上颌窦因开口位置高，分泌物不易排出，容易发生感染，往往形成慢性上颌窦炎。上颌窦窦口的形状与大小不一，多呈椭圆形裂缝，少数为圆形或肾形，其直径约3 mm，此壁在下鼻甲附着处下方的骨质最薄，是上颌窦穿刺的进针位置。上壁为眶的下壁。上颌窦的底即上颌骨的牙槽突，常低于鼻腔的底部，此壁与上颌第二前磨牙及第一、二磨牙的根部十分邻近，仅有一层菲薄的骨质相隔，甚至牙根直接埋藏于上颌窦黏膜的深面，故磨牙根的感染极易侵入窦内。

第二节 喉

喉 larynx 也是发音的器官。它以软骨为支架，借关节、韧带和肌连结而成。喉位于颈前部中份，上借甲状舌骨膜与舌骨相连，向下与气管相续。成年人的喉在第3~6颈椎前方，声门约与第5颈椎体的高度一致。喉的前面为舌骨下肌群，后为咽，并与之紧密相连，两侧为颈部的大血管、神经及甲状腺侧叶。

一、喉软骨

喉的支架，包括不成对的甲状软骨、环状软骨、会厌软骨和成对的杓状软骨等。

（一）甲状软骨

甲状软骨 thyroid cartilage 是喉软骨中最大的一块，形似盾牌，构成喉的前外侧壁，由前缘互相愈着呈四边形的左、右软骨板组成。两板的前缘彼此融合成直角（男性）或约120°的角，称**前角** anterior horn，前角上端向前突出，在成年男子特别显著，称**喉结** laryngeal prominence。喉结上方呈"V"形的切迹，称**上切迹** superior notch。左、右软骨板的后缘游离并向上、下发出突起，称上角和下角。上角较长，借韧带与舌骨大角连接；下角较短，内侧面有关节面，与环状软骨形成环甲关节（图5-6）。

（二）环状软骨

环状软骨 cricoid cartilage 位于甲状软骨的下方，为喉软骨中唯一呈环形的软骨，对于保持呼吸道畅通有极为重要的作用，损伤后易引起喉狭窄（图5-7）。它由前部低窄的**环状软骨弓** cricoid arch 和后部高阔的**环状软骨板** cricoid lamina 构成，板位于后方，构成喉后壁的大部分。板上缘两侧各有一**杓关节面** arytenoid articular surface，与杓状软骨构成环杓关节。环状软骨弓平对第6颈椎，是颈部的重要标志之一。环状软骨弓与板交界处，两侧有与甲状软骨下角形成关节的关节面，构成环甲关节。环状软骨下缘借韧带与气管软骨环相连。

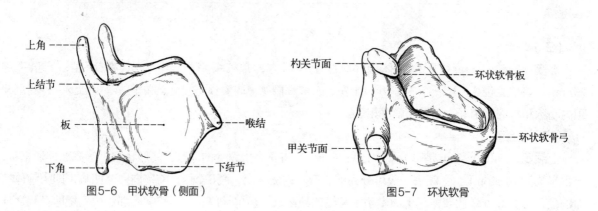

图5-6 甲状软骨（侧面）　　图5-7 环状软骨

（三）会厌软骨

会厌软骨 epiglottic cartilage 形似叶状，位于舌骨体后方，上宽下窄，下端借韧带连于甲状软骨上切迹的后下方（图5-11）。会厌软骨被喉上神经穿过，会厌软骨的前、后面均由黏膜被覆称**会厌** epiglottis，是喉口的活瓣，吞咽时，喉随咽上提并向前移，会厌封闭喉口，阻止食团和唾液误入喉腔。

（四）杓状软骨

杓状软骨 arytenoid cartilage 成对，位于环状软骨板上缘两侧，近似三面锥体形，分为一尖、一底、两突和3个面。底朝下与环状软骨板上缘的关节面构成环杓关节。由底向前伸出的突起，有声韧带附着，称声带突。由底向外侧伸出的突起，有喉肌附着，称肌突（图5-8）。

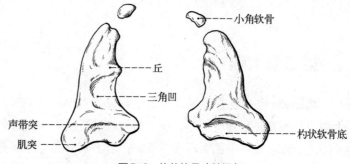

图5-8 杓状软骨（前面）

【知识拓展】

喉的软骨通常在20岁以后逐渐出现骨化，一般从甲状软骨开始，继而为环状软骨及杓状软骨。65岁以后，它们可以完全骨化，在X线片上可以看到，女性喉软骨骨化一般较男性稍晚。

二、喉的连结

喉的连结包括喉软骨之间以及喉与舌骨和气管间的连结（图5-9~11）。

（一）甲状舌骨膜

甲状舌骨膜thyrohyoid membrane是位于舌骨与甲状软骨上缘之间的结缔组织膜，其中部增厚，称甲状舌骨正中韧带median thyrohyoid ligament。甲状舌骨外侧韧带连接甲状软骨上角和舌骨大角，其内常

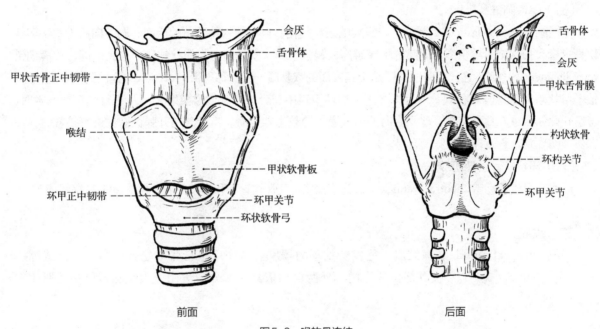

图5-9 喉软骨连结

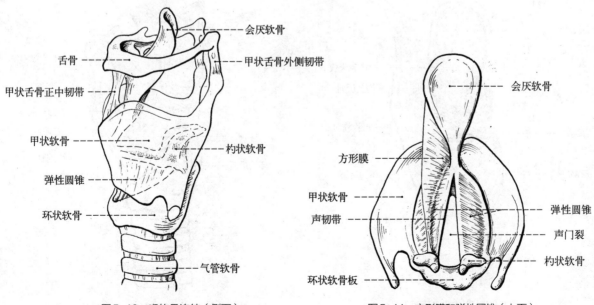

图5-10 喉软骨连结（侧面）　　图5-11 方形膜和弹性圆锥（上面）

含麦粒软骨 triticeal cartilage。甲状舌骨膜的后部有喉上血管和神经穿过。

（二）环甲关节

环甲关节 cricothyroid joint 由甲状软骨下角与环状软骨的环甲关节面构成。甲状软骨在额状轴上做前倾和复位运动。前倾时，加大甲状软骨前角与杓状软骨间的距离，使声带紧张；复位时，两者间的距离缩小，声带松弛。

（三）环杓关节

环杓关节 cricoarytenoid joint 由环状软骨板的杓关节面和杓状软骨底的关节面构成。杓状软骨可沿该关节垂直轴做向内、外侧旋转。旋内使声带突互相靠近，缩小声门；旋外则作用相反，开大声门。

（四）方形膜

方形膜 quadrangular membrane 呈斜方形，由会厌软骨的两侧缘和甲状软骨前角的后面向后附着于杓状软骨的前内侧缘。方形膜的下缘游离，称**前庭韧带** vestibular ligament。

（五）弹性圆锥

弹性圆锥 conus elasticus 为弹性纤维组成的膜状结构，自甲状软骨前角的后面，向下向后附着于环状软骨上缘和杓状软骨声带突。此膜的上缘游离，紧张于甲状软骨前角与杓状软骨声带突之间，称**声韧带** vocal ligament。声韧带连同声带肌及覆盖于其表面的喉黏膜一起，称**声带** vocal cord。弹性圆锥前份较厚，张于甲状软骨下缘与环状软骨弓上缘之间，称环甲正中韧带。当急性喉阻塞来不及进行气管切开术时，可切开此韧带或在此做穿刺，建立暂时的通气道，抢救患者生命。当紧急切开弹性圆锥进行抢救时，注意勿损伤环状软骨及环甲动脉吻合弓。

（六）环状软骨气管韧带

环状软骨气管韧带 cricotracheal ligament 为连接第1气管软骨环和环状软骨下缘之间的结缔组织膜。

三、喉肌

喉肌 laryngeal muscle 属横纹肌，是发音的动力器官。其作用是紧张或松弛声带，开大或缩小声门裂，并可缩小喉口。按其部位分为内、外两群，依其功能分为声门开大肌和声门括约肌（图5-12～14）。

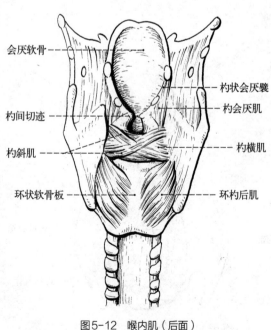

图5-12 喉内肌（后面）

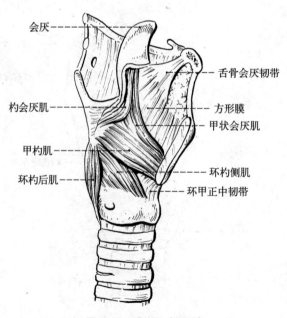

图5-13 喉内肌（侧面）

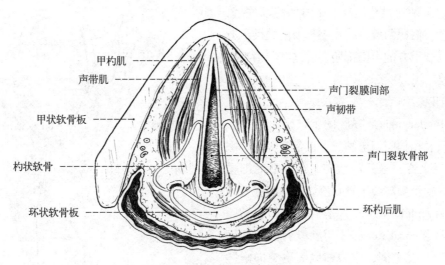

图5-14 喉内肌（经声带水平面）

（一）环甲肌

环甲肌 cricothyroid muscle 起自环状软骨弓的前外侧面，向后上方止于甲状软骨下缘和下角。收缩时，使甲状软骨前倾，从而拉长并紧张声带。

（二）环杓后肌

环杓后肌 posterior cricoarytenoid muscle 起自环状软骨板后面，纤维行向外上方，止于杓状软骨肌突，收缩时，牵引杓状软骨肌突向后内，使杓状软骨在垂直轴上旋转，声带突旋外，声门开大，声带紧张。

（三）环杓侧肌

环杓侧肌 lateral cricoarytenoid muscle 起自环状软骨弓的上缘和外侧面，纤维斜向后上方，止于杓状软骨肌突。收缩时，牵引肌突向前，使声带突转向内侧，声门裂变窄。

（四）甲杓肌

甲杓肌 thyroarytenoid muscle 起自甲状软骨前角的后面，循弹性圆锥并与声带平行向后，止于杓状软骨的外侧面和声带突。其中止于声带突的肌，紧贴声带，称**声带肌** vocal muscle，收缩时使声襞变短、松弛。

（五）杓肌

杓肌 arytenoid 位于喉的后壁，直接贴附于左、右杓状软骨表面，包括杓横肌、杓斜肌和杓会厌肌。

1. **杓横肌** transverse arytenoid muscle 在杓状软骨的后面，杓斜肌的深面，肌束横行，连接两侧杓状软骨。该肌收缩使声带略紧张，缩小喉口及喉前庭。

2. **杓斜肌** oblique arytenoid 起自杓状软骨肌突，斜向上行，两侧交叉止于对侧杓状软骨尖。其作用是缩小喉口，与杓横肌共同收缩则关闭喉口。

3. **杓会厌肌** aryepiglottic muscle 位于杓状会厌襞内，起自杓状软骨尖，止于会厌软骨及甲状会厌韧带。收缩时拉会厌向后下，关闭喉口。

四、喉腔

喉腔 laryngeal cavity 是由喉软骨、韧带和纤维膜、喉肌和喉黏膜等围成的管腔。前壁由会厌软骨、甲状软骨前部、环甲正中韧带及环状软骨弓前部构成；侧壁由方形膜、弹性圆锥、杓状软骨及环状软骨弓侧部构成；后壁由环状软骨板及杓肌构成。喉腔上起自喉口，与咽腔相通；下连气管，与肺相通。喉腔侧壁有上、下两对黏膜皱襞，上方的称前庭襞，下方的称声襞。借此两襞，将喉腔分为前庭襞上方的喉前庭、声襞下方的声门下腔、前庭襞和声襞之间的喉中间腔。

（一）喉口

喉口 aditus laryngis 是喉腔的上口，由会厌上缘、杓状会厌襞和杓间切迹围成。正常呼吸时，喉口平面朝向后上方，呈开放状态，当吞咽时即关闭。连接杓状软骨尖与会厌软骨侧缘的黏膜皱襞称**杓状会厌襞** aryepiglottic fold，是喉黏膜和咽黏膜的移行处。**声襞** vocal fold 张于甲状软骨前角后面与杓状软骨声带突之间，它较前庭襞更突向喉腔（图5-15）。

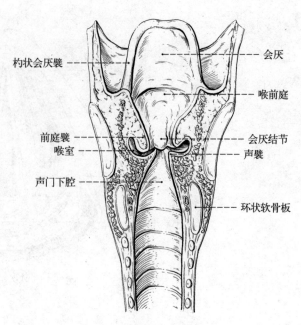

图5-15 喉腔（冠状面）

（二）喉前庭

喉前庭 laryngeal vestibule 上宽下窄，呈漏斗形，上界为喉口，下界为两侧前庭襞所夹成的前庭裂平面。**前庭襞** vestibular fold 连于甲状软骨前角后面与杓状软骨声带突上方的前内侧缘，呈矢状位，是粉红色的黏膜皱襞。两侧前庭襞之间的裂隙称**前庭裂** rima vestibuli，较声门裂宽。前壁中下份有会厌软骨茎附着，附着处的上方呈结节状隆起处称会厌结节。后壁最短，其形状随杓状软骨的位置而不同。外侧壁前宽后窄，近似四边形，向下方则两侧壁逐渐向腔内突入而移行为前庭襞。

（三）喉中间腔

喉中间腔 intermediate cavity of larynx 是喉腔中声襞与前庭襞之间的部位，不仅是气体出入必经之路，也是语言和发音器官。上界为前庭襞，下界为声襞，两侧向外侧突出的裂隙为喉室，其上端可高达甲状软骨上缘附近，以盲端而终。声带是由声韧带和声带肌为基础，表面贴以黏膜而成，活体上呈苍白色。**声门裂** fissure of glottis 是位于两侧声襞及杓状软骨底和声带突之间的裂隙，较前庭裂长而狭窄，是喉腔最狭窄的部分，前3/5位于两侧声襞之间，称**膜间部** intermembranous part；后2/5位于两侧杓状软骨底内侧缘和声带突之间，称**软骨间部** intercartilaginous part。声带和声门裂合称**声门** glottis。声门裂附近的黏膜下层比较疏松，发炎时可引起黏膜水肿，导致声音嘶哑、呼吸困难，幼儿严重时可致喉阻塞。

（四）声门下腔

声门下腔 infraglottic cavity 位于声襞与环状软骨下缘之间。其黏膜下组织疏松，炎症时易发生喉水肿，尤以婴幼儿更易产生急性喉水肿，从而产生呼吸困难，危及生命。

【知识拓展】

胎儿的喉位置最高，出生后6～12个月的婴儿，喉的最高点（会厌尖端）可达第1颈椎与第2颈椎之间的椎间盘。儿童的喉高于成年人，女性高于男性，老年人的位置最低。喉随着年龄增长而逐渐下降的现象，称喉下降。

第三节 气管和支气管

一、气管

气管 trachea 位于食管前方，上接环状软骨，经颈部正中下行入胸腔。成年男性平均长10.63 cm，成年女性平均长9.71 cm。根据气管的行程与位置，可分为颈、胸两部，在胸骨角平面（平对第4胸椎椎体下缘）分叉形成左、右主支气管（图5-16），分叉处称**气管杈** bifurcation of trachea；气管杈内面有一向上凸的纵嵴，呈半月形，称**气管隆嵴** carina of trachea（图5-17），略偏向左侧，是支气管镜检查时判断气管分叉的重要标志。

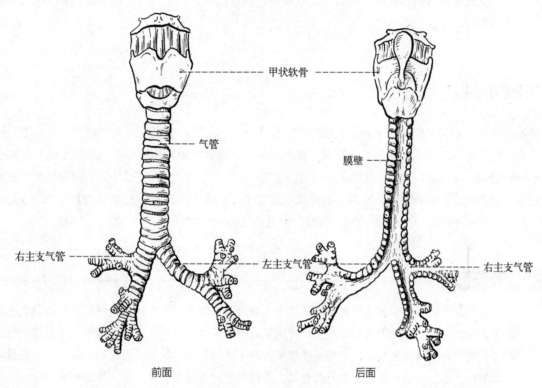

图5-16 气管与支气管

气管由16~20个"C"形的软骨环以及连接各环之间的结缔组织和平滑肌构成，气管内面衬以黏膜。气管的后壁缺少软骨，由纤维组织膜封闭，称膜壁。环状软骨可作为向下检查气管软骨环的标志，甲状腺峡多位于第2~4气管软骨环前面，临床上紧急气管切开通常在第3~5气管软骨环处进行。

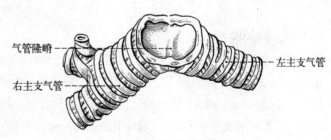

图5-17 气管隆嵴

【知识拓展】

气管的上端多位于第6颈椎椎体的下部，一般女性气管的上端较男性稍高。气管杈多位于第5胸椎上部，稍偏向中线右侧，当深吸气时，可下降到第6胸椎的高度。

二、支气管

支气管 bronchi 是气管杈与肺门间的一段，左、右各一。左、右主支气管的夹角，一般为 68°~85°，男性较女性小。

（一）右主支气管

右主支气管 right principal bronchus 男性平均长 2.0 cm，女性平均长 1.8 cm。气管中线与主支气管下缘间的夹角称**嵴下角** subcarinal angle，右嵴下角男性平均为 22.4°，女性平均为 25.8°。

（二）左主支气管

左主支气管 left principal bronchus 男性平均长 4.8 cm，女性平均长 4.5 cm。左嵴下角男性平均为 36.4°，女性平均为 39.3°。

左、右主支气管的区别：前者较细长，走向倾斜；后者较粗短，走向较前者略直，所以经气管坠入的异物多进入右肺。

第四节 肺

肺 lung 位于胸腔内，膈肌的上方和纵隔两侧。由于膈的右侧较左侧高以及心的位置偏左，故右肺较宽短，左肺较狭长。肺表面被脏胸膜所覆盖，光滑润泽。透过脏胸膜可见大量多边形的小区，即**肺小叶** pulmonary lobule，其大小不等，一般呈锥形，底朝向肺表面，尖向肺门，其感染称小叶性肺炎。正常肺的质地柔软呈海绵状，富有弹性。成年人肺的质量约等于自己体重的 1/50，男性平均为 1100~1400 g，女性平均为 700~900 g。健康男性成年人两肺的空气容量约为 6000 mL，女性略小于男性。

【知识拓展】

> 肺的颜色随年龄和职业而有不同。新生儿的肺为淡红色，随着年龄的增长，肺的颜色也逐渐发生变化。成年人肺由于吸入的灰尘和炭末颗粒不断沉积于肺泡壁内，其颜色可变为暗红色或深灰色；老年人肺的颜色最深，尤其是吸烟者的肺可呈棕黑色。煤矿工人的肺，部分可呈棕黑色或全部呈红黑色。一般男性比女性的颜色深，肺的后缘比前缘颜色深。由于肺内含有空气，故能浮于水中；而未经呼吸的肺，入水则下沉。法医借此鉴别出生前死亡或出生后死亡的胎儿。

一、肺的形态

肺大致呈圆锥形，具有一尖、一底、两面（肋面和内侧面），以及三缘（前缘、后缘和下缘）。**肺尖** apex of lung 圆钝，经胸廓上口突至颈根部，超出锁骨内侧 1/3 段上方 2.5 cm 左右。肺底又称膈面，稍向上凹。**肋面** costal surface 面积较大而圆凸，邻接肋和肋间肌。内侧面亦称**纵隔面** mediastinal surface，此面的中部有一长圆形的凹陷，称**肺门** hilum of lung，有支气管、肺动脉、肺静脉、支气管动脉、支气管静脉、淋巴管和神经进出；这些进出肺门的结构，有结缔组织包绕，构成**肺根** root of lung。肺根内各结构的排列关系自前向后依次为肺静脉、肺动脉、主支气管。自上而下，左肺根内各结构的排列关系为肺动脉、主支气管、肺静脉；右肺根为主支气管、肺动脉、肺静脉。肺门附近有支气管肺淋巴结（肺门淋巴结）。

肺经固定液固定后，肺表面可见到压迹或沟，这是邻接的器官在肺表面压成的，借此可了解肺的毗邻关系。如右肺肺门后方有食管压迹，上方有奇静脉沟。左肺肺门上方和后方有主动脉弓和胸主动脉的压迹。两侧肺门的前下方均有心压迹，左肺尤为明显。

肺的前缘薄而尖锐，左肺前缘下份有左肺**心切迹** cardiac notch，切迹下方的舌状突出部，称**左肺小舌** lingula of left lung。后缘为肋面与纵隔面在后方的移行处，位于脊柱两侧的肺沟中。肺的下缘也较尖锐，伸入膈与胸壁之间的肋膈隐窝内。下缘为膈面与肋面、纵隔面的移行处，其位置随呼吸运动而变化（图5-18，图5-19）。

左肺由斜裂分为上、下两叶，此裂自后上斜向前下直达左肺的内侧面。右肺除斜裂外，尚有右肺水平裂，此裂起自斜裂的后部，水平向前达右肺的内侧面。右肺由斜裂和水平裂分为上叶、中叶和下叶。

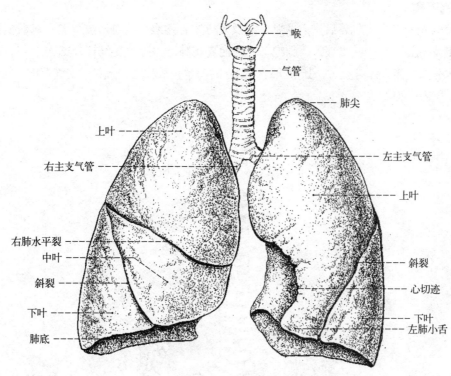

图5-18 肺的形态

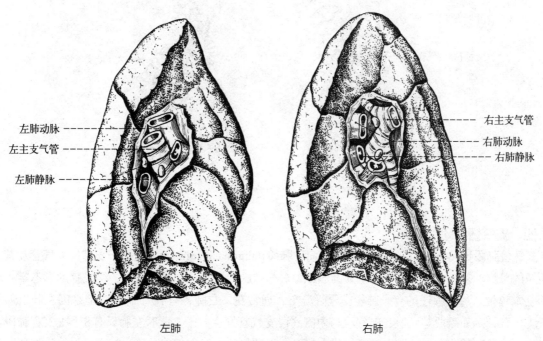

图5-19 肺根的结构

二、胎儿肺与成年人肺的区别

胎儿和未曾呼吸过的新生儿肺不含空气，相对密度（比重）较大（1.045～1.056），可沉于水底。成年人肺因肺内含空气，相对密度较小（0.345～0.746），能浮出水面。胎儿肺的质量为其体重的1/70，成年人肺的质量为其体重的1/50。在肺的发育过程中，出生前3个月的胎肺生长最快，出生后肺的体积占胸腔的2/3。到8岁时，为出生时的8倍，至成年时为出生时的20倍。

三、支气管树

气管在分为左、右主支气管后进入两肺，经反复分支，逐级分为肺叶支气管、肺段支气管、亚肺段支气管、细支气管、呼吸性支气管、肺泡管、肺泡囊和肺泡，肺内支气管分支达24级，管径越分越细，如同树木分枝，当人体直立时，其形状好像倒立的树木，故称之为气管-支气管树，简称**支气管树** bronchial tree（图5-20）。

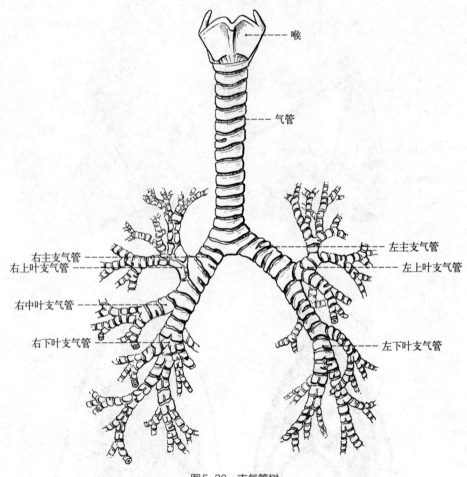

图5-20 支气管树

四、支气管肺段

支气管肺段 bronchopulmonary segments 简称**肺段** pulmonary segment，是每一支肺段支气管及其所属肺组织的总称。每一支气管肺段均呈圆锥形，尖端朝向肺门，底部构成肺表面，构成肺的形态学和功能学的基本单位。每一肺段均有一肺段支气管分布，通常左、右肺各有10个肺段，但是因左肺出现共干肺段支气管，例如后段与尖段、前底段与内侧底段支气管发生共干，此时左肺只有8个支气管肺段。在肺段内，肺动脉的分支与肺段支气管的分支伴行，但肺静脉的属支却在肺段之间走行，接受相邻两肺段的静脉血。因此,这些肺段间的静脉可作为肺叶分段的标志(图5-21)。当肺段支气管阻塞时,此段的空气出入则受阻,说明了肺段结构和功能的独立性。现将左、右两肺的肺段名称和通用编码排列如下:

右肺支气管肺段

上叶 ┧ 尖段 (S I)
     ┥ 后段 (S II)
     ┗ 前段 (S III)

中叶 ┧ 外侧段 (S IV)
     ┗ 内侧段 (S V)

下叶 ┧ 上段 (S VI)
     ┥ 内侧底段 (S VII)
     ┥ 前底段 (S VIII)
     ┥ 外侧底段 (S IX)
     ┗ 后底段 (S X)

左肺支气管肺段

上叶 ┧ 尖段 (S I)   ┓
     ┥ 后段 (S II)   ┛ 尖后段 (S I + S II)
     ┥ 前段 (S III)
     ┥ 上舌段 (S IV)
     ┗ 下舌段 (S V)

下叶 ┧ 上段 (S VI)
     ┥ 内侧底段 (S VII) ┓
     ┥ 前底段 (S VIII) ┛ 内前底段 (S VII + S VIII)
     ┥ 外侧底段 (S IX)
     ┗ 后底段 (S X)

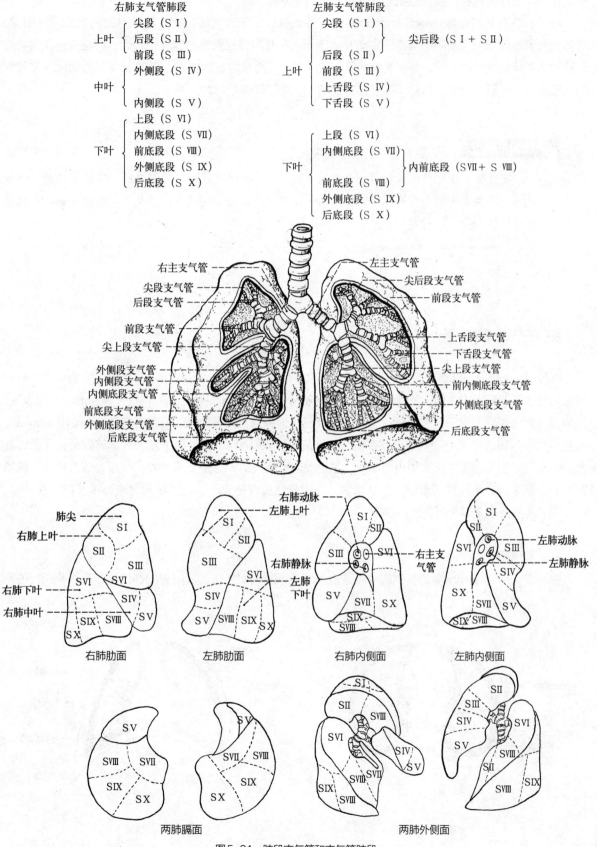

图5-21 肺段支气管和支气管肺段

五、支气管和肺段的血液供应

肺动脉 pulmonary artery 的功能主要是运送血液到肺，以进行气体交换。肺动脉的分支多与支气管的分支伴行，最终进入肺泡隔，包绕肺泡壁形成肺泡毛细血管网。

左、右侧**支气管动脉** bronchial artery 为营养性血管，右侧支气管起自主动脉弓的侧壁或后外侧壁，左侧支气管动脉起自主动脉的前壁或主动脉的凹面。在肺门处支气管动脉互相吻合，广泛交通成网。进入肺内紧密伴随支气管走行，经支气管肺段门进入支气管肺段内，形成1~3支肺段支气管动脉。支气管动脉最终在支气管壁的外膜和黏膜下层分别形成供应支气管的毛细血管网。

【知识拓展】

支气管动脉和肺动脉共同分布于肺泡壁上，分布很有规律，互相穿插。在病变的肺，如慢性病变或某些先天性心脏病，肺动脉的气体交换不良时，支气管动脉呈代偿性地扩张，起代偿肺动脉的作用。

第五节 胸　膜

胸膜 pleura 是一层浆膜，可分为脏胸膜与壁胸膜两部。**脏胸膜** visceral pleura 覆盖于肺的表面，与肺紧密结合而不能分离，并伸入肺叶间裂内。**壁胸膜** parietal pleura 贴附于胸壁内面、膈上面和纵隔表面。脏胸膜与壁胸膜在肺根下方互相移行至膈，形成三角形的双层胸膜皱襞，称**肺韧带** pulmonary ligament。脏胸膜与壁胸膜之间是一个封闭的浆膜腔隙，即**胸膜腔** pleural cavity，由于左、右胸膜腔是独立的，故左、右胸膜腔互不相通。胸膜腔内的压力，不论吸气或呼气时，总是低于外界大气压，故为负压。胸膜腔内有少量浆液，可减少呼吸时产生的摩擦。由于胸膜腔内是负压，脏胸膜与壁胸膜相互贴附在一起，所以胸膜腔实际上是两个潜在性的腔隙。

一、壁胸膜

壁胸膜 parietal pleura 覆盖在胸廓内面、膈上面及纵隔表面，按其所附着的部位可分为相互移行的四部分（图5-22）。

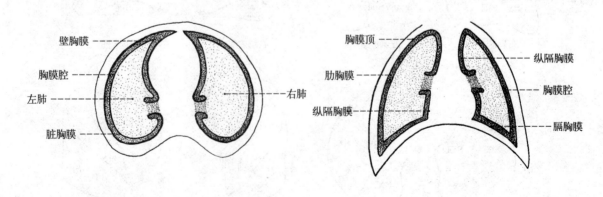

图5-22　胸膜、胸膜腔及肺

（一）肋胸膜

肋胸膜 costal pleura 贴附于肋与肋间肌内面，由于肋胸膜与肋和肋间肌之间有胸内筋膜存在，故较易剥离。

（二）膈胸膜

膈胸膜 diaphragmatic pleura 覆盖于膈的上面与膈紧密相连，不易剥离。

（三）纵隔胸膜

纵隔胸膜 mediastinal pleura 覆盖于纵隔两侧面，其中部包裹肺根并移行为脏胸膜。纵隔胸膜向上移行为胸膜顶，下缘连接膈胸膜，前、后缘连接肋胸膜。

（四）胸膜顶

肋胸膜与纵隔胸膜上延至胸廓上口平面以上，形成穹窿状的**胸膜顶** cupula of pleura，覆盖于肺尖上方。胸膜顶突出胸廓上口，伸至颈根部，高出锁骨中、内 1/3 段上方 2~3 cm。

二、脏胸膜

脏胸膜 visceral pleura 因其与肺实质连接紧密，故又称肺胸膜。在个体发生中来源于内脏间充质，由于肺的生长，包绕并贴附肺表面的间充质演变为肺表面的浆膜层，即脏胸膜。

三、胸膜腔

胸膜腔 pleural cavity 是指脏、壁胸膜相互移行所围成的封闭的胸膜间隙，左、右各一，呈负压。胸膜腔实际是个潜在的间隙，间隙内仅有少许浆液，可减少摩擦。

四、胸膜隐窝

胸膜隐窝 pleural recesses 是不同部分的壁胸膜反折并相互移行处的胸膜腔，即使在深吸气时，肺缘也达不到其内，故名胸膜隐窝。主要包括肋膈隐窝、肋纵隔隐窝和膈纵隔隐窝等。

（一）肋膈隐窝

肋膈隐窝 costodiaphragmatic recess 左、右各一，由肋胸膜与膈胸膜反折形成，是诸胸膜隐窝中位置最低、容量最大的部位。深度可达两个肋间隙，胸膜腔积液常先积存于肋膈隐窝内，为抽液的良好部位。

（二）肋纵隔隐窝

肋纵隔隐窝 costomediastinal recess 仅存在于左胸膜腔，位于心包处的纵隔胸膜与左侧肋胸膜相互移行处，在胸骨左侧第 4~5 肋间隙后面，因左肺前缘有心切迹，所以左侧肋纵隔隐窝较大。

（三）膈纵隔隐窝

膈纵隔隐窝 phrennicomediastinal recess 位于膈胸膜与纵隔胸膜之间，因心尖向左侧突出而形成，故该隐窝仅存在于左侧胸膜腔。

五、胸膜和肺的体表投影

各部壁胸膜相互移行反折之处称胸膜反折线。肋胸膜与纵隔胸膜前缘的反折线是胸膜前界，与其后缘的反折线是胸膜后界，而肋胸膜与膈胸膜的反折线则是胸膜下界（图5-23）。胸膜反折线在体表的投影位置，标志着胸膜腔的范围。

1. 胸膜的体表投影

（1）胸膜前界的体表投影：肋胸膜转折为纵隔胸膜的反折线，形成胸膜反折线的前界。两侧均起自锁骨内侧 1/3 段上方 2~3 cm 处的胸膜顶，斜向下内方，经胸锁关节后方至胸骨柄后面，约在第 2 胸肋关节水平，左、右侧靠拢，并沿中线稍左垂直下行。右侧胸膜前界在第 6 胸肋关节处右转，移行于胸膜

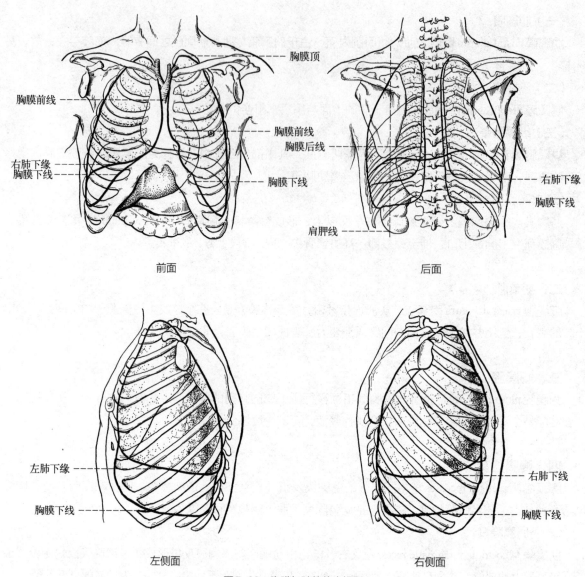

图5-23 胸膜与肺的体表投影

下界；左侧胸膜前界在第4胸肋关节处弯转向外下，距胸骨体外侧缘2~2.5 cm处下行，至第6肋软骨后方移行于胸膜下界。两侧胸膜前界在第2~4肋软骨平面相互靠拢。在第2胸肋关节水平以上，两侧胸膜前界相互离开，在胸骨柄后方形成一个无胸膜覆盖的区域，称**胸腺区** region of thymus。在第4胸肋关节平面以下，位于胸骨体下部的左半和左第4~6肋软骨后方，两侧胸膜前界之间的区域，称**心包区** pericardial region。此区内心包前方无胸膜遮盖，因此左剑肋角处是临床进行心包穿刺术的安全区。

（2）胸膜下界的体表投影：肋胸膜转折为膈胸膜的反折线为胸膜反折线的下界。下界在右侧起自第6胸肋关节后方，在左侧起自第6肋软骨后方，两侧均行向下外方，在锁骨中线与第8肋相交，在腋中线与第10肋相交并转向后内侧，肩胛线与第11肋相交，最后在椎体外侧终于第12肋的肋颈下方。在右侧由于膈的位置较高，胸膜下界的投影位置也较左侧略高。

2. **肺的体表投影** 肺下界投影线较胸膜下界高出2个肋的距离，即在锁骨中线与第6肋相交，在腋中线与第8肋相交，肩胛线处与第10肋相交，在脊柱旁终于第10胸椎棘突平面。

【知识拓展】

左右胸膜前界的相互关系存在着较显著的差异：胎儿多为分离型；出生后随着呼吸功能的发展，逐渐接近靠拢；老年人以重叠型多见。影响胸膜前界位置的因素是多方面的，如肺的发育和功能对其有直接的影响，而且邻近的器官（胸腺、心及肝）及病理因素（心肥大）等亦可影响胸膜前界的位置。

第六节 纵 隔

纵隔 mediastinum 是两侧纵隔胸膜间全部器官、结构和结缔组织的总称。成年人纵隔的位置略偏左侧，上窄下宽、前短后长。前界为胸骨，后界为脊柱胸段，两侧为纵隔胸膜，向上达胸廓上口，向下至膈。纵隔的分类方法较多，通常以胸骨角平面（平对第4胸椎体下缘）将纵隔分为上纵隔与下纵隔，下纵隔再以心包为界，分为前纵隔、中纵隔和后纵隔（图5-24）。

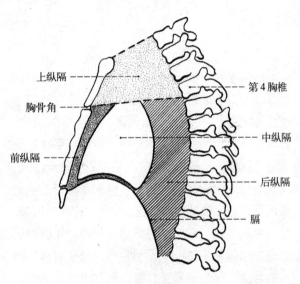

图5-24 纵隔分区

一、上纵隔

上纵隔 superior mediastinum 上界为胸廓上口，下界为胸骨角至第4胸椎体下缘的平面，前方为胸骨柄，后方为第1~4胸椎体。主要内容包括胸腺、头臂静脉、上腔静脉、膈神经、迷走神经、主动脉及其3个大分支、食管、气管、胸导管等。

二、下纵隔

下纵隔 inferior mediastinum 上界为上纵隔的下界，下界是膈，两侧为纵隔胸膜。分为以下三部分。

1. **前纵隔** anterior mediastinum　位于胸骨与心包之间，内有胸腺的下部、部分纵隔前淋巴结及疏松结缔组织。

2. **中纵隔** middle mediastinum　位于前、后纵隔之间，最宽阔，内含心包、心和大血管、奇静脉弓、膈神经、心包膈血管及淋巴结。

3. **后纵隔** posterior mediastinum　位于心包与脊柱之间，内含食管、胸主动脉、胸导管、奇静脉、半奇静脉、迷走神经、胸交感干和淋巴结。后纵隔为神经瘤、主动脉瘤及膈疝的好发部位。

（许本柯　罗　刚编写，李　虹绘图）

数字课程学习

◎ 学习纲要　　📊 重难点剖析　　P 教学PPT　　📝 自测题　　🩺 临床应用

➕ 思政案例　　📄 名词术语

第六章 泌尿系统

泌尿系统 urinary system 由肾、输尿管、膀胱及尿道组成。它的主要功能是排出机体内溶于水的代谢产物。机体在新陈代谢中所产生的废物，如尿素、尿酸和多余的水分等，由循环系统运送至肾，在肾内形成尿液后，经输尿管输送至膀胱，膀胱为暂时储存尿液的器官。膀胱在神经系统的控制下，当尿液储存到一定容积时，即产生尿意，膀胱肌层收缩，同时尿道括约肌舒张，尿液即经尿道排出体外（图6-1）。男性的尿道还有排出精液的功能。尿的质和量经常随机体内环境的改变而发生一定的变化，对保持内环境的相对稳定和电解质的平衡起着重要的作用。如肾功能发生障碍，代谢产物蓄积于体内，改变了内环境的理化性质，则产生相应的病变，严重时可出现尿毒症。

第一节 肾

一、肾的形态

肾 kidney 是成对的实质性器官，形似蚕豆，左、右各一，位于腹后壁脊柱的两侧。新鲜肾呈红褐色，肾的大小因人而异，正常成年男性平均长约10 cm，宽5 cm，厚4 cm，平均质量为134～148 g。一般女性肾略小于男性。肾可分为上、下端，内、外侧缘和前、后面。肾上端宽而薄，下端窄而厚。前面较凸，朝向前外侧；后面较平，贴靠腹后壁。外侧缘凸隆；内侧缘中部凹

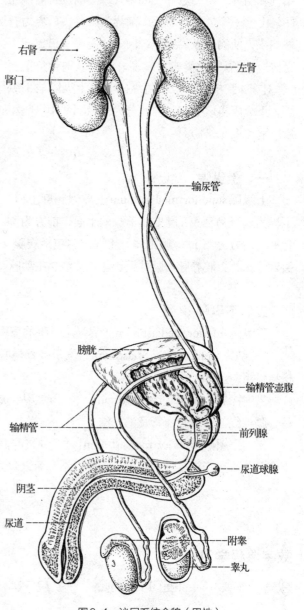

图6-1 泌尿系统全貌（男性）

陷，是肾的血管、淋巴管、神经和肾盂出入的部位，称**肾门** renal hilum。肾门长2~3 cm，宽1.4~2.5 cm。出入肾门的结构称**肾蒂** renal pedicle。肾蒂内主要结构的排列关系：由前向后依次为肾静脉、肾动脉和肾盂；从上向下依次为肾动脉、肾静脉和肾盂。因下腔静脉位于中线右侧，致使右侧肾蒂较左侧短，在肾手术时可造成一定的困难。肾门向肾内延伸为一个较大的空腔，称**肾窦** renal sinus，由周围的肾实质围成，内含肾小盏、肾大盏、肾盂、肾动脉、肾静脉的主要分支和属支以及脂肪组织（图6-2）。

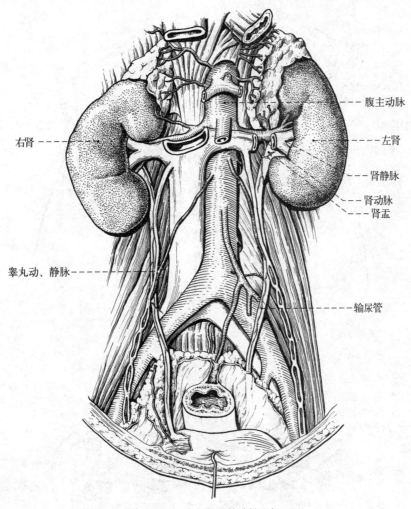

图6-2　肾与输尿管（前面）

二、肾的位置与毗邻

（一）肾的位置

正常成年人的肾位于腹膜后隙内，脊柱的两侧，贴靠腹后壁的上部，属腹膜外位器官。肾的长轴向外下倾斜，上端距正中线的距离：左侧为4.2 cm，右侧为4.0 cm；两肾上端相距较近。下端距正中线的距离：左侧为5.5 cm，右侧为5.7 cm。两肾下端相距较远。肾的高度：左肾上端平第11胸椎下缘，下端平第2腰椎下缘；右肾上端平第12胸椎上缘，下端平第3腰椎上缘，即右肾低于左肾。第12肋斜越左肾后面的中部、右肾后面的上部。肾门约平第1腰椎平面，距正中线约5 cm。在腹前壁的体表投影相当于第9肋软骨前端高度，距正中线外侧约5 cm，称前肾点；在腰背部的体表投影位于竖脊肌外侧缘与第12肋的夹角处，称**肾区** renal region（脊肋角），又称后肾点。肾病患者触压或叩击上述两点常引起剧痛。正常肾的位置可随呼吸和体位而上、下移动，幅度为2~3 cm。肾的位置一般女性低于男性，儿童低于成年人，新生儿的则更低，甚至可达髂嵴附近。

（二）肾的毗邻

两肾上端均紧邻**肾上腺** suprarenal gland，两者虽同为肾筋膜包绕，但其间被疏松结缔组织所分隔，故肾上腺位于肾纤维膜之外。肾下垂时，肾上腺可不随肾下降。肾后上1/3借膈与肋膈隐窝相邻，肾手术时应注意勿损伤胸膜。肾后下2/3与腰大肌、腰方肌和腹横肌相邻。肾前面的毗邻左、右不同：右肾邻十二指肠、肝右叶和结肠右曲；左肾邻胃、胰、空肠、脾和结肠左曲（图6-3，图6-4）。

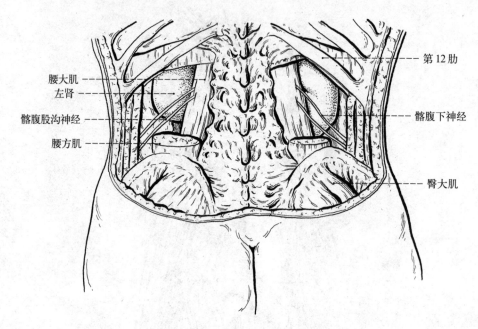

图6-3 肾的位置（后面）

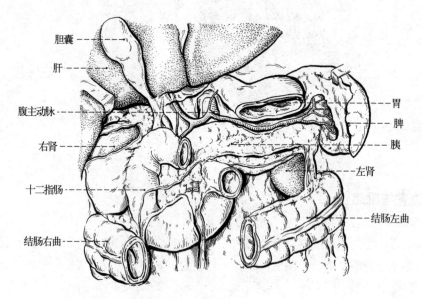

图6-4 肾的毗邻（前面）

三、肾的被膜

肾实质表面被结缔组织和平滑肌交织构成的**肌织膜** muscular tunica 包绕，它与肾实质连接紧密，在肾窦内，被覆于肾乳头以外的窦壁上。除肌织膜外，通常肾的被膜有3层，由内向外依次为纤维囊、脂肪囊和肾筋膜（图6-5，图6-6）。

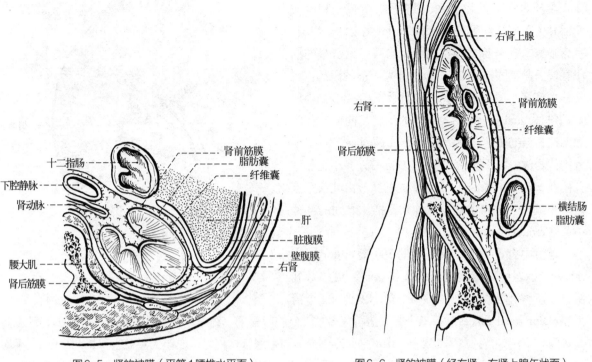

图6-5 肾的被膜（平第1腰椎水平面）　　图6-6 肾的被膜（经右肾、右肾上腺矢状面）

（一）纤维囊

纤维囊 fibrous capsule 为贴附于肾实质表面的薄层、致密、坚韧的结缔组织膜，内含少量弹力纤维。正常情况下，纤维囊易与肾实质分离；在病理情况下，则与肾实质发生粘连，不易剥离。肾破裂或肾部分切除时，需缝合此膜。

（二）脂肪囊

脂肪囊 adipose capsule 又名肾床，为纤维囊外周的脂肪组织，在肾的边缘处脂肪较多，并通过肾门与肾窦内的脂肪组织相连续。脂肪囊对肾起弹性垫的保护作用。临床上做肾囊封闭，就是将药物经腹后壁注入肾脂肪囊内。

（三）肾筋膜

肾筋膜 renal fascia 位于脂肪囊的外面，包被肾上腺和肾的周围，由它发出的一些结缔组织小梁穿脂肪囊与纤维囊相连，结缔组织小梁越接近下端越坚韧，是固定肾的主要结构。肾筋膜分为前、后两层，在肾的上方和外侧，两层互相融合。在肾的下方两层分离，其间有输尿管通过。在肾的内侧，前层延续至腹主动脉与下腔静脉的前面，与对侧肾筋膜前层相连续，后层与腰大肌筋膜融合。由于肾筋膜下方完全开放，当腹壁肌的力量减弱、肾周脂肪减少、肾的固定结构薄弱时，可产生**肾下垂** nephroptosis 或游走肾。肾积脓或肾周围炎症时，脓液可沿肾筋膜向下蔓延，达髂窝或大腿根部。

【知识拓展】

肾被3层被膜包绕，由于它们的止点不同，导致肾容易移位。肾移位可分为3级：第一级仅能触到肾下极或肾体的一半；第二级能触到整个肾；第三级的肾可越过脊柱线游走至对侧腹腔。先天性肾异位较固定，不能被推回肾窝内，B超与静脉肾盂造影有助于肾下垂与游走肾的诊断。

四、肾的结构

在肾的额状面上，可见肾实质分为皮质和髓质两部分（图6-7）。**肾皮质** renal cortex 主要位于浅层，富含血管，新鲜标本为红褐色，肉眼可见密布的细小颗粒。**肾髓质** renal medulla 位于肾实质的深部，色淡，由许多小的管道组成，它们形成15～20个锥形的**肾锥体** renal pyramids，锥体的基底朝向皮质；尖端圆钝，朝向肾窦，称**肾乳头** renal papillae。2～3个肾锥体合成1个肾乳头。乳头的顶端有许多小孔，称**乳头孔** papillary foramina。肾形成的尿液由乳头孔流入肾小盏内。浅层的肾皮质伸入肾锥体之间的部分称**肾柱** renal columns。

肾窦内有7～8个呈漏斗状的**肾小盏** minor renal calices，小盏的边缘附着于肾乳头基部，包绕肾乳头，以承接排出的尿液。2～3个肾小盏合成1个**肾大盏** major renal calices，2～3个肾大盏再集合成1个前后扁平、约呈漏斗状的**肾盂** renal pelvis。肾盂离开肾门向下弯行，约在第2腰椎上缘水平，逐渐变细与输尿管相移行。成年人肾盂容积3～10 mL，平均7.5 mL。肾盂的形态有变异，分支型以二支型最多，占74%；其次为三支型，占12%；较膨大的为壶腹型，占6%；介于分支型与壶腹型之间的形状较扁窄，为中间型，占8%。

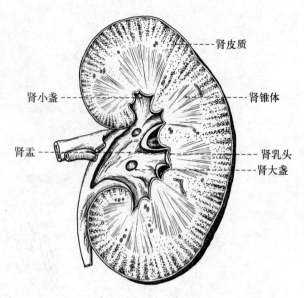

图6-7 肾的结构

五、肾段血管和肾段

肾动脉 renal artery 第一级分支在肾门处通常有两支，即前支和后支。前支较粗，供血区较大。后支较细，供血区较小。肾动脉的二级分支在肾内呈节段性分布，称**肾段动脉** segmental artery。一个肾段动脉分布于一定区域的肾组织。一个肾段动脉所分布的这部分肾组织称一个**肾段** renal segment。肾可分为5个肾段，即上段、上前段、下前段、下段和后段。各段动脉分支之间无吻合，各肾段间有少血管的段间组织分隔，称**乏血管带** zone devoid of vessel。一个肾段动脉出现血流障碍时，它所供应的肾段即可出现坏死。了解肾段，对肾疾病的定位和部分切除术有实用意义（图6-8）。

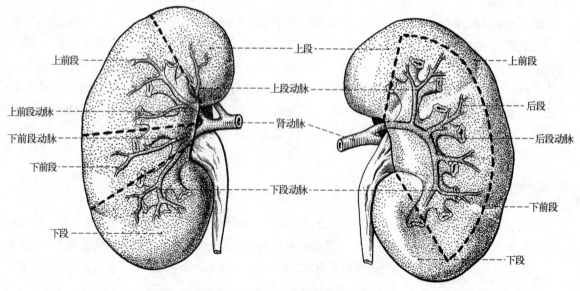

图6-8 肾的血管与肾段

六、肾的畸形与异常

肾在发育过程中，可出现形态、位置、数目等方面的异常或畸形，常见的有马蹄肾、多囊肾、双肾盂及双输尿管、单肾及低位肾（图6-9）。

（一）马蹄肾

左右两肾下端互相连接形成马蹄铁形，发生率为0.8%～2.5%。易引起肾盂积水、感染或结石。

（二）多囊肾

由于胚胎时期肾小管与集合管不相通连，液体潴留于肾小管内，致使其膨大成囊状；引起肾组织逐渐萎缩、坏死以致最终肾衰竭。

（三）双肾盂及双输尿管

如输尿管芽末端分两支，则形成双肾盂。

（四）单肾

一侧肾缺如或发育不全称单肾；国人以右侧单肾为多，先天性单肾发生率约为0.4‰。

（五）低位肾

胚胎早期，肾原位于盆部，随着胎儿的发育而逐渐上升至腰部。若发育停滞，即可成低位肾，可位于髂窝或小骨盆腔内。因输尿管短而变形，常易引起肾盂积水、感染和结石。

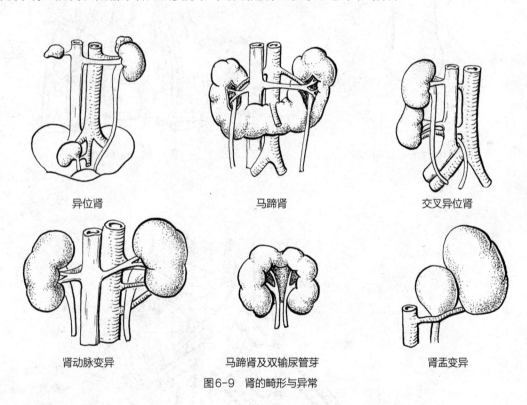

异位肾　　　　　　　　马蹄肾　　　　　　　　交叉异位肾

肾动脉变异　　　　　马蹄肾及双输尿管芽　　　　肾盂变异

图6-9　肾的畸形与异常

【知识拓展】

肾移植是将健康者的肾移植给有肾病变并丧失肾功能的患者，是治疗慢性肾衰竭的一种有效手段。肾移植因其供肾来源不同分为自体肾移植、同种肾移植和异种肾移植。肾移植是目前器官移植中最为成熟的一种器官移植手术。临床将移植的肾放在受体的盆腔内，髂窝部是移植肾放置的较理想部位。肾移植的患者须在手术后长期服用免疫抑制药物，因此，术后对患者其他疾病的预防、治疗和管理也是非常重要的环节。

第二节 输尿管

输尿管 ureter 为细长的肌性管道，左、右各一，长度平均男性为26.5 cm，女性为25.9 cm，左、右侧长度大致相等，管径为0.5～0.7 cm，最窄处直径只有0.2～0.3 cm。约平第2腰椎上缘，起自肾盂末端，终于膀胱。输尿管有较厚的平滑肌层，可作节律性的蠕动，使尿液不断地流入膀胱。如因结石阻塞而过度扩张，可产生痉挛性收缩而产生疼痛。全长分为三部，即输尿管腹部、输尿管盆部和输尿管壁内部（图6-10～12）。

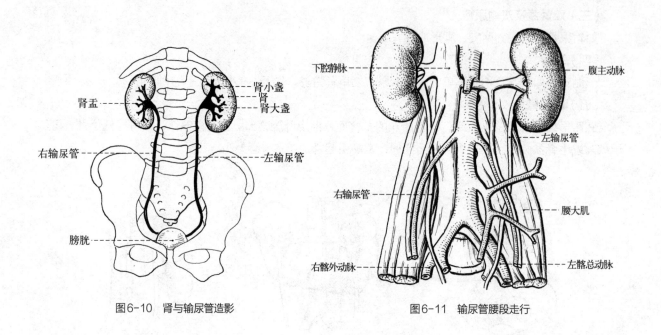

图6-10 肾与输尿管造影

图6-11 输尿管腰段走行

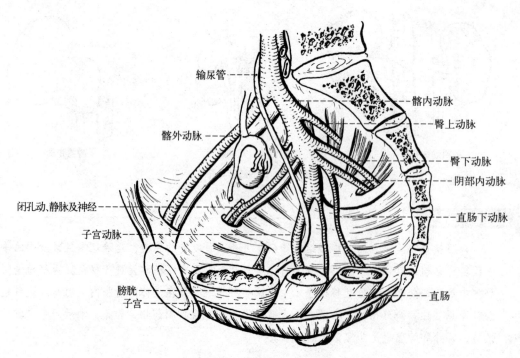

图6-12 女性输尿管盆段走行

一、输尿管腹部

输尿管腹部 abdominal part of the ureter 自肾盂下端起始后,在腹后壁腹膜的深面,沿腰大肌前面下降至其中点附近,与睾丸血管(男性)或卵巢血管(女性)交叉,通常血管在其前方走行。经过小骨盆入口处后,左、右输尿管分别越过左髂总动脉末端前面和右髂外动脉起始部的前面移行为输尿管盆部。

【知识拓展】

左侧输尿管的上部位于十二指肠空肠曲的后面,于骨盆上口附近经过乙状结肠后方进入盆腔;右侧输尿管的上部位于十二指肠降部的后面,沿下腔静脉右侧下行,于骨盆上口附近,经过回肠末端的后方进入盆腔。由于上述位置关系的特点,在施行手术时,左侧输尿管腹部比右侧者往往容易找到。

二、输尿管盆部

输尿管盆部 pelvic part of the ureter 从髂血管前面入盆腔,先沿骨盆侧壁向后下,越过盆壁血管神经的表面,约在坐骨棘水平转向前内侧,穿入膀胱底的外上部入膀胱。在女性,输尿管经过子宫颈的外侧,阴道穹侧部的上方,距子宫颈1.5~2.0 cm,此处有子宫动脉横过其前上方;在男性,有输精管越过输尿管下端的前方。

三、输尿管壁内部

输尿管壁内部 intramural part of the ureter 自膀胱底的外上角,向内下斜穿膀胱壁,经输尿管口 ureteric orifice 开口于膀胱,此部长1.5~2.0 cm。当膀胱充盈时,膀胱内压增高,将输尿管壁内段压扁,管腔闭合,可防止膀胱中的尿液反流入输尿管。

【知识拓展】

尿液反流 输尿管壁内部过短或肌组织发育不良,则可发生尿液反流。在输尿管壁内部炎症和水肿以及因脊髓损伤而影响神经支配时,也可发生尿液反流。儿童时期输尿管壁内部较短,也有尿液反流现象,但是在生长过程中,由于输尿管壁内部不断延长和肌层发育增厚,大部分的尿液反流现象可自然消失。

输尿管全程有3处狭窄:最狭窄处直径只有0.2~0.3 cm。① **上狭窄** superior stricture:位于肾盂输尿管移行处。② **中狭窄** middle stricture:位于骨盆上口,输尿管跨过髂血管处。③ **下狭窄** inferior stricture:在输尿管壁内部,为输尿管的最狭窄处。

第三节 膀 胱

膀胱 urinary bladder 是储存尿液的囊状肌性器官,其形状、大小、位置和壁的厚度随尿液充盈程度而异。成年人膀胱位于骨盆内,婴儿膀胱较高,位于腹部,其颈部接近耻骨联合上缘;到20岁左右,伴随骨盆发育的倾斜及深阔，膀胱即逐渐降至骨盆内。成年人膀胱容量为300～500 mL。超过500 mL时，因膀胱壁张力过大而产生疼痛。膀胱的最大容量可达800 mL，新生儿的膀胱容量约为成年人的1/10。老年人由于膀胱肌的张力降低，容积增大。女性膀胱容量较男性小。

一、膀胱的形态

成年人膀胱空虚时呈三棱锥体形，分为尖、体、底和颈四部分，各部间无明显界线。顶端朝向前上方，称**膀胱尖** apex of bladder。男性和女性的膀胱尖都朝向耻骨联合的上部。**脐正中韧带** median umbilical ligament 连膀胱尖向上延伸到脐，腹膜覆盖该韧带形成脐正中襞，为胚胎早期脐尿管的遗迹。膀胱尖与底之间的大部分称**膀胱体** body of bladder。底部呈三角形，朝向后下方，称**膀胱底** fundus of bladder。膀胱的最下部称**膀胱颈** neck of bladder，男性的膀胱颈依附在前列腺底上，女性的膀胱颈与围绕尿道上部的尿生殖膈筋膜相隔（图6-13）。女性膀胱因受子宫（尤其是妊娠子宫）的影响，前后稍扁平，横径加大。

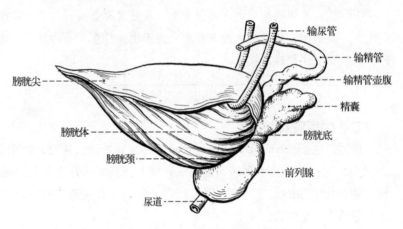

图6-13 膀胱侧面（男性）

二、膀胱的内面结构

切开膀胱前壁观察膀胱内面时，可见黏膜由于膀胱肌层的收缩而形成许多皱襞，当膀胱膨胀时，皱襞可全部消失。在膀胱底的内面有一个三角形区域，由于缺少黏膜下层，黏膜与肌层紧密相连，无论在膀胱膨胀或收缩时，都保持平滑状态，此区称**膀胱三角** trigone of bladder。膀胱三角位于两输尿管口与**尿道内口** internal urethra orifice 之间。两输尿管口之间的横行皱襞称**输尿管间襞** interureteric fold。膀胱镜检时，可见这一皱襞呈苍白色，是寻找输尿管口的标志。成年男子膀胱三角的前下部、尿道内口的后方有因前列腺中叶而微凸的隆起，称**膀胱垂** vesical uvula。前列腺中叶肥大时，此处明显凸起，可压迫尿道造成排尿困难、尿液分叉等临床症状。膀胱三角为肿瘤和结核的好发部位，是膀胱镜检的重点区域，有重要的临床意义（图6-14）。

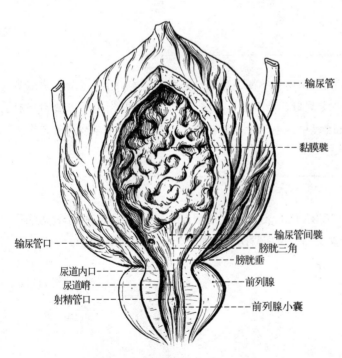

图6-14 膀胱冠状面（内面，男性）

【知识拓展】

膀胱肿瘤 膀胱肿瘤是泌尿系统中最常见的肿瘤。膀胱三角区为多发区，可先后或同时伴有肾盂、输尿管、尿道肿瘤。在国外，膀胱肿瘤的发病率在男性泌尿生殖器肿瘤中仅次于前列腺癌，居第二位；在国内则占首位。男性发病率为女性的3~4倍，年龄以50~70岁为多。本病组织类型为上皮性肿瘤的占95%，其中90%以上为移行上皮细胞癌。

三、膀胱的位置与毗邻

新生儿膀胱的位置比成年人高，大部分位于腹腔内，随着年龄的增长和盆腔的发育，膀胱的位置逐渐下降，约在青春期达成年人位置。老年人因盆底肌松弛，膀胱位置比较低。

膀胱前方与耻骨联合相邻，其间为**膀胱前隙** prevesical space（Retzius间隙）或耻骨后隙；膀胱上面与小肠襻相邻，女性还与子宫相邻。男性膀胱的上面完全被腹膜覆盖。女性膀胱上面的前部被腹膜覆盖，后部没有腹膜覆盖。膀胱的下外侧面不被腹膜覆盖。膀胱的下外侧面与肛提肌、闭孔内肌及其筋膜相邻，其间充满疏松结缔组织等，称膀胱旁组织，内有输尿管盆部穿行。男性膀胱底上部借直肠膀胱陷凹与直肠相邻，在腹膜反折线以下的膀胱底与输精管壶腹和精囊相邻；在女性与子宫及阴道前壁相邻。膀胱的下部即膀胱颈，下接尿道，男性邻贴前列腺，女性与尿生殖膈相邻。膀胱空虚时，完全位于小骨盆腔内、耻骨联合后方，充盈时可高出耻骨联合上缘水平以上，此时在耻骨联合上方进行膀胱穿刺或膀胱手术，可避免损伤腹膜（图6-15）。

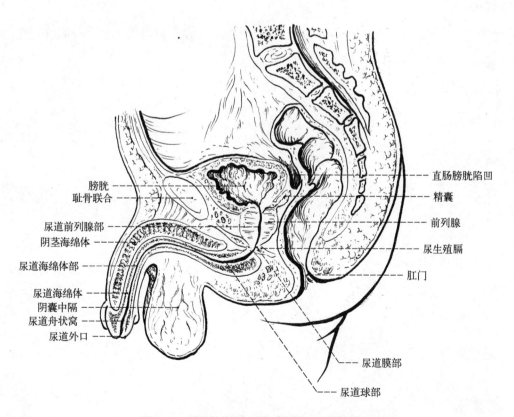

图6-15 膀胱的位置与毗邻（男性盆腔正中矢状面）

第四节 尿 道

男性尿道见男性生殖系统。**女性尿道**female urethra 较男性尿道短、宽、直，长约5 cm，直径约0.6 cm，仅有排尿功能。起于膀胱的**尿道内口**internal urethral orifice，约平耻骨联合后面中央或上部，经阴道前方行向前下，与阴道前壁紧密相邻，穿经尿生殖膈时有横纹肌形成的尿道阴道括约肌环绕，可起随意的括约作用。尿道末端开口于阴道前庭。**尿道外口**external urethral orifice 位于阴道口的前方、阴蒂的后方2~2.5 cm处，被尿道阴道括约肌环绕。尿道下端周围有尿道旁腺，导管开口于尿道周围（图6-16）。当腺体感染时可形成囊肿并可波及尿道，引起尿路不畅。

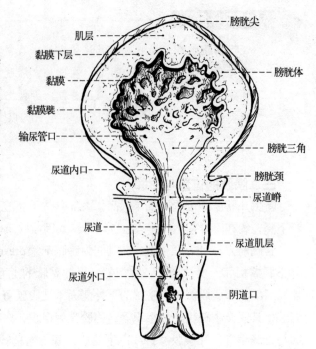

图6-16 女性尿道（冠状面）

（黄绍明编写，李 虹绘图）

数字课程学习

- 学习纲要
- 重难点剖析
- 教学PPT
- 自测题
- 临床应用
- 思政案例
- 名词术语

第七章 男性生殖系统

生殖系统 reproductive system 分为男性生殖系统和女性生殖系统，两者均由内生殖器和外生殖器两部分组成。内生殖器由生殖腺、生殖管道和附属腺组成，外生殖器则为两性交接的器官。生殖系统的功能是繁殖后代和形成并保持第二性征。

男性内生殖器由生殖腺（睾丸）、输精管道（附睾、输精管、射精管、男性尿道）和附属腺（精囊、前列腺、尿道球腺）组成（图7-1）。睾丸产生精子和分泌男性激素，精子首先储存于附睾内，当射精时经输精管、射精管和尿道排出体外。精囊、前列腺和尿道球腺的分泌物参与精液的组成，为精子提供营养，并有利于精子的活动。男性外生殖器为阴囊和阴茎。

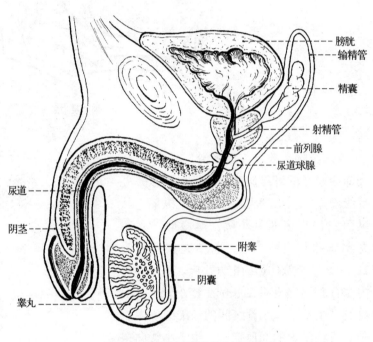

图7-1 男性生殖系统（正中矢状面）

第一节 男性内生殖器

一、睾丸

睾丸 testis 位于阴囊内，左、右各一，为男性生殖腺。

1. **形态** 睾丸呈微扁的椭圆形，表面光滑，分前、后缘，上、下端和内、外侧面。前缘游离，后缘有血管、神经和淋巴管出入，并与附睾和输精管睾丸部相接触。上端被附睾头遮盖，下端游离。外侧面隆凸，贴于阴囊壁；内侧面较平坦，邻接阴囊中隔。新生儿睾丸相对较大，性成熟期以前发育较慢，随着性成熟迅速生长，成年人单侧睾丸质量为10.5~14.0 g，老年人的睾丸则萎缩变小（图7-2）。

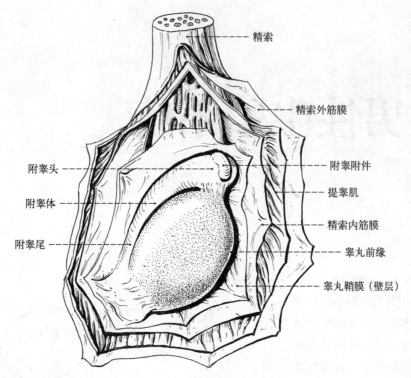

图7-2 睾丸及附睾（右侧）

2. **结构** 睾丸表面光滑，覆有鞘膜，其深面坚厚的纤维膜为白膜。白膜在睾丸后缘增厚并突入睾丸内形成睾丸纵隔。从纵隔发出许多睾丸小隔，呈扇形伸入睾丸实质并与白膜相连，将睾丸实质分为100～200个锥体形的睾丸小叶。每个小叶内含有1～4条弯曲细长的生精小管，其上皮能产生精子。小管之间的结缔组织内有分泌男性激素的间质细胞。生精小管向睾丸纵隔方向集中并移行为精直小管，进入睾丸纵隔后交织成睾丸网。从睾丸网发出12～15条睾丸输出小管，出睾丸后缘的上部穿越白膜进入附睾（图7-3）。

二、附睾

附睾 epididymis 呈新月形，紧贴睾丸的上端和后缘并略偏外侧。附睾分上端膨大的附睾头、中部的附睾体和下端的附睾尾。附睾头由睾丸输出小管弯曲盘绕而成，输出小管末端汇合成一条附睾管。附睾管迂回盘曲形成附睾体和尾，附睾尾向上弯曲移行为输精管。

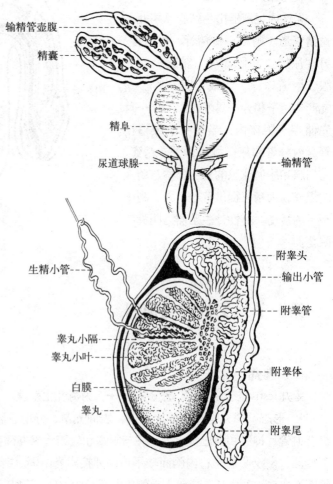

图7-3 睾丸、附睾的结构及排精途径

附睾暂时储存精子，分泌液体供给精子营养，促进精子进一步成熟。附睾为结核的好发部位。

三、输精管和射精管

（一）输精管

输精管 ductus deferens 是附睾管的直接延续，长约50 cm，管径约3 mm，管壁较厚，肌层较发达而管腔较小。活体触摸时，呈坚实的圆索状。

输精管依其行程可分为四部：① 睾丸部：最短，较弯曲，始于附睾尾，沿睾丸后缘上行至睾丸上端。② 精索部：介于睾丸上端与腹股沟管浅环之间，在精索其他结构的后内侧。此段易于触知，为结扎输精管的常用部位。③ 腹股沟管部：位于腹股沟管的精索内。④ 盆部：为最长的一段，由腹股沟管深环出腹股沟管，弯向内下，沿骨盆侧壁行向后下，经输尿管末端的前内方转至膀胱底的后面，在此两侧输精管逐渐接近，并膨大形成**输精管壶腹** ampulla ductus deferentis（图7-4）。输精管末端变细，与精囊的排泄管汇合成射精管。

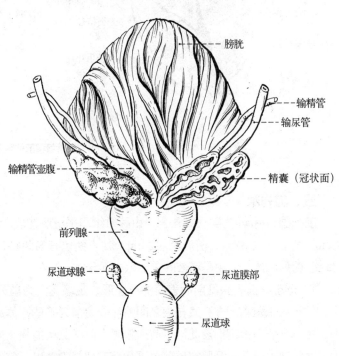

图7-4 膀胱、前列腺、精囊和尿道球腺（后面）

精索 spermatic cord 为柔软的圆索状结构，从腹股沟管深环穿经腹股沟管，出腹股沟管浅环后延至睾丸上端。精索内主要有输精管、睾丸血管、输精管血管、神经、淋巴管和腹膜鞘突的残余（鞘韧带）等。精索表面包有3层被膜，从内向外依次为精索内筋膜、提睾肌和精索外筋膜。

【知识拓展】

在睾丸上端，输精管位于精索内各结构的后方，隐于阴囊皮下，体表可触知，硬如条索。临床上常在阴囊根部进行输精管结扎，以阻断精子的排出途径而达到绝育的目的，但不妨碍睾丸的内分泌功能，故术后男性第二性征和性功能不受影响。

（二）射精管

射精管 ejaculatory duct 由输精管的末端与精囊的排泄管汇合而成，长约2 cm，向前下方穿前列腺实质，开口于尿道的前列腺部（图7-5）。

四、精囊

精囊 seminal vesicle 为长椭圆形、表面凹凸不平的囊状腺体，左、右各一，位于膀胱底的后方，输精管壶腹的下外侧。精囊的排泄管与输精管壶腹的末端汇合成射精管。精囊分泌的液体参与精液的组成（图7-4）。

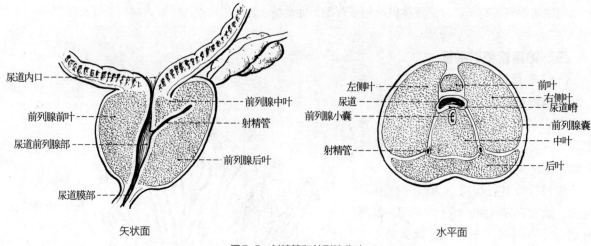

图7-5 射精管和前列腺分叶

五、前列腺

前列腺prostate为实质性器官，由腺组织和平滑肌构成。成年人前列腺质量为8~20g，上端横径约4cm，垂直径约3cm，前后径约2cm。其表面包有筋膜鞘，称前列腺囊，囊与前列腺之间有前列腺静脉丛。前列腺的分泌物是精液的主要组成部分。

1. **形态** 前列腺呈前后稍扁的栗子形，上端宽大为前列腺底，邻接膀胱颈；下端尖细，为前列腺尖，位于尿生殖膈上方；底与尖之间的部分为前列腺体，体的后面平坦，中间有一纵行浅沟，称前列腺沟，活体直肠指诊可扪及此沟。前列腺肥大时，此沟消失。男性尿道在前列腺底近前缘处穿入前列腺即为尿道的前列腺部，经实质前部下行至前列腺尖穿出。前列腺的多个排泄管开口于尿道前列腺部后壁尿道嵴的两侧。近前列腺底的后缘处，有一对射精管斜向前下穿入前列腺，开口于尿道前列腺部后壁的精阜上。

前列腺一般分为5叶，即前叶、中叶、后叶和两侧叶（图7-5）。前叶很小，位于尿道前列腺部的前方，左、右侧叶之间。中叶呈楔形，位于尿道前列腺部与射精管之间。左、右侧叶分别位于尿道前列腺部、中叶和前叶的两侧。老年人因激素平衡失调，前列腺结缔组织增生而引起的前列腺肥大，常发生在中叶和侧叶，从而压迫尿道，造成排尿困难甚至尿潴留。后叶位于中叶和两侧叶的后方，是前列腺肿瘤的好发部位。

2. **位置** 前列腺位于膀胱与尿生殖膈之间。前列腺底与膀胱颈、精囊和输精管壶腹相邻。前列腺的前方为耻骨联合，后方为直肠壶腹。直肠指诊时可触及前列腺的后面，向上还可触及输精管壶腹和精囊。

【知识拓展】

小儿前列腺较小，腺组织不甚明显，性成熟期腺组织迅速生长，青年男性的前列腺质量约为8g，并且随着前列腺良性增生而不断加重，通常可达40g左右。中年以后腺组织逐渐退化，结缔组织增生，至老年时，常形成前列腺肥大。前列腺肥大患者的前列腺大而硬，前列腺沟往往消失。

六、尿道球腺

尿道球腺bulbourethral gland为一对豌豆大小的球形腺体，位于会阴深横肌内。腺的排泄管细长，开口于尿道球部（图7-4）。尿道球腺的分泌物参与组成精液，有利于精子的活动。

精液 spermatic fluid 主要由前列腺和精囊的分泌物组成，内含精子。精液呈乳白色，弱碱性，适于精子的生存和活动。正常成年男性一次射精 2~5 mL，内含精子 3 亿~5 亿个，如果精子总数少于 6000 万，可致不育。

第二节　男性外生殖器

一、阴囊

阴囊 scrotum 是位于阴茎后下方的囊袋状结构，由皮肤和肉膜组成（图 7-6）。阴囊皮肤薄而柔软，颜色较深，有少量阴毛。肉膜与腹前外侧壁 Scarpa 筋膜和会阴部 Colles 筋膜相延续。肉膜内含有平滑肌纤维，可随外界温度的变化而舒缩，以调节阴囊内的温度，有利于精子的发育与生存。阴囊皮肤表面沿中线有纵行的阴囊缝，其深面的肉膜向深部发出阴囊中隔，将阴囊分为左、右两腔，分别容纳左、右睾丸、附睾及精索等结构。

阴囊深面有包被睾丸、附睾和精索的被膜，由外向内有：① 精索外筋膜：为腹外斜肌腱膜的延续。② 提睾肌：来自腹内斜肌和腹横肌的肌纤维束，排列稀疏呈襻状，刺激后可反射性地引起睾丸上提。③ 精索内筋膜：为腹横筋膜的延续。④ 睾丸鞘膜：来源于腹膜，分为壁层和脏层，壁层紧贴精索内筋膜内面，脏层包贴睾丸和附睾等表面。脏、壁两层在睾丸后缘处互相反折移行，两者之间的腔隙即为鞘膜腔，内有少量浆液。若腹膜鞘突上部闭锁不全或鞘膜腔感染时，可形成鞘膜积液。

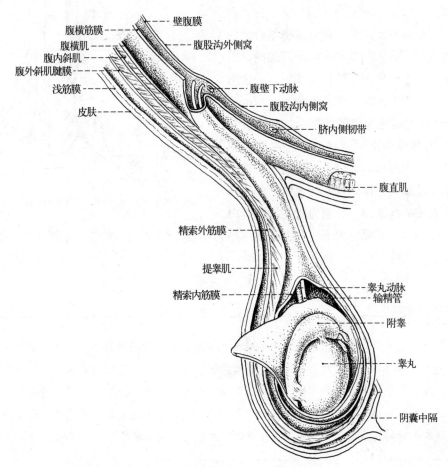

图 7-6　阴囊的结构及其内容（后面）

【知识拓展】

睾丸下降与隐睾、腹股沟斜疝和鞘膜积液的关系：睾丸和附睾在胚胎初期位于腹后壁肾的下方，在睾丸下降之前，睾丸下端与阴囊之间有一条索状的结缔组织，即睾丸引带。引带不断缩短，牵引睾丸逐渐下降。至胚胎第3个月末，睾丸降至髂窝；第7个月达腹股沟管深环，出生前后降入阴囊。出生后，腹膜鞘突上部闭锁；下部不闭锁，形成鞘膜腔。如腹膜鞘突不闭锁，可形成先天性腹股沟斜疝和交通性鞘膜积液。由于右侧睾丸下降迟于左侧，鞘突闭合时间晚，故右侧腹股沟斜疝多于左侧。睾丸有时在出生后仍未降入阴囊而停滞于腹腔或腹股沟管等处，称为隐睾，因腹腔温度较高，不利于精子的发生，影响生殖能力，并可发生恶变，故宜在儿童期即行手术。

二、阴茎

阴茎penis可分为头、体和根三部分。阴茎根藏于阴囊和会阴部皮肤的深面，固定于耻骨下支和坐骨支，为固定部。中部为阴茎体，呈圆柱形，以韧带悬于耻骨联合的前下方，为可动部。阴茎前端膨大，称阴茎头，头的尖端有较狭窄的裂隙称尿道外口，呈矢状位。头后较细的部分称阴茎颈。

阴茎由两条阴茎海绵体和一条尿道海绵体组成，外包筋膜和皮肤（图7-7）。**阴茎海绵体** cavernous body of penis 为两端细的圆柱体，左、右各一，位于阴茎的背侧。左、右两者紧密结合，向前延伸，尖端变细，嵌入阴茎头内面的凹陷内。阴茎海绵体后端左、右分离的部分称阴茎脚，分别附于两侧的耻骨下支和坐骨支。**尿道海绵体** cavernous body of urethra 位于阴茎海绵体的腹侧，尿道贯穿其全长。尿道海绵体中部呈圆柱形，前端膨大为阴茎头，后端膨大为尿道球，位于两侧的阴茎脚之间，固定于尿生殖膈的下面。每条海绵体的外面都包有一层厚而致密的纤维膜，分别为阴茎海绵体白膜和尿道海绵体白膜。海绵体内部由许多海绵体小梁和腔隙构成，腔隙与血管相通。当腔隙充血时，阴茎即变粗变硬而勃起。

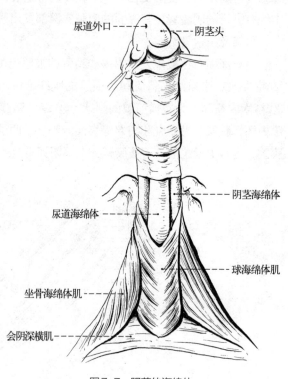

图7-7　阴茎的海绵体

【知识拓展】

阴茎的勃起是由于阴茎动脉壁中的平滑肌松弛，血管的直径增大，血液从动脉大量涌入使窦状隙充血，海绵体平滑肌放松，海绵体充盈扩大，白膜内的小静脉被挤压关闭，血液不能从静脉流出，就会蓄积在阴茎海绵体内，保持阴茎持久勃起。阴茎的勃起并不是一种简单的活动，它需要动脉、静脉和海绵体的共同协调配合才能完成。上述三大因素中，不论哪个环节出现问题，都可以造成不能勃起、勃起不坚或勃起持续时间太短而导致阳痿的发生，即勃起功能障碍。

3条海绵体的外面共同包有深、浅筋膜和皮肤（图7-8）。阴茎的皮肤薄而柔软，富有伸展性，在阴茎颈的前方形成双层游离的环形皱襞，包绕阴茎头，称为**阴茎包皮** prepuce of penis。包皮前端围成包皮口。阴茎包皮与阴茎头的腹侧中线处连有一条皮肤皱襞，称**包皮系带** frenulum of prepuce。

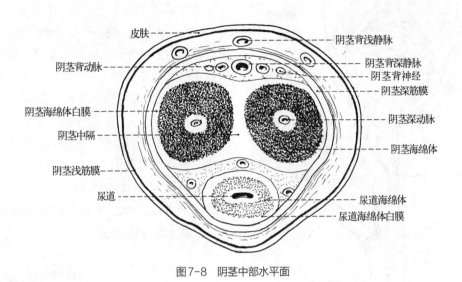

图7-8 阴茎中部水平面

【知识拓展】

幼儿的包皮较长，包着整个阴茎头。随着年龄的增长，包皮逐渐向后退缩，包皮口逐渐扩大，阴茎头显露于外。如果至成年以后，阴茎头仍被包皮包裹，或包皮口过小，包皮不能退缩暴露阴茎头时，则称为包皮过长或包茎。在这两种情况下，包皮腔内易存留污物而导致炎症，也可能成为阴茎癌的诱发因素。因此，应行包皮环切术。手术时须注意勿伤及包皮系带，以免影响阴茎正常的勃起。

阴茎的浅筋膜不明显，无脂肪组织，且与阴囊肉膜、腹前外侧壁的Scarpa筋膜和会阴部的Colles筋膜相延续。阴茎的深筋膜在阴茎前端变薄并消失，在阴茎根处形成阴茎悬韧带，将阴茎悬吊于耻骨联合前面和白线。

第三节　男性尿道

男性尿道 male urethra起自膀胱的尿道内口，止于阴茎头的尿道外口，成年人尿道长16～22 cm，管径平均5～7 mm。男性尿道可分为前列腺部、膜部和海绵体部三部分（图7-9）。

1. **前列腺部**　为尿道穿过前列腺的部分，管腔最宽，长约3 cm。此部后壁上有一纵行隆起，称为尿道嵴；嵴中部为隆起的精阜；中央的小凹陷，称为前列腺小囊，其两侧各有一个细小的射精管口。精阜两侧的尿道黏膜上有许多细小的前列腺排泄管的开口。

2. **膜部**　为尿道穿过尿生殖膈的部分，长约1.5 cm，其周围有尿道括约肌环绕，属于骨骼肌。膜部位置比较固定，当骨盆骨折时，易损伤此部。

3. **海绵体部**　为尿道穿过尿道海绵体的部分，是尿道最长的一段，长12～17 cm，尿道球内的尿道最宽，称尿道球部，尿道球腺开口于此。阴茎头内的尿道扩大成尿道舟状窝。尿道的黏膜下层有许多黏液腺，称尿道腺，其排泄管开口于尿道黏膜。

临床上将尿道的前列腺部和膜部称为后尿道，海绵体部称前尿道。

男性尿道粗细不一，有3个狭窄、3个膨大和2个弯曲（图7-1，图7-9）。3个狭窄：尿道内口、尿道膜部和尿道外口，以外口最窄；尿道结石常易嵌顿在这些狭窄部位。3个膨大：前列腺部、尿道球部和尿道舟状窝。2个弯曲：耻骨下弯和耻骨前弯。耻骨下弯较恒定，位于耻骨联合下方2 cm处，凹向上方，由前列腺部、膜部和海绵体部的起始段组成。耻骨前弯凸向上方，位于耻骨联合前下方，阴茎根和体之间；将阴茎向上提起或勃起时，此弯曲即可变直而消失。临床上行膀胱镜检查或导尿时应注意上述弯曲和狭窄。

（郭林娜编写，王维东绘图）

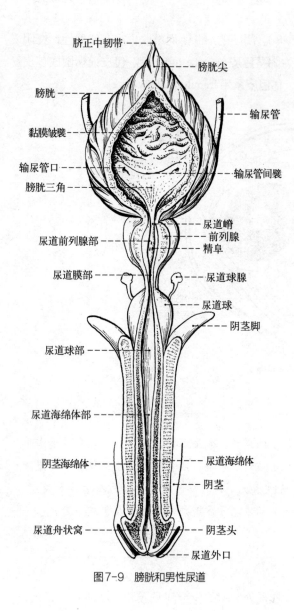

图7-9　膀胱和男性尿道

数字课程学习

- 学习纲要
- 重难点剖析
- 教学PPT
- 自测题
- 临床应用
- 思政案例
- 名词术语

第八章 女性生殖系统

女性内生殖器由生殖腺（卵巢）、输送管道（输卵管、子宫和阴道）以及附属腺（前庭大腺）组成（图8-1）。外生殖器即女阴。卵巢产生的卵子成熟后，排至腹膜腔，经输卵管腹腔口进入输卵管，在输卵管内受精后移至子宫，植入子宫内膜，发育成胎儿。分娩时，胎儿出子宫口，经阴道娩出。

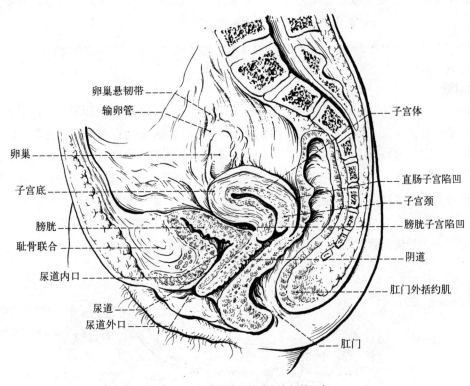

图8-1 女性生殖系统（正中矢状面）

第一节 女性内生殖器

一、卵巢

卵巢 ovary 位于盆腔髂内、外动脉夹角处的卵巢窝内，左、右各一，是女性生殖腺。胚胎早期，卵巢沿着体壁背侧向下，最后移至盆腔。异常时，卵巢可降至腹股沟管或大阴唇内。卵巢呈扁卵圆形，略呈灰红色，可分为内、外侧面；前、后缘和上、下端。内侧面朝向盆腔，与小肠相邻；外侧面贴靠盆侧壁。上端与输卵管末端相接触，又称输卵管端；下端借卵巢固有韧带连于子宫，又称子宫端。前缘借卵巢系膜连于子宫阔韧带，称卵巢系膜缘，中部有血管、神经等出入，称卵巢门；后缘游离，称独立缘。

成年女子的卵巢约为4 cm×3 cm×1 cm，质量为5~6 g。卵巢的大小和形状随年龄而变化。幼女的卵巢较小，表面光滑。性成熟期卵巢最大，以后由于多次排卵，卵巢表面出现瘢痕，显得凹凸不平。35~40岁卵巢开始缩小，绝经期以后，可逐渐缩小到原体积的1/2。

卵巢在盆腔内的位置主要靠韧带维持。**卵巢悬韧带**suspensory ligament of ovary又称骨盆漏斗韧带，是起自小骨盆侧缘，向内下方至卵巢上端的腹膜皱襞，内含有卵巢血管、淋巴管、神经丛、结缔组织和平滑肌纤维等，是寻找卵巢动、静脉的标志。**卵巢固有韧带**proper ligament of ovary又称卵巢子宫索，由结缔组织和平滑肌纤维构成，表面盖以腹膜，形成腹膜皱襞，自卵巢下端连至输卵管与子宫结合处的后下方。此外，子宫阔韧带的后层覆盖卵巢和卵巢固有韧带，对卵巢起到固定作用（图8-2）。

【知识拓展】

卵巢既是生殖器官（可产生和排出卵子），又属于内分泌组织（可分泌雌激素、孕激素和少量雄激素），即使生殖功能减退时，仍然有内分泌功能。因此，临床上切除卵巢时应极为慎重，手术中保留一部分卵巢皮质，可以维持一定程度的内分泌功能。

二、输卵管

输卵管uterine tube长约10 cm，左右各一，位于子宫阔韧带的上缘内，由卵巢上端连于子宫底的两侧，是输送卵子的肌性管道（图8-2）。输卵管由内侧向外侧分为四部：① 输卵管子宫部：位于子宫壁内的一段，直径最细，约1mm，以输卵管子宫口通子宫腔。② 输卵管峡：短而直，壁厚腔窄，血管较少，水平向外移行为壶腹部。峡部是输卵管结扎术的常选部位。③ 输卵管壶腹：粗而长，壁薄腔大，血供丰富，行程弯曲，约占输卵管全长的2/3，向外移行为漏斗部。卵子常在此受精，经输卵管子宫口入子宫，植入子宫内膜中发育成胎儿。若受精卵未能迁移入子宫而在输卵管或腹膜腔内发育，即异位妊娠。④ 输卵管漏斗：为输卵管末端的膨大部分，向后下弯曲覆盖在卵巢后缘和内侧面。漏斗末端的中央

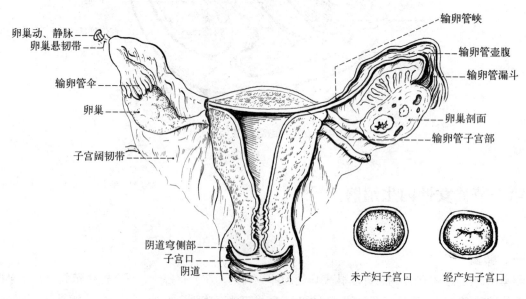

图8-2 女性内生殖器（冠状面）

有输卵管腹腔口开口于腹膜腔，卵巢排出的卵子即由此进入输卵管。输卵管末端的边缘形成许多细长的指状突起，称为输卵管伞，盖于卵巢表面，其中一条较大的突起连于卵巢，称卵巢伞。

【知识拓展】

输卵管妊娠　正常情况下，受精卵经输卵管进入子宫，但也可以黏附到输卵管壁，并在输卵管内发育形成最常见的异位妊娠。异位妊娠经常由于从输卵管腹腔口逐出而终止，或者自然死亡而被吸收，有时可因继续发育而使输卵管破裂，导致严重的大出血。

三、子宫

子宫 uterus 为壁厚腔小的中空性肌性器官，是胎儿发育生长的部位。

（一）子宫的形态

成年人未孕子宫呈前后稍扁，倒置的梨形，长约7.5 cm，最宽约5 cm，厚约2.5 cm。分为底、体、颈三部分（图8-3）。输卵管子宫口以上宽而圆凸的部分为子宫底，下端长而狭细的部分为子宫颈，成年人子宫颈长约2.5 cm，底与颈之间为子宫体。子宫体与输卵管相接处，称子宫角。子宫颈包括突入阴道的子宫颈阴道部和阴道以上的子宫颈阴道上部两部分，子宫颈上1/3较狭细的部分称为子宫峡，长约1 cm。在妊娠期间，子宫峡逐渐伸展变长，形成"子宫下段"，妊娠末期，此部可延长至7~11 cm，峡壁逐渐变薄，产科常在此处进行剖宫术，可避免进入腹膜腔，减少感染的机会。子宫颈为炎症和肿瘤的好发部位。

子宫内腔较为狭窄，可分为两部：上部在子宫体内，称子宫腔，呈前后略扁的倒三角形，两端通输卵管，尖端向下通子宫颈管；下部是子宫颈管，在子宫颈内，呈梭形，下口通阴道，称为子宫口。未产妇的子宫口为圆形，边缘光滑整齐，经阴道分娩的经产妇子宫口为横裂状，其前、后缘分别称为前唇和后唇。

（二）子宫壁的结构

子宫壁分3层：外层为浆膜，为腹膜的脏层；中层为强厚的肌层，由平滑肌组成；内层为黏膜，即子宫内膜，随着月经周期而有增生和脱落的变化。子宫内膜脱落后由阴道流出成为月经。

（三）子宫的位置

子宫位于小骨盆中央，膀胱与直肠之间，下端接阴道，两侧有输卵管和卵巢（两者统称子宫附件）。未妊娠时，子宫底位于骨盆上口平面以下，朝向前上方。子宫颈的下端在坐骨棘平面稍上方。当膀胱

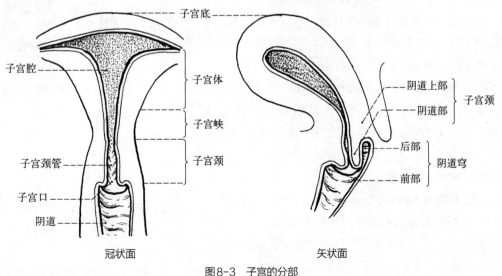

图8-3　子宫的分部

空虚时，成年人子宫呈轻度的前倾前屈位。前倾指整个子宫向前倾斜，子宫的长轴与阴道的长轴形成一个向前开放的钝角，略大于90°。前屈是指子宫体与子宫颈之间形成的一个向前开放的钝角，约为170°。子宫有较大的活动性，膀胱和直肠的充盈程度都可影响子宫的位置。子宫位置异常，是女性不孕的原因之一，常见为后倾后屈位。

（四）子宫的固定装置

子宫借韧带、阴道、尿生殖膈和盆膈等维持其正常位置（图8-4）。如果这些固定装置薄弱或受损伤，可导致子宫不同程度的脱垂，子宫口低于坐骨棘平面，甚至脱出阴道。固定子宫的韧带如下。

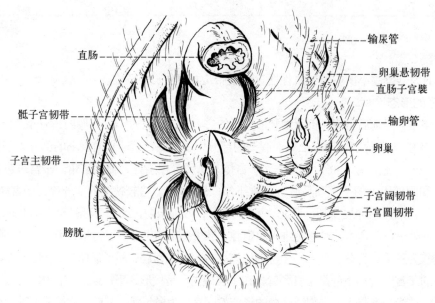

图8-4 子宫的固定装置

1. **子宫阔韧带 broad ligament of uterus** 位于子宫两侧，略呈冠状位，由子宫前、后面的双层腹膜自子宫侧缘向两侧延伸至盆侧壁和盆底构成，可限制子宫向两侧移动。子宫阔韧带的上缘游离，包裹输卵管，形成输卵管系膜，上缘外侧1/3为卵巢悬韧带。阔韧带的前叶覆盖子宫圆韧带，后叶覆盖卵巢和卵巢固有韧带，形成卵巢系膜。子宫阔韧带下部为子宫系膜，前、后叶之间的疏松结缔组织内有子宫血管、神经和淋巴管等（图8-4，图8-5）。

2. **子宫圆韧带 round ligament of uterus** 由结缔组织和平滑肌构成，呈扁索状。起于子宫体前面的上外侧，子宫角的下方，在阔韧带前叶的覆盖下向前外侧弯行，穿经腹股沟管后分散为纤维束止于阴阜和大阴唇皮下。其主要功能是维持子宫前倾。

3. **子宫主韧带 cardinal ligament of uterus** 又称子宫旁组织，由纤维结缔组织和平滑肌纤维构成，位于子宫阔韧带的基部，从子宫颈两侧缘延至盆侧壁，较强韧，是维持子宫颈正常位置，防止子宫脱垂的重要结构。

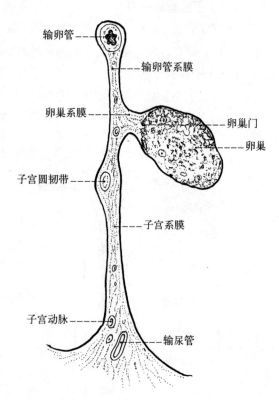

图8-5 子宫阔韧带（矢状面）

4. **骶子宫韧带** uterosacral ligament　由结缔组织和平滑肌纤维构成，从子宫颈后面的上外侧向后弯行，绕过直肠的两侧，止于第2、3骶椎前面的筋膜。其表面覆以腹膜形成弧形的直肠子宫襞。此韧带向后上牵引子宫颈，协同子宫圆韧带，维持子宫的前倾前屈位。

（五）子宫的年龄变化

新生儿子宫高出小骨盆上口，输卵管和卵巢位于髂窝内，子宫颈较子宫体长而粗。性成熟前期，子宫迅速发育，壁增厚。性成熟期，子宫颈和子宫体的长度几乎相等。经产妇除子宫各径和内腔增大外，质量可增加一倍。绝经期后，子宫萎缩变小，壁也变薄。

四、阴道

阴道 vagina 为连接子宫和外生殖器的肌性管道，由黏膜、肌层和外膜组成，富于伸展性，是女性的交接器官，也是排出月经和娩出胎儿的管道。阴道有前壁、后壁和两个侧壁，前、后壁互相贴近。阴道的下部较窄，以阴道口开口于阴道前庭。处女阴道口周围有处女膜附着，处女膜可呈环形、半月形、伞状或筛状，处女膜破裂后，阴道口周围留有处女膜痕。阴道的上端宽阔，包绕子宫颈阴道部，两者之间的环形凹陷称阴道穹，分为前部、后部和两个侧部（图8-3，图8-6）。阴道穹后部最深，与后上方的直肠子宫陷凹仅隔以阴道后壁和一层腹膜。临床上可经阴道后穹穿刺引流直肠子宫陷凹内的积液或积血，进行诊断和治疗。

阴道位于小骨盆中央，前有膀胱和尿道，后邻直肠，阴道下部穿过尿生殖膈。膈内的尿道阴道括约肌和肛提肌的内侧肌纤维束对阴道有括约作用。

五、前庭大腺

前庭大腺 greater vestibular gland，又称 Bartholin 腺，形如豌豆，位于前庭球后端的深面，其导管向内侧开口于阴道口两侧的阴道前庭内（图8-6）。该腺相当于男性的尿道球腺，分泌物有润滑阴道口的作用。如因炎症导致导管阻塞，可形成囊肿。

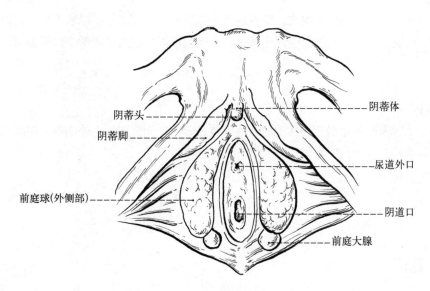

图8-6　阴蒂、前庭球和前庭大腺

第二节 女性外生殖器

女性外生殖器，即**女阴** vulva（图8-7），包括阴阜、大阴唇、小阴唇、阴道前庭、阴蒂和前庭球。

一、阴阜

阴阜 mons pubis 为耻骨联合前方的皮肤隆起，皮下富有脂肪。性成熟期以后，皮肤生有阴毛。

二、大阴唇

大阴唇 greater lip of pudendum 为一对纵长隆起的皮肤皱襞。大阴唇的前端和后端左右互相连合，形成唇前连合和唇后连合。

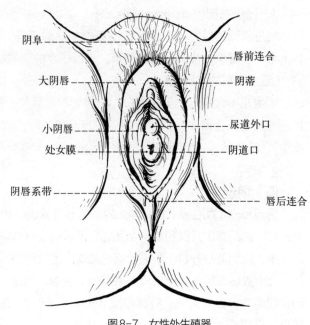

图8-7 女性外生殖器

三、小阴唇

小阴唇 lesser lip of pudendum 位于大阴唇的内侧，为一对较薄的皮肤皱襞，表面光滑无毛。其前端延伸为阴蒂包皮和阴蒂系带，后端两侧互相会合，形成阴唇系带。

四、阴道前庭

阴道前庭 vaginal vestibule 是位于两侧小阴唇之间的裂隙。阴道前庭的前部有尿道外口，后部有阴道口，阴道口两侧各有一个前庭大腺导管的开口。

五、阴蒂

阴蒂 clitoris 由两个阴蒂海绵体组成，后者相当于男性的阴茎海绵体，以埋于会阴浅隙内的阴蒂脚附于耻骨下支和坐骨支，向前与对侧结合成阴蒂体，表面覆以阴蒂包皮。阴蒂头露于表面，含有丰富的神经末梢。

六、前庭球

前庭球 bulb of vestibule 相当于男性的尿道海绵体，分为中间部和两个外侧部。中间部细小，位于尿道外口与阴蒂体之间的皮下，外侧部较大，位于大阴唇的皮下。

（王瑞芳编写，王维东绘图）

附一：乳房

乳房 mamma 为人类和哺乳动物特有的结构。女性乳房于青春期开始发育生长，在妊娠和哺乳期有分泌活动。

1. **形态** 成年未哺乳女性乳房呈半球形，紧张而有弹性。乳房中央有乳头，其位置常在第4肋间隙或第5肋与锁骨中线相交处。乳头顶端有输乳管的开口。乳头周围的皮肤色素较多，形成乳晕，表面有许多小隆起，其深面为乳晕腺，可分泌脂性物质润滑乳头（图8-8）。乳头和乳晕的皮肤较薄，易受损伤而感染。妊娠和哺乳期，乳腺增生，乳房增大；停止哺乳后，乳腺萎缩，乳房变小；老年时，乳房萎缩而下垂。

2. **位置** 乳房位于胸前部，胸深筋膜的表面，筋膜深部为胸大肌。乳房上起第2~3肋，下至第6肋，内侧至胸骨旁线，外侧可达腋中线。胸大肌前面的深筋膜与乳腺体后面的包膜之间为乳腺后间隙，内有一层疏松的结缔组织，但无大血管存在，有利于隆乳术时将假体植入。

3. **结构** 乳房由皮肤、脂肪、纤维组织和乳腺构成。乳腺被脂肪结缔组织分割成15~20个乳腺叶，每叶又分若干小叶。每一乳腺叶有一个排泄管，称输乳管。输乳管在近乳头处膨大为输乳管窦，其末端变细，开口于乳头（图8-9）。乳腺叶和输乳管均以乳头为中心呈放射状排列，故乳腺手术时宜作放射状切口，以减少对乳腺叶和输乳管的损伤。

胸壁浅筋膜发出许多细小的纤维束，向深面连于胸筋膜，向浅面连于皮肤和乳头，对乳房起支持和固定作用，称乳房悬韧带，或Cooper韧带。当乳腺癌侵入使该韧带缩短时，可引起皮肤凹陷，皮肤表面出现许多小凹，临床上称橘皮样变。

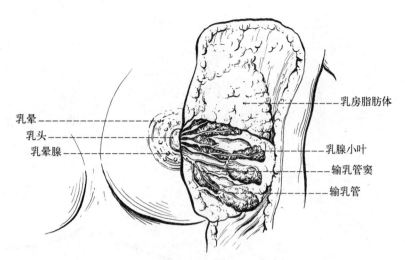

图8-8 成年女性乳房

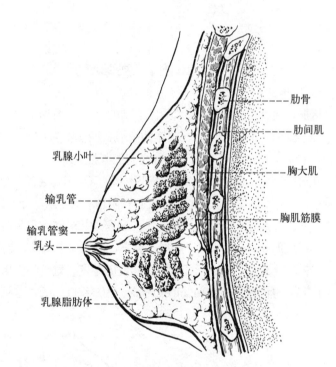

图8-9 女性乳房矢状面

附二：会阴

会阴 perineum 有狭义和广义之分。狭义的会阴即产科会阴，指肛门与外生殖器之间狭小区域的软组织。由于分娩时此区承受的压力较大，易发生撕裂（会阴撕裂），助产时应注意保护此区。广义的会阴指封闭小骨盆下口的所有软组织，呈菱形，其前界为耻骨联合下缘；后界为尾骨尖；两侧为耻骨下支、坐骨支、坐骨结节和骶结节韧带。以两侧坐骨结节的连线为界，可将会阴分为前、后两个三角形的区域（图8-10）。前方为尿生殖区，男性有尿道通过，女性有尿道和阴道通过；后方为肛区，其中央有肛管通过。

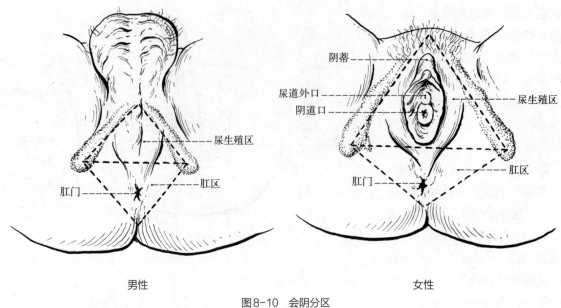

男性　　　　　　　　　　　　　　　　女性

图8-10　会阴分区

会阴的结构，除男、女生殖器外，主要是肌和筋膜。

（一）肛区的肌

肛区肌群包括肛提肌、尾骨肌和肛门外括约肌（图8-11）。

1. **肛提肌** levator ani　为一对宽的扁肌，两侧汇合成漏斗状，尖向下，封闭小骨盆下口的大部分。它起自耻骨后面、坐骨棘及张于两者之间的肛提肌腱弓（由闭孔筋膜增厚而形成），肌纤维行向后下及内侧，止于会阴中心腱、尾骨和肛尾韧带（肛门和尾骨之间的结缔组织束）。肛提肌靠内侧的肌束，左、右结合形成"U"形襻，从后方套绕直肠和阴道。

肛提肌的作用是托起盆底，承托盆腔器官，并对肛管和阴道有括约作用。

2. **尾骨肌** coccygeus　位于肛提肌后方，骶棘韧带上面。起于坐骨棘，呈扇形止于骶、尾骨的侧缘。具有协助封闭小骨盆下口，承托盆腔脏器及固定骶、尾骨的作用。

3. **肛门外括约肌** sphincter ani externus　为环绕肛门的骨骼肌，分为皮下部、浅部和深部（详见直肠）。

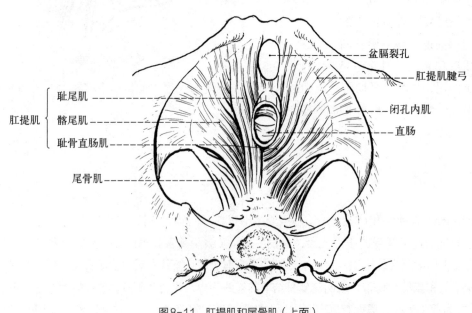

图8-11　肛提肌和尾骨肌（上面）

（二）尿生殖区的肌

尿生殖区的肌群位于肛提肌前部的下方，封闭盆膈裂孔，可分为浅、深两层（图8-12，图8-13）。

1. 浅层肌

（1）**会阴浅横肌** superficial transverse muscle of perineum：起自坐骨结节，止于会阴中心腱，有固定会阴中心腱的作用。

（2）**球海绵体肌** bulbocavernosus：起自会阴中心腱和尿道球下面的中缝，围绕尿道球和尿道海绵体后部，止于阴茎背面的筋膜。收缩时可使尿道缩短变细，协助排尿和射精，并参与阴茎勃起。在女性，此肌覆盖于前庭球表面，称阴道括约肌，可缩小阴道口。

会阴中心腱 perineal central tendon 又称**会阴体** perineal body，是狭义会阴深面的一个腱性结构，长约1.3 cm，肛提肌、会阴浅横肌、会阴深横肌、球海绵体肌和肛门外括约肌等附着于此，有加固盆底的作用。在女性，此腱较大且有韧性和弹性，在分娩时有重要作用。

（3）**坐骨海绵体肌** ischiocavernosus：男性起自坐骨结节，止于阴茎脚下面，收缩时压迫阴茎海绵体根部，阻止静脉血回流，参与阴茎勃起，故又名阴茎勃起肌；此肌在女性较薄弱，覆盖于阴蒂脚的表面，收缩时使阴蒂勃起，又称阴蒂勃起肌。

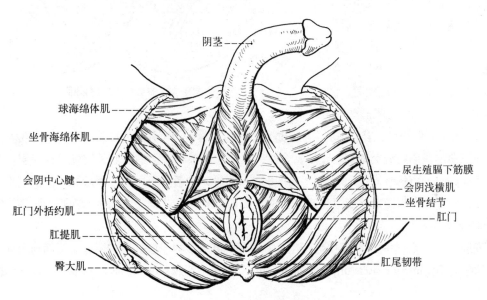

图8-12 男性会阴肌（浅层）

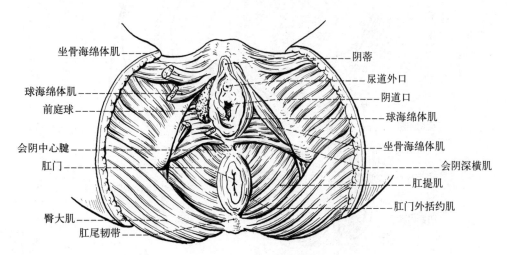

图8-13 女性会阴肌（浅层）

2. 深层肌

（1）**会阴深横肌** deep transverse muscle of perineum：位于尿生殖膈上、下筋膜之间，肌束横行于两侧坐骨支之间，肌纤维在中线上互相交织，部分肌纤维止于会阴中心腱，收缩时可加强会阴中心腱的稳定性。在男性，此肌内埋有尿道球腺。

（2）**尿道括约肌** sphincter of urethra：位于尿生殖膈上、下筋膜之间，会阴深横肌前方，肌束呈环形围绕尿道膜部，为随意肌。在女性，此肌还围绕阴道，称**尿道阴道括约肌** urethrovaginal sphincter，可缩紧尿道和阴道。尿道括约肌和会阴深横肌不能截然分开，有人将两者合称尿生殖三角肌。

（三）会阴的筋膜

1. **浅筋膜** 肛三角的浅筋膜为富含脂肪的结缔组织，充填在坐骨肛门窝内。**坐骨肛门窝** ischioanal fossa（图8-14），位于坐骨结节与肛门之间，为底朝下的锥形间隙，在肛管后方左、右两侧相通。窝的外侧壁为闭孔内肌及闭孔筋膜，内侧壁为肛提肌和盆膈下筋膜，前界为尿生殖膈后缘，后界为臀大肌下缘。窝内有大量脂肪组织和会阴部的血管、神经、淋巴管等，是脓肿的好发部位，大量积脓时，脓液可扩散到对侧，形成马蹄形脓肿，

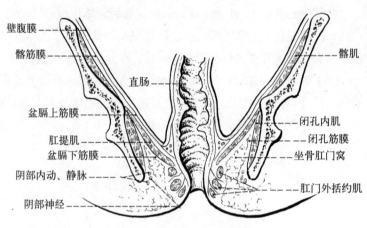

图8-14 盆腔冠状面（经直肠）

亦可穿过盆膈形成盆腔脓肿；若肛窦的炎症穿过肠壁经过坐骨肛门窝并穿通皮肤时，可形成肛瘘。

尿生殖三角的浅筋膜分为两层：浅层富含脂肪，与腹下部和股部的浅筋膜相延续；深层呈膜状，称**会阴浅筋膜** superficial fascia of perineum，又称Colles筋膜，向后附于尿生殖膈后缘，向两侧附于耻骨下支和坐骨支，向前上方与腹前外侧壁浅筋膜的Scarpa筋膜相延续，向下方与阴囊肉膜和阴茎浅筋膜相延续（图8-15）。

2. **深筋膜** 肛门三角的深筋膜覆盖于坐骨肛门窝的各壁。衬于肛提肌和尾骨肌下面与上面的深筋膜分别称为**盆膈下筋膜** inferior fascia of pelvic diaphragm 和**盆膈上筋膜** superior fascia of pelvic diaphragm。盆膈

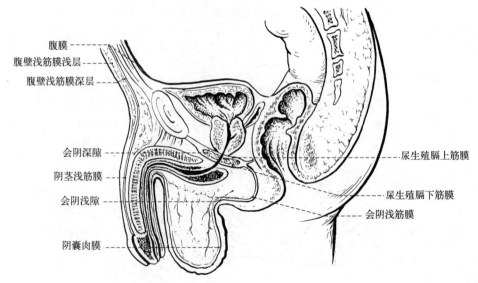

图8-15 会阴筋膜（矢状面，男性）

上、下筋膜及其间的肛提肌和尾骨肌共同组成**盆膈**pelvic diaphragm，封闭小骨盆下口的大部分，对承托盆腔脏器有重要作用。盆膈中央有直肠穿过。尿生殖区的深筋膜亦分两层，分别覆盖在会阴深横肌和尿道括约肌的下面和上面，称为**尿生殖膈下筋膜**inferior fascia of urogenital diaphragm 和**尿生殖膈上筋膜**superior fascia of urogenital diaphragm；两侧附于耻骨下支和坐骨支，前缘和后缘两层互相愈合。尿生殖膈上、下筋膜及其间的会阴深横肌和尿道括约肌共同组成**尿生殖膈**urogenital diaphragm，封闭尿生殖区。尿生殖膈有加强盆底，协助承托盆腔脏器的作用，同时有男性尿道及女性尿道和阴道穿过。

会阴浅筋膜与尿生殖膈下筋膜之间围成**会阴浅隙**superficial perineal space，内有尿生殖区的浅层肌、男性的阴茎根、女性的阴蒂脚、前庭球和前庭大腺等结构。尿生殖膈上、下筋膜之间的间隙称**会阴深隙**deep perineal space，内有尿生殖区的深层肌、尿道膜部和尿道球腺等结构（图8-16，图8-17）。

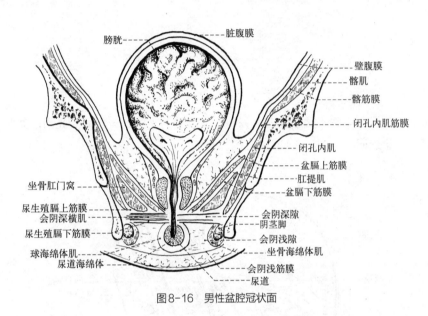

图8-16　男性盆腔冠状面

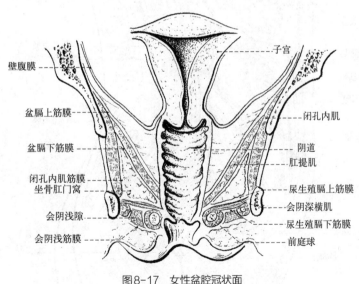

图8-17　女性盆腔冠状面

（李　岩编写，王维东绘图）

数字课程学习

- 学习纲要
- 重难点剖析
- 教学PPT
- 自测题
- 临床应用
- 思政案例
- 名词术语

第九章 腹膜

一、概述

腹膜 peritoneum 为覆盖于腹、盆腔壁内面和腹、盆腔脏器表面的一层薄而光滑的浆膜，由间皮和少量结缔组织构成，呈半透明状（图9-1）。

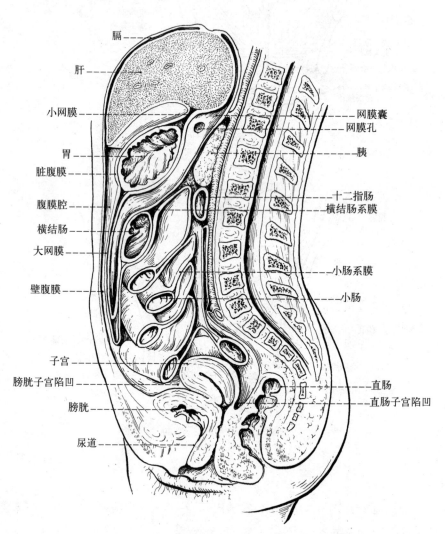

图9-1 腹膜腔矢状面（女性）

衬于腹、盆腔壁内面的腹膜称**壁腹膜**parietal peritoneum，由壁腹膜反折并覆盖于腹、盆腔脏器表面的腹膜称**脏腹膜**visceral peritoneum。壁腹膜和脏腹膜互相延续、移行，共同围成不规则的潜在性腔隙，称**腹膜腔**peritoneal cavity。男性腹膜腔为一封闭的腔隙；女性腹膜腔则借输卵管腹腔口，经输卵管、子宫、阴道与外界相通。壁腹膜较厚，与腹、盆腔壁之间有一层疏松结缔组织，称**腹膜外组织**extraperitoneal tissue。腹后壁和腹前壁下部的腹膜外组织中含有较多脂肪，临床上亦叫腹膜外脂肪。脏腹膜紧贴脏器表面，从组织结构和功能方面都可视为脏器的一部分，如胃和肠壁的脏腹膜即为该器官的外膜。

腹膜具有分泌、吸收、保护、支持、防御、修复等功能。①分泌少量浆液（100~200 mL），可润滑和保护脏器，减少摩擦。②支持和固定脏器。③吸收腹腔内的液体和空气等。一般认为，上腹部，特别是膈下区的腹膜，吸收能力较强，这是因为该部的腹膜面积较大，腹膜外组织较少，微血管较丰富，腹膜孔（为淋巴孔的一种）较多，以及呼吸运动的影响较明显。所以，腹膜炎症或手术后的患者多采取半卧位，使有害液体流至下腹部，以减缓腹膜对有害物质的吸收。④防御功能，腹膜和腹膜腔内浆液中含有大量的巨噬细胞，可吞噬细菌和有害物质。⑤腹膜有较强的修复和再生能力，所分泌的浆液中含有纤维素，其粘连作用可促进伤口的愈合和炎症的局限化。但若手术创伤过大，可导致脏器粘连。

二、腹膜与腹、盆腔脏器的关系

根据脏器被腹膜覆盖的范围大小，可将腹、盆腔脏器分为三类，即腹膜内位、间位和外位器官（图9-2）。

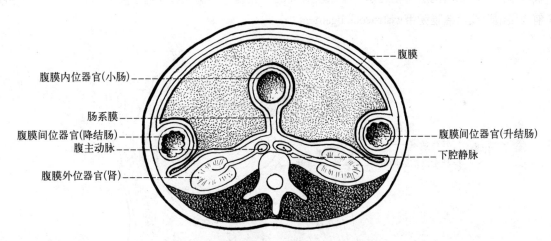

图9-2　腹膜与脏器的关系示意图（水平面）

（一）腹膜内位器官

脏器表面几乎都被腹膜所覆盖的器官为腹膜内位器官，有胃、十二指肠上部、空肠、回肠、盲肠、阑尾、横结肠、乙状结肠、脾、卵巢和输卵管。

（二）腹膜间位器官

脏器表面大部分被腹膜覆盖的器官为腹膜间位器官，有肝、胆囊、升结肠、降结肠、子宫、充盈的膀胱和直肠上段。

（三）腹膜外位器官

仅一面被腹膜覆盖的器官为腹膜外位器官，有肾，肾上腺，输尿管，空虚的膀胱，十二指肠降部、水平部和升部，直肠中、下段及胰。这些器官大多位于腹膜后间隙，临床上又称腹膜后位器官。

了解脏器与腹膜的关系，有重要的临床意义，如腹膜内位器官的手术必须通过腹膜腔，而肾、输尿管等腹膜外位器官则不必打开腹膜腔便可进行手术，从而避免腹膜腔的感染和术后粘连。

三、腹膜形成的结构

壁腹膜与脏腹膜之间，或脏腹膜之间互相反折移行，形成许多结构，这些结构不仅对器官起着连接和固定的作用，也是血管、神经等进入脏器的途径。

（一）网膜

网膜 omentum 是与胃小弯和胃大弯相连的双层腹膜皱襞，其间有血管、神经、淋巴管和结缔组织等（图9-3）。

1. **小网膜 lesser omentum** 是由肝门向下移行于胃小弯和十二指肠上部的双层腹膜结构。从肝门连于胃小弯的部分称**肝胃韧带 hepatogastric ligament**，其内含有胃左、右血管，胃小弯淋巴结及至胃的神经等。从肝门连于十二指肠上部的部分称**肝十二指肠韧带 hepatoduodenal ligament**，其内有位于右前方的胆总管，位于左前方的肝固有动脉以及两者后方的肝门静脉。上述结构周围有淋巴管、淋巴结和神经丛伴行。小网膜的右缘游离，其后方为网膜孔，经此孔可进入网膜囊。

2. **大网膜 greater omentum** 形似围裙覆盖于空、回肠和横结肠的前方，其左缘与胃脾韧带相连续。构成小网膜的两层腹膜分别贴被胃和十二指肠上部的前、后两面向下延伸，至胃大弯处互相愈合，下降至脐平面稍下方，形成大网膜的前两层，然后向后反折向上，形成大网膜的后两层，连于横结肠并叠合成横结肠系膜，贴于腹后壁。大网膜前两层与后两层之间的潜在性腔隙是网膜囊的下部，随着年龄的增长，大网膜前两层和后两层常粘连愈合，致使其间的网膜囊下部消失，而连于胃大弯和横结肠之间的大网膜前两层则形成**胃结肠韧带 gastrocolic ligament**。

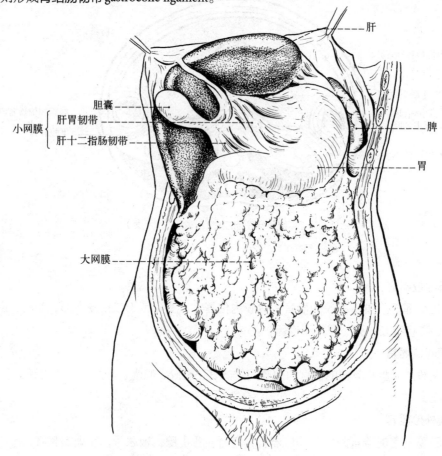

图9-3　网膜

大网膜前两层或后两层的腹膜间含有许多血管分支。大网膜中含有丰富的脂肪和巨噬细胞，后者有重要的防御功能。当腹膜腔内有炎症时，大网膜可包围病灶以防止炎症扩散蔓延，故有"腹腔卫士"之称。小儿的大网膜较短，一般在脐平面以上，因此当阑尾炎或其他下腹部炎症时，病灶区不易被大网膜包裹而局限化，常导致弥漫性腹膜炎。大网膜的血管常用作心冠状动脉搭桥术中的供体血管。整形外科常使用带血管蒂的大网膜片铺盖胸、腹壁或颅骨创面，作为植皮的基础。

3. **网膜囊和网膜孔** 网膜囊omental bursa是小网膜和胃后壁与腹后壁的腹膜之间的一个扁窄间隙（图9-4），又称小腹膜腔，为腹膜腔的一部分。网膜囊的前壁为小网膜、胃后壁的腹膜和胃结肠韧带；后壁为横结肠及其系膜以及覆盖在胰、左肾、左肾上腺等处的腹膜；上壁为肝尾状叶和膈下方的腹膜；下壁为大网膜前、后层的愈合处。网膜囊的左侧为脾、胃脾韧带和脾肾韧带；右侧借网膜孔通腹膜腔的其余部分。

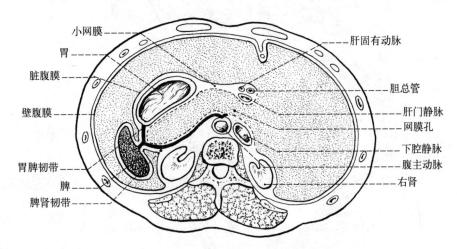

图9-4 网膜孔和网膜囊（经第1腰椎水平面）

网膜孔omental foramen（Winslow孔）的高度一般在第12胸椎至第2腰椎体的前方，成年人可容1~2指通过。其上界为肝尾状叶，下界为十二指肠上部，前界为肝十二指肠韧带，后界为覆盖在下腔静脉表面的腹膜。手术时，如遇有外伤性肝破裂或肝门附近动脉出血，可将示指伸入孔内，拇指在小网膜游离缘前方加压，进行暂时止血。

网膜囊是腹膜腔的一个盲囊，位置较深，毗邻关系复杂，器官的病变相互影响。当胃后壁穿孔或某些炎症导致网膜囊内积液（脓）时，早期常局限于囊内，给诊断带来一定困难。晚期，或因体位变化，可经网膜孔流到腹膜腔的其他部位，引起炎症扩散。

（二）系膜

由于壁、脏腹膜相互延续移行，形成了将器官系连固定于腹、盆壁的双层腹膜结构称为系膜，其内含有出入该器官的血管、神经及淋巴管和淋巴结等。主要的系膜有肠系膜、阑尾系膜、横结肠系膜和乙状结肠系膜等。凡是有系膜的器官均为腹膜内位器官，系膜越长该器官的活动度越大（图9-5）。

1. **肠系膜** mesentery 是将空肠和回肠系连固定于腹后壁的双层腹膜结构，面积较大，整体呈扇形，其附着于腹后壁的部分称**肠系膜根**root of mesentery，长约15 cm，起自第2腰椎左侧，斜向右下跨过脊柱及其前方结构，止于右骶髂关节前方。肠系膜的肠缘长达5~7m，由于肠系膜根和肠缘的长度相差悬殊，故有利于空、回肠的活动，对消化和吸收有促进作用，但活动异常时也易发生肠扭转、肠套叠等急腹症。肠系膜的两层腹膜间含有肠系膜上血管及其分支、淋巴管、淋巴结、神经丛和脂肪等。

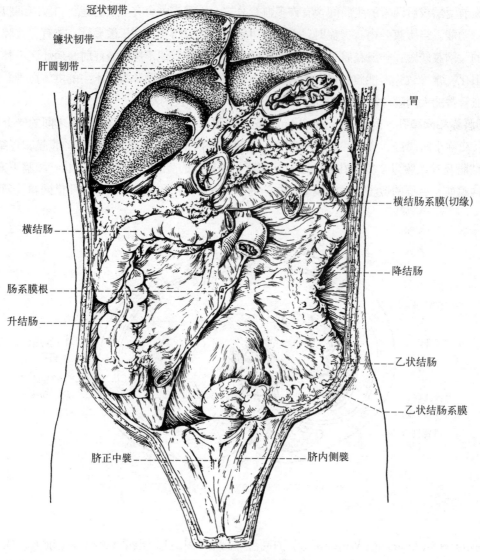

图9-5 腹膜形成的结构

2. **阑尾系膜** mesoappendix 呈三角形，将阑尾连于肠系膜下方。阑尾的血管走行于系膜的游离缘，故阑尾切除时，应从系膜游离缘进行血管结扎。

3. **横结肠系膜** transverse mesocolon 是将横结肠连于腹后壁的横位双层腹膜结构，其根部起自结肠右曲，向左跨过右肾中部、十二指肠降部、胰头等器官的前方，沿胰前缘达到左肾前方，直至结肠左曲。横结肠系膜内含有中结肠血管及其分支、淋巴管、淋巴结和神经丛等。此系膜将腹膜腔划分为结肠上区和结肠下区。

4. **乙状结肠系膜** sigmoid mesocolon 是将乙状结肠固定于左髂窝和骨盆左后壁的双层腹膜结构。该系膜较长，故乙状结肠活动度较大，因而易发生肠扭转。系膜内含有乙状结肠血管、直肠上血管、淋巴管、淋巴结和神经丛等。

（三）韧带

腹膜形成的韧带指连接腹、盆壁与脏器之间或连接相邻脏器之间的腹膜结构，多数为双层，少数为单层腹膜构成，对脏器有固定作用。有的韧带内含有血管和神经等。

1. **肝的韧带** 肝脏面有肝胃韧带、肝十二指肠韧带和肝圆韧带裂内的肝圆韧带；肝膈面有镰状韧带、冠状韧带和左、右三角韧带。

镰状韧带 falciform ligament of liver 呈矢状位，是上腹前壁和膈下面连于肝上面的双层腹膜结构，位于前正中线右侧，侧面观形似镰刀。镰状韧带下缘游离并增厚，由脐连于肝下面的肝圆韧带裂，内含**肝圆韧带** ligamentum teres hepatis，后者乃胚胎时期脐静脉闭锁后的遗迹。由于镰状韧带偏中线右侧，脐以上腹壁正中切口需向下延长时，应偏向中线左侧，以避免损伤肝圆韧带及伴其走行的附脐静脉。

冠状韧带 coronary ligament 呈冠状位，由膈下面的壁腹膜反折至肝膈面所形成的双层腹膜组成。前层向前与镰状韧带相延续，前、后两层之间无腹膜被覆的肝表面称为**肝裸区** bare area of liver。冠状韧带左、右两端，前、后两层彼此黏合增厚形成**左、右三角韧带** left and right triangular ligaments。

2. **脾的韧带** 包括胃脾韧带、脾肾韧带、膈脾韧带。**胃脾韧带** gastrosplenic ligament 是连于胃底和胃大弯上份与脾门之间的双层腹膜结构，向下与大网膜左侧部相延续，内含胃短血管和胃网膜左血管及淋巴管、淋巴结等。**脾肾韧带** splenorenal ligament 为脾门至左肾前面的双层腹膜结构，内含胰尾、脾血管，以及淋巴结、神经等。**膈脾韧带** phrenicosplenic ligament 为脾肾韧带的上部，由脾上极连至膈下。偶尔在脾下极与结肠左曲之间有**脾结肠韧带** splenocolic ligament。

3. **胃的韧带** 包括肝胃韧带、胃脾韧带、胃结肠韧带和胃膈韧带，前三者已如前述。**胃膈韧带** gastrophrenic ligament 是胃贲门左侧和食管腹段连于膈下面的腹膜结构。

此外，在膈与结肠左曲之间还有**膈结肠韧带** phrenicocolic ligament，固定结肠左曲、承托脾。

（四）皱襞、隐窝和陷凹

腹膜皱襞是由腹、盆壁与脏器之间或脏器与脏器之间腹膜形成的隆起，其深部常有血管走行。在皱襞之间或皱襞与腹、盆壁之间形成的腹膜凹陷称隐窝，较大的隐窝称陷凹。

1. **腹后壁的皱襞和隐窝** 在胃后方、十二指肠、盲肠和乙状结肠周围有较多的皱襞和隐窝。隐窝的大小、深浅和形态，个体间差异甚大。隐窝很深时，小肠可突入其中形成内疝。常见的皱襞和隐窝有：**十二指肠上襞** superior duodenal fold 位于十二指肠升部左侧，相当于第2腰椎平面，呈半月形，下缘游离。此襞深面为口朝下方的**十二指肠上隐窝** superior duodenal recess（国人出现率为50%），其左侧有肠系膜下静脉通行于壁腹膜后方。此隐窝下方为三角形的**十二指肠下襞** inferior duodenal fold，该襞构成为**十二指肠下隐窝** inferior duodenal recess（国人出现率为75%）的前壁，其上缘游离。**盲肠后隐窝** retrocecal recess 位于盲肠后方，盲肠后位的阑尾常在其内。**乙状结肠间隐窝** intersigmoid recess 位于乙状结肠左后方，乙状结肠系膜与腹后壁之间，其后壁内有左侧的输尿管经过。**肝肾隐窝** hepatorenal recess 位于肝右叶与右肾之间，其左界为网膜孔和十二指肠降部，右界为右结肠旁沟。仰卧时，肝肾隐窝是腹膜腔的最低部位，腹膜腔内的液体易积存于此。

2. **腹前壁的皱襞和隐窝** 腹前壁内面有5条皱襞，均位于脐下。脐与膀胱尖之间的为**脐正中襞** median umbilical fold，内含脐尿管闭锁后形成的脐正中韧带（脐尿管索）。一对**脐内侧襞** medial umbilical fold 位于脐正中襞的两侧，内含脐动脉闭锁后形成的脐内侧韧带（脐动脉索）。一对**脐外侧襞** lateral umbilical fold 分别位于左、右侧脐内侧襞的外侧，内含腹壁下动、静脉，故又称腹壁下动脉襞。在腹股沟韧带上方，上述5条皱襞之间形成3对浅凹，由中线向外侧依次为**膀胱上窝** supravesical fossa、**腹股沟内侧窝** medial inguinal fossa 和**腹股沟外侧窝** lateral inguinal fossa。腹股沟外侧窝与腹股沟管深环的位置相对。与腹股沟内侧窝相对应的腹股沟韧带的下方，有一浅凹，称**股凹** femoral fossa，是股疝的好发部位（图9-6）。

3. **腹膜陷凹** 为腹膜在盆腔脏器之间移行反折所形成，多位于盆腔内（图9-1）。男性在膀胱与直肠之间有**直肠膀胱陷凹** rectovesical pouch，凹底距肛门约7.5 cm。女性在膀胱与子宫之间有**膀胱子宫陷凹** vesicouterine pouch，在子宫与直肠之间有**直肠子宫陷凹** rectouterine pouch，后者又称Douglas腔，较深，凹底距肛门约3.5 cm，与阴道后穹之间仅隔以阴道后壁和腹膜。站立或坐位时，男性的直肠膀胱陷

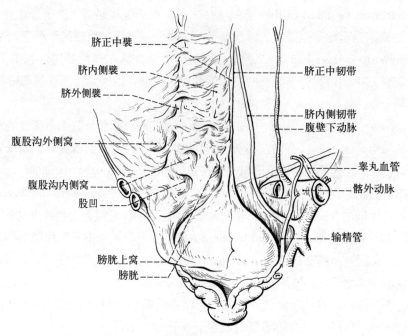

图9-6 腹前壁内面的皱襞和隐窝（男性）

凹和女性的直肠子宫陷凹是腹膜腔的最低部位，故腹膜腔内的积液多聚积于此，临床上可进行直肠穿刺和阴道后穹穿刺以进行诊断和治疗。

四、腹膜腔的分区和间隙

腹膜腔借横结肠及其系膜分为结肠上区和结肠下区。

（一）结肠上区

结肠上区为膈与横结肠及其系膜之间的区域，又称**膈下间隙** subphrenic space。结肠上区以肝为界分为肝上间隙和肝下间隙（图9-7）。

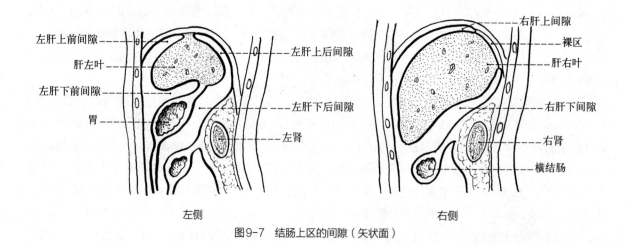

图9-7 结肠上区的间隙（矢状面）

1. **肝上间隙** 位于膈与肝上面之间。此间隙借镰状韧带分为左肝上间隙和右肝上间隙。左肝上间隙以冠状韧带分为其前方的左肝上前间隙和后方的左肝上后间隙。

2. **肝下间隙** 位于肝下面与横结肠及其系膜之间，借肝圆韧带分为左肝下间隙和右肝下间隙，后者即肝肾隐窝。左肝下间隙以小网膜和胃分为前方的左肝下前间隙和后方的左肝下后间隙，后者即网膜囊。

此外，还有介于冠状韧带前、后层之间无腹膜覆盖的肝裸区（膈下腹膜外间隙）。

（二）结肠下区

结肠下区为横结肠及其系膜与盆底上面之间的区域。结肠下区常以肠系膜根和升、降结肠为标志分为4个间隙（图9-8）。

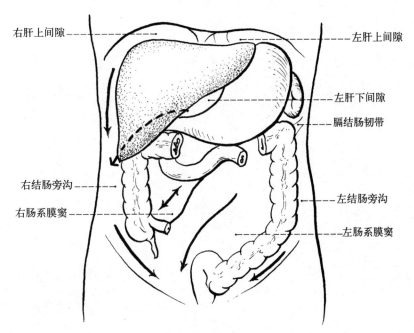

图9-8 结肠下区的间隙及交通

1. **结肠旁沟** paracolic sulcus　位于升、降结肠的外侧。右结肠旁沟为升结肠与右腹侧壁之间的裂隙，向上直通肝肾隐窝，向下经右髂窝通盆腔。因此，胃后壁穿孔时，胃内容物可经网膜囊、网膜孔、肝肾隐窝、右结肠旁沟到达右髂窝，甚至盆腔；反之，阑尾的穿孔和脓肿，脓液可经右结肠旁沟到达肝肾隐窝，甚至形成膈下脓肿。左结肠旁沟为降结肠与左腹侧壁之间的裂隙，由于膈结肠韧带的限制，不与结肠上区相通，但向下可通盆腔。

2. **肠系膜窦** mesenteric sinus　位于肠系膜根与升、降结肠之间。右肠系膜窦为肠系膜根与升结肠之间的三角形间隙，下方有回肠末端相隔，故间隙内的炎性渗出物常积存于局部。左肠系膜窦为肠系膜根与降结肠之间的斜方形间隙，向下可通盆腔，因此如有积液可沿乙状结肠向下流入盆腔。

（左天明编写，王维东绘图）

数字课程学习

◎ 学习纲要　　　重难点剖析　　　教学PPT　　　自测题　　　临床应用

思政案例　　　名词术语

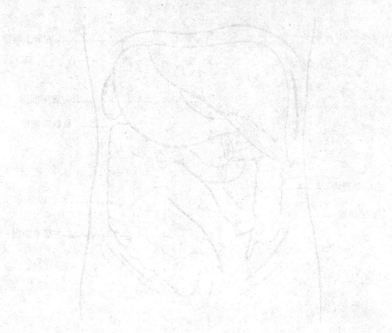

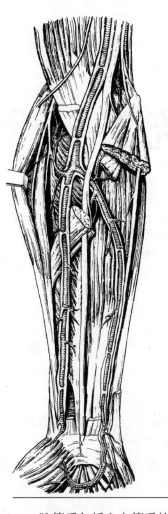

第三篇

脉 管 学

　　脉管系包括心血管系统和淋巴系统，是分布于人体各部的封闭管道系统。心血管系统由心、动脉、毛细血管和静脉组成，内有循环流动的血液。淋巴系统由淋巴管道、淋巴器官和淋巴组织构成，淋巴管道中有向心流动的淋巴液，淋巴液经淋巴结过滤最后汇入静脉。因此，淋巴管道常被认为是静脉的辅助管道。

　　脉管系的主要功能是将消化吸收的营养物质、吸收的氧气、内分泌器官和组织所分泌的激素运送到全身器官的组织及细胞，同时将组织和细胞产生的代谢产物及二氧化碳运送到肾、肺及皮肤，以完成身体正常的新陈代谢，维持人体内、外环境的相对稳定。淋巴系统内的淋巴器官和淋巴组织产生的淋巴细胞和淋巴细胞产生的抗体，参加机体的免疫反应，构成人体的免疫防御体系。

第十章 心血管系统

第一节 总 论

一、心血管系统的组成

心血管系统由心、动脉、毛细血管和静脉组成。

1. **心** heart　是中空性的肌性器官，是连接动、静脉的枢纽和心血管系统的"动力泵"。心内部被心间隔分为互不相通的左、右两半，每半又各分为心房和心室，故心有4个腔：左心房、左心室、右心房和右心室。同侧的心房和心室借房室口相通，房室口处有瓣膜附着，防止血液逆流。静脉连于心房，动脉连于心室。

2. **动脉** artery　是将血液由心室运送至全身各器官的管道。动脉管壁较厚，由内膜、中膜、外膜3层构成。动脉壁的结构与其功能密切相关，当心室收缩时，管壁被动扩张；当心室舒张时，管壁内的弹性纤维则主动回缩，推动血液继续向前流动。自左、右心室发出的动脉，走行中不断分支，最后移行为毛细血管网。

3. **毛细血管** capillary　是连接动、静脉末梢间的管道，分布于除软骨、角膜、晶状体、毛发、牙釉质和被覆上皮以外的全身各处。毛细血管数量多、管壁薄、通透性大，管内血流缓慢，是血液与血管外组织液进行物质交换的场所。

4. **静脉** vein　是引导血液返回心的血管。组织间隙中的毛细血管汇合成小静脉；小静脉逐渐汇合成中静脉、大静脉，最后注入心房。静脉管壁较薄，弹性小，管腔大，属支多，容血量大。静脉可分为浅静脉和深静脉，浅静脉位于皮下，最终注入深静脉；深静脉与同名动脉伴行。

血液由心室射出，经动脉、毛细血管和静脉返回心房，这种周而复始的循环流动称血液循环。根据循环途径的不同可分为体循环和肺循环（图10-1）。

血液由左心室搏出，经主动脉及其各级分支到达全身各部的毛细血管，血液与周围组织、细胞进行物质和气体交换，再经各级静脉，最后汇成上、下腔静脉返回右心房，这一循环途径路径长、范围大，称**体循环** systemic circulation，又称**大循环** greater circle。血液由右心室搏出，经肺动脉干及其各级分支到达肺泡壁的毛细血管，在此进行气体交换，毛细血管逐渐汇合，最后合成4条肺静脉，注入左心房，这一循环途径路径短、范围小，称**肺循环** pulmonary circulation，又称**小循环** lesser circle。

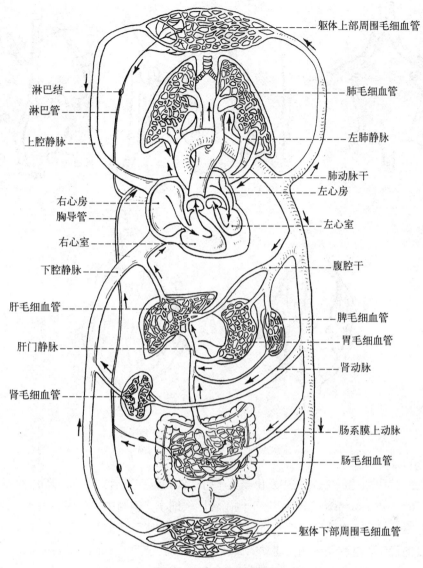

图 10-1 血液循环示意图

二、血管吻合及其功能意义

人体的血管除经动脉—毛细血管—静脉相通连外,动脉与动脉、静脉与静脉,甚至动脉与静脉之间,可借吻合支或交通支彼此连接,形成**血管吻合** vascular anastomosis。常见的吻合类型如下(图 10-2)。

1. **动脉间吻合** 人体内在经常活动或易受压的部位,如关节周围、足跟部等,邻近的多条动脉分支间常互相吻合成动脉网;两条不同来源的动脉干及其分支之间也可借交通支相连,如脑底动脉环,胃大、小弯侧的动脉弓,掌深弓,掌浅弓等。这些吻合具有缩短循环途径、缩短循环时间和调节局部血流量的作用。

2. **静脉间吻合** 静脉吻合远比动脉丰富,除具有和动脉相似的吻合形式外,常在脏器周围或脏器壁内形成丰富的静脉丛,以保证在脏器局部受压时血流通畅。

3. **动-静脉吻合** 在体内的许多部位,如指尖、趾端、唇、鼻、外耳皮肤和生殖器勃起组织等处,小动脉和小静脉之间借吻合支直接相连,形成小动-静脉间吻合。这种吻合有缩短循环途径、调节局部血流量和温度的生理作用。

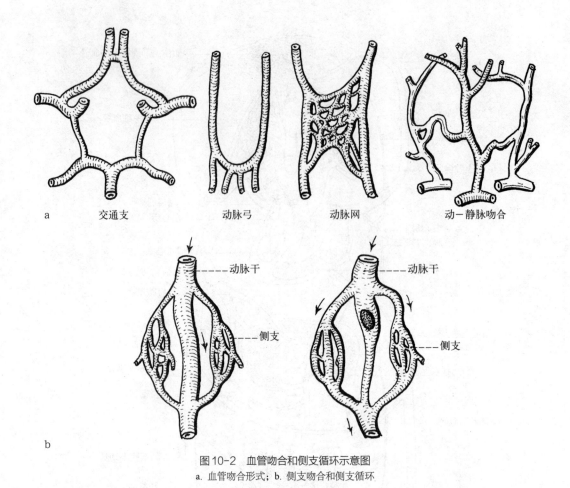

图 10-2 血管吻合和侧支循环示意图
a. 血管吻合形式；b. 侧支吻合和侧支循环

4. **侧支吻合** 有的血管干在行程中发出与其平行的侧副管。发自主干不同高度的侧副管彼此吻合，称侧支吻合 collateral anastomosis。正常状态下侧副管比较细小，但当主干阻塞时，侧副管的血流量则逐渐增加，口径亦缓慢增粗，血液可经扩大的侧支吻合到达阻塞以下的血管主干，使血管受阻区的血液循环得到不同程度的代偿。这种通过侧支建立的循环途径，称**侧支循环** collateral circulation，或侧副循环。侧支循环的建立，对于保证器官在病理状态下的血液供应具有十分重要的意义。

三、血管的变异

人体的血管是在胚胎时期毛细血管网的基础上进一步发育、演化、生长而成。在发育过程中，由于器官功能变化的需要以及血流动力学因素的影响，有些血管扩大形成主干或主要分支；有些则退化、消失；有的则以吻合管的形式存留下来。在人体内，由于某种因素的影响而使血管的起始、分支、汇合及管径大小、数目等常出现一定程度的变化，称血管变异。因此，血管的形态、数量、分支类型常因人而异，不尽相同。

第二节 心

一、心的位置、外形与毗邻

心的大小约与本人握紧的拳头相似，中国人成年男性正常心的质量为（284±50）g，女性（258±49）g。心的质量、大小可因年龄、身高、体重和体力活动多少等因素的影响有差异，一般认为心的质量不超过350 g者均属正常。

心斜位于胸腔中纵隔内，形似倒置的、前后稍扁的圆锥体，外裹心包，约2/3位于人体正中线的左侧，1/3位于正中线的右侧（图10-3）。前方对向胸骨体和第2~6肋软骨，后方平对第5~8胸椎，两侧与纵隔胸膜和肺相邻。上方连于出入心的大血管，下方邻接膈。心的前面大部分被肺和胸膜覆盖，仅左肺心切迹内侧的一小部分与胸骨体下部左半及左侧第4、5肋软骨相邻。心底部被出入心的大血管根部及心包反折缘所固定，因而心室靠近心尖的部分活动度较大。

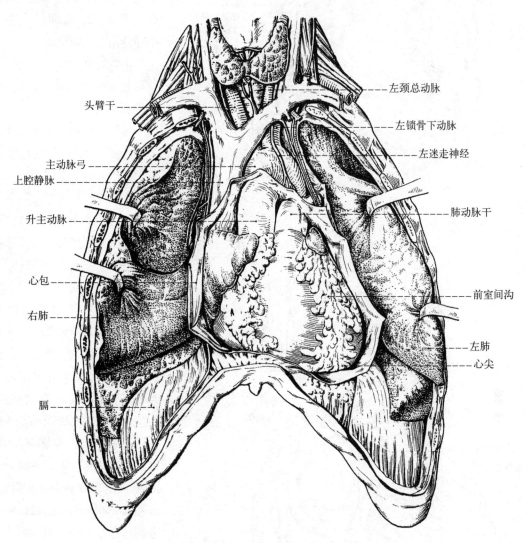

图10-3　心的位置和外形

心可分为一尖、一底、两个面和三个缘，表面尚有四条沟（图10-4，图10-5）。

心尖 cardiac apex 圆钝、游离，由左心室构成。朝向左、前、下方，贴近左胸前壁，在左侧第5肋间隙锁骨中线内侧1~2 cm处可扪及心尖搏动。

心底 cardiac base 朝向右、后、上方，大部分由左心房、小部分由右心房构成。上、下腔静脉分别从上、下方注入右心房；左、右肺上、下肺静脉分别从两侧注入左心房。心底后面隔心包后壁与食管、迷走神经和胸主动脉等相邻。

胸肋面（前面）朝向前上方，大部分由右心房和右心室构成，小部分由左心耳和左心室构成。该面大部分被胸膜和肺遮盖；小部分隔心包与胸骨体下部和左侧第4~6肋软骨相邻，故在左侧第4肋间隙胸

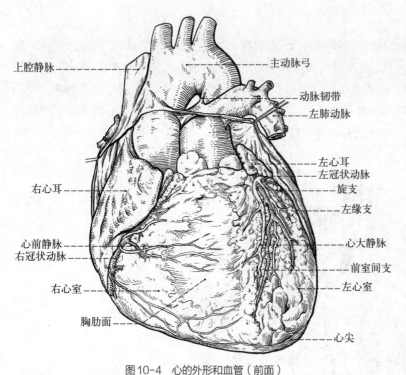

图 10-4 心的外形和血管（前面）

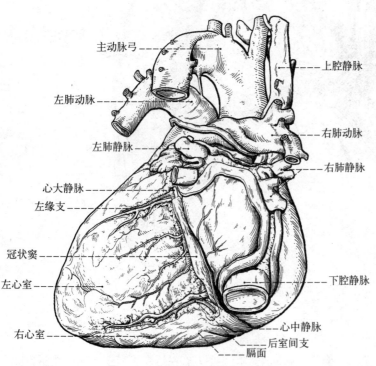

图 10-5 心的外形和血管（后下面）

骨左侧缘旁处进行心内注射，一般不会伤及胸膜和肺。胸肋面上部有起于右心室、行向左后上方的肺动脉干及起于左心室、行向右上方的升主动脉。

膈面（下面）亦称下面，略朝向后下方，几乎呈水平位，隔心包贴于膈，大部分由左心室，小部分由右心室构成。

下缘（锐缘）介于膈面与胸肋面之间，接近水平位，由右心室和心尖构成。

左缘（钝缘）圆钝，朝向左下方，绝大部分由左心室构成，仅上方一小部分由左心耳参与构成（图10-5）。

右缘垂直圆钝，由右心房构成，向上方延续为上腔静脉右缘。

心左、右缘形态圆钝，无明显的边缘线，其隔心包分别与左、右膈神经和心包膈血管以及左、右纵隔胸膜和肺相邻。

心表面有4条沟，是4个心腔的表面分界标志。**冠状沟** coronary sulcus，又称房室沟，是心房与心室在心表面的分界标志，位于心底部，近似环形，前方被肺动脉干隔断。**前室间沟** anterior interventricular groove 和**后室间沟** posterior interventricular groove，分别在心室的胸肋面和膈面，前、后室间沟都从冠状沟向心尖走行，交汇于心尖的右侧，并稍凹陷，称**心尖切迹** cardiac apical incisure。前、后室间沟是左、右心室在心表面的分界标志。在心底部，右心房与右上、下肺静脉交界处的浅沟，称**房间沟** interatrial groove，是左、右心房在心表面的分界标志。在心的后面，后房间沟、后室间沟与冠状沟的交汇处，称**房室交点** crux，是左、右心房与左、右心室在心后面的邻接处，此处深面有重要的血管和神经等结构。

二、心腔

心腔分为心房与心室。心房以房间隔分为右心房与左心房，心室以室间隔分为右心室与左心室。

（一）右心房

右心房 right atrium（图 10-6）位于心的右上部，壁薄而腔大，可分为前、后两部。前部由原始心房衍变而来，称固有心房；后部称腔静脉窦。两部之间借上、下腔静脉口前缘间，纵行于右心房表面的**界沟** sulcus terminalis 分界。与界沟相对应的心内面有一纵行的肌隆起，称**界嵴** crista terminalis，界嵴的垂直部分与下腔静脉瓣相续。

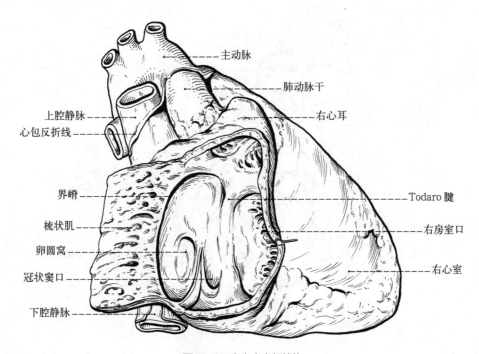

图 10-6 右心房内部结构

1. **固有心房** 固有心房构成右心房的前部，其向前上方呈锥体形突出的部分，称**右心耳** right auricle，遮盖于升主动脉根部的前方。固有心房内面有许多大致平行排列的肌束，称**梳状肌** pectinate muscles。梳状肌由界嵴起始，向前外方走行，止于右房室口。在心耳内梳状肌交织成形似海绵状的肌小梁网。当心功能发生障碍时，此处血流缓慢，易形成血栓。

2. **腔静脉窦** 位于右心房的后部，上、下腔静脉口之间。其内腔壁光滑，无肌性隆起。上、下方分别有**上腔静脉口** orifice of superior vena cava 和**下腔静脉口** orifice of inferior vena cava。下腔静脉口的前缘为**下腔静脉瓣** valve of inferior vena cava（Eustachian 瓣）。在胎儿时期，此瓣有引导下腔静脉血经卵圆孔流入左心房的作用。出生后下腔静脉瓣逐渐退化，只留有一瓣膜残痕。下腔静脉口的前方有**冠状窦口** orifice of coronary sinus，位于下腔静脉口与右房室口之间，口的前缘有冠状窦瓣（Thebesian 瓣），出现率为 $54.00\% \pm 4.98\%$。此外，还有一些小静脉（心最小静脉）直接开口于右心房。

右心房内侧壁的后部主要由房间隔形成。房间隔右侧面中下部有一卵圆形凹陷，称**卵圆窝** fossa ovalis，为胚胎时期卵圆孔闭合后的遗迹，若出生后仍保留间隙为卵圆孔未闭。房间隔前上部的右心房内侧壁，主动脉窦向右心房凸起形成主动脉隆凸，是通过房间隔插入心导管时的常用标志。右心房的冠状窦口前内缘、三尖瓣隔侧尖附着缘和 Todaro 腱之间的三角区，称 Koch 三角。Todaro 腱为下腔静脉口前方心内膜下可触摸到的一个腱性结构，它向前经房间隔附着于右纤维三角，向后与下腔静脉瓣相延续。Koch 三角的前部心内膜深面为房室结，其尖对着膜性室间隔的房室部。

右心房的前下部为右房室口,右心房的血液由此流入右心室。

(二) 右心室

右心室 right ventricle (图10-7) 直接位于胸骨左缘第4、5肋软骨的后方,右心房的前下方,心内注射多在胸骨旁左侧第4肋间隙注入右心室。右心室壁厚0.3~0.4 cm,仅是左心室壁厚的1/3,而且供应血管相对较少。右心室以**室上嵴** supraventricular crest 为界分为流入道(窦部)和流出道(漏斗部)两部分,室上嵴是位于右房室口与肺动脉口之间的一弓形肌性隆起。

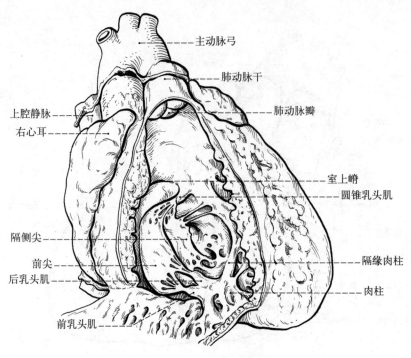

图10-7 右心室内部结构

1. **右心室流入道** 从右房室口延伸至右心室尖部分。室壁有多条纵横交错的肌性隆起,称**肉柱** trabeculae carneae。流入道室壁上有突入室腔的锥状肌隆起,称**乳头肌** papillary muscles。各乳头肌的尖端移行为数条腱质的细索,即**腱索** tendinous cords。根据乳头肌附着于右心室壁位置的不同,可分为前乳头肌、后乳头肌、隔侧乳头肌3组。前乳头肌1~5个,位于右心室前壁中下部,其尖端发出5~10条腱索,呈放射状散开,连于三尖瓣前、后尖;后乳头肌较小,有2~3个,位于下壁,乳头肌尖端发出的腱索多数连于三尖瓣后尖;隔侧乳头肌(圆锥乳头肌)最小,但数目最多,发出的腱索多连于隔侧尖。右心室内有一起自室间隔连于右心室前壁乳头肌根部的肌束,称**隔缘肉柱** septomarginal trabecula,又称**节制索** moderator band,其内有心传导系纤维(右束支)通过。隔缘肉柱有防止右心室过度扩张的作用。

右心室流入道的入口为**右房室口** right atrioventricular orifice,呈卵圆形,口的周缘有由致密结缔组织构成的右房室口纤维环,环上附有3个呈三角形的瓣膜,称**三尖瓣** tricuspid valve。三尖瓣按部位可分为前尖、后尖和隔侧尖。三尖瓣环、三尖瓣、腱索和乳头肌在结构和功能上是一个整体,称**三尖瓣复合体** tricuspid valve complex(图10-8),其作用是防止血液逆流。

2. **右心室流出道** 又称**动脉圆锥** conus arteriosus 或漏斗部,位于右心室前上部,壁光滑,呈锥体状,上端为**肺动脉口** orifice of pulmonary trunk,通入肺动脉干腔。肺动脉口周缘有3个彼此相连的半环形纤维环,称肺动脉瓣环;环上附有3个袋状的**肺动脉瓣** pulmonary valve,分别排列在肺动脉口的左、右、前方,开口向肺动脉干腔(图10-9)。肺动脉瓣环游离缘中央有一小结,称半月瓣小结。当心室收

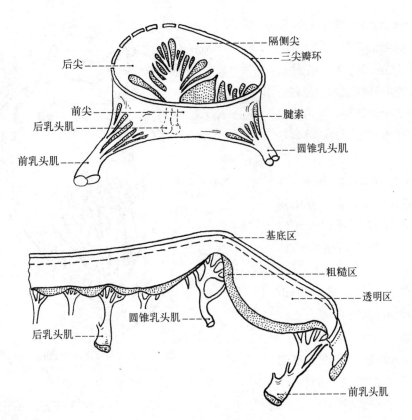

图 10-8 三尖瓣复合体

缩时，血液冲开肺动脉瓣，流入肺动脉干；心室舒张时，3个肺动脉瓣彼此相互靠拢，使肺动脉口封闭，阻止血液反流回右心室。

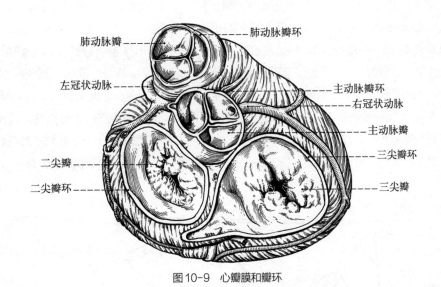

图 10-9 心瓣膜和瓣环

（三）左心房

左心房 left atrium 位于右心房的左后方，构成心底的大部，是4个心腔中最靠后方的一个（图10-10）。前方有升主动脉和肺动脉，后方直接与食管相贴邻。临床上，可借此做食管X射线钡餐造影，间接判断左心房是否有病理性扩大。左心房可分为前部的左心耳和后部的左心房窦。

1. **左心耳** left auricle 较右心耳狭长，边缘有几个深陷的切迹。左心耳突向左前方，覆盖于肺动脉干根部左侧及左冠状沟前部，左心耳腔面结构与右心耳相似。血液于此流动缓慢，易形成血栓。左心耳与二尖瓣邻近，为心外科手术入路之一。

2. **左心房窦** left artrial sinus 又称固有心房。腔面光滑，其后壁两侧上、下各有一对肺静脉开口，开口处无静脉瓣，但心房肌可围绕肺静脉延伸1~2 cm，具有括约肌样的作用。左心房窦前下部借**左房室口** left atrioventricular orifice通左心室。

（四）左心室

左心室 left ventricle 位于右心室的

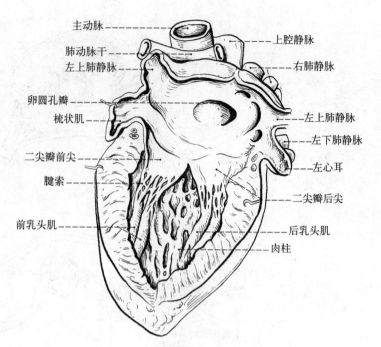

图10-10 左心房和左心室的内部结构

左后方，呈圆锥形，锥底被左房室口和主动脉口占据。左心室壁厚0.9~1.2 cm，为右心室壁厚的3倍，左心室肉柱较右心室细小，心壁肌最薄处为心尖处。左心室腔以二尖瓣前尖为界，分为左后方的流入道和右前方的流出道两部分（图10-10）。

1. **左心室流入道** 又称左心室窦部，位于二尖瓣前尖的左后方，入口为左房室口，口周缘有左房室口纤维环，纤维环上附有两个呈三角形的帆状瓣膜，称**二尖瓣** mitral valve。二尖瓣的基底部附着于左房室口纤维环上，尖部游离，垂入室腔。依据二尖瓣的位置，可分前尖瓣和后尖瓣。前者呈卵圆形，介于左房室口与主动脉口之间；后者为长条形，位于后外侧。前、后两尖的内外侧端互相融合，称前外侧连合和后内侧连合。二尖瓣前、后尖借助腱索连于乳头肌上。二尖瓣环、二尖瓣、腱索和乳头肌合称**二尖瓣复合体** mitral complex（图10-11），其作用是防止血液反流。

左心室流入道室壁有束状隆起的肉柱。左心室腔壁亦有呈锥体形隆起于心室壁的乳头肌。左心室的乳头肌较右心室者粗大，分为前、后两组，**前乳头肌** anterior papillary muscle 1~5个，位于左心室前外侧壁的中部，发出7~12条腱索，连于二尖瓣前、后尖的外侧半和前外侧连合；**后乳头肌** posterior papillary muscle 1~5个，位于左心室后壁的内侧部，以6~13条腱索连于两瓣尖的内侧半和后内侧连合。乳头肌的正常位置排列几乎与左心室壁平行，这一位置关系对保证二尖瓣前、后尖有效闭合十分重要。当左心室收缩射血时，乳头肌对腱索产生一垂直的牵拉力，使二尖瓣有效地靠拢、闭合，同时又限制瓣尖翻向心房。

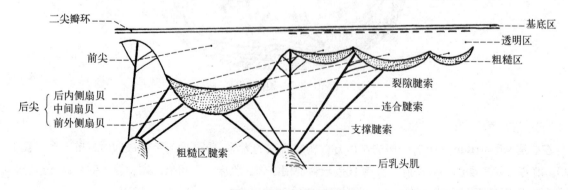

图10-11 二尖瓣复合体

2. **左心室流出道** 又称**主动脉前庭** aortic vestibule，位于左心室的前内侧部，壁光滑，无肉柱，缺乏伸展性和收缩性，其流出道的上界为**主动脉口** aortic orifice，位于左房室口的右前方，口周围有3个半环形的纤维环，称主动脉瓣环。环上亦附有半月形的瓣膜，称**主动脉瓣** aortic valve，分别排列在主动脉口的左、右、后方。与每个瓣膜相对应的主动脉壁向外膨出，形成**主动脉窦** aortic sinus，分为左、右、后3个，通常根据有无冠状动脉的开口将主动脉窦命名为右冠状动脉窦、左冠状动脉窦和无冠状动脉窦。冠状动脉口一般位于主动脉窦内主动脉瓣游离缘以上，当心室收缩主动脉瓣开放时，瓣膜未贴附窦壁，进入窦内的血液形成小涡流，这样不仅有利于心室射血后主动脉瓣立即关闭，还可保证无论在心室收缩或舒张时都有足够的血液流入冠状动脉，从而保证心肌有充分的血液供应。

三、心的构造

（一）心纤维性支架

心纤维性支架位于心房肌与心室肌之间，房室口、肺动脉口和主动脉口的周围（图10-12），是致密结缔组织构成的坚实的纤维性支架，包括两个纤维三角、4个瓣环（肺动脉瓣环、主动脉瓣环、二尖瓣环和三尖瓣环）及圆锥韧带、室间隔膜部和瓣膜间隔等。心纤维性支架随着年龄的增长可发生不同程度的钙化，甚至骨化。

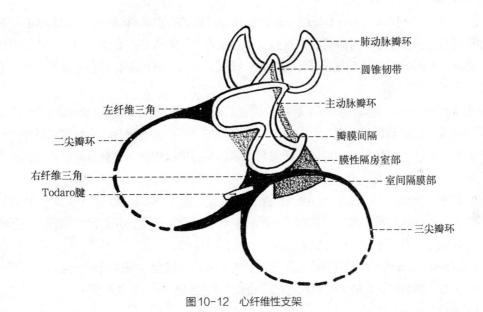

图10-12 心纤维性支架

1. **右纤维三角** right fibrous trigone 位于二尖瓣环、三尖瓣环和主动脉后瓣环之间，略呈三角形或前宽后窄的楔形。右纤维三角向下附着于室间隔肌部，向前逐渐移行为室间隔膜部。因右纤维三角位于心的中央部位，又称**中心纤维体** central fibrous body。

2. **左纤维三角** left fibrous trigone 位于主动脉左瓣环与二尖瓣环之间，呈三角形，体积较小，其前方与主动脉左瓣相连，向后方发出纤维带，与右纤维三角发出的纤维带共同形成二尖瓣环。左纤维三角位于二尖瓣前外连合之前，外侧与左冠状动脉旋支相邻，是二尖瓣手术时的重要标志，也是冠状动脉易损伤的部位。

二尖瓣环、三尖瓣环和主动脉瓣环彼此靠近，肺动脉瓣环位于较高平面，借圆锥韧带（又称漏斗腱）与主动脉瓣环相连。主动脉左、后瓣环之间的三角形致密结缔组织板，称瓣膜间隔，向下与二尖瓣前瓣相连续，同时向左、右延伸分别与左、右纤维三角相连。

（二）心壁

心壁主要由心内膜、心肌层和心外膜构成（图10-13）。心肌内还有由致密结缔组织形成的心纤维骨骼及心的血管和神经等，其中心的纤维骨骼又称心纤维支架，质地坚韧而富有弹性，起支撑作用，是心肌纤维和心瓣膜的附着处。

心壁3层结构分别与血管的3层结构相对应。心肌是构成心壁的主要部分。

1. **心内膜 endocardium** 是被覆于心腔内面的一层光滑的膜，由内皮、内皮下层和心内膜下层构成。内皮与大血管内皮相延续；内皮下层位于基膜外，由结缔组织构成；心内膜下层较厚，靠近心肌，为疏松结缔组织，内含有小血管、淋巴管和神经及心传导系的分支。心瓣膜由心内膜向心腔折叠而形成。

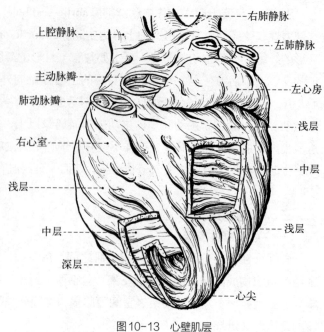

图10-13 心壁肌层

2. **心肌层 myocardium** 构成心壁的主体，包括心房肌和心室肌两部分。心房肌和心室肌彼此间不直接相连，各自分别附着于心纤维骨骼，故心房和心室可不同时收缩。心肌层主要由心肌纤维构成。心肌纤维呈束状。心肌纤维间分布有胶原纤维、弹性纤维、血管、淋巴管、神经纤维等一些非心肌纤维成分，充填于心肌纤维之间。

心房肌束呈网格状，构成许多相互连接的梳状的嵴，称**梳状肌 pectinate muscles**。心房肌较薄，由浅、深两层组成。浅层横行，环绕左、右心房；深层为左、右心房所固有，呈襻状或环状。部分心肌纤维环绕于心耳、腔静脉口和肺静脉口以及卵圆窝周围。当心房收缩时，这些肌纤维具有括约作用，可阻止血液反流。

心室肌较厚，分浅、中、深3层。浅层肌起自纤维环，向左下方斜行，在心尖处捻转成心涡后转入深层，移行为纵行的深层肌，续于肉柱和乳头肌；中层肌纤维呈环行，亦起自纤维环，位于浅、深层肌之间，分别环绕左、右心室。

3. **心外膜 epicardium** 即浆膜性心包的脏层，包裹在心肌表面。表面被覆一层间皮。间皮深面为薄层结缔组织。心外膜的深层含较多的弹性纤维、血管、神经纤维与不定量的脂肪。

（三）心间隔

心的间隔把心分隔为容纳动脉血的左半心和容纳静脉血的右半心，左、右心房之间有房间隔，左、右心室间有室间隔，互不相通（图10-14）。

1. **房间隔 interatrial septum** 位于左、右心房之间。房间隔向前方倾斜，由两层心内膜夹心房肌纤维和结缔组织共同构成。房间隔右侧面中下部有一卵圆形的凹陷，称卵圆窝，是房间隔最薄弱处。

2. **室间隔 interventricular septum** 位于左、右心室之间，室间隔上部倾斜，中部明显凸向右心室，凹向左心室，室间隔分为肌部和膜部。

（1）肌部：占据室间隔的前下大部分，由心内膜覆盖心肌而成。厚1~2 cm，其左侧面心内膜深部有左束支及其分支通过，右侧面有右束支通过，右束支表面有薄层心肌覆盖。

（2）膜部：占据室间隔的后上部，为一不规则的膜性部分，因其右侧面有三尖瓣隔侧尖瓣附着，故可将膜部分为后上部和前下部，前者分隔右心房和左心室，故又称室间隔膜部房室部，后者则分隔左、右心室，故又称室间隔膜部室间部。膜部是室间隔缺损的好发部位。

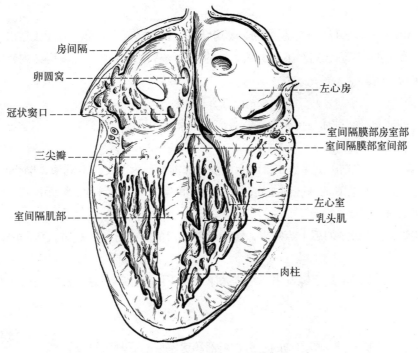

图 10-14　心间隔（房、室间隔）

四、心传导系

心肌细胞按形态和功能分为普通心肌细胞和特殊心肌细胞。前者是构成心房壁和心室壁的主要部分，具有舒缩功能；后者则具有自律性和传导性，能产生和传导冲动，控制心的节律性活动。心传导系由特殊的心肌细胞构成，包括窦房结、结间束、房室交界区、房室束、左束支、右束支和Purkinje纤维网（图10-15）。

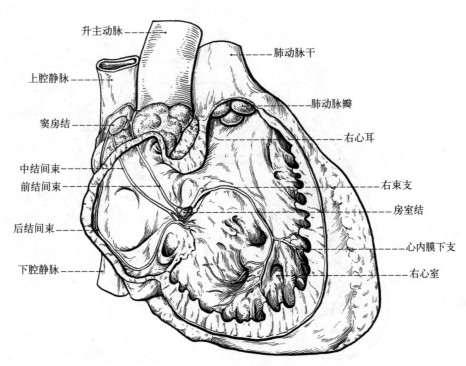

图 10-15　心传导系

（一）窦房结

窦房结 sinuatrial node 是心的正常起搏点。窦房结多呈长梭形或半月形，位于上腔静脉与右心房交界处，界沟上1/3的心外膜深面，肉眼不易辨认。结的长轴与界沟基本平行。窦房结内有窦房结动脉，该动脉自结的中央部穿过。

（二）结间束

窦房结产生的冲动经何种途径传至左、右心房和房室结，目前尚无充分的形态学证据证实。但从功能的角度，认为有以下3条途径。

1. **前结间束** 由窦房结的前缘发出，经上腔静脉口前面分为两支。房间束（Bachmann束）是一束横行纤维束，连于左、右心耳的基底部之间；降支在房间隔中向后下斜行，经无冠状动脉窦的后方，进入房室结的上缘。

2. **中结间束** 由窦房结的后上缘发出，经上腔静脉口的后上方，然后进入房间隔，下行止于房室结的上端。

3. **后结间束** 由窦房结的后缘发出，经界嵴下降至下腔静脉瓣，越过冠状窦口上方进入房室结的后上端。

（三）房室交界区

又称房室结区，由房室结、房室结的心房扩展部和房室束的近侧部组成。

房室结 atrioventricular node 位于右心房侧房间隔下部，冠状窦口前上方、Koch三角的尖端，心内膜深面，呈扁椭圆形，其大小约为0.8 cm×0.4 cm×0.1 cm，房室结的前端变细穿入右纤维三角移行为房室束。房室束出右纤维三角行于肌性室间隔上缘，以后经过室间隔膜部的后下缘分为左、右束支。房室结的主要功能是将窦房结传来的冲动发生短暂的延搁后传向心室。

（四）房室束

房室束 atrioventricular bundle 又称His束，起自房室结前端，穿中心纤维体，行于室间隔肌性部与中心纤维体之间，向前下行于室间隔膜部的后下缘，分为右束支和左束支（图10-16）。

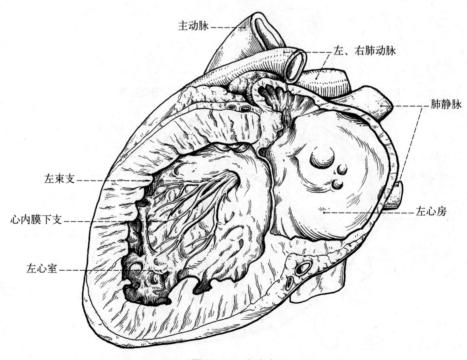

图10-16 左束支

1. **左束支 left bundle branch** 发自房室束的分叉部,呈瀑布状,走行于室间隔左侧心内膜下。左束支可分为前、后支或前、中和后3支。从室间隔上部的前、中、后3处分散到整个左心室内面,在游离壁互相吻合成Purkinje纤维网。

2. **右束支 right bundle branch** 呈细长圆索状,自室间隔膜部下缘向前下弯行,表面有室间隔右侧面的薄层心肌覆盖,向下经隔缘肉柱,前乳头肌根部到达右心室前壁,并由此散开,分支分布于右室壁。右束支分出较晚,主干为圆索状且较长,故易受局部病灶影响而发生传导阻滞。

(五) Purkinje纤维网

左、右束支的分支在心内膜下互相交织,形成心内膜下Purkinje纤维网,主要分布在室间隔中下部、心尖、乳头肌的基底部,而室间隔上部、动脉口和房室口附近分布较少。纤维网再发出分支,进入心室壁内,构成心肌内Purkinje网,与心肌纤维相连,支配心肌纤维的收缩。

心传导系在形态上常发生变异,异常的传导束或纤维可将心房的冲动过早地传到心室肌某部位,使之提前收缩,这与临床上的预激综合征有关。

五、心的血管

心由左、右冠状动脉供血。静脉血主要经心的静脉回流,最终汇入冠状窦,小部分直接流入右心房,极少部分流入左心房和左、右心室。心本身的循环,称冠状循环。虽然心的质量仅占体重的0.5%,但其血流量却占4%~5%。因此,冠状循环占有十分重要的地位。

(一) 心的动脉

1. **左冠状动脉 left coronary artery** 起于主动脉的左冠状动脉窦(图10-4),主干粗短,在肺动脉干和左心耳之间走行,至心左缘附近分为前室间支和旋支。左冠状动脉主干的分叉处常发出对角支,向左下斜行,分布于左心室前壁,粗大者可到达前乳头肌。

(1) **前室间支 anterior interventricular branch**:亦称前降支,为左冠状动脉主干的延续,下行于前室间沟内,绕过心尖切迹至膈面,与后室间支吻合。前室间支向左侧、右侧和深部发出3组分支,分布于左心室前壁、右心室前壁的一部分、室间隔前上2/3部和心传导系左、右束支的前部。

(2) **旋支 circumflex branch**:自左冠状动脉主干发出后,走行于左侧冠状沟内,绕心左缘至左心室膈面,多数在心左缘与后室间沟之间的中点附近分支。旋支主要分布于左心房、左心室侧壁和后壁的部分。

(3) 对角支:多数为1~2支,粗细不等,分布至左心室的前外侧面。

2. **右冠状动脉 right coronary artery** 起于主动脉右窦,于右心耳与肺动脉干之间沿冠状沟右行,绕心右缘进入膈面的冠状沟内(图10-4,图10-5),至房室交点处沿后室间沟下行,主干移行为后室间支。右冠状动脉一般分布于右心房、右心室前壁大部分、右心室侧壁和后壁的全部、左心室后壁的一部分和室间隔后下1/3、左束支的后半以及房室结和窦房结。

右冠状动脉在房室交点处的分支长短不一,主要的分支如下。

(1) 窦房结支:沿右心耳内侧面上行,分布于窦房结和心房壁。

(2) 右缘支:沿心下缘左行,分布至附近心室壁。

(3) **后室间支 posterior interventricular branch**:亦称后降支,为主干的延续,向左、右侧和深面发出分支,分布于后室间沟两侧的心室壁和室间隔的后下1/3。

(4) 右旋支:为右冠状动脉的另一终支,起始后向左行越过房室交点,止于房室交点与心左缘之间。

(5) 右房支:分布于右心房,并形成心房动脉网。

(6) 房室结支:右冠状动脉行至房室交点处常以倒"U"形弯曲从心中静脉的深部跨过,在其"U"形弯曲部顶端发出房室结支,该支向深部进入Koch三角的深面,其末端穿入房室结,分布于房室结和房室束的近侧段。

由于窦房结和房室结的营养动脉多发自右冠状动脉，故临床上右冠状动脉阻塞常导致严重的心律失常。

> 【知识拓展】
>
> **冠状动脉粥样硬化性心脏病** 冠心病是冠状动脉粥样硬化性心脏病的简称，冠心病是指供给心脏营养物质的血管——冠状动脉发生严重粥样硬化或痉挛，使冠状动脉狭窄或阻塞，以及血栓形成造成管腔闭塞，导致心肌缺血缺氧或梗死的一种心脏病，亦称缺血性心脏病。冠心病的临床分型是以世界卫生组织（WHO）的分型为标准，即：心绞痛、心肌梗死和猝死；心绞痛又可分为劳力性心绞痛和自发性心绞痛。① 劳力性心绞痛：又分3类，一是新发生的心绞痛，二是稳定型劳力性心绞痛，三是恶化劳力性心绞痛。② 自发性心绞痛：一般指休息状态下发作的心绞痛，其中将心绞痛发作时伴ST段抬高者称为变异型心绞痛。
>
> 根据冠心病的发病原理和临床特点可将冠心病的治疗原则归纳为：① 改善冠状动脉循环，改善心肌缺血。② 减少和防治冠状动脉痉挛。③ 防止诱发因素。④ 降低高血黏状态。⑤ 有高血压者进行降压治疗，使血压保持适宜水平。⑥ 对高脂血症者给予降血脂治疗。⑦ 适当体力运动，防止过度劳累。⑧ 防止心律失常。⑨ 改善饮食结构，少食高胆固醇食物。⑩ 预防心肌梗死及猝死。

3. 冠状动脉的分布类型 左、右冠状动脉在心胸肋面的分布较恒定，但在心膈面的分布范围则有较大的变异。按Schlesinger分型原则，以后室间沟为标准，可将国人冠状动脉的分布分为三型（图10-17）。① 右优势型：右冠状动脉在心室膈面的分布范围，除右室膈面外，还越过房室交点和后室间沟，分布于左室膈面的部分或全部，后室间支发自右冠状动脉。此型占71.35%。② 均衡型：左、右心室的膈面各由本侧的冠状动脉供应，互不越过房室交点。后室间支为左或右冠状动脉的末梢支，或同时来自左、右冠状动脉。此型出现率为22.92%。③ 左优势型：左冠状动脉较粗大，除发分支分布于左室膈面外，还越过房室交点和后室间沟分布于右室膈面的一部分，后室间支和房室结动脉均发自左冠状动脉。此型出现率约占5.73%。

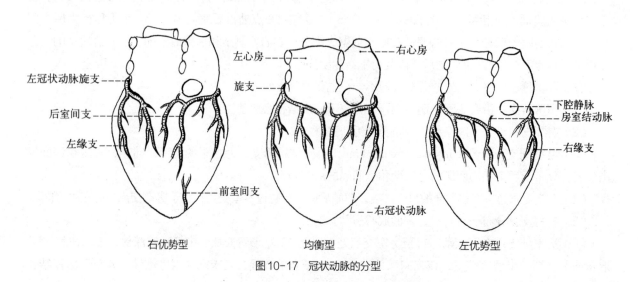

图10-17 冠状动脉的分型

4. 壁冠状动脉 冠状动脉主干及主要分支大部分行走于心外膜下的脂肪中和浅层心肌的浅面。有时动脉的主干或分支中的一段被部分浅层心肌形成的结构所掩盖，该肌性结构称心肌桥，该段动脉称为壁冠状动脉。壁冠状动脉常好发于前、后室间支（图10-18），可一处或多处。壁冠状动脉受心肌桥的保护，局部承受的力较小，心舒张时使之不过度扩张，较少发生动脉的硬化。故在冠状动脉手术时，应注意其存在，避免损伤壁冠状动脉。

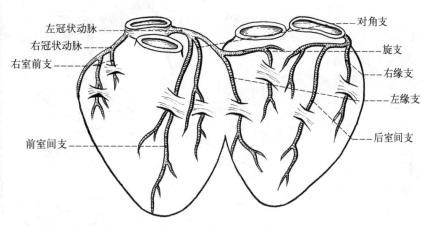

图10-18 心肌桥的分布

【知识拓展】

心肌梗死 心肌梗死的主要病因是冠状动脉粥样硬化，偶为冠状动脉栓塞、炎症、先天性畸形等。当冠状动脉内膜下斑块造成管腔狭窄，血流通过缓慢，心肌供血不足，而侧支循环尚未充分建立时，一旦血供进一步急剧中断，使心肌严重而持久地急性缺血达1 h以上，即可发生心肌梗死。此外，在冠状动脉粥样硬化基础上，冠状动脉内膜增厚，斑块合并出血、溃疡、钙化等使血管内膜粗糙不平，血小板易于聚集、吸附，从而使管腔内血栓形成或诱发冠状动脉血管持续痉挛，最终导致冠状动脉完全闭塞而发生心肌梗死。再如，休克、脱水、大出血、外科手术或严重心律失常等可致心输出量骤降，冠状动脉灌流量锐减，均可使心肌供血急剧减少或中断。其他如重体力活动、情绪过分激动或血压剧升，心室负荷明显加重；儿茶酚胺分泌增多，心肌需氧量猛增，冠状动脉供血相对不足，也都是心肌梗死形成的重要因素。

（二）心的静脉

心的静脉可经3条途径回流入右心房。

1. **心最小静脉** smallest cardiac vein 是位于心壁内的小静脉，自心壁肌层的毛细血管网开始，直接开口于心房或心室腔，直径约0.1 cm。心最小静脉没有瓣膜，故冠状动脉阻塞时，心最小静脉可成为心肌从心腔获得血液供应的一个途径。

2. **心前静脉** anterior cardiac vein 起于右心室前壁，可有1~4支，向上越过冠状沟直接注入右心房。

3. **冠状窦** coronary sinus 位于心膈面，左心房与左心室之间的冠状沟内（图10-5），其右端以冠状窦口开口于右心房。在开口处常有一个半月形瓣膜。

冠状窦的主要属支有：① **心大静脉** great cardiac vein：起始于前室间沟，伴左冠状动脉前室间支上行，斜向左上进入冠状沟，绕心左缘至心膈面，注入冠状窦左端。② **心中静脉** middle cardiac vein：

起于心尖部，伴右冠状动脉的后室间支上行，注入冠状窦的右端。③ 心小静脉 small cardiac vein：在冠状沟内与右冠状动脉伴行，向左注入冠状窦右端（图10-19）。心静脉之间的吻合非常丰富。

六、心包

心包 pericardium 为包裹在心表面和大血管根部的纤维浆膜囊，分内、外两层，外层是纤维心包，内层为浆膜心包（图10-20）。

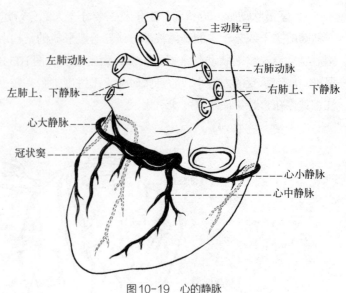

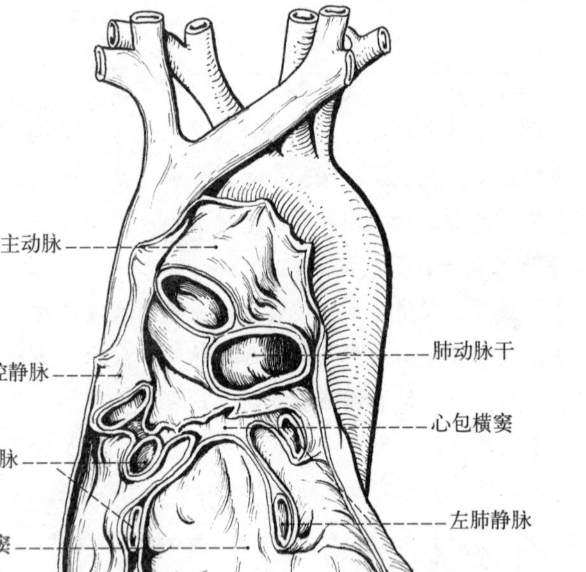

图10-19 心的静脉

（一）纤维心包

纤维心包 fibrous pericardium 为坚韧的纤维性结缔组织囊，上方与出入心的大血管的外膜相延续，下方与膈的中心腱愈着。

（二）浆膜心包

浆膜心包 serous pericardium 为贴附于心表面、大血管根部表面及纤维心包内面的浆膜，紧贴于心和大血管根部的部分为脏层（心表面的浆膜即心外膜），贴附于纤维心包内表面的部分为壁层。脏、壁两层于大血管根部相互转折移行，两层之间形成潜在性的腔隙，称心包腔 pericardial cavity，内含少量浆液，起润滑作用。

（三）心包窦

心包窦 pericardial sinus 在心包腔内，浆膜心包脏、壁两层反折处的间隙，称心包窦，主要包括如下结构。

1. 心包横窦 transverse sinus of pericardium 位于升主动脉、肺动脉干后方与上腔静脉、左心房前壁之间的间隙。

图10-20 心包

2. **心包斜窦** oblique sinus of pericardium　在左心房后方与心包后壁之间的间隙，心包斜窦的两侧界是左肺上、下静脉，右肺上、下静脉和下腔静脉。

3. **心包前下窦** anterior inferior sinus of pericardium　位于心包腔前下部，心包胸肋部与膈部转折处的间隙，在人体直立时，其位置最低。临床上，经左剑肋角行心包穿刺，可较安全地进入此窦。

心包的主要功能是固定、屏障和润滑作用。心包可将心固定于正常位置，防止其过度扩张；作为屏障防止胸腔内器官及膈下感染蔓延到心；为心搏动提供一个光滑的活动面，减少心搏动时的摩擦。

七、心的体表投影

心的体表投影可分心外形和瓣膜位置的体表投影（图10-21）。

（一）心外形体表投影

心外形体表投影个体差异很大，也可因体位而有变化，通常采用4个点间的连线法来确定。① 左上点：位于左侧第2肋软骨下缘，距胸骨侧缘约1.2 cm处。② 右上点：位于右侧第3肋软骨上缘，距胸骨侧缘约1 cm处。③ 右下点：位于右侧第7胸肋关节处。④ 左下点：位于左侧第5肋间隙，距前正中线7~9 cm。左、右上点连线为心的上界。左、右下点连线为心的下界。右上点与右下点之间微向右凸的弧线为心的右界，左上点与左下点之间微向左凸的弧形连线为心的左界。

（二）心各瓣膜的体表投影

1. **肺动脉瓣（肺动脉口）**　在左侧第3胸肋关节的稍上方，部分位于胸骨之后。
2. **主动脉瓣（主动脉口）**　在胸骨左缘第3肋间隙，部分位于胸骨之后。
3. **二尖瓣（左房室口）**　在左侧第4胸肋关节处及胸骨左半的后方。
4. **三尖瓣（右房室口）**　在第4肋间隙胸骨正中线的后方。

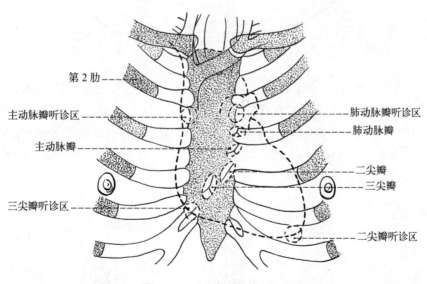

图10-21　心及瓣膜的体表投影

（王效杰　李　舒编写，徐国成绘图）

第三节 动 脉

动脉是从心运送血液到全身各器官的血管。由左心室发出的主动脉及各级分支运送动脉血至全身各处（肺除外）毛细血管进行物质交换；而由右心室发出的肺动脉干及其分支则输送静脉血至肺进行气体交换。动脉干的分支，离开主干进入器官前的一段称为器官外动脉，入器官后称为器官内动脉。

1. **器官外动脉的分布规律** ① 动脉的配布与机体左右对称的形式相对应：人体左、右对称，动脉的分支亦对称。② 人体每一局部（头颈、躯干和上、下肢）均有一条血管主干：如头颈部的颈总动脉，上、下肢的锁骨下动脉和髂外动脉等。③ 躯干部动脉的分布与机体的构造一致：可分为壁支和脏支，其中壁支如肋间后动脉、腰动脉仍保留原始分节状态（图10-22）。④ 动脉常有静脉、神经伴行，构成血管神经束；且四肢的血管神经束的行程一般都与相应部位的长骨平行。⑤ 动脉干在行程中多居于深部、四肢的屈侧或安全隐蔽的部位，不易遭受损伤。⑥ 动脉常以最短距离到达它所分布的器官，个别器官例外，如睾丸动脉和卵巢动脉在胚胎时期由于胚体的迅速延长和器官的转位，导致以上动脉相应地延长。⑦ 动脉分布的形式与器官的形态有关：中空性器官（如胃、肠等），其动脉多先在器官外形成弓状的血管吻合，再分支进入器官内部；位置较恒定的实质性器官（如肝、肾等），动脉常从其内侧（或凹侧）进入。

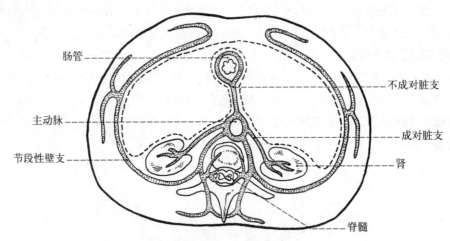

图10-22 躯干动脉的分布

2. **器官内动脉的分布规律** 动脉的配布与器官的结构形式有关，结构相似的器官其动脉分布状况也大致相同。在实质性器官内血管的分布状况可分为放射型（肾）、纵行型（胰）和集中型（脑）。分叶性器官的动脉（肝、肾、肺），多自门进入器官，分支呈放射型分布。肌内动脉常沿肌束走行，且发出多数呈直角的分支互相吻合成网。分布于中空性或管状器官的血管可分为集合型（脊髓）、纵行型（输尿管）、横行型（肠管）或放射型分布（图10-23）。

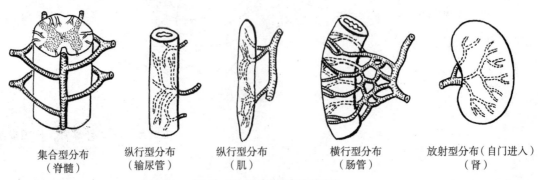

图10-23 器官内部动脉的分布

一、肺循环的动脉

肺动脉干 pulmonary trunk 位于心包内，系一粗短的动脉干，于升主动脉根部的前方起始于右心室，向左、后及上方斜行，至主动脉弓的下方，分为左、右肺动脉。**左肺动脉** left pulmonary artery 较短，经左主支气管的前方左行，至左肺门处分为两支，进入左肺上、下叶。**右肺动脉** right pulmonary artery 较长，经升主动脉和上腔静脉的后方向右横行，至右肺门处分为上、下两支，上支较细，进入右肺上叶；下支粗大，再分为两支，分别进入右肺的中、下叶。在肺动脉干分为左、右肺动脉分叉处的稍左侧，有一纤维性的结缔组织索，连于主动脉弓的下缘，称**动脉韧带** arterial ligament，为动脉导管闭锁后形成的遗迹（图10-4）。动脉导管若在出生后6个月仍未闭锁，称动脉导管未闭，是常见的先天性心脏病的一种。

二、体循环的动脉

主动脉 aorta 是体循环的动脉主干（图10-4，图10-24，图10-25）。起自左心室，先斜向右前上方，达第2胸肋关节的高度转向左后，呈弓形跨越左肺根后，弯向左后下行，至第4胸椎体下缘移行为**降主动脉** descending aorta，沿脊柱的左前方下行，于第12胸椎的水平，穿膈的主动脉裂孔进入腹腔，至第4腰椎下缘处分为**左、右髂总动脉** left and right common iliac artery。髂总动脉沿腰大肌内侧下行，至骶髂关节处分为**髂内动脉** internal iliac artery 和**髂外动脉** external iliac artery。主动脉可依据其走行部位和形态分为**升主动脉** ascending aorta、**主动脉弓** aortic arch 和降主动脉三部分。降主动脉又以膈主动脉裂孔为界，分为**胸主动脉** thoracic aorta 和**腹主动脉** abdominal aorta。

升主动脉起自左心室，在上腔静脉的左侧，向右前上方斜行，至右侧第2胸肋关节高度移行为主动脉弓。升主动脉的分支是左、右冠状动脉。

主动脉弓位于胸骨柄后方，由升主动脉升至右侧第2胸肋关节处，呈弓形移向左、后、下方，至第4胸椎体下缘移行为降主动脉。主动脉弓的凸侧自右向左依次发出三大分支，即**头臂干** brachiocephalic trunk、**左颈总动脉** left common carotid artery 和**左锁骨下动脉** left subclavian artery。头臂干短而粗，发出

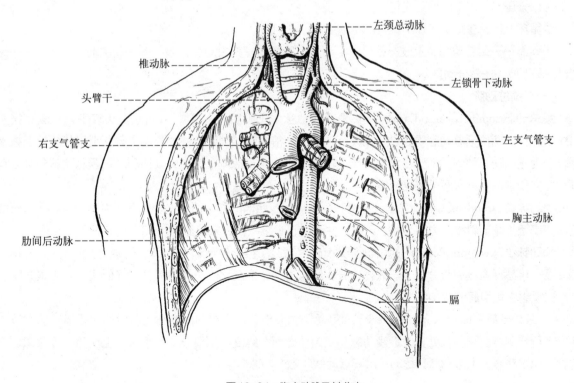

图 10-24　胸主动脉及其分支

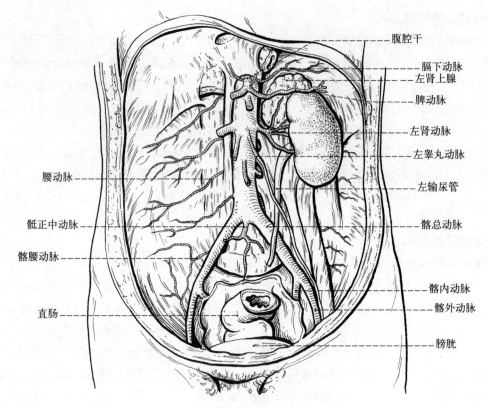

图10-25 腹主动脉及其分支

后向右上方斜行,至右胸锁关节的后方,分为右颈总动脉和右锁骨下动脉。

主动脉弓壁内有压力感受器,可感受血压升降的变化,反射性地进行血压调节。主动脉弓下方,靠近动脉韧带处有2~3个粟粒状小体,称**主动脉小球**aortic glomera,为化学感受器,可感受血液中氧分压、二氧化碳分压和氢离子浓度的变化。

体循环的动脉在全身各局部均有一动脉主干,它们是:

头颈部——颈总动脉;上肢——锁骨下动脉;胸部——胸主动脉;腹部——腹主动脉;盆部——髂内动脉;下肢——髂外动脉。

(一)颈总动脉

颈总动脉common carotid artery是头颈部的动脉主干(图10-26)。右侧起自头臂干,左侧直接起自主动脉弓。两侧颈总动脉均经过胸锁关节的后方,沿食管、气管和喉的外侧上行,至甲状软骨上缘水平,分为颈内动脉和颈外动脉。颈总动脉上段位置表浅,在活体上可摸到其搏动。在颈总动脉分叉处有颈动脉窦和颈动脉小球两个重要结构。

颈动脉窦carotid sinus是颈总动脉末端和颈内动脉起始部的膨大部分,窦壁有压力感受器。当血压增高时,窦壁扩张,刺激压力感受器,可反射性地引起心跳减慢、末梢血管扩张,血压下降。

颈动脉小球carotid glomus是扁椭圆形小体,借结缔组织连于颈内、外动脉分权处的后方,为化学感受器,可感受血液中氧分压、二氧化碳分压和氢离子浓度变化。当血中氧分压降低或二氧化碳分压增高时,反射性地引起呼吸加深加快。

1. 颈外动脉external carotid artery 自颈总动脉分出后,先在颈内动脉的前内侧,后经其前方转向外,上行穿腮腺至下颌颈处分为颞浅动脉和上颌动脉两个终支。主要分支有甲状腺上动脉、舌动脉、面动脉、颞浅动脉、上颌动脉、枕动脉、耳后动脉和咽升动脉等。

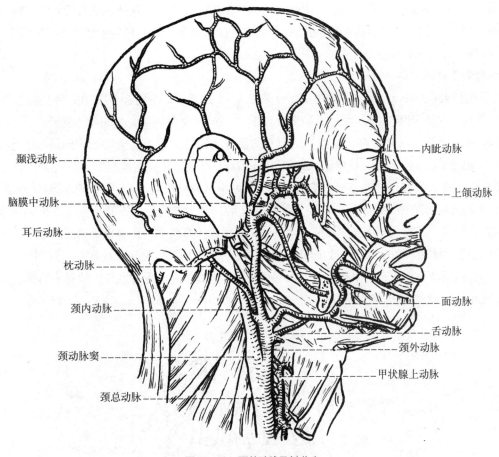

图 10-26　颈总动脉及其分支

（1）**甲状腺上动脉** superior thyroid artery：向前下方行于颈总动脉与喉之间，到达甲状腺侧叶上端，分支分布于甲状腺上部和喉。

（2）**舌动脉** lingual artery：平对舌骨大角起自颈外动脉，经舌骨舌肌深面进入舌内，分支营养舌、腭扁桃体和舌下腺等。

（3）**面动脉** facial artery：约平下颌角起始，向前经下颌下腺深面，于咬肌前缘绕过下颌骨下缘至面部，沿口角及鼻翼外侧，迂曲上行到内眦，改名为内眦动脉。面动脉分支分布于面部、腭扁桃体和下颌下腺等处。面动脉在咬肌前缘绕下颌骨下缘处位置表浅，在活体可摸到该动脉搏动。当面部出血时，可在该处压迫进行止血。

（4）**颞浅动脉** superficial temporal artery：在耳屏前方上行，越颧弓根至颞部皮下，分支分布于腮腺和额、颞、顶部软组织。在活体耳屏前上方颧弓根部可摸到颞浅动脉搏动，当头前外侧部外伤出血时，可在此处进行压迫止血。

（5）**上颌动脉** maxillary artery：经下颌颈深面入颞下窝，在翼内、外肌之间向前内走行至翼腭窝。分支分布至硬脑膜、牙及牙龈、鼻腔、腭、咀嚼肌和外耳道和鼓室等处。其中分布于硬脑膜的分支称**脑膜中动脉** middle meningeal artery，该动脉向上穿棘孔入颅腔，紧贴颅骨内面走行，并分为前、后两支，分布于颅骨和硬脑膜。前支行于颅骨翼点内面，该处骨折时易伤及此动脉，引起硬膜外血肿。

（6）**枕动脉** occipital artery：与面动脉的起点相对，在乳突根部的内侧向后行至枕部。

（7）**耳后动脉** posterior auricular artery：发自二腹肌后腹上缘高度，在乳突前方上行至耳郭后方。

（8）**咽升动脉** ascending pharyngeal artery：为颈外动脉极小的分支，自该动脉起始部的内侧壁发出，沿咽侧壁上升至颅底，分布至咽和颅底等处。

2. **颈内动脉** internal carotid artery　由颈总动脉分出后，开始位于颈外动脉的后外侧，继而经其后方转向内，然后垂直上升至颅底，经颈动脉管入颅腔，分支分布于视器和脑（详见中枢神经系统）。颈内动脉在颈部无分支。

（二）锁骨下动脉

锁骨下动脉 subclavian artery（图10-27）右侧起自头臂干，左侧起于主动脉弓。锁骨下动脉从胸锁关节后方斜向外至颈根部，呈弓状经胸膜顶前方，穿斜角肌间隙，越过第1肋外缘，进入腋窝，改名为腋动脉。上肢出血时，可于锁骨中点上方的锁骨上窝处向后下将该动脉压向第1肋进行止血。

锁骨下动脉的主要分支有：① **椎动脉** vertebral artery：在前斜角肌内侧起始，向上穿第6~1颈椎横突孔，经枕骨大孔入颅腔，分支分布于脑和脊髓（详见中枢神经系统）。② **胸廓内动脉** internal thoracic artery：在椎动脉起点的相对侧发出，向下入胸腔，沿第1~6肋软骨后面下降，分支分布于胸前壁、心包、膈和乳房等处。其较大的终支称腹壁上动脉，穿膈进入腹直肌鞘，在腹直肌鞘深面下行，分支营养该肌和腹膜。③ **甲状颈干** thyrocervical trunk：为一短干，在椎动脉外侧，前斜角肌内侧缘附近起始，主要分支为甲状腺下动脉，分布于甲状腺下部、咽和食管、喉和气管等处。此外，锁骨下动脉还发出肋颈干至颈深肌和第1、2肋间隙后部。

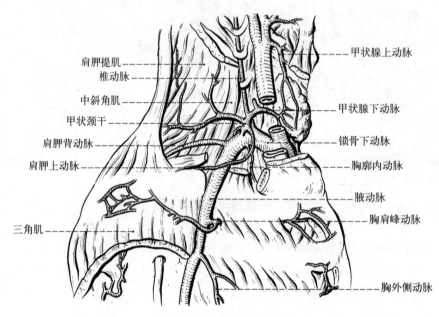

图10-27　锁骨下动脉及其分支

锁骨下动脉直接延续为上肢的动脉主干，即腋动脉。

1. **腋动脉** axillary artery　行于腋窝深部，至大圆肌下缘移行为肱动脉（图10-28）。其主要分支有：① 胸肩峰动脉：穿锁胸筋膜，分支分布于三角肌、胸大肌、胸小肌和肩关节。② 胸外侧动脉：分布到前锯肌、胸大肌、胸小肌和乳房。③ 肩胛下动脉：分为胸背动脉和旋肩胛动脉。前者至背阔肌和前锯肌；后者穿三边孔至冈下窝，营养附近诸肌。④ 旋肱后动脉：伴腋神经穿四边孔，绕肱骨外科颈的后外侧至三角肌和肩关节等处。腋动脉还发出胸上动脉至第1、2肋间隙；旋肱前动脉至肩关节及邻近肌。

2. **肱动脉** brachial artery　沿肱二头肌内侧下行至肘窝，平桡骨颈高度分为桡动脉和尺动脉（图10-29）。肱动脉位置比较表浅，能触及其搏动，是临床上测血压的部位。肱动脉最主要分支是**肱深动脉**

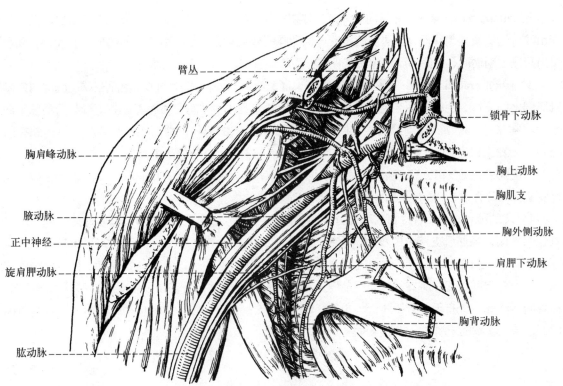

图 10-28 腋动脉及其分支

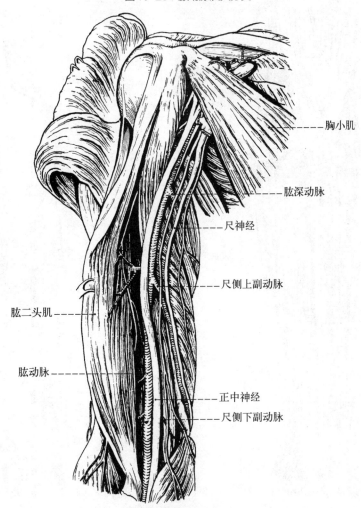

图 10-29 肱动脉及其分支

deep brachial artery。肱深动脉斜向后外方，伴桡神经绕桡神经沟下行，分支营养肱三头肌和肱骨，其终支至肱骨远侧端外侧移行为桡侧副动脉，与桡动脉的分支吻合，参与肘关节网的形成。此外，肱动脉还发出尺侧上副动脉、尺侧下副动脉、肱骨滋养动脉和肌支，营养臂肌和肱骨。

3. 桡动脉 radial artery　与桡骨平行下降，经肱桡肌与旋前圆肌之间，继而在肱桡肌腱与桡侧腕屈肌肌腱之间下行，绕桡骨茎突至手背，穿第1掌骨间隙到达手掌的前面深部，其末端与尺动脉掌深支吻合构成掌深弓。桡动脉在前臂远侧、桡侧腕屈肌肌腱外侧的一段位置表浅，是临床上触摸脉搏的部位（图10-30，图10-31）。桡动脉在行程中除发分支参与肘关节网和营养前臂肌外，主要分支是：① 掌浅支：在桡腕关节处发出，穿鱼际肌或沿其表面至手掌，与尺动脉末端吻合成掌浅弓。② 拇主要动脉：于拇收肌深面分为3支，分布于拇指掌面两侧缘和示指桡侧缘。

4. 尺动脉 ulnar artery　自肱动脉分出后，斜向内下行，于指浅屈肌和尺侧腕屈肌之间下降，至豌豆骨的外侧，经屈肌支持带的浅面入手掌，分出掌深支后，其终末支与桡动脉的掌浅支吻合成掌浅弓（图10-30，图10-31）。尺动脉的主要分支如下：① 骨间总动脉：于肘窝处发出，行至骨间膜的近侧缘，分为前、后两支。前支沿骨间膜前面下行，称骨间前动脉；后支穿过骨间膜，沿骨间膜背侧下行，称骨间后动脉。分布于前臂肌和桡、尺骨。② 掌深支：在豌豆骨远侧由尺动脉发出后，经小鱼际至掌深部，与桡动脉的末端吻合成掌深弓。

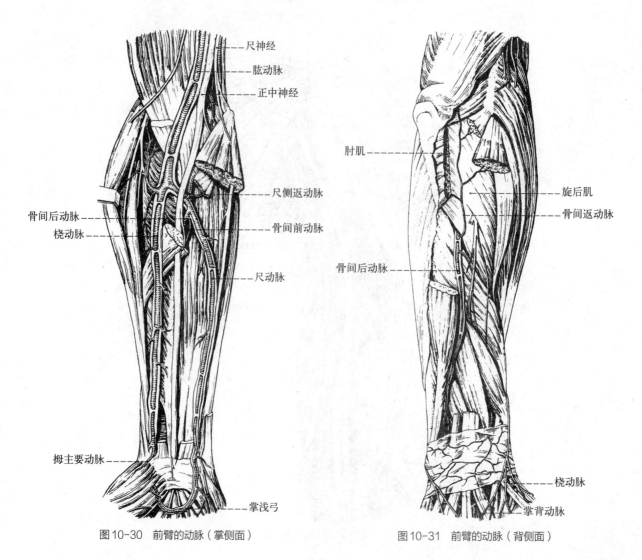

图10-30　前臂的动脉（掌侧面）　　　　　图10-31　前臂的动脉（背侧面）

5. 掌浅弓和掌深弓

（1）**掌浅弓** superficial palmar arch：由尺动脉末端与桡动脉掌浅支吻合而成（图10-32）。位于掌腱膜和指浅屈肌肌腱之间。掌浅弓的分支主要有小指尺掌侧动脉和3条指掌侧总动脉，后者行至掌指关节附近，又各自分为2条指掌侧固有动脉，分别沿2~5指的相对缘走行。

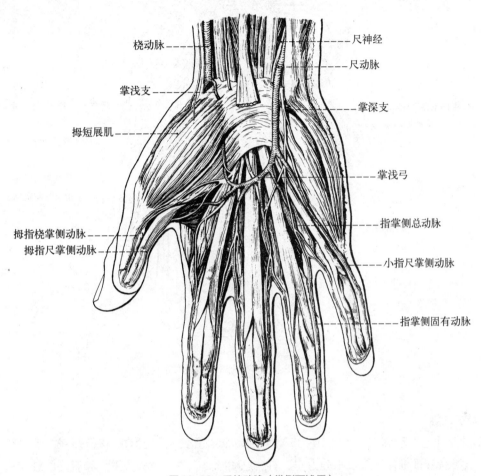

图10-32　手的动脉（掌侧面浅层）

（2）**掌深弓** deep palmar arch：由桡动脉末端和尺动脉的掌深支吻合而成（图10-33）。位于指深屈肌肌腱深面，掌浅弓的近侧，约平腕掌关节处。由弓的远端部发出3条掌心动脉，行至掌指关节附近，分别注入相应的指掌侧总动脉。

（三）胸主动脉

胸主动脉是胸部的动脉主干，于第4胸椎下缘处自主动脉弓延续而来，至第12胸椎体前方的水平，穿膈的主动脉裂孔入腹腔，移行于腹主动脉。胸主动脉分支营养胸腔部分脏器和胸壁，其分支可分为壁支和脏支（图10-24）。

1. 壁支　主要有肋间后动脉和膈上动脉。

（1）**肋间后动脉** posterior intercostal artery：共有9对，走行于第3~11肋间隙内，第12肋下方的称肋下动脉，分支分布于肋间肌、脊髓、背部深层肌及其附近的皮肤。

（2）**膈上动脉** superior phrenic artery：有2~3支，分布于膈上面的后部，并有分支与肌膈动脉和心包膈动脉吻合。

2. 脏支　主要有支气管支、心包支和食管支等数条小动脉，分布于同名器官。

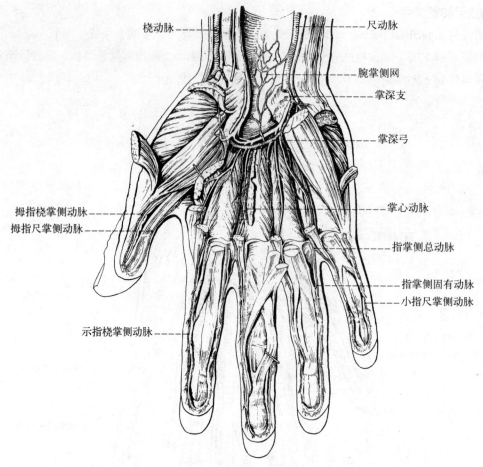

图10-33 手的动脉（掌侧面深层）

（四）腹主动脉

腹主动脉是腹部的动脉主干（图10-25），于主动脉裂孔处由胸主动脉移行而来，沿腰部脊柱的左前方下降，至第4腰椎椎体下缘水平分为左、右髂总动脉。腹主动脉分为壁支和脏支，脏支粗大，壁支相对细小。

1. 壁支 主要有膈下动脉、腰动脉、骶正中动脉等，分布于腹后壁、脊髓、膈下面、肾上腺和盆腔后壁等处。

（1）**膈下动脉** inferior phrenic artery：起自腹主动脉上端，分布于膈的下面。左、右膈下动脉还分别发出2~3支肾上腺上动脉，至肾上腺。

（2）**腰动脉** lumbar artery：共有4对，起自腹主动脉后壁，横行向外，进入腰大肌的深面，分支分布于腰部深层肌、脊髓及其被膜。

（3）**骶正中动脉** median sacral artery：起自腹主动脉分权部的背面，沿第5腰椎椎体及骶骨盆面中线下降，分布于直肠后壁和骶骨盆面。

2. 脏支 分成对脏支和不成对脏支。成对的脏支有肾上腺中动脉、肾动脉、睾丸动脉（男性）或卵巢动脉（女性）；不成对的脏支有腹腔干、肠系膜上动脉和肠系膜下动脉。

（1）**肾上腺中动脉** middle suprarenal artery：平第1腰椎高度，起自腹主动脉两侧壁，外行分别至左、右肾上腺。

（2）**肾动脉** renal artery：平对第2腰椎高度，起自腹主动脉的侧壁，横行向外，左肾动脉经左肾静脉的后面达肾门，分2~3支入左肾。右肾动脉则分别经下腔静脉和右肾静脉的后方至右肾门，分2~3

支入右肾，故右肾动脉较左肾动脉长，且位置较低。肾动脉在入肾门之前发出肾上腺下动脉至肾上腺，在腺内与肾上腺上、中动脉吻合。

（3）**睾丸动脉** testicular artery：细而长，在肾动脉起始处稍下方由腹主动脉前壁发出沿腰大肌前面斜向外下方，至第4腰椎下缘处与输尿管交叉，越过髂外血管的前面，穿入腹股沟管，参与精索的组成，分布至睾丸和附睾。在女性则为**卵巢动脉** ovarian artery，经卵巢悬韧带下行入盆腔，分布于卵巢和输卵管远侧部。

（4）**腹腔干** celiac trunk：为一粗短动脉干，于主动脉裂孔的稍下方自腹主动脉前壁发出，随即分为3支，即胃左动脉、肝总动脉和脾动脉（图10-25，图10-34，图10-35）。腹腔干的分支见图10-36。

1）**胃左动脉** left gastric artery：向左上方行至胃贲门附近，沿胃小弯向右行于小网膜两层之间，分支分布于食管腹段、贲门和胃小弯附近的胃壁。

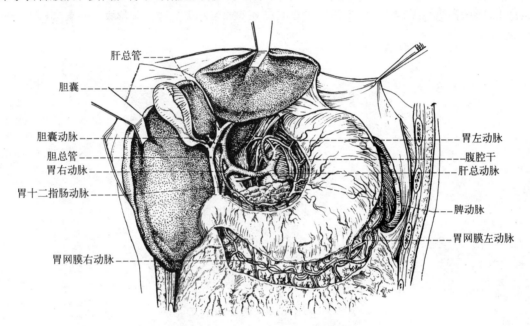

图10-34　腹腔干及其分支（胃前面）

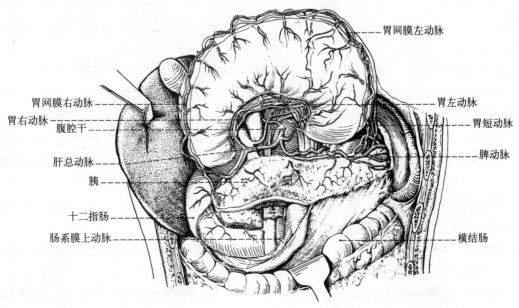

图10-35　腹腔干及其分支（胃后面）

2）**肝总动脉** common hepatic artery：向右行至十二指肠上部的上缘进入肝十二指肠韧带，分为肝固有动脉和胃十二指肠动脉。① **肝固有动脉** proper hepatic artery：行于肝十二指肠韧带内，在肝门静脉前方、胆总管左侧上行至肝门，分为左、右两支，分别进入肝左、右叶。右支在入肝门之前发出一支**胆囊动脉** cystic artery，分支分布于胆囊。肝固有动脉还发出**胃右动脉** right gastric artery，沿胃小弯向左，与胃左动脉吻合，沿途分支至十二指肠上部和胃小弯附近的胃壁。② **胃十二指肠动脉** gastroduodenal artery：由十二指肠至胃幽门后方分为胃网膜右动脉和胰十二指肠上动脉。前者沿胃大弯向左，沿途发出胃支和网膜支至胃和大网膜，其末端与胃网膜左动脉吻合；后者分为前、后两支，分布于胰头和十二指肠。

3）**脾动脉** splenic artery：沿胰上缘左行至脾门，分为数条脾支入脾。沿途发出多条较细小的胰支至胰体和胰尾；在脾门附近，发出3~5条胃短动脉，经胃脾韧带至胃底；发出**胃网膜左动脉** left gastroepiploic artery沿胃大弯右行，发出胃支和网膜支营养胃和大网膜，其终末支与胃网膜右动脉吻合成动脉弓。

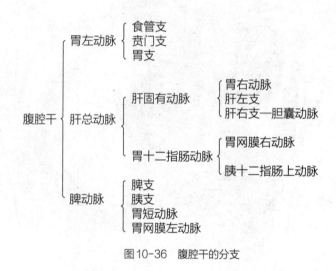

图10-36　腹腔干的分支

（5）**肠系膜上动脉** superior mesenteric artery：在腹腔干根部的稍下方，平第1腰椎的高度起自腹主动脉前壁（图10-37）。于胰颈和胰的钩突间行向前下，经十二指肠水平部的前方进入小肠系膜根内，朝向右髂窝方向走行，沿途分支分布于胰头、十二指肠、空肠、回肠、盲肠、阑尾、升结肠和横结肠等。

1）**胰十二指肠下动脉**：分前、后支与胰十二指肠上动脉前、后支吻合，分支营养胰和十二指肠。

2）**空肠动脉** jejunal arteries和**回肠动脉** ileal arteries：发自肠系膜上动脉左侧壁，行于小肠系膜内，反复分支并吻合形成多级动脉弓，由最后一级动脉弓发出直行小支进入肠壁，分布于空肠和回肠。

3）**回结肠动脉** ileocolic artery：发自肠系膜上动脉右侧壁最下部，至盲肠附近分数支营养回肠末端、盲肠、阑尾和升结肠（图10-38）。发出至阑尾的分支称阑尾动脉，经回肠末端的后方进入阑尾系膜，营养阑尾。

4）**右结肠动脉** right colic artery：发自肠系膜上动脉的右侧壁，向右行，分升、降支与中结肠动脉和回结肠动脉吻合，分支至升结肠。

5）**中结肠动脉** middle colic artery：在胰下缘附近起于肠系膜上动脉，向前进入横结肠系膜，分为左、右支，分别与左、右结肠动脉吻合，营养横结肠。

（6）**肠系膜下动脉** inferior mesenteric artery：平第3腰椎高度起自腹主动脉前壁，行向左下方，分支分布于结肠左曲、降结肠、乙状结肠和直肠上部（图10-39）。

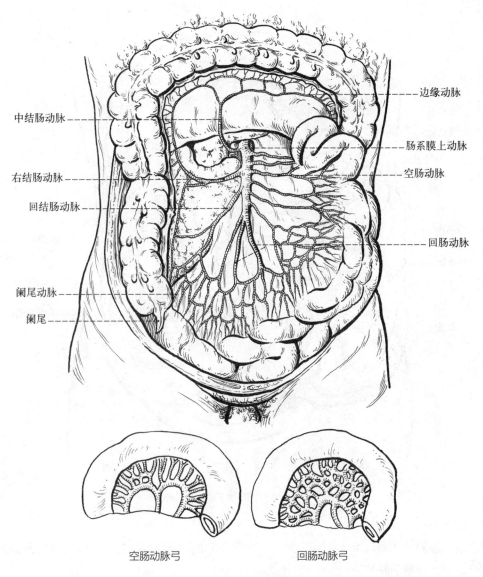

图 10-37　肠系膜上动脉及其分支

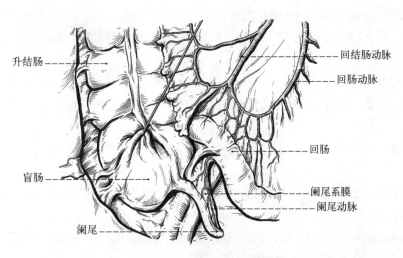

图 10-38　回结肠动脉及其分支

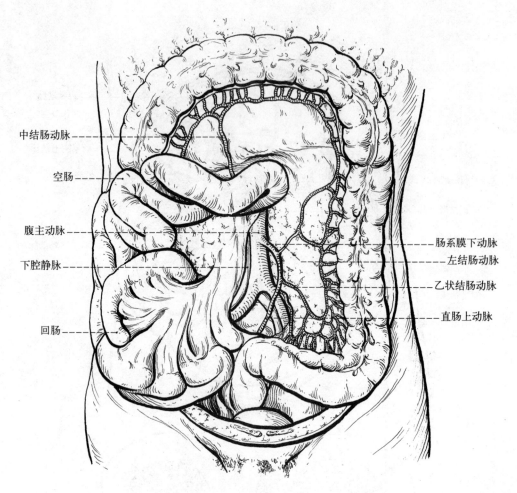

图10-39 肠系膜下动脉及其分支

1) **左结肠动脉** left colic artery：横行向左，至降结肠附近分升、降支，分别与中结肠动脉和乙状结肠动脉吻合，分支分布于降结肠。

2) **乙状结肠动脉** sigmoid arteries：2~3支，斜向左下方进入乙状结肠系膜内，各支间相互吻合成动脉弓，营养乙状结肠。

3) **直肠上动脉** superior rectal artery：为肠系膜下动脉的直接延续，在乙状结肠系膜内下行，至第3骶椎处分为两支，沿直肠两侧分布于直肠上部并在直肠表面和壁内与直肠下动脉的分支吻合。

（五）髂内动脉

髂内动脉是盆部的动脉主干，为一短干，分出后沿骨盆侧壁下行，进入小骨盆，分出壁支和脏支，分布于盆腔脏器、盆壁、盆内肌、盆外肌和大腿的部分肌（图10-40~42）。

1. 壁支

（1）髂腰动脉：由髂内动脉分出后，行向外上方，至腰大肌内侧缘分支分布于腰方肌、髂腰肌、髋骨和脊髓等。

（2）骶外侧动脉：于髂腰动脉下方分出，沿骶骨盆面经骶前孔的内侧下降，分布于梨状肌、肛提肌及骶管内的结构等。

（3）**臀上动脉** superior gluteal artery 和**臀下动脉** inferior gluteal artery：分别经梨状肌上、下孔出骨盆，至臀部、臀大肌深面，分支分布于臀肌和髋关节（图10-43）。

（4）**闭孔动脉** obturator artery：发出后与闭孔神经一起沿骨盆侧壁向前下行，穿闭膜管，至股内收肌群之间，营养股内侧群肌和髋关节。

2. 脏支

（1）**膀胱上动脉** superior vesical artery：发自胎儿时期脐动脉，出生后脐动脉远侧段闭锁形成脐内侧韧带，近侧段管腔未闭，与髂内动脉起始段相连，发出2～3支膀胱上动脉，分布于膀胱中、上部。

（2）**直肠下动脉** inferior rectal artery：为细小分支，分布于直肠下部，并于直肠壁内与直肠上动脉和肛动脉吻合。

（3）**子宫动脉** uterine artery：沿骨盆侧壁下行，进入子宫阔韧带，在距子宫颈外侧约2 cm处，于输尿管的前上方跨过，在子宫颈外侧分为升支和降支，升支迂曲上行，沿途分支分布于子宫颈、子宫体、输卵管和卵巢，并与卵巢动脉吻合；降支细小，分支至阴道。由于子宫动脉与输尿管之间的交叉关系，结扎子宫动脉时，应予注意，以免损伤输尿管。

（4）**膀胱下动脉** inferior vesical artery：分出后向前内侧行，分布于膀胱底、精囊腺、前列腺、输精管下段和输精管壶腹。在女性则以小支分布于阴道壁。

（5）**阴部内动脉** internal pudendal artery：发出后穿梨状肌下孔出盆腔，再经坐骨小孔至坐骨直肠窝，发出肛门动脉、会阴动脉、阴茎（蒂）动脉等支，分布于肛门、会阴和外生殖器（图10-40～42）。

（六）髂外动脉

髂外动脉（图10-40，图10-41）沿腰大肌内侧缘下降，经腹股沟韧带的深面进入股三角，移行为股动脉。其分支主要有腹壁下动脉和旋髂深动脉。

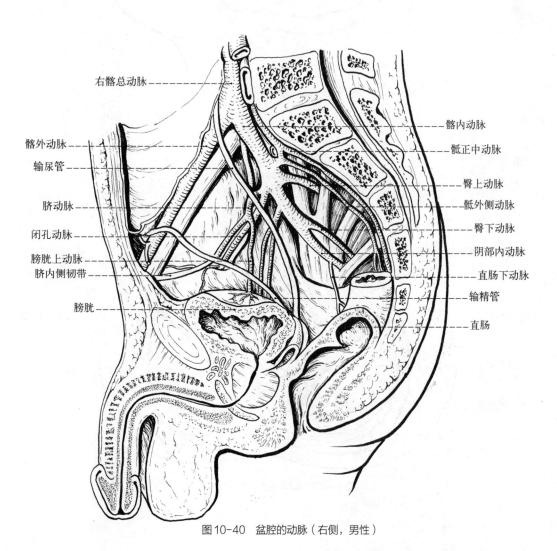

图10-40　盆腔的动脉（右侧，男性）

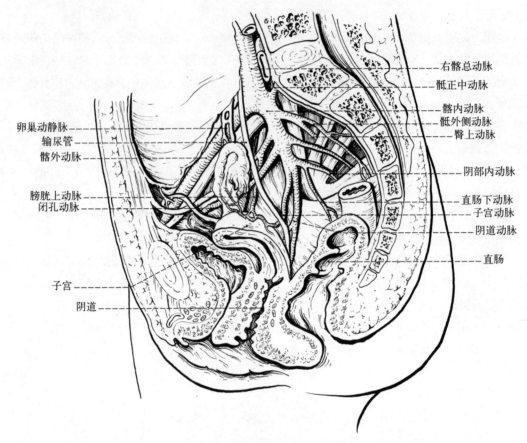

图10-41 盆腔的动脉（右侧，女性）

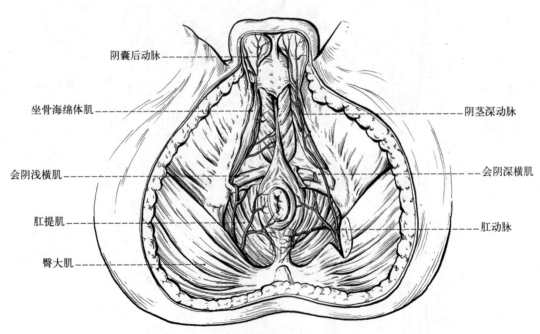

图10-42 会阴部的动脉（男性）

髂外动脉的直接延续——股动脉是下肢动脉的主干。

（1）腹壁下动脉：是髂外动脉在穿越腹股沟韧带之前发出的一分支，贴腹壁前内面，向内上斜行，入腹直肌鞘内，并与腹壁上动脉吻合。

（2）旋髂深动脉：平腹壁下动脉起点自髂外动脉发出，沿腹股沟韧带深面外行，穿腹横筋膜，沿髂嵴内面转向后，分支分布于髂嵴及附近的腹壁肌。

1. **股动脉** femoral artery 在股三角内下行入收肌管，出收肌腱裂孔至腘窝，移行为腘动脉（图10-44）。在腹股沟韧带中点稍下方，活体上可摸到股动脉的搏动，当下肢大出血时，可在此部位临时压迫止血。股动脉的分支如下。

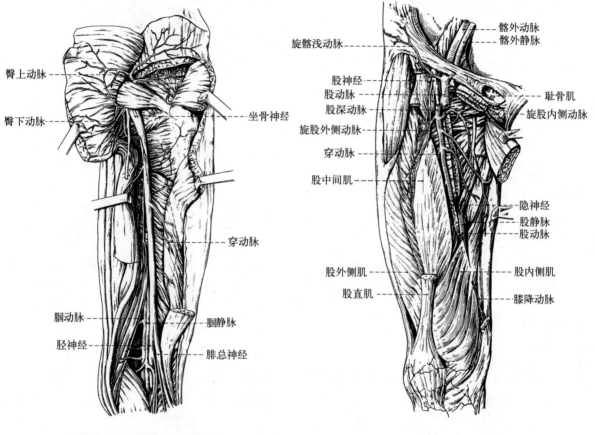

图10-43　臀部和股后部的动脉　　　　　图10-44　股动脉及其分支

（1）**股深动脉** deep femoral artery：在腹股沟韧带下方3~4 cm处发自股动脉，起始部在股动脉后外侧，渐行至其后内，至长收肌深面发出以下分支：① 旋股内侧动脉：分支分布于附近诸肌和髋关节。② 旋股外侧动脉：分支分布于股前群肌和膝关节。③ 穿动脉：一般为3条，分布于股后肌群及股骨。

（2）腹壁浅动脉：于腹股沟韧带稍下方自股动脉发出，穿至皮下，分布于腹前壁浅筋膜及皮肤。

（3）旋髂浅动脉：为股动脉发出的细小分支，穿出阔筋膜向外上斜行，分支分布于浅筋膜和皮肤。

2. **腘动脉** popliteal artery 位于腘窝深部，下行至腘肌下缘分为胫前动脉和胫后动脉（图10-45）。其分支分布于膝关节及其附近诸肌。

3. **胫前动脉** anterior tibial artery 自腘动脉分出后，穿小腿骨间膜上部的孔至小腿骨间膜前面，沿骨间膜前面下降至踝关节的前方，至小腿下伸肌支持带下缘移行为足背动脉（图10-46）。胫前动脉的上端发出胫前返动脉，参与构成膝关节网。胫前动脉的下端发出内、外踝支，参与内、外踝网的形成，胫前动脉沿途还发出许多肌支，分布于小腿前群肌。

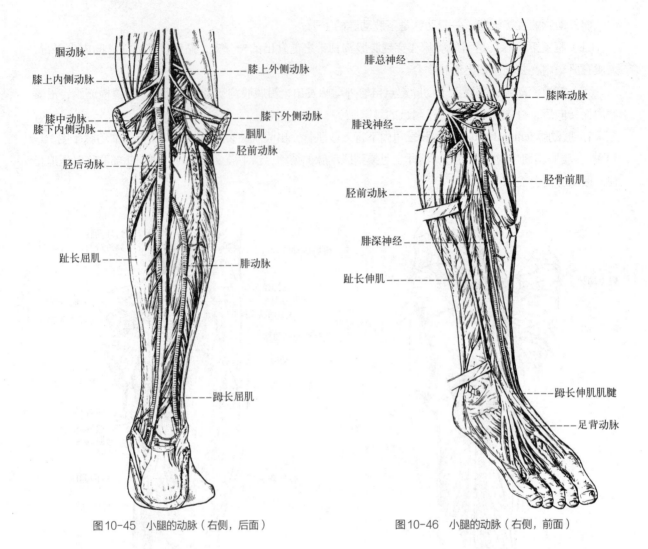

图10-45 小腿的动脉（右侧，后面）　　图10-46 小腿的动脉（右侧，前面）

4. 足背动脉 dorsal pedal artery　为胫前动脉的直接延续，经拇长伸肌肌腱和趾长伸肌肌腱之间前行，至第1跖骨间隙近侧分为第1跖背动脉和足背动脉的足底深支两终支（图10-47）。足背动脉位置浅表，在拇长伸肌肌腱的外侧可触及其搏动。足背动脉的分支有：① 弓状动脉：沿跖骨底呈弓形行向外，向远侧发出3条跖背动脉，向前行又各分为2支细小的趾背动脉，分布于2～5趾的相对缘。② 足底深支：穿第1跖骨间隙至足底，与足底外侧动脉吻合形成**足底深弓** deep plantar arch，该弓向前发出4支足心动脉。足心动脉向足背发出穿支，称趾足底总动脉，继续向前至跖趾关节附近，又各分为2支趾足底固有动脉，分布于第1～5趾的相对缘。③ 第1趾背动脉：沿第1趾骨间隙前行，分支到拇指背面两侧缘和第2趾背内侧缘的皮肤。

5. 胫后动脉 posterior tibial artery　在小腿后面浅、深层屈肌之间下行，经内踝后方，屈肌支持带的深面至足底，分为足底内侧动脉和足底外侧动脉（图10-45）。胫后动脉的分支如下：① **腓动脉** peroneal artery：由胫后动脉上部发出，沿腓骨内侧下行，沿途分布于腓骨、腓骨附近的肌、外踝和跟骨外侧面，并参与外踝网的构成。② **足底内侧动脉** medial plantar artery：沿足底内侧下行，分布于足底内侧皮肤。③ **足底外侧动脉** lateral plantar artery：在足底斜行至第5跖骨底处，转向内侧至第1跖骨间隙，与足背动脉的足底深支吻合成足底深弓（图10-48）。

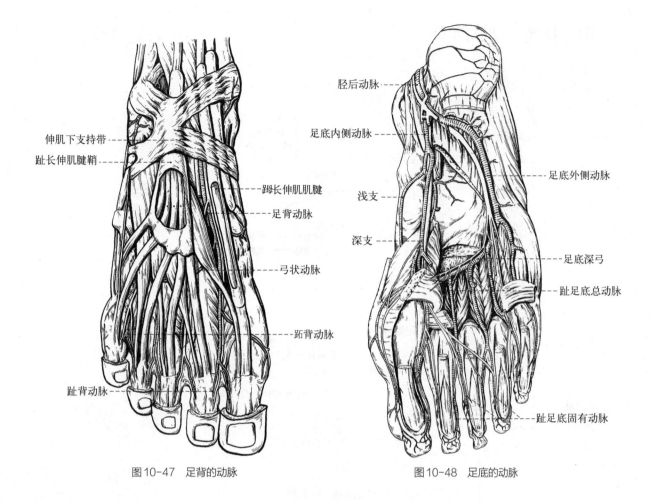

图 10-47 足背的动脉　　　　图 10-48 足底的动脉

【知识拓展】

血栓闭塞性脉管炎　血栓闭塞性脉管炎主要累及肢体的中小动、静脉，以下肢胫前动脉、胫后动脉、腓动脉、足背动脉和趾动脉最为多见，也可累及上肢桡动脉、尺动脉和指动脉，较少累及较大的动脉（如股动脉和肱动脉）；伴行静脉和浅表静脉也可累及，但程度较轻；累及心、脑、肠、肾等内脏的血管较罕见。病理改变的特点是血管全层非化脓性炎症，管壁结构仍然完整。病变呈节段性，节段之间有内膜正常的管壁。病变血管有广泛内皮细胞增生和全层成纤维细胞增生及淋巴细胞浸润。早期即有血栓形成，血栓内含有许多内皮细胞和成纤维细胞。后期血栓机化并伴细小的再管化。病变后期，动脉周围广泛纤维化，常包绕静脉和神经形成纤维索条。受累静脉的病理变化与动脉相似。血管壁的交感神经可发生神经周围炎、神经退行性变和纤维化。血管闭塞的同时，虽可逐渐建立侧支循环，但常不足以代偿。

附：体循环动脉简表

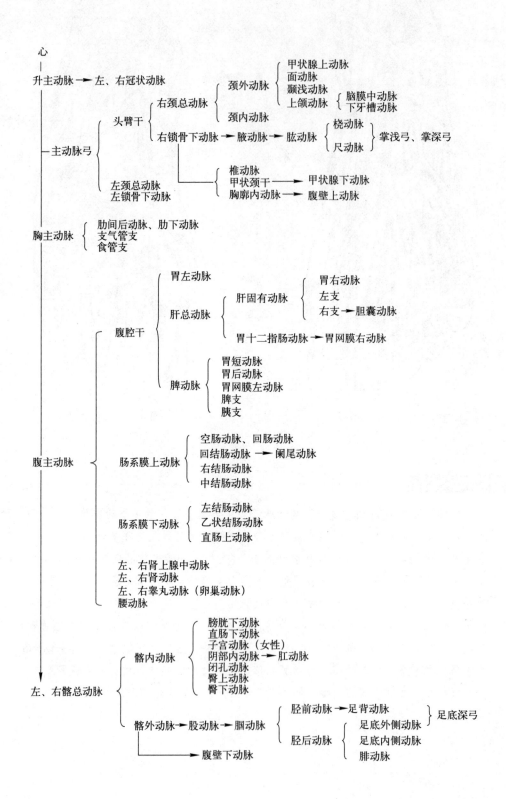

(李立新　庞　刚编写，徐国成绘图)

第四节 静 脉

静脉 vein 是心血管系中运送血液向心流动的血管，起始于毛细血管，止于心房。静脉的数量比动脉多，管腔大，管壁薄，弹性小，属支多。除此之外，静脉在结构和分布方面有下列特点：① **静脉瓣** venous valve 由血管内膜的皱襞所形成：皱襞由内皮和结缔组织构成，皱襞呈半月形小袋，多成对，游离缘朝向心，有防止血液反流的作用（图10-49）。由于受重力影响较大，四肢的静脉瓣较多，特别是下肢的静脉，而躯干的静脉较少或无瓣膜。② 体循环静脉分为浅、深两类：**浅静脉** superficial vein 位于皮下浅筋膜内，又称**皮下静脉**，不与动脉伴行，最后注入深静脉。临床上常经浅静脉进行注射、输液、输血、取血或插入导管等。**深静脉** deep vein 位于深筋膜深面，与动脉伴行，又称**伴行静脉**。深静脉的名称和行程与伴行动脉相同，引流范围与伴行动脉的分布范围大体一致。远端的深静脉回流障碍时，血液可经浅静脉回流入心。③ 静脉的吻合比较丰富：浅静脉在手和足等部位吻合成静脉网，深静脉在许多脏器（如膀胱、子宫和直肠等）周围形成静脉丛。在器官扩张或受压的情况下，静脉丛仍能保证血流通畅。④ 在某些部位形成结构特殊的静脉：包括**硬脑膜窦** sinus of dura mater 和**板障静脉** diploic vein。硬脑膜窦位于颅内，管壁无平滑肌，无瓣膜，故外伤时出血难止。板障静脉位于颅骨板障内，壁薄无瓣膜，借导血管连接头皮静脉和硬脑膜窦（图10-50）。

静脉血回流的因素包括内在因素和外部因素。内在因素即静脉瓣，是防止血液反流的重要装置。当其出现异常时，如闭锁不全等，可出现静脉淤血或静脉曲张。外部因素即心腔的吸引力，是保证静脉血回心的重要因素之一。心舒张时心腔的负压会促进静脉血回心；吸气时，胸膜腔负压加大，胸腔内大静脉内压降低，从而促进静脉血回流；脏器运动、骨骼肌收缩和动脉的搏动都有助于静脉血回流。体位改变也对静脉血回流产生影响。

全身的静脉分为肺循环的静脉和体循环的静脉。

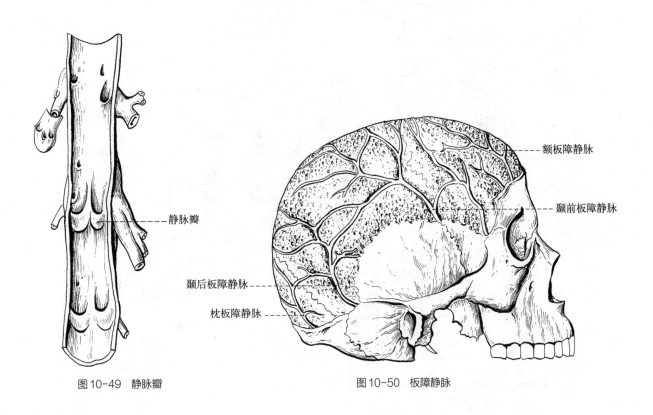

图10-49 静脉瓣　　　　　图10-50 板障静脉

一、肺循环的静脉

肺静脉 pulmonary vein 从肺输送含氧量较高的动脉血注入左心房。肺静脉的属支起始于肺泡周围的毛细血管网，由细小的静脉逐级汇合，最后形成左上、下肺静脉和右上、下肺静脉。肺静脉起自肺门，向内穿过纤维心包，注入左心房后部。左肺上、下静脉分别收集左肺上、下叶的血液，右肺上静脉收集右肺上、中叶的血液，右肺下静脉收集右肺下叶的血液。

二、体循环的静脉

体循环的静脉包括上腔静脉系、下腔静脉系和心静脉系（见第十章第二节）。

（一）上腔静脉系

上腔静脉系由上腔静脉及其属支组成，收集头颈部、上肢、胸壁和部分胸腔脏器等静脉血，收集范围包括头颈部静脉、上肢静脉和胸部静脉等。

1. 头颈部静脉 分为浅、深两组。浅静脉包括面静脉、下颌后静脉和颈外静脉等。深静脉包括颈前静脉、颈内静脉和锁骨下静脉等。

（1）**面静脉** facial vein：又称面前静脉，位置表浅（图10-51）。起自由眶上静脉和滑车上静脉在眼角内侧汇合而成的**内眦静脉** angular vein，在面动脉的后方下行，于下颌角前下缘处与下颌后静脉的前支汇合成面总静脉，跨过颈内、外动脉表面向下外行至舌骨大角水平注入颈内静脉。面静脉收集面前部组织的静脉血。面静脉口角以上的部分缺乏静脉瓣，而且面静脉通过眼上静脉和眼下静脉与颅内的海绵窦相交通，还通过**面深静脉** deep facial vein 与翼静脉丛交通，继而与颅内海绵窦交通。因此，当机体免疫力降低、面部发生化脓性感染时，若处理不当（如挤压等），可导致颅内感染。因此，通常将鼻根至两侧口角的三角区称为"危险三角"。

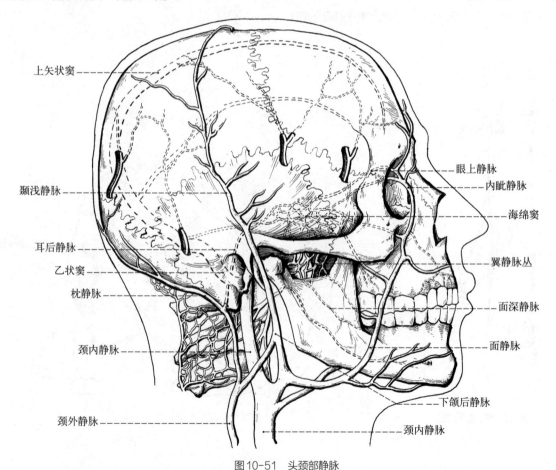

图10-51 头颈部静脉

（2）**下颌后静脉** retromandibular vein（图10-51）：由颞浅静脉和上颌静脉在腮腺实质内汇合而成。上颌静脉起自翼内肌和翼外肌之间的**翼静脉丛** pterygoid venous plexus，该丛除将面深部的静脉血引流入上颌静脉外，向内可借卵圆孔和破裂孔的导血管与颅内的海绵窦交通；向外借面深静脉与面静脉交通。颞浅静脉与颞浅动脉相伴行，主要收集颅顶头皮的静脉血，末端注入下颌后静脉。下颌后静脉下行至腮腺下端处分为前、后两支，前支注入面静脉，后支与耳后静脉和枕静脉汇合形成颈外静脉。下颌后静脉主要收集面侧深区和颞区的静脉血。

（3）**颈外静脉** external jugular vein（图10-51）：颈部浅静脉中最大的一支。由下颌后静脉的后支、耳后静脉和枕静脉在下颌角处汇合而成，沿胸锁乳突肌表面斜向后下，至该肌后缘，在锁骨中点上方穿深筋膜，注入锁骨下静脉或静脉角。颈外静脉主要收集大部分颅外、部分面部深层和颈部前区浅层的静脉血。正常人站位或坐位时，颈外静脉常不显露。当心脏疾病或上腔静脉阻塞引起颈外静脉回流不畅时，在体表可见颈外静脉充盈轮廓，称颈静脉怒张。由于颈外静脉的位置表浅而恒定，临床上儿科常在此做静脉穿刺。

（4）**颈前静脉** anterior jugular vein：起自颏下部的浅静脉，沿颈前正中线两侧下行，穿过深筋膜，注入颈外静脉末端或锁骨下静脉。左、右颈前静脉在胸骨颈静脉切迹的上方，胸骨上间隙内，常吻合成**颈静脉弓** jugular venous arch，甲状腺下静脉及胸前壁浅静脉可注入此弓。左、右颈前静脉也可合成一支颈正中静脉，沿正中线下降。

（5）**颈内静脉** internal jugular vein：收集脑部、面部和颈部的血液，是头颈部静脉回流的主干。于颅底颈静脉孔处续于乙状窦（硬脑膜窦），在颈动脉鞘内颈内动脉和颈总动脉的外侧下行，至胸锁关节后方与同侧锁骨下静脉汇合成头臂静脉。颈内静脉的颅内属支包括乙状窦和岩下窦，收集颅骨、脑膜、脑、泪器和前庭蜗器等处的静脉血；颅外属支包括面静脉、舌静脉、咽静脉、甲状腺上静脉和甲状腺中静脉等。颈内静脉管壁附着于颈动脉鞘，并通过颈动脉鞘与周围的颈深筋膜及其邻近的肌腱密切相连，致使管腔经常处于开放状态，有利于静脉回流。但是当颈内静脉外伤破裂时，由于管腔不能闭合和胸腔负压对静脉回流的吸引作用，常导致空气栓塞。

（6）**锁骨下静脉** subclavian vein：是位于颈根部的静脉。自第1肋外侧缘续于腋静脉，前面有锁骨和锁骨下肌，后上方与锁骨下动脉相邻，但两者之间是前斜角肌。至胸锁关节后方与同侧颈内静脉汇合形成头臂静脉。两静脉汇合处称**静脉角** venous angle，是淋巴导管注入部位。锁骨下静脉主要属支是腋静脉和颈外静脉等。临床上常经锁骨上或锁骨下入路做锁骨下静脉导管插入，用以补充营养、测定中心静脉压等。

2. 上肢静脉 分为浅、深静脉两种，最终汇入腋静脉回心。

（1）上肢浅静脉：位于上肢浅筋膜内，包括头静脉、贵要静脉、肘正中静脉及其属支（图10-52）。临床上常用手背

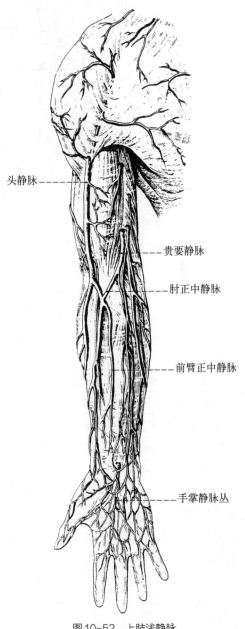

图10-52 上肢浅静脉

静脉网、前臂和肘部前面的浅静脉取血、输液和注射药物等。

1）头静脉 cephalic vein：起自手背静脉网桡侧（图10-53），沿前臂下部的桡侧、前臂上部、肘部的前面及后面、肱二头肌外侧缘上行，继而经三角肌与胸大肌间沟行至锁骨下窝，穿深筋膜注入腋静脉或锁骨下静脉。在肘窝的稍下方，头静脉通过肘正中静脉与贵要静脉相交通。头静脉主要收集手和前臂桡侧浅层结构的静脉血。

2）贵要静脉 basilic vein：起自手背静脉网的尺侧（图10-53），沿前臂后面的尺侧上行，至肘窝下部转至前面，于此处接受肘正中静脉，再经肱二头肌内侧沟行至臂中点稍下方，穿深筋膜注入肱静脉，或伴肱静脉上行，注入腋静脉。贵要静脉收集手和前臂尺侧浅层结构的静脉血。

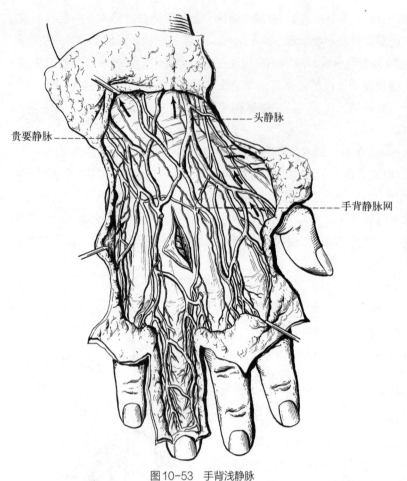

图10-53 手背浅静脉

3）肘正中静脉 median cubital vein：肘窝处斜行于皮下的短静脉干，变异较多。多见于从头静脉发出，经肱二头肌肌腱表面向内侧汇入贵要静脉。肘正中静脉常接受前臂正中静脉，后者常有分支注入头静脉和贵要静脉。临床上常在肘正中静脉进行输液、取血等。

4）前臂正中静脉 median vein of forearm：起自手掌静脉丛，沿前臂的掌侧面，头静脉和贵要静脉之间上行，末端注入肘正中静脉或贵要静脉。前臂正中静脉有时分叉，分别注入头静脉和贵要静脉，因而不存在肘正中静脉。此时，肘窝浅静脉呈"M"状。前臂正中静脉收集手掌侧和前臂前部浅层结构的静脉血。

（2）上肢深静脉：与同名动脉伴行，且多为两条，多位于同名动脉的两侧。最终通过两条肱静脉在大圆肌下缘处汇合成**腋静脉** axillary vein，行于腋动脉的前内侧，在第1肋外侧缘移行为锁骨下静脉。腋静脉收集上肢浅静脉和深静脉的静脉血。

3. **胸部静脉** 包括胸部浅静脉和深静脉，浅静脉多形成静脉丛；深静脉主要包括头臂静脉、奇静脉及其属支、脊柱静脉等。

（1）胸部浅静脉：位于胸壁的浅筋膜内，前部多形成静脉丛，如位于乳腺部分的称为乳房静脉丛。胸外侧静脉及其属支、胸腹壁静脉，收集胸腹部外侧壁的静脉血，最终注入腋静脉回心。正中线的胸壁浅静脉，经胸廓内静脉及其属支肋间静脉和腹壁上静脉，注入头臂静脉回心。而且，胸壁的浅静脉与腹壁的浅静脉之间也有广泛的吻合支。

（2）胸部深静脉：包括上腔静脉、头臂静脉、奇静脉及其属支、脊柱静脉、胸廓内静脉、膈上静脉、纵隔前静脉等。

1）**上腔静脉** superior vena cava：是粗短的静脉干，在右侧第1胸肋关节的后方，由左、右头臂静脉汇合而成（图10-54）。在纤维心包内，前面和两侧被心包的浆膜层覆盖。自右侧第1、2肋间隙的后方垂直下降，至第3肋软骨高度，注入右心房的上部。在穿入纤维心包之前，有奇静脉注入。上腔静脉内无静脉瓣，主要属支有左、右头臂静脉和奇静脉等。

2）头臂静脉 brachiocephalic vein：左、右各一，由同侧颈内静脉和锁骨下静脉在胸锁关节后方汇合而成（图10-54）。汇合处的夹角称静脉角，是淋巴导管连接静脉的部位。左头臂静脉比右头臂静脉长，向右下斜越左锁骨下动脉、左颈总动脉和头臂干的前面，至右侧第1胸肋结合处后方与右头臂静脉汇合成上腔静脉。头臂静脉属支还有椎静脉、胸廓内静脉、最上肋间静脉和甲状腺下静脉等。

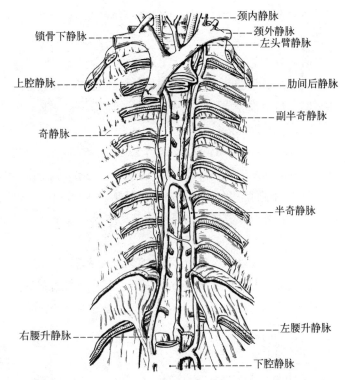

图10-54 上腔静脉及其属支

3）奇静脉 azygos vein：位于腰大肌深侧，膈肌的右膈脚处，由右腰升静脉和右肋下静脉，在第12肋头的下方相互结合形成，沿食管后方和胸主动脉、胸导管的右侧上行，至第3~5胸椎椎体高度向前形成奇静脉弓，跨过右肺根上方，最终注入上腔静脉（图10-54）。奇静脉沿途收集右侧肋间后静脉、半奇静脉、食管静脉、支气管静脉和心包静脉的血液。奇静脉是沟通上腔静脉系和下腔静脉系之间的重要通道之一。当上腔静脉或下腔静脉阻塞时，奇静脉则成为重要的侧副循环途径之一。

4）半奇静脉 hemiazygos vein：大部分在左膈脚处，由左腰升静脉和左肋下静脉在第12肋头的下方相结合形成，沿胸椎体左侧上行，约达第8胸椎体高度经胸主动脉和食管后方向右跨越脊柱，注入奇静脉。半奇静脉收集左侧下部肋间后静脉、副半奇静脉和食管静脉的血液。

5）副半奇静脉 accessory hemiazygos vein：位于后纵隔内，沿胸椎椎体左侧下行，注入半奇静脉或向右跨过脊柱前面注入奇静脉。副半奇静脉收集左侧上部肋间后静脉和食管静脉的血液。

6）脊柱静脉 veins of vertebral column：脊柱全长都有致密的静脉丛（图10-55），按部位分为**椎内静脉丛** internal vertebral plexus和**椎外静脉丛** external vertebral plexus。椎内静脉丛位于椎骨骨膜和硬脊膜之间，收集椎

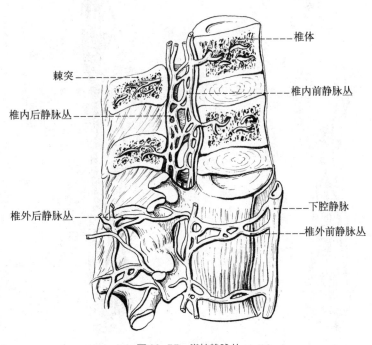

图10-55 脊柱静脉丛

骨、脊膜和脊髓的静脉血。椎外静脉丛位于椎体的前方、椎弓及其突起的后方，在颈部比较发达，收集椎体及背深肌的静脉血。椎内、外静脉丛无瓣膜，互相吻合，注入附近的椎静脉、肋间后静脉、腰静脉和骶外侧静脉等。椎静脉丛向上经枕骨大孔与硬脑膜窦交通，向下与盆腔静脉丛相交通。因此，椎静脉丛是沟通上、下腔静脉系和颅内、外静脉的重要结构之一。当盆、腹、胸腔等部位发生感染、肿瘤或寄生虫时，可经椎静脉丛侵入颅内或其他器官。

（二）下腔静脉系

下腔静脉系由下腔静脉及其属支组成，收集腹部、盆部、会阴和下肢等下半身的静脉血。

下腔静脉系的收集范围包括下肢静脉、盆部静脉和腹部静脉等。

1. 下肢静脉 分为浅静脉和深静脉。浅静脉位于浅筋膜内，并有许多交通支穿过深筋膜与深静脉相交通。深静脉及其属支的名称均与其伴行动脉一致。下肢静脉的瓣膜比上肢静脉多，深静脉瓣膜多于浅静脉。

（1）下肢浅静脉：包括小隐静脉和大隐静脉及其属支等。

1）**小隐静脉** small saphenous vein：是足外侧缘静脉的延续（图10-56）。在足外侧缘起自**足背静脉弓** dorsal venous arch of foot和足跟的皮下静脉，经外踝后方，沿小腿后面上行，至腘窝下方穿深筋膜，经腓肠肌两头间上行，于膝关节平面注入腘静脉。小隐静脉收集足外侧部和小腿后部浅层结构的静脉血。

2）**大隐静脉** great saphenous vein：全身最大的浅静脉（图10-57），平均长度约为76 cm。起自足内侧缘的足背静脉弓，并接受足底和足跟部的小静脉，经内踝前方，伴隐神经沿小腿内侧面、沿膝关节内后方、股内侧面上行，至耻骨结节外下方3~4 cm处穿阔筋膜的隐静脉裂孔，注入股静脉。大隐静脉在注入股静脉前接受股内侧浅静脉、股外侧浅静脉、阴部外静脉、腹壁浅静脉和旋髂浅静脉5条属支的静脉血。大隐静脉收集足、小腿和股内侧部及前部、会阴部、下腹部浅层结构的静脉血。大隐静脉在内踝前方的位置表浅而恒定，是输液和注射的常用部位。

大隐静脉和小隐静脉借交通静脉与深静脉交通。交通静脉的瓣膜朝向深静脉，可将浅静脉的

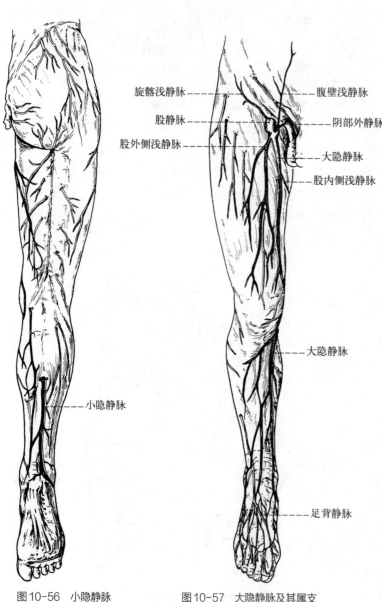

图10-56 小隐静脉　　图10-57 大隐静脉及其属支

血液引流入深静脉，阻止血液向浅层回流。在长期站立工作、重体力劳动、妊娠、慢性咳嗽或习惯性便秘等情况下，可引起深静脉回流受阻及交通静脉瓣膜功能不全，深静脉血液会反流入浅静脉，导致下肢浅静脉扩张，并逐渐变性，最终形成静脉曲张和溃疡等疾病。

（2）下肢深静脉：多位于动脉的两侧，与同名动脉及其分支伴行，一般为两条。由足底的内、外侧静脉和足背静脉网分别汇合形成胫后静脉和胫前静脉，它们汇合成腘静脉，走行在腘动脉和胫神经之间，穿过收肌裂孔移行为**股静脉**femoral vein。股静脉伴股动脉上行，至腹股沟韧带下缘移行为髂外静脉。股静脉的主要属支有大隐静脉、股深静脉以及旋股内侧静脉、旋股外侧静脉等。股静脉在腹股沟韧带的下方走行于股动脉的内侧，位置比较表浅，临床上常在此处做静脉穿刺插管等。

2. **盆部静脉** 包括髂外静脉、髂内静脉和髂总静脉及其属支等（图10-58）。

（1）**髂外静脉**external iliac vein：是股静脉的直接延续。起自腹股沟韧带下缘的后方，沿小骨盆入口边缘与同名动脉伴行。左髂外静脉沿髂外动脉的内侧上行，右髂外静脉先沿髂外动脉的内侧，后沿髂外动脉的背侧上行，髂外静脉至骶髂关节前方与髂内静脉汇合组成髂总静脉。髂外静脉主要属支有腹壁下静脉、旋髂深静脉和耻骨静脉等。

（2）**髂内静脉**internal iliac vein：是组成髂总静脉最大的属支之一。起始于坐骨大孔的上部，沿髂内动脉后内侧上行，至骶髂关节的前方与髂外静脉汇合成髂总静脉。髂内静脉的属支与同名动脉伴行，收集盆壁和盆腔脏器及会阴区的静脉血。髂内静脉的属支包括脏支和壁支，其脏支大部分起自盆腔脏器的器官壁内或其周围形成的静脉丛，包括膀胱静脉丛、直肠静脉丛、前列腺静脉丛、子宫静脉丛和阴道静脉丛等。这些静脉丛在盆腔器官扩张或受压迫时有助于血液回流。壁支主要包括臀上、下静脉，闭孔静脉，阴部内静脉，骶外侧静脉等。

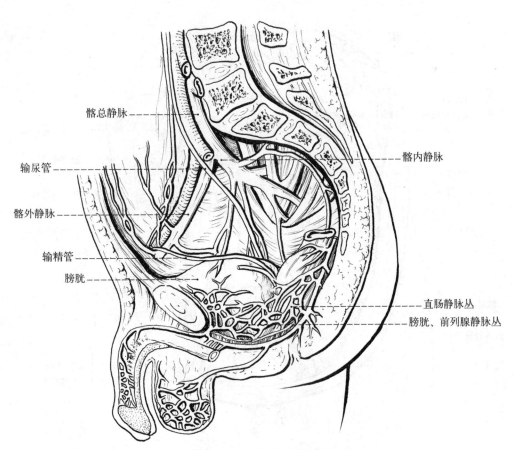

图10-58　盆部静脉（男性）

（3）**髂总静脉** common iliac vein：左、右髂总静脉是收纳盆部和下肢静脉血的总干，由髂外静脉和髂内静脉在骶髂关节的前方汇合而成（图10-59）。左、右髂总静脉的长短、走行和属支都略有不同。左髂总静脉长而倾斜，先沿左髂总动脉内侧，后沿右髂总动脉后方上行。右髂总静脉短而垂直，先行于右髂总动脉后方，后行于动脉外侧。两侧髂总静脉伴髂总动脉上行至第5腰椎体右侧汇合成下腔静脉。髂总静脉的主要属支除髂内、外静脉外，还有髂腰静脉和骶外侧静脉，左髂总静脉还收纳骶正中静脉。

3. **腹部静脉** 包括下腔静脉及其属支和肝门静脉及其属支等（图10-59）。

（1）**下腔静脉** inferior vena cava：由左、右髂总静脉在第4或第5腰椎体右前方汇合而成，沿腹主动脉右侧上行，经肝的腔静脉沟，向上穿膈的腔静脉孔进入胸腔，再穿纤维性心包注入右心房的下后部。下腔静脉的属支分为壁支和脏支两种，多数与同名动脉伴行。

1）壁支：包括膈下静脉和腰静脉。膈下静脉为成对的静脉，位于膈的下面，一般与膈下动脉伴行。腰静脉与腰动脉伴行，每侧4~5支，收集腰部的骨骼、肌肉、皮肤和腹壁的静脉血。在各腰静脉、髂总静脉和髂内、外静脉之间的纵行静脉称**腰升静脉** ascending lumbar vein。左、右腰升静脉向上分别延续为半奇静脉和奇静脉，而奇静脉是上腔静脉的重要属支之一。

2）脏支：收集腹腔成对脏器和肝的静脉血。包括睾丸（卵巢）静脉、肾静脉、右肾上腺静脉和肝静脉等。

睾丸静脉 testicular vein 起自由睾丸和附睾的小静脉吻合成的蔓状静脉丛，参与构成精索，向上逐级汇合，经腹股沟管进入盆腔，汇合成睾丸静脉，在腹膜后方的腰大肌和输尿管的腹侧上升。左侧以直角汇入左肾静脉，右侧以锐角直接注入下腔静脉。由于左睾丸静脉以直角注入左肾静脉，影响静脉血的回流，因此左侧常发生精索静脉曲张，严重者可导致不育。

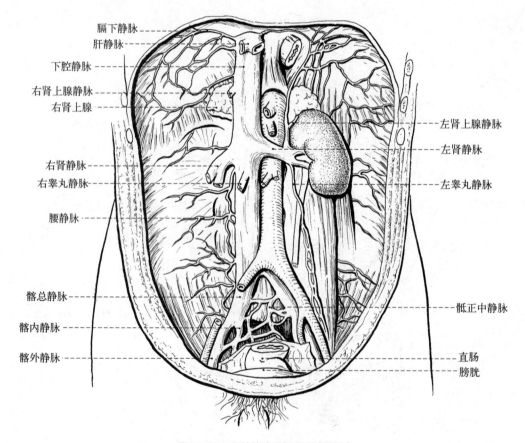

图10-59 下腔静脉及其属支（男性）

卵巢静脉ovarian vein 起自卵巢静脉丛，在卵巢悬韧带内上行，汇合成卵巢静脉，注入部位同睾丸静脉（男性）。

肾静脉renal vein 输送肾的静脉血至下腔静脉，是一对短而粗的静脉。在第1腰椎高度跨越腹主动脉的前面，经肾动脉前面向内侧走行，注入下腔静脉。左肾静脉比右肾静脉长，还接受左睾丸静脉（或左卵巢静脉）和左肾上腺静脉。

肾上腺静脉suprarenal vein 左、右各一，左侧注入左肾静脉，右侧注入下腔静脉。

肝静脉hepatic vein 是脏支中最大的属支，2~3支。在肝实质内由肝小叶下静脉逐级汇合而成，最终形成肝左静脉、肝中静脉和肝右静脉以及细小的静脉，它们从肝后缘的腔静脉沟处斜行注入下腔静脉。

（2）肝门静脉系：包括全部运输血液至肝的静脉，由肝门静脉及其属支组成（图10-60，图10-61）。收集腹盆部消化道（包括食管腹段，但直肠下部和肛管除外）、脾、胰和胆囊的静脉血。肝门静脉系的起始端是位于消化道、脾、胰和胆囊等器官内的毛细血管，其末端是位于肝实质内的窦状隙，两端均为毛细血管，而且是没有瓣膜，血液可两个方向流动。

1) **肝门静脉**hepatic portal vein：为一粗短的静脉干，由肠系膜上静脉和脾静脉在第2腰椎右侧，胰颈背侧汇合而成。经胰颈后方，十二指肠上部的深面进入肝十二指肠韧带内，在肝固有动脉和胆总管的后方入第一肝门，分为左、右支，分别进入肝左叶和肝右叶。肝门静脉在肝内逐级分支，最终注入肝血窦。肝血窦内含有分别来自肝门静脉和肝固有动脉的混合血，在肝内经过肝细胞的整合处理后，最终经肝静脉注入下腔静脉。

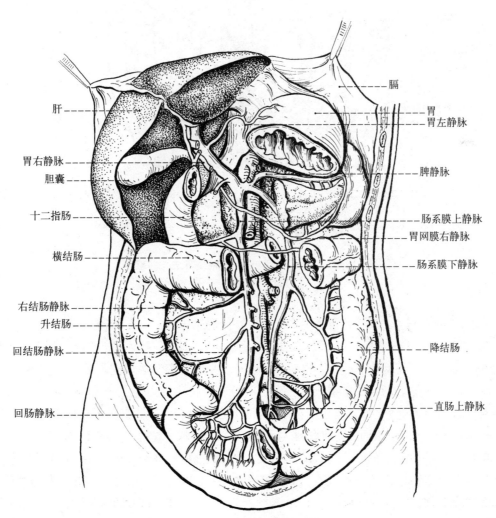

图10-60 肝门静脉及其属支

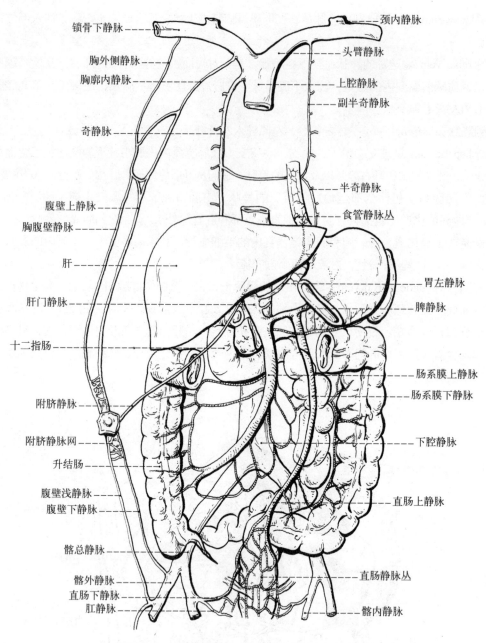

图 10-61　肝门静脉系与上、下腔静脉系之间的交通

2）主要属支：多与同名动脉伴行。主要包括：① **脾静脉** splenic vein：起自脾门，经脾动脉下方和胰后方上部右行。经腹腔干和肠系膜上动脉之间，至腹主动脉前方与肠系膜上静脉汇合成肝门静脉。脾静脉还收纳胃短静脉、胃网膜左静脉、胃后静脉以及肠系膜下静脉等属支。② **肠系膜下静脉** inferior mesenteric vein：位于同名动脉的左侧，经左腰大肌的前方，腹膜壁层的后方上行，可汇入脾静脉、肠系膜上静脉或肝门静脉角等，其属支包括左结肠静脉、乙状结肠静脉和直肠上静脉等。③ **肠系膜上静脉** superior mesenteric vein：沿同名动脉右侧上行，接受同名动脉分支的伴行静脉，如回结肠静脉、右结肠静脉、中结肠静脉、空肠静脉和回肠静脉等属支。④ **胃左静脉** left gastric vein：起始于胃前、后壁的小静脉支，与胃左动脉伴行，沿胃小弯至贲门，接受食管下1/3的静脉血，然后向右，越过主动脉前方，汇入肝门静脉。⑤ **胃右静脉** right gastric vein：与同名动脉伴行，接受同名动脉分布的结构的静脉血，还接受幽门前静脉。幽门前静脉是起始幽门前面的小静脉，此静脉经幽门与十二指肠交界处前面上行，汇

入胃右静脉,是手术时区分幽门和十二指肠上部的标志。⑥ **胆囊静脉** cystic vein:变异较大,可注入肝门静脉主干或肝门静脉右支。⑦ **附脐静脉** paraumbilical vein:起自脐周静脉网,向后上走行,经肝圆韧带表面或实质内注入肝门静脉,是肝门静脉和腹前壁静脉间的重要吻合支。

3)肝门静脉系与上、下腔静脉系之间的交通支:① 通过食管胸腹段黏膜下层的食管静脉丛,形成肝门静脉系的胃左静脉与上腔静脉系的奇静脉和半奇静脉相交通。② 通过直肠周围的直肠静脉丛,形成肝门静脉系的直肠上静脉与下腔静脉系的直肠下静脉和肛静脉相交通。③ 通过脐周静脉网,形成肝门静脉系的附脐静脉与上腔静脉系的胸腹壁静脉、腹壁上静脉和下腔静脉系的腹壁浅静脉、腹壁下静脉相交通。④ 通过腹膜后静脉丛,使肝门静脉系的胰、十二指肠和升、降结肠小静脉分别与上腔静脉系的肋间后静脉和下腔静脉系的肾静脉相交通。

在正常情况下,肝门静脉系与上、下腔静脉系之间的交通支细小,血流量少。但是当机体出现肝硬化、肝肿瘤、肝门处淋巴结肿大或胰头肿瘤等疾病可压迫肝门静脉,导致肝门静脉回流受阻,出现肝门静脉高压,此时肝门静脉系的血液经上述交通途径形成侧支循环,直接通过上、下腔静脉系回流。此时吻合部位的小静脉,由于血流量增多,交通支变得粗大和弯曲,出现静脉曲张,食管静脉丛曲张、直肠静脉丛曲张、脐周静脉网曲张等。这些静脉曲张在临床上经常出现不同的临床症状,食管静脉丛曲张破裂则出现呕血;直肠静脉丛曲张(内痔)破裂则出现便血;脐周静脉网曲张则出现蜘蛛痣,临床上常称为"海蛇头"。如果肝门静脉系的侧支循环失代偿,可引起收集静脉血范围的器官淤血,出现脾大和腹水等临床症状。

【知识拓展】

下肢静脉曲张 下肢静脉曲张是一种常见的血管疾病。发病原因多为瓣膜存在缺陷、管壁的压力升高等。长期站立、重体力劳动等后天因素均导致血管管壁的压力增大,易出现静脉曲张。主要表现为下肢浅静脉伸长、蜿蜒而呈曲张状态,静脉血管管壁发生营养障碍和退行性变,血管中层的肌纤维和弹力纤维萎缩变性,被结缔组织代替,部分静脉血管管壁呈囊性扩张,或者因结缔组织增生而增厚,导致血管呈结节状改变。下肢静脉曲张分为单纯性和继发性两类,前者系指病变位于大隐静脉、小隐静脉;后者系指病变是深静脉血栓形成或深静脉瓣膜功能不全的结果。目前下肢静脉曲张的治疗方法包括非手术治疗和外科手术治疗。非手术治疗使用弹力袜,使曲张静脉变瘪;手术治疗主要采用大隐静脉高位结扎剥脱术。近年来,微创手术成为治疗大隐静脉曲张的发展方向,主要术式包括腔内激光治疗、TriVex系统静脉旋切术等。

附：全身静脉回流概况

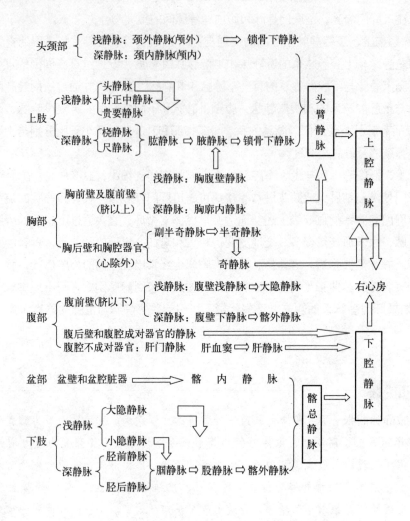

（赵冬梅　周　帅编写，徐国成绘图）

数字课程学习

- 学习纲要
- 重难点剖析
- 教学PPT
- 自测题
- 临床应用
- 思政案例
- 名词术语

第十一章 淋巴系统

淋巴系统是脉管系统的一部分，由淋巴管道、淋巴组织和淋巴器官组成（图11-1）。淋巴系统内流动的液体为淋巴液，无色透明，简称淋巴。当血液流经毛细血管动脉端时，其中一部分液体经毛细血管壁进入组织间隙，形成组织液。组织液与细胞进行物质交换后，大部分经毛细血管静脉端吸收进入静脉，小部分水分和大分子物质进入毛细淋巴管，形成淋巴。淋巴沿淋巴管道和淋巴结的淋巴窦向心流动，最后通过静脉角流入静脉。因此，淋巴系统是脉管系统的辅助系统，协助静脉引流组织液回心。此外，淋巴组织和淋巴器官（如胸腺、脾等）具有产生淋巴细胞、过滤淋巴液和进行免疫反应等功能，它们构成人体的防御系统。

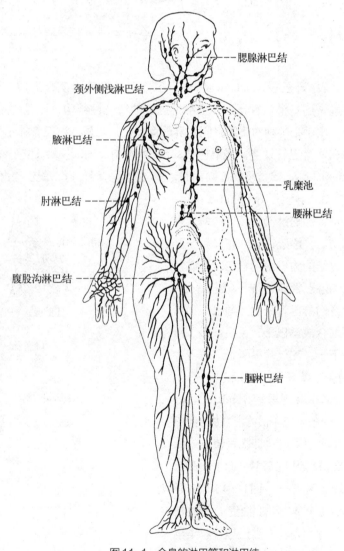

图11-1 全身的淋巴管和淋巴结

第一节 总 论

一、淋巴系统的组成

（一）淋巴管道

1. **毛细淋巴管** lymphatic capillary 是淋巴管道起始端，管壁很薄，由一层连续的内皮细胞和少量的结缔组织构成（图11-2），基膜不完整。在内皮细胞与周围结缔组织之间有锚丝牵拉，可以改变毛细淋巴管的通透性。毛细淋巴管的通透性比毛细血管更强，脂质、大分子蛋白质、细菌、异物和癌细胞等更易进入毛细淋巴管。目前认为，上皮、角膜、晶状体、软骨、牙釉质、脑和脊髓等处无毛细淋巴管分布。

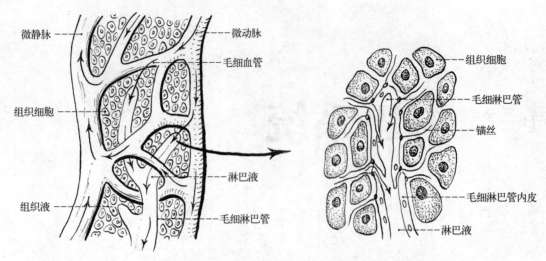

图 11-2 毛细血管与毛细淋巴管的结构

2. **淋巴管** lymphatic vessel 由毛细淋巴管网汇合而成，管壁结构与静脉相似。淋巴管有丰富的瓣膜，这是淋巴管区别于毛细淋巴管的特征性结构，而且瓣膜具有维持淋巴流向和防止淋巴逆流的作用。由于相邻两对瓣膜之间的淋巴管道扩张明显，淋巴管外观呈串珠状。淋巴管根据位置可分为浅淋巴管和深淋巴管两类。**浅淋巴管** superficial lymphatic vessel 位于浅筋膜内，与浅静脉伴行。**深淋巴管** deep lymphatic vessel 位于深筋膜深面，多与血管神经伴行。浅、深淋巴管之间存在丰富的交通。

3. **淋巴干** lymphatic trunk 全身各部的淋巴管经过一系列淋巴结后，逐级汇合，其最后一群淋巴结的输出淋巴管汇合形成较大的淋巴管称淋巴干（图11-3）。全身的淋巴管分别在颈根部和膈下汇合成淋巴干，包括颈干、锁骨下干、支气管纵隔干、腰干各2条和1条肠干，共9条。

4. **淋巴导管** lymphatic duct 全身9条淋巴干最终汇合成2条粗大的淋巴导管，即**胸导管** thoracic duct 和**右淋巴导管** right lymphatic duct（图11-3，图11-4）。胸导管收集全身3/4的淋巴液，最终注入左静脉角。右淋巴导管收集全身1/4的淋巴液，最终注入右静脉角。此外，少数淋巴管可不通过淋巴导管回心，而是直接注入盆腔静脉、肾静脉、肾上腺静脉和下腔静脉等回心。

（1）胸导管：全身最粗大的

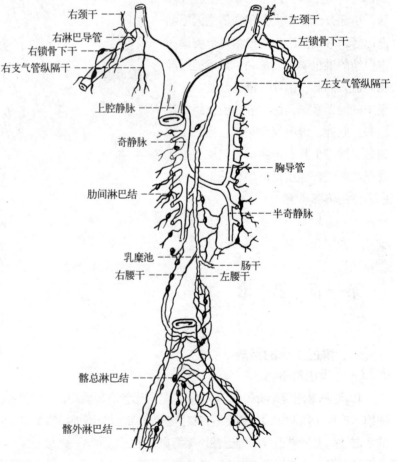

图 11-3 淋巴干和淋巴导管

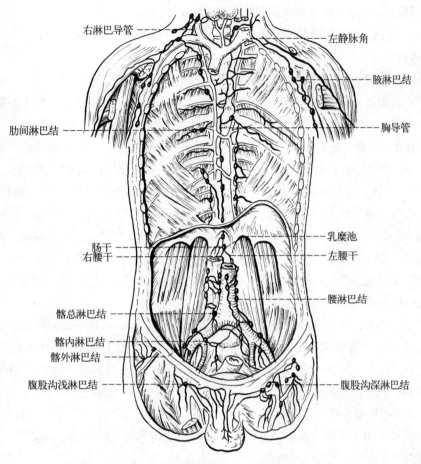

图 11-4 胸导管和腹、盆部的淋巴结

淋巴管，收集腹部、盆部、会阴、下肢、左上肢、左胸部和左头颈部的淋巴管等。胸导管全长 30~40 cm，起于在第 1 腰椎前方由左、右腰干和肠干汇合而成的**乳糜池** cisterna chyli，向上经主动脉裂孔进入胸腔，沿脊柱右前方，胸主动脉与奇静脉之间，食管后方上行，至第 4、5 胸椎高度经食管与脊柱之间向左侧斜行，然后沿食管左缘上行，穿过锁骨下动脉后方，经胸廓上口至颈根部左侧，在左颈总动脉和左颈内静脉的后方转向前内下方，注入左静脉角。一般认为在胸导管末端有一对瓣膜，其游离缘指向静脉，防止静脉血流入胸导管。胸导管通过乳糜池收集左、右腰干和肠干的淋巴液，而且在注入左静脉角处还接受左颈干、左锁骨下干和左支气管纵隔干的淋巴液。胸导管与肋间淋巴结、纵隔后淋巴结、气管支气管淋巴结和左锁骨上淋巴结之间存在广泛的淋巴侧支通路。胸导管内的肿瘤细胞可转移至这些淋巴结。胸导管常发出较细的侧支直接注入奇静脉和肋间后静脉等，故手术误伤结扎胸导管末段时，一般不会引起淋巴水肿。

（2）右淋巴导管：长 1~1.5 cm，由右颈干、右锁骨下干和右支气管纵隔干汇合而成，注入右静脉角。右淋巴导管引流右上肢、右胸部和右头颈部的淋巴，即全身 1/4 部位的淋巴。

（二）淋巴组织

淋巴组织是以淋巴细胞为主要成分所形成的一种组织，可分为中枢淋巴组织和周围淋巴组织两种类型。中枢淋巴组织分布在中枢淋巴器官，发生较早；周围淋巴组织分布在周围淋巴器官及消化与呼吸道黏膜内，发生较晚。根据其中的淋巴细胞集聚的程度和方式，周围淋巴组织又分为弥散淋巴组织和淋巴小结两类。除淋巴器官外，消化、呼吸、泌尿和生殖系统器官的各管道以及皮肤等处含有丰富的淋巴组织，起着防御屏障的作用。

1. **弥散淋巴组织** 主要分布在消化道和呼吸道的黏膜固有层。

2. **淋巴小结** 主要分布在小肠黏膜固有层内的孤立淋巴滤泡和集合淋巴滤泡等。

(三) 淋巴器官

淋巴器官是以淋巴组织为主所形成的实质性器官。淋巴器官根据所含淋巴组织的不同,可分为中枢淋巴器官和周围淋巴器官;中枢淋巴器官包括胸腺和骨髓,它们是培育各类不同淋巴细胞的场所;周围淋巴器官包括淋巴结、扁桃体和脾,是成熟淋巴细胞定居和直接参与免疫反应的部位。

1. **淋巴结 lymph node** 是沿着淋巴管分布的淋巴器官(图11-5),呈圆形或椭圆形,大小不一,直径为1~25 mm,淋巴结的大小、结构及其内含成分与机体的免疫功能状态密切相关。淋巴结的一侧凹陷处称淋巴结门,其内有血管和神经出入,出淋巴结门的淋巴管称输出淋巴管。与淋巴结凸侧相连的淋巴管称输入淋巴管,数目较多。一个淋巴结的输出淋巴管可成为另一个淋巴结的输入淋巴管。人体的淋巴结多成群分布,数目不恒定,青年人有淋巴结400~450个。淋巴结按位置不同分为浅淋巴结和深淋巴结。浅淋巴结位于浅筋膜内,深淋巴结位于深筋膜深面。淋巴结多沿血管排列,多位于关节屈侧和体腔的隐藏部位,如肘窝、腋窝、腘窝、腹股沟、脏器门和体腔大血管附近。淋巴结的主要功能是产生淋巴细胞、滤过淋巴液和进行免疫反应。

引流人体某个器官或区域淋巴的第一级淋巴结称**局部淋巴结 regional lymph node**,临床通常称**哨位淋巴结 sentinel lymph node**。当某器官或部位发生病变时,哨位淋巴结发生细胞增殖等病理变化,致淋巴结肿大。如果局部淋巴结不能阻止病变的扩散,病变可沿淋巴管道向远处转移。因此,局部淋巴结肿大常反映其引流范围存在病变,这对于疾病的诊断和治疗具有重要意义。临床上手术治疗某些肿瘤疾病时,清除局部淋巴结是治疗肿瘤疾病的重要手段之一。

机体的某些器官(如甲状腺、食管和肝)的部分淋巴管可不经过淋巴结,直接注入胸导管进入血液,可引起致病因子迅速地向远处器官转移。

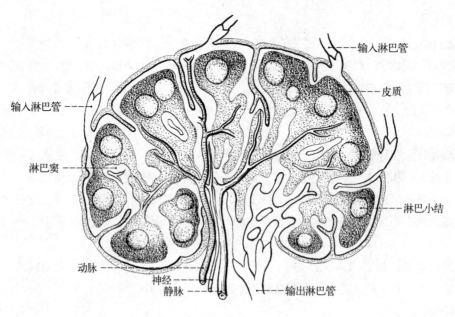

图11-5 淋巴结

2. **胸腺 thymus** 属中枢淋巴器官,负责培育T淋巴细胞进一步的成熟,但不直接参与免疫反应。除此之外,胸腺还有内分泌功能。

胸腺位于胸骨柄后方,大部分在上纵隔前部,小部分在前纵隔,贴近心包上方,大血管的前方。胸腺呈锥体形,质软,分为不对称的左、右两叶,多互相重叠,两者借结缔组织相连。胸腺有明显的年龄变化，新生儿和幼儿的胸腺较大，质量为10~15 g；性成熟后最大，达25~40 g；老年人仅有10~15 g，逐渐萎缩、退化，被结缔组织代替，多变为浅黄色。

胸腺的主要功能是培育各种T淋巴细胞，促进T淋巴细胞的进一步成熟，使其转化成具有免疫活性的T淋巴细胞，然后通过血液系统进入淋巴结和脾，在这些部位参与机体免疫反应。除此之外，胸腺还有内分泌功能，分泌激素样物质，如胸腺素和胸腺生成素等，它们能使淋巴干细胞分化成为成熟的T淋巴细胞。

3. **脾** spleen 是人体重要的淋巴器官，具有造血、滤血、清除衰老红细胞和参与免疫应答等功能。

脾位于左季肋部，胃底的左侧，左肾及左肾上腺的前面，结肠左曲的上方，第9~11肋深面，长轴与第10肋一致。正常状态下，在左肋弓下触不到脾。脾的位置可随呼吸和因体位不同而变化，站立比平卧时低2.5 cm。而且，脾的形状也与其周围器官的功能状态有关。脾呈暗红色，质软易脆，左季肋区受暴力时，常导致脾破裂。

脾是一个实质性器官，可分为膈、脏两面，前、后两端和上、下两缘（图11-6）。膈面光滑隆凸，对向膈。脏面凹陷，中央处有**脾门** splenic hilum，是血管、神经和淋巴管出入之处。在脏面，脾与胃底、左肾、左肾上腺、胰尾和结肠左曲相毗邻。前端较宽，朝向前外方。后端钝圆，朝向后内方。上缘较锐，朝向前上方，前部有2~3个**脾切迹** splenic notch。脾大时，脾切迹是触诊脾的标志。下缘较钝，朝向后下方。

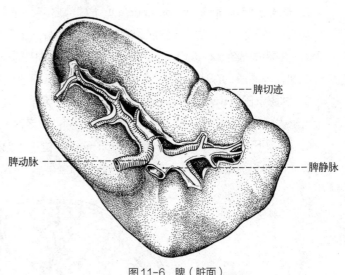

图11-6　脾（脏面）

脾属于腹膜内位器官，各面均被脏腹膜覆盖，并借腹膜形成的胃脾韧带、脾肾韧带、膈脾韧带和膈结肠韧带等支持固定。在脾的附近，特别在胃脾韧带和大网膜中可存在**副脾** accessory spleen，出现率为10%~40%。副脾的位置，大小和数目不定。因脾功能亢进而行脾切除术时，应同时切除副脾。

二、淋巴回流的因素

淋巴流动缓慢，在安静状态下，每小时约有120 mL淋巴流入血液，每天回流的淋巴相当于全身血浆总量。影响淋巴回流的因素较多。远近相邻两对瓣膜之间的淋巴管段构成"淋巴管泵"，通过平滑肌的收缩和瓣膜的开闭，推动淋巴向心流动。淋巴管周围动脉的搏动、肌肉收缩和胸腔负压对于淋巴回流有促进作用。运动和按摩有助于改善淋巴回流。反之，如果淋巴回流受阻，大量含蛋白质的组织液不能及时吸收，可导致淋巴水肿。

三、淋巴侧支循环

淋巴管之间有大量的侧副支，参与构成淋巴侧支循环。当炎症、肿瘤组织阻塞淋巴管或切断淋巴管时，淋巴经交通支回流，形成淋巴侧支循环，产生新的淋巴回流通路。在炎症或外伤等情况下，淋巴管迅速增生，建立新的淋巴侧支通路，从而保证正常组织或病变组织的淋巴回流。同时，淋巴侧支通路也成为病变扩散或肿瘤转移的途径之一。目前的研究表明，神经系统对于淋巴系统侧支循环的形成具有一定的影响。而且，物理性负重可促进淋巴侧支循环的形成。

第二节 淋巴结的位置和淋巴引流范围

一、头颈部淋巴结和淋巴管

头颈部淋巴结包括枕淋巴结、乳突淋巴结、腮腺淋巴结、下颌下淋巴结、颏下淋巴结、颈前淋巴结以及颈外侧淋巴结等。头颈部淋巴结在头、颈部交界处呈环状排列，在颈部沿静脉纵向排列，少数淋巴结位于消化道和呼吸道周围。头颈部淋巴结的输出淋巴管下行，直接或间接地注入颈外侧下深淋巴结。

（一）头部淋巴结

头部淋巴结多位于头、颈部交界处（图11-7，图11-8），主要引流头面部淋巴，其输出淋巴管直接或间接注入颈外侧上深淋巴结。

1. **枕淋巴结** occipital lymph node 位于枕部皮下，分为浅、深两群，分别位于斜方肌起点外侧的表面和头夹肌的深侧，引流枕部皮肤和项部深层肌和骨膜的淋巴。

2. **乳突淋巴结** mastoid lymph node 又称**耳后淋巴结** retroauricular lymph node，位于胸锁乳突肌止点的表面，耳后肌的深侧，引流颅顶、颞区、耳郭后面皮肤以及外耳道后壁的淋巴。

3. **腮腺淋巴结** parotid lymph node 分为浅、深两群，其中浅群又分为耳前淋巴结和耳下淋巴结两组，位于腮腺表面；深群位于腮腺实质内。引流额、顶前、颞区、耳郭、外耳道、颊部和腮腺等处的淋巴。

4. **下颌下淋巴结** submandibular lymph node 位于下颌下三角内，下颌下腺与下颌体之间或下颌下腺的实质内，引流眼眶内侧部、面部及鼻腔和口腔器官的淋巴。

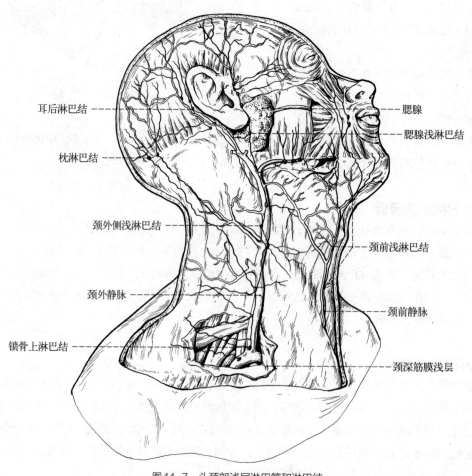

图11-7 头颈部浅层淋巴管和淋巴结

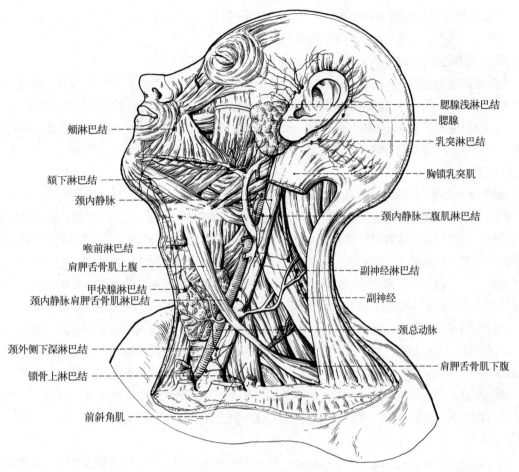

图11-8 头颈部深层淋巴管和淋巴结

5. **颏下淋巴结** submental lymph node 位于下颌舌骨肌的表面，两侧二腹肌前腹与舌骨体所围成的颏下三角内，引流舌尖、下唇中部和颏部的淋巴。

（二）颈部淋巴结

颈部淋巴结主要包括颈前淋巴结、颈外侧淋巴结和咽后淋巴结（图11-7，图11-8）。

1. **颈前淋巴结** anterior cervical lymph node

（1）**颈前浅淋巴结** superficial anterior cervical lymph node：沿颈前静脉或颈正中静脉排列，引流颈前部浅层结构的淋巴，输出淋巴管注入颈外侧下深淋巴结。

（2）**颈前深淋巴结** deep anterior cervical lymph node：位于颈部脏器的前面和两侧，可分为喉前、气管前、气管旁以及甲状腺淋巴结4组。

1）**喉前淋巴结** prelaryngeal lymph node：位于喉的前面，分为上、下两群，上群位于舌骨下方；下群位于环甲韧带的前面。引流喉和甲状腺的淋巴，输出淋巴管注入气管前淋巴结、气管旁淋巴结和颈外侧下深淋巴结。喉癌和甲状腺癌常累及此组淋巴结。

2）**气管前淋巴结** pretracheal lymph node：位于气管颈部的前外侧面，甲状腺峡部下缘至胸骨颈静脉切迹之间，引流喉、甲状腺和气管颈部的淋巴，输出淋巴管注入气管旁淋巴结和颈外侧下深淋巴结或向下汇入上纵隔淋巴结。

3）**气管旁淋巴结** paratracheal lymph node：位于气管和食管颈段的两侧，沿喉返神经排列，引流喉下部、甲状腺、气管和食管颈段的淋巴，输出淋巴管注入颈外侧下深淋巴结。气管和食管等器官的感染或肿瘤可引起气管旁淋巴结肿大，压迫喉返神经，导致喉肌瘫痪，出现声音嘶哑。

4）甲状腺淋巴结 thyroid lymph node：位于甲状腺峡的前面，引流甲状腺峡的淋巴，输出淋巴管注入气管前淋巴结、气管旁淋巴结和颈外侧深淋巴结。

2. 颈外侧淋巴结 lateral cervical lymph node

（1）颈外侧浅淋巴结 superficial lateral cervical lymph node：位于胸锁乳突肌的表面，沿颈外静脉排列，收纳枕淋巴结、乳突淋巴结和腮腺淋巴结的输出淋巴管，其输出淋巴管注入颈外侧深淋巴结。

（2）颈外侧深淋巴结 deep lateral cervical lymph node：也称颈深淋巴结，主要沿颈内动、静脉和颈总动脉排列，部分淋巴结沿副神经和颈横血管排列。以肩胛舌骨肌为界，分为颈外侧深淋巴结上群和颈外侧深淋巴结下群。

1）颈外侧上深淋巴结 superior deep lateral cervical lymph node：沿颈内静脉上段排列。其中位于面静脉、颈内静脉和二腹肌后腹之间的淋巴结称颈内静脉二腹肌淋巴结，引流鼻咽部、腭扁桃体和舌根的淋巴。鼻咽癌和舌根癌常首先转移至此淋巴结。位于颈内静脉与肩胛舌骨肌中间腱交叉处的淋巴结称颈内静脉肩胛舌骨肌淋巴结，引流舌尖的淋巴。沿副神经排列的淋巴结称副神经淋巴结。颈外侧上深淋巴结引流鼻、舌、咽、喉、甲状腺、气管、食管、枕部、项部和肩部等处的淋巴，并收纳枕、耳后、腮腺、下颌下、颏下和颈外侧浅淋巴结等输出淋巴管，然后注入颈外侧下深淋巴结或颈干。

2）颈外侧下深淋巴结 inferior deep lateral cervical lymph node：沿颈内静脉下段排列，其中沿颈横血管分布的淋巴结称锁骨上淋巴结，位于前斜角肌前方的淋巴结称斜角肌淋巴结，其左侧斜角肌淋巴结又称 Virchow 淋巴结。患食管腹段癌和胃癌时，癌细胞可经胸导管转移至该淋巴结，而且在胸锁乳突肌后缘与锁骨上缘形成的夹角处可触及该肿大的淋巴结。颈外侧下深淋巴结引流颈根部、胸壁上部和乳房上部的淋巴，并收纳颈前淋巴结、颈外侧浅淋巴结和颈外侧上深淋巴结的输出淋巴管，其输出淋巴管合成颈干。

3. 咽后淋巴结 retropharyngeal lymph node 位于咽后间隙，咽后壁和椎前筋膜之间，沿咽后壁正中线排列，分为内、外侧两组。引流鼻腔后部、鼻旁窦、鼻咽部和喉咽部的淋巴，其输出淋巴管汇入颈深上淋巴结。

二、上肢淋巴结和淋巴管

上肢淋巴管和淋巴结分为浅、深两组，浅、深淋巴管分别沿浅静脉和血管神经束上行，直接或间接注入腋淋巴结。

（一）上肢浅淋巴结

1. 肘浅淋巴结 superficial cubital lymph node 又称滑车上淋巴结，位于肱骨内上髁上方，深筋膜的表面，贵要静脉的尺侧。引流前臂和手的尺侧半淋巴，其输出淋巴管注入腋淋巴结。

2. 三角胸肌淋巴结 deltopectoral lymph node 位于三角肌胸大肌间沟内，沿头静脉末段排列，收纳手桡侧半、上肢背外侧淋巴管，其输出淋巴管大部分注入腋淋巴结，少数注入颈外侧深淋巴结。

（二）上肢深淋巴结

腋淋巴结 axillary lymph node 是上肢最大的一群淋巴结，位于腋窝的疏松结缔组织内及腋血管周围。按位置分为五群（图11-9）。

（1）胸肌淋巴结 pectoral lymph node：即前群，位于胸大肌下缘深方，沿胸外侧血管排列，引流胸外侧壁以及乳房外侧部和中央部、腹前外侧壁的淋巴，其输出淋巴管注入中央淋巴结和尖淋巴结。

（2）外侧淋巴结 lateral lymph node：沿腋静脉的内侧和背侧排列，收纳除注入锁骨下淋巴结以外的上肢浅、深淋巴管，其输出淋巴管注入中央淋巴结、尖淋巴结和锁骨上淋巴结。

（3）肩胛下淋巴结 subscapular lymph node：即后群，沿肩胛下动、静脉周围排列，引流项背部、肩胛区的淋巴，其输出淋巴管注入中央淋巴结和尖淋巴结。

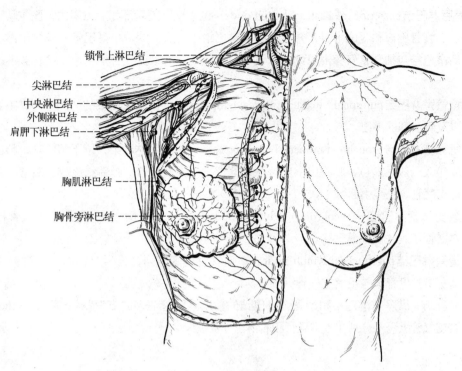

图11-9 腋窝、乳腺的淋巴管和淋巴结

（4）**中央淋巴结** central lymph node：位于腋窝中央的疏松结缔组织中，收纳上述3群淋巴结的输出淋巴管，其输出淋巴管注入尖淋巴结。乳腺癌常首先转移至此淋巴结。

（5）**尖淋巴结** apical lymph node：即尖群，沿腋静脉内侧排列，引流乳房上部和周围部的淋巴，并收纳上述4群淋巴结和锁骨下淋巴结的输出淋巴管，其输出淋巴管形成**锁骨下干** subclavian trunk。

三、胸部淋巴结和淋巴管

胸部淋巴结可分为胸壁淋巴结和胸腔内淋巴结。

（一）胸壁淋巴结

胸壁大部分浅淋巴管注入腋淋巴结的胸肌淋巴结，胸前壁上部的浅淋巴管注入颈外侧下深淋巴结；胸壁深淋巴管注入胸壁深淋巴结。胸壁深淋巴结主要有胸骨旁淋巴结、肋间淋巴结及膈上淋巴结（图11-9）。

1. **胸骨旁淋巴结** parasternal lymph node　位于第1～6肋间隙前端，沿胸廓内动、静脉排列，引流乳腺内侧部，脐以上腹前壁和膈淋巴结的部分输出淋巴管的淋巴，其输出淋巴管不甚恒定，多与右淋巴导管或胸导管相连。而且，左、右胸骨旁淋巴结之间有交通支相互连通。

2. **肋间淋巴结** intercostal lymph node　位于肋间隙内，多位于肋头附近，沿肋间后血管排列，分为前、中、后3组。引流胸后壁的淋巴，其输出淋巴管注入胸导管。

3. **膈上淋巴结** superior phrenic lymph node　位于膈的胸腔面，膈胸膜的下方，分为前、左右外侧群、后群，引流膈、壁胸膜、心包和肝膈面的淋巴，其输出淋巴管多注入胸骨旁淋巴结，纵隔前、后淋巴结和腰淋巴结。

（二）胸腔内淋巴结

胸腔内的淋巴结主要包括纵隔前淋巴结、纵隔后淋巴结以及心包外侧淋巴结和肺韧带淋巴结等。

1. **纵隔前淋巴结** anterior mediastinal lymph node　位于上纵隔前部和前纵隔内，大血管和心包的前方，引流胸腺、心、心包和纵隔胸膜的淋巴，并收纳膈上淋巴结外侧群的输出淋巴管，其输出淋巴管注入支气管纵隔干，或直接汇入右淋巴导管。

2. **纵隔后淋巴结** posterior mediastinal lymph node 位于上纵隔后部和后纵隔内，胸主动脉和食管周围，引流心包、食管胸段和膈的淋巴，并收纳膈上淋巴结中、后群的输出淋巴管，其输出淋巴管注入胸导管。纵隔后淋巴结包括肺食管旁淋巴结、支气管肺淋巴结、气管支气管淋巴结、气管旁淋巴结等（图11-10）。

（1）**肺食管旁淋巴结** pulmonary juxtaesophageal lymph node：沿食管胸段的两侧排列，主要收纳食管和心包后面以及膈后部的淋巴。

（2）**支气管肺淋巴结** bronchopulmonary lymph node：又称肺门淋巴结，位于肺门处，肺血管和支气管之间。在成年人一般呈黑色，其输出淋巴管注入气管支气管淋巴结。肺部结核或肿瘤常引起此淋巴结肿大，并压迫支气管，甚至引起肺不张。

（3）**气管支气管淋巴结** tracheobronchial lymph node：分为上、下两群，分别位于气管杈的上、下方，其输出淋巴管注入气管旁淋巴结。

（4）**气管旁淋巴结** paratracheal lymph node：多沿气管两侧排列，分为上、中、下3群，3群之间无明显界线，其输出淋巴管参与组成支气管纵隔干。

气管旁淋巴结、纵隔前淋巴结和胸骨旁淋巴结的输出淋巴管汇合成**支气管纵隔干** bronchomediastinal trunk。左、右支气管纵隔干分别注入胸导管和右淋巴导管。

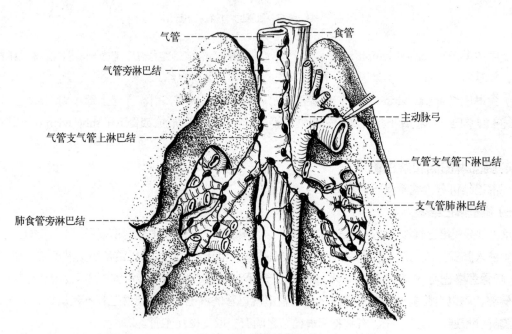

图11-10　胸腔脏器淋巴结

四、腹部淋巴结和淋巴管

腹部淋巴结位于腹壁和腹腔脏器周围，多沿腹腔内的血管主干及分支排列，主要包括腹壁淋巴结和腹腔器官淋巴结。

（一）**腹壁淋巴结**

脐平面以上腹前外侧壁的浅、深淋巴管分别注入腋淋巴结和胸骨旁淋巴结，脐平面以下腹壁的浅淋巴管注入腹股沟浅淋巴结，深淋巴管注入髂外淋巴结。腹壁淋巴结主要包括腹壁上淋巴结、腹壁下淋巴结、旋髂浅淋巴结、旋髂深淋巴结等，分别排列于同名的动脉血管周围。

(二)腹腔器官淋巴结

腹腔成对器官的淋巴管多直接注入腰淋巴结,不成对器官的淋巴管注入沿腹腔干、肠系膜上动脉和肠系膜下动脉及其分支排列的淋巴结。

1. **腹腔淋巴结** celiac lymph node 位于腹腔干起始部的周围,主要收纳腹腔干分支营养的各器官的淋巴管,主要包括肝、胆囊、胰、脾、胃、十二指肠等器官的淋巴管,其输出淋巴管汇入肠干。

沿腹腔干分支分布的淋巴结包括贲门淋巴结,胃左、右淋巴结,胃网膜左、右淋巴结,幽门淋巴结,肝淋巴结,胰淋巴结和脾淋巴结(图11-11)。上述淋巴结沿同名动脉排列,收集相应器官或区域的淋巴,其输出淋巴管直接或间接汇入腹腔淋巴结。

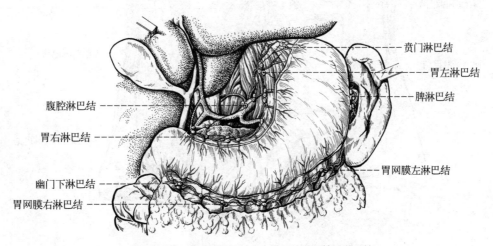

图11-11 沿腹腔干及其分支排列的淋巴管及淋巴结

2. **肠系膜上淋巴结** superior mesenteric lymph node(图11-12) 位于肠系膜上动脉起始部周围,主要收纳肠系膜上动脉及其分支营养的各器官的淋巴管,主要包括十二指肠下半至结肠左曲之间消化管的淋巴管。其输出淋巴管汇入肠干。

沿肠系膜上动脉排列的淋巴结包括沿空、回肠动脉排列的肠系膜淋巴结,沿同名动脉排列的回结肠淋巴结、右结肠淋巴结和中结肠淋巴结,这些淋巴结引流相应动脉分布范围的淋巴,其输出淋巴管注入肠系膜上淋巴结。

3. **肠系膜下淋巴结** inferior mesenteric lymph node 位于肠系膜下动脉根部周围,收纳肠系膜下动脉及其分支营养的各器官的淋巴管,主要包括结肠左曲至直肠上部之间消化管的大部分淋巴管(图11-12)。其输出淋巴管汇入肠干。

沿肠系膜下动脉排列的淋巴结包括左结肠淋巴结、乙状结肠淋巴结和直肠上淋巴结,它们引流相应动脉分布范围的淋巴,其输出淋巴管注入肠系膜下淋巴结。

腹腔淋巴结、肠系膜上淋巴结和肠系膜下淋巴结的输出淋巴管多汇合成一条**肠干** intestinal trunk,向上注入乳糜池。

4. **腰淋巴结** lumbar lymph node 位于腹后壁,沿腹主动脉和下腔静脉排列,引流腹后壁结构和腹腔成对器官(肾、肾上腺、睾丸、卵巢等)的淋巴,并收纳髂总淋巴结的输出淋巴管。其输出淋巴管汇合成左、右**腰干** lumbar trunk,与肠干共同形成乳糜池。

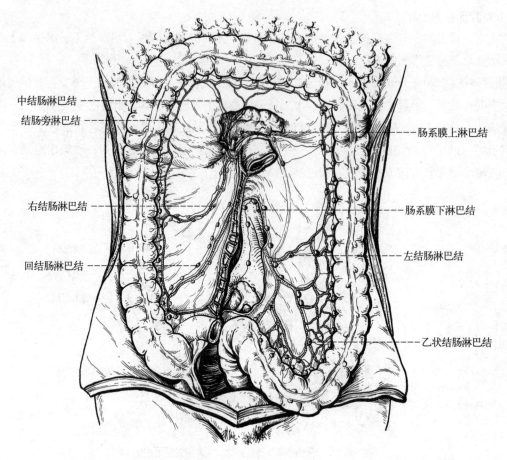

图11-12 大肠的淋巴管和淋巴结

五、盆部淋巴结和淋巴管

盆部淋巴结指盆壁和盆腔脏器的淋巴结，沿盆腔血管排列，主要包括髂内淋巴结、骶淋巴结、髂外淋巴结、髂总淋巴结等（图11-4，图11-13）。

（一）髂内淋巴结

髂内淋巴结 internal iliac lymph node 沿髂内动脉主干及其分支排列，引流大部分盆壁、盆腔脏器以及会阴、臀部、股后部深层结构的淋巴，其输出淋巴管注入髂总淋巴结。

（二）骶淋巴结

骶淋巴结 sacral lymph node 位于骶骨盆面，骶前孔的内侧，沿骶正中动脉和骶外侧动脉排列，引流盆后壁、直肠、前列腺和精囊或子宫、阴道等处的淋巴，其输出淋巴管注入髂内淋巴结或髂总淋巴结。

（三）髂外淋巴结

髂外淋巴结 external iliac lymph node 沿髂外血管排列，可分为外侧、中间和内侧3群。引流腹前壁下部、膀胱、前列腺或子宫颈和阴道上部的淋巴，并收纳腹股沟浅、深淋巴结的输出淋巴管，其输出淋巴管注入髂总淋巴结。

（四）髂总淋巴结

髂总淋巴结 common iliac lymph node 位于髂总动脉的内侧、外侧和背侧，收纳上述3群淋巴结的输出淋巴管，其输出淋巴管注入左、右腰淋巴结。

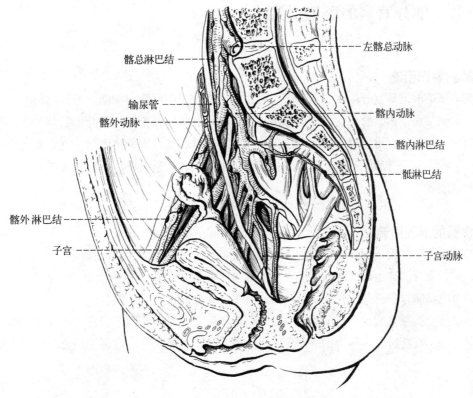

图11-13 女性盆部的淋巴结

六、下肢淋巴结和淋巴管

下肢浅、深淋巴管分别与浅静脉和深血管束伴行，直接或间接注入腹股沟深淋巴结。根据位置可分为小腿淋巴结、腘淋巴结、腹股沟淋巴结。

（一）小腿淋巴结

小腿淋巴结位于胫前动脉、胫后动脉和腓动脉周围，主要包括**胫前淋巴结**anterior tibial lymph node、**胫后淋巴结**posterior tibial lymph node、**腓淋巴结**fibular lymph node，它们分别收纳相应动脉支配区域的淋巴管，其输出淋巴管注入腘深淋巴结。

（二）腘淋巴结

腘淋巴结popliteal lymph node位于腘窝内，分为浅、深两群，分别沿小隐静脉末端和腘血管排列，浅群收纳足外侧缘和小腿后外侧面的浅淋巴管，深群收纳足和小腿的深淋巴管。其输出淋巴管与股血管伴行，最终注入腹股沟深淋巴结。

（三）腹股沟淋巴结

腹股沟淋巴结inguinal lymph node位于腹股沟韧带下缘，大腿根部前方，以阔筋膜为界，分为浅、深两群，即腹股沟浅淋巴结和腹股沟深淋巴结（图11-4）。

1. **腹股沟浅淋巴结**superficial inguinal lymph node　位于大腿阔筋膜的浅层，腹股沟韧带下缘和大隐静脉末端，分为上、下两群。上群与腹股沟韧带平行排列，引流腹前壁下部、臀部、会阴和外生殖器淋巴；下群沿大隐静脉末端排列，收纳除足外侧缘和小腿后外侧部以外的下肢浅淋巴管。其输出淋巴管注入腹股沟深淋巴结或直接注入髂外淋巴结。

2. **腹股沟深淋巴结**deep inguinal lymph node　位于大腿阔筋膜的深侧，股静脉周围和股管内，引流腹股沟浅淋巴结及下肢和会阴深部结构的淋巴，其输出淋巴管注入髂外淋巴结。

第三节 部分器官的淋巴引流

一、肺的淋巴引流

肺具有丰富的淋巴管，分为浅、深两组。肺浅淋巴管位于胸膜脏层深面，向肺门集中。肺深淋巴管位于肺小叶间结缔组织内、肺血管和支气管的周围，注入肺淋巴结和支气管肺淋巴结。浅、深淋巴管之间存在交通支。通过集合淋巴管，肺的淋巴依次由肺淋巴结、支气管肺淋巴结、气管支气管淋巴结和气管旁淋巴结引流。肺下叶底部的淋巴注入肺韧带处的淋巴结，其输出淋巴管注入腰淋巴结，肺癌可循此途径传播至腹腔器官。

二、食管的淋巴引流

食管的黏膜层、黏膜下层和肌层均有毛细淋巴管。食管颈部的集合淋巴管注入气管旁淋巴结和颈外侧下深淋巴结。食管胸部上段的淋巴多注入气管旁淋巴结和气管支气管淋巴结，食管胸下部的淋巴多注入肺食管旁淋巴结和胃淋巴结。食管腹部的淋巴管多注入腹腔淋巴结。而且，食管的部分集合淋巴管可不经局部淋巴结直接注入胸导管，多见于食管胸下段。因此，当食管胸下段发生恶性肿瘤时，瘤细胞可不经局部淋巴结，直接进入胸导管，进而可汇入血液系统，累及全身，这可能是食管癌转移多见的原因之一。

三、胃的淋巴引流

胃的淋巴引流方向有4个：① 胃底右侧部、贲门部和胃体小弯侧的淋巴注入胃左淋巴结。② 幽门部小弯侧的淋巴注入幽门上淋巴结。③ 胃底大部、胃大弯左侧部的淋巴注入胃网膜左淋巴结、胰淋巴结和脾淋巴结。④ 胃体大弯侧右侧部和幽门部大弯侧淋巴注入胃网膜右淋巴结和幽门下淋巴结。上述各淋巴结的输出淋巴管均注入腹腔淋巴结。胃各区的淋巴管之间存在丰富的交通支。

四、肝的淋巴引流

肝内有浅、深两组毛细淋巴管网。肝浅淋巴管网位于肝浆膜的结缔组织内。肝膈面的浅淋巴管多经镰状韧带和冠状韧带注入膈上淋巴结、肝淋巴结，部分淋巴管注入腹腔淋巴结和胃左淋巴结。冠状韧带和三角韧带内的部分淋巴管也可直接注入胸导管。肝脏面浅淋巴管注入肝淋巴结。深淋巴管位于门管区和肝静脉及其属支的周围，沿静脉分别出肝，注入肝淋巴结和膈上淋巴结。肝的浅、深两组淋巴管的一部分可通过膈的腔静脉孔进入胸腔的淋巴结，所以肝癌可循此途径转移至胸腔器官。

五、直肠的淋巴引流

直肠的淋巴引流以齿状线为界，分为上、下两个方向。齿状线以上的淋巴管走行有两个方向：① 沿直肠上血管上行，注入直肠上淋巴结。② 沿直肠下血管行向两侧，注入髂内淋巴结。齿状线以下的淋巴管注入腹股沟浅淋巴结。直肠的淋巴管与会阴部的淋巴管之间有丰富的交通，所以直肠癌可广泛转移。

六、子宫的淋巴引流

子宫的淋巴引流由于血管和韧带的存在，比较广泛。① 子宫底和子宫体上2/3部的淋巴管：在子宫阔韧带内沿卵巢血管上行，注入腰淋巴结；沿子宫圆韧带穿腹股沟管，注入腹股沟浅、深淋巴结。② 子宫体下1/3部和子宫颈的淋巴管：在子宫阔韧带内沿子宫动脉外侧走行，主要注入髂外淋巴结，部分注入髂内淋巴结；经子宫主韧带注入沿闭孔血管排列的闭孔淋巴结；沿骶子宫韧带向后注入骶淋巴结。子宫的淋巴管与膀胱、直肠的淋巴管之间有广泛的交通支，在行宫颈癌切除术时，应广泛清除上述淋巴结。

七、乳房的淋巴引流

乳房的淋巴引流有4个方向：① 乳房外侧部和中央部的淋巴管注入胸肌淋巴结，是乳房淋巴引流的主要途径。② 乳房上部的淋巴管注入尖淋巴结和锁骨上淋巴结。③ 乳房内侧部的淋巴管注入胸骨旁淋巴结。④ 乳房内下部的淋巴管通过腹壁和膈下的淋巴管与肝的淋巴管交通。乳腺癌可经上述淋巴途径向其他器官转移。

【知识拓展】

人体免疫功能 人体的免疫功能来自淋巴器官和淋巴细胞。免疫反应是人体淋巴细胞发挥作用的体现，因此淋巴系统也称为免疫系统。实现免疫功能的细胞包括：囊依赖淋巴细胞/骨髓依赖性淋巴细胞，简称B淋巴细胞；胸腺依赖淋巴细胞，简称T淋巴细胞；自然杀伤细胞，即NK细胞。B细胞和T细胞都来自骨髓，主要的功能是产生各种抗体，抵御外界的异物；T细胞成熟于胸腺，它的主要功能是吞噬外来侵袭物；NK细胞专门吞噬各种癌细胞。

人体淋巴系统具有的免疫功能，对外来的细菌、病毒等异物进行吞噬、灭活；对异常的细胞给予清除、吞噬。但是当内、外环境中的多种因素使人体免疫功能下降，体内的组织细胞发生变异，机体即产生疾病，如各类炎症和肿瘤等。

附：全身淋巴引流概况

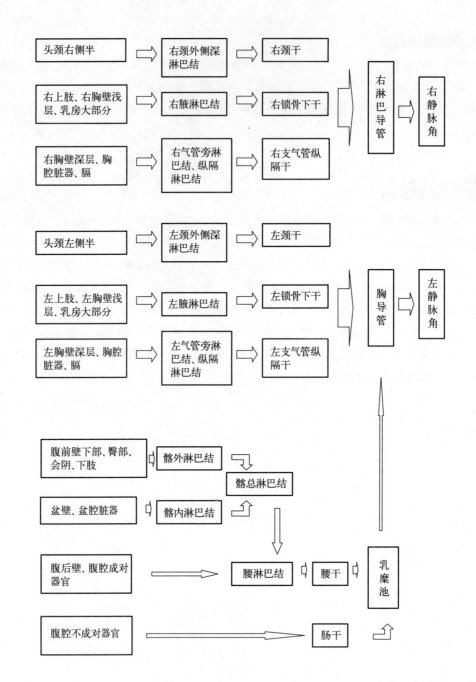

（曾 亮编写，徐国成绘图）

数字课程学习

学习纲要　　重难点剖析　　教学PPT　　自测题　　临床应用

思政案例　　名词术语

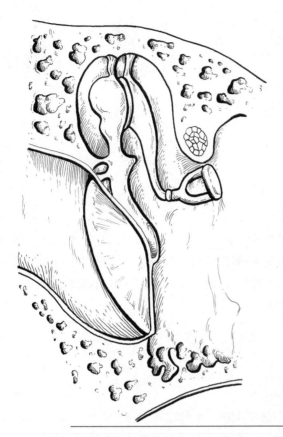

第四篇

感觉器官

感觉器 sensory organ 是体内的特殊感受器 receptor 及其附属结构的总称，是机体感受刺激的特殊装置。如视器（眼），除了有光感受器视网膜外，还有屈光装置、保护装置和运动装置；听器（耳），除了有声波感受器螺旋器外，还有耳的其他结构。

感受器是机体接受内、外环境各种刺激的结构，并将接受到的刺激转化为神经冲动，经感觉神经，传导到大脑皮质的特定区域而产生相应感觉。

感受器种类繁多，结构繁简不一，有的感受器结构简单，如位于皮肤内接受痛觉刺激的游离神经末梢；有的感受器则极为复杂，具有各种对感受器起保护作用和使感受器的功能充分发挥作用的副器。

感受器根据其所在部位和接受刺激的来源不同，可分为3类：① **外感受器** exteroceptor：分布在皮肤、黏膜、视器及听器等处，接受来自外界环境的刺激，如触、压、痛、温度、光、声、嗅、味等物理刺激和化学刺激。② **内感受器** interoceptor：分布在内脏和血管等处，接受这些器官的物理和化学刺激，如压力、渗透压、温度、离子和化合物浓度等刺激。③ **本体感受器** proprioceptor：分布在肌、肌腱、关节和内耳的位觉器等处，接受身体运动和体位改变时产生的刺激。

根据特化的程度，感受器又可分为两类：① **一般感受器**：如分布在皮肤、肌腱、关节、内脏和心血管等处，接受触、压、痛、温度、位置、离子浓度等刺激的感受器。② **特殊感受器**：只分布在头部，包括嗅、味、视、听和平衡的感受器。

第十二章 视器

视器 visual organ 又称眼，由眼球和眼副器两部分组成。**眼球** eyeball 是视器的主要部分，位于眶内，其功能是接受光刺激，将感受的光波刺激转变为神经冲动，经视觉传导通路至大脑视觉皮质中枢，产生视觉。眼副器位于眼球的周围，包括眼睑、结膜、泪器、眼球外肌及眶脂体和眶筋膜等，对眼球起支持、保护和运动的作用。

第一节 眼球

眼球是视器的主要部分，其后方借视神经连于间脑，形似球体，前面稍凸，其正中点称前极，后面略扁，其正中点称后极，前、后极的连线称眼轴。在眼球表面，距前、后极等距离的各点连接起来的环形线称赤道或中纬线。由瞳孔的正中点至视网膜黄斑中央凹的连线称视轴。视轴与视线方向一致，与眼轴呈锐角交叉。眼球由眼球壁及其内容物组成。

一、眼球壁

眼球壁从外向内可分为纤维膜、血管膜和视网膜3层（图12-1）。

（一）纤维膜

纤维膜 fibrous tunic 即外膜，是眼球壁的最外层，由坚韧的纤维结缔组织构成，对维持眼球外形和保护眼球内容物起重要作用，可分为**角膜** cornea 和**巩膜** sclera。

1. **角膜** 占纤维膜的前1/6，呈无色透明的圆盘状，外凸内凹，富有弹性，具有屈光作用，边缘与巩膜相连。角膜内无

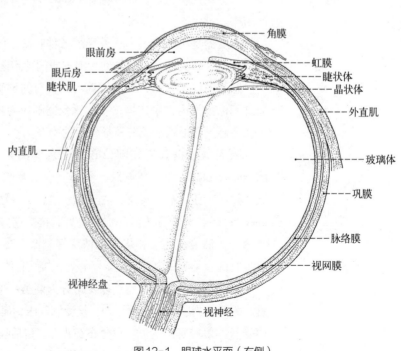

图12-1 眼球水平面（右侧）

血管但含丰富的感觉神经末梢，故感觉很敏感。角膜的营养物质有3个来源：角膜外周的毛细血管、泪液和房水。

【知识拓展】

角膜表面曲度或光滑度的改变均可造成屈光障碍，临床上称散光。如果角膜炎症、溃疡或损伤，形成瘢痕，导致角膜混浊，影响视觉。

2. **巩膜** 占纤维膜的后5/6，呈乳白色，质地厚而坚韧，不透明。巩膜由粗大的胶原纤维交织而成，内含少量血管、神经、成纤维细胞和色素细胞。巩膜具有保护和支持眼球内容物的作用。巩膜与角膜交界处称角膜缘，其深面有一环形的**巩膜静脉窦** sinus venosus sclerae，是房水循环的重要结构。眼球前部的巩膜表面有球结膜覆盖，并附着3对眼外肌，巩膜在眼球后方有视神经穿出并与视神经鞘相延续。巩膜前部露于眼裂的部分，正常呈乳白色，黄色常是黄疸的重要体征。老年人的巩膜可因脂肪组织沉着略呈黄色；先天性薄巩膜呈蔚蓝色。

（二）血管膜

血管膜 vascular tunic 为眼球壁中层，在纤维膜的内面，含有丰富的血管和色素细胞，呈棕黑色，故又称葡萄膜和色素膜。自前向后分为虹膜、睫状体和脉络膜三部分（图12-1，图12-2）。

1. **虹膜** iris 位于血管膜的前部，角膜后方，呈冠状位的圆盘形薄膜，中央有一圆形**瞳孔** pupil，在活体上透过角膜可见虹膜和瞳孔。角膜与晶状体之间的间隙称**眼房** chambers of eyeball。虹膜将眼房分为较大的前房和较小的后房，前、后眼房借瞳孔相通。虹膜根部与睫状体相连，与角膜缘相移行的夹角称虹膜角膜角或前房角。虹膜基质内含有大量色素细胞，不同的人群或个体色素细胞颗粒的形状、密度及分布都有差异。虹膜的颜色取决于色素含量的多少，有种族差异，白色人种因缺乏色素，虹膜呈浅黄色或浅蓝色；有色人种因色素多，虹膜色深，呈棕褐色；黄种人的虹膜多呈棕色。

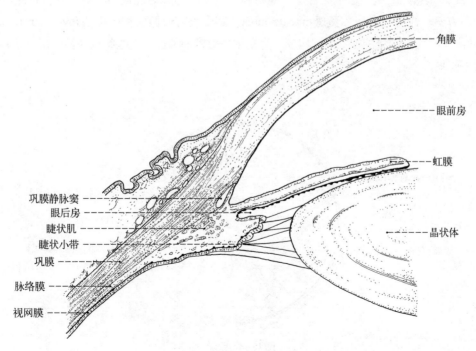

图12-2 睫状体和虹膜

瞳孔是外界光线进入眼内的门户，瞳孔的开大与缩小，可调节进入眼内光线的量。虹膜内近瞳孔边缘有两种不同排列方向的平滑肌，其中紧靠瞳孔缘的肌纤维呈环行排列，称瞳孔括约肌，受副交感神经支配，在强光下或看近距离物体时收缩，使瞳孔缩小；在瞳孔括约肌外侧呈放射状排列的肌纤维是瞳孔开大肌，受交感神经支配，在弱光或看远距离物体时收缩，使瞳孔开大。

2. **睫状体** ciliary body　位于虹膜与脉络膜之间，为眼球血管膜的环形增厚部分。其后部平坦光滑，称睫状环。前部肥厚有许多向内突出的皱襞，称**睫状突** ciliary processes。睫状突向内借**睫状小带** ciliary zonule与晶状体相连。睫状体内有睫状肌，由外向内分别为纵行、放射状、环行3种不同排列方向的平滑肌组成（图12-3），受副交感神经支配。睫状肌舒缩时可调节晶状体的曲度。睫状体还有产生房水的作用。

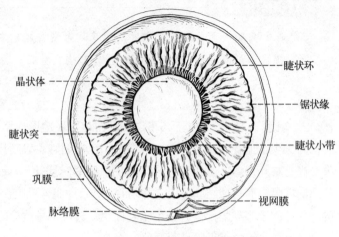

图12-3　眼球前部（内面）

3. **脉络膜** choroid　为血管膜的后2/3部分，填充在巩膜与视网膜之间，是富含血管和色素细胞的疏松结缔组织，其后方有视神经穿过。脉络膜具有营养眼球壁的作用，其毛细血管可供应视网膜外1/3的营养；同时吸收进入眼内分散的光线，以避免干扰视觉。

（三）视网膜

视网膜 retina在眼球壁的最内层，自前向后可分为视网膜虹膜部、视网膜睫状体部和视网膜脉络膜部。睫状体部和虹膜部分别贴附于睫状体和虹膜内面，无感光作用，称盲部。贴于脉络膜内面的脉络膜部为视部，可接受光波刺激并将其转化为神经冲动。视部前部较薄，愈向后愈厚，称眼底。在眼球后极，视神经穿出眼球壁的部位形成一白色圆形隆起，称**视神经乳头** papilla of optic nerve或**视神经盘** optic disc，此处无感光细胞，称生理盲点。视网膜中央动、静脉由此进出眼球。在视神经乳头颞侧约3.5mm处稍下方有一浅黄色区域称**黄斑** macula lutea，其中央有一凹陷称**中央凹** fovea centralis，此处为视网膜最薄部，有大量密集的视锥细胞构成，为视觉最敏锐的部位。这些结构在活体用检眼镜检查时可见到（图12-4）。

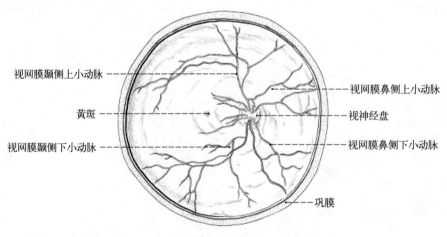

图12-4　眼底

视网膜视部按细胞功能分两层：其中外层为色素上皮层，内层为神经细胞层，两层之间连接疏松，临床上所说的"视网膜剥离症"即指此两层的分离。神经细胞层又由3层细胞组成，外层为视锥和视杆细胞，它们是感光细胞，视锥细胞能感受强光和色光的刺激，视杆细胞只能感受弱光和暗光的刺激；中层为双极细胞，将感光细胞的神经冲动传导至最内层的节细胞；内层为神经节细胞，节细胞的轴突在视神经盘集中，穿眼球壁，构成视神经（图12-5）。

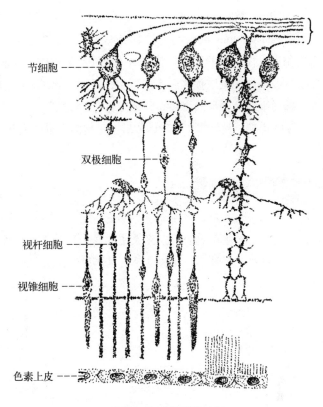

图12-5 视网膜的结构

二、眼球内容物

眼球内容物包括房水、晶状体和玻璃体，这些结构与角膜一样都是无血管而透明并具有屈光作用，它们共同组成眼的屈光装置又称屈光系统，对维持正常视力有重要作用。

（一）房水

房水 aqueous humor 由睫状体血管内血液渗透及非色素上皮细胞分泌产生，为含少量蛋白质的透明液体，充满眼房内。房水自眼后房经瞳孔至眼前房，然后经虹膜角膜角输入巩膜静脉窦，再经睫前静脉入眼静脉（图12-1，图12-2）。房水除有屈光作用外，还有维持正常眼内压和营养角膜及晶状体的作用。房水的产生和排出保持动态平衡状态。若房水循环受阻，眼内压增高，则导致青光眼，影响视力。

（二）晶状体

晶状体 lens 位于虹膜与玻璃体之间，呈双凸透镜状，后面较前面隆凸，无色透明而富有弹性，无血管和神经分布。向外借睫状小带与睫状体相连。晶状体外面包薄层被膜称**晶状体囊** lens capsule。晶状体实质表层的晶状体纤维与晶状体表面平行，成环状排列，构成晶状体皮质；中心部位的晶状体纤维构成晶状体核。

晶状体是眼球的主要屈光装置，在视近物或远物时其屈光度受睫状肌舒缩和睫状小带拉紧或放松以及晶状体本身的弹性作用共同调节。视远物时，睫状肌舒张，睫状小带被拉紧，使晶状体变薄，屈光能力减弱；当视近物时，睫状肌收缩，睫状小带松弛，晶状体因本身的弹性回缩而变厚，屈光能力增强。通过睫状肌对晶状体的调节，所视物体无论远、近，都能准确地在视网膜上清晰成像。

【知识拓展】

由于外伤、代谢等原因，致使晶状体透明度降低，甚至混浊，临床上称白内障，可导致失明。

（三）玻璃体

玻璃体 vitreous body 为充满晶状体与视网膜之间的无色透明胶状物，约占眼球内腔的4/5。玻璃体有屈光和支撑视网膜的作用。若玻璃体流失，支撑作用减弱，可致视网膜剥离。如果玻璃体混浊，可影响视力。玻璃体流失或损伤后不能再生，可由房水填充。如果玻璃体因某些原因液化，出现飘动微粒，患者会感到眼前有飘动的小黑点，临床称"飞蚊症"。

眼的角膜、晶状体、玻璃体和房水等是构成眼屈光系统的主要结构，其中角膜和晶状体起重要作用。

【知识拓展】

外界物体发射的光线经眼的屈光系统，投射在视网膜上形成清晰的物像，这种视力称正视。若眼轴较长或屈光系统的屈光率过大，物像则投射在视网膜前，则称近视。反之，眼轴较短屈光率过小，物像投射在视网膜后，则称远视。

第二节　眼副器

眼副器包括眼睑、结膜、泪器、眼球外肌以及眶脂体和眼球鞘等，对眼球起保护、运动和支持作用。

一、眼睑

眼睑 eyelids 俗称眼皮，位于眼球前方，有保护眼球免受伤害和防止干燥的作用。眼睑分为上、下眼睑，它们之间的裂隙称睑裂。睑裂的内、外侧端分别称内眦和外眦。内眦呈钝圆形，附近有一微陷的空间称泪湖。泪湖底上有蔷薇色的隆起称泪阜。上、下睑内侧端各有一小突起，突起顶部有一小孔称泪点，是泪小管的起始处。上、下眼睑都有前后两面，前后面移行处的游离缘称睑缘。眼睑从前向后可分5层结构（图12-6）。

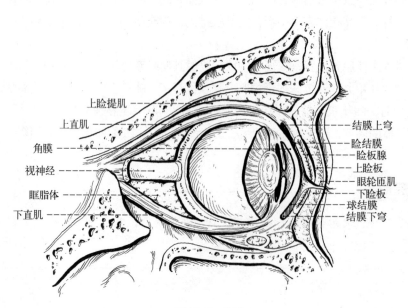

图12-6　眼睑

(一)皮肤

眼睑的皮肤薄而柔软,是全身最薄的皮肤之一。睑缘处有2~3行睫毛,上、下睑睫毛均弯曲向前,有防止灰尘进入眼内和减弱强光照射的作用。睫毛根部的皮脂腺称睑缘腺,又称Zeis腺,睑缘处还有一种腺腔较大的汗腺称睫腺,又称Moll腺,开口于睫毛毛囊或睑缘。

(二)皮下组织

皮下组织为薄层疏松结缔组织,缺乏脂肪组织,在外伤或病变时易出现积水或出血,发生肿胀。

(三)肌层

主要为骨骼肌构成的眼轮匝肌和上睑提肌,在睑板上部有由平滑肌构成的睑肌。

(四)睑板

由类似软骨的致密结缔组织构成,呈半月形,是眼睑的支持性结构。睑板两端分别有致密结缔组织构成的睑内侧韧带和睑外侧韧带。睑板内有许多平行排列的分支管泡状皮脂腺,称睑板腺。导管开口于睑缘,分泌物有润滑睑缘和保护角膜的作用(图12-7)。

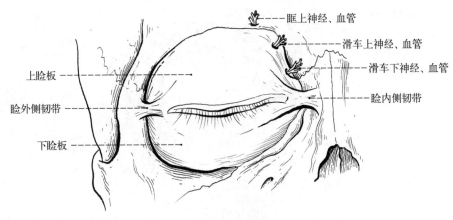

图12-7 睑板

(五)睑结膜

睑结膜是薄而透明的黏膜,与睑板紧密相贴,其深面的血管和睑板腺清晰可见。睑结膜表面上皮为复层柱状上皮,深面固有层为薄层结缔组织。睑结膜反折覆盖于巩膜表面称球结膜,反折处形成结膜穹隆。

【知识拓展】

睑缘腺和睫腺的急性炎症临床上称麦粒肿。在眼睑内有睑板腺,其开口被阻时,可形成睑板腺囊肿,称霰粒肿。眼睑的皮下组织疏松,某些水和钠潴留疾患,可最先出现眼睑皮下水肿。正常的睫毛向外生长,如睫毛长向角膜,称倒睫,严重的可引起角膜溃疡、结疤、失明。

二、结膜

结膜 conjunctiva 是贴附在眼睑内面和眼球前面的黏膜,透明而富有血管,表面光滑,按所在部位可分为三部分(图12-6)。

(一)睑结膜

睑结膜 palpebral conjunctiva 起自睑缘,被覆在上、下眼睑内面的部分,与睑板结合紧密,透明而光滑。

（二）球结膜

球结膜 bulbar conjunctiva 覆盖在眼球前面，止于角膜缘的部分。球结膜向后与巩膜连结疏松，故不限制眼球的运动。

（三）结膜穹隆

结膜穹隆 conjunctival fornix 介于上、下睑结膜和球结膜相互移行处，分别形成结膜上穹和结膜下穹。全部结膜围成的囊状空隙，称**结膜囊** conjunctival sac，其通过眼裂与外界相通。沙眼和结膜炎是结膜的常见疾病。

三、泪器

泪器 lacrimal apparatus 由分泌泪液的泪腺和排泄泪液的泪道组成（图12-8）。

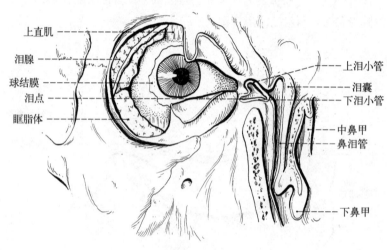

图12-8　泪器

（一）泪腺

泪腺 lacrimal gland 位于眼眶外上方的泪腺窝内，一般有10~20个排泄管，开口于结膜上穹的外侧部。泪腺分泌泪液，以润湿眼球，并冲洗进入结膜囊内的异物，抑制细菌繁殖等作用。

（二）泪道

泪道由泪点、泪小管、泪囊和鼻泪管组成。

1. **泪点** lacrimal punctum　对向泪湖，上、下睑内侧端各有一小突起，突起顶部有一小孔称泪点，是泪道的起始部分。由于沙眼等疾病可造成泪点变位而引起溢泪症。

2. **泪小管** lacrimal ductule　起自泪点，分为上、下泪小管，它们先与睑缘成垂直方向行走，然后近乎直角转向内，汇合一起开口于泪囊上部。

3. **泪囊** lacrimal sac　为一膜性囊，位于眶内侧壁前下部的泪囊窝内，上部为盲端，下续于鼻泪管。泪囊的前壁有眼轮匝肌的泪囊部附着，当眼轮匝肌收缩时，可拉动泪囊前壁扩张泪囊，使囊内产生负压，以帮助泪液流入泪道。

4. **鼻泪管** nasolacrimal duct　为膜性管道，长约1.2 cm，鼻泪管上部包埋于骨性鼻泪管中，与骨膜紧密结合；下部在鼻腔外侧壁黏膜深面末端开口于下鼻道。

四、眼球外肌

眼球外肌 ocular muscles 为视器的运动装置，包括6条运动眼球的肌肉和一条运动上睑的上睑提肌，均属骨骼肌（图12-9）。

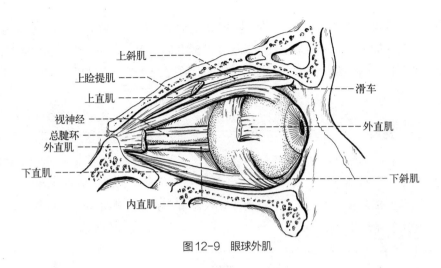

图 12-9　眼球外肌

上睑提肌 levator palpebrae superioris 起自视神经管的上方，向前止于上睑，作用为提上睑，开大眼裂，与眼轮匝肌的作用相拮抗。在上睑提肌与上直肌、结膜穹之间有一块薄而小的平滑肌，称 Müller 肌，起于上睑提肌下面的横纹肌纤维之间，止于睑板上缘。Müller 肌收缩可协助上睑提肌开大眼裂，该肌受颈交感神经支配。

运动眼球的 6 条肌肉中有 4 条直肌和 2 条斜肌。**上直肌** superior rectus、**下直肌** inferior rectus、**内直肌** medial rectus 和**外直肌** lateral rectus 都起自视神经管周围的**总腱环** common tendinous ring，向前分别止于眼球前部巩膜的上、下、内侧和外侧。内、外直肌收缩分别使瞳孔转向内侧和外侧。由于上、下直肌的位置并非正矢状位，起点在止点的后内侧方，所以上直肌收缩使瞳孔转向内上方，下直肌收缩使瞳孔转向内下方。**上斜肌** superior obliquus 起自总腱环的上内侧的眶壁，在上直肌和内直肌之间前行，以肌腱经过眶内侧壁前上方的滑车，转向眼球的后外方，止于眼球上份的后外侧面，其收缩可使瞳孔转向外下方。**下斜肌** inferior obliquus 起自眶下壁的前内侧，斜向后外，止于眼球下份的后外侧面，其收缩使瞳孔转向外上方（图 12-10）。

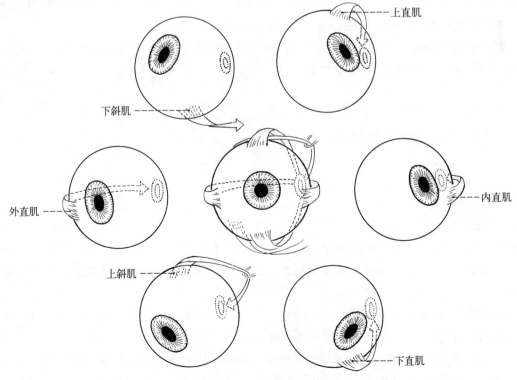

图 12-10　眼球外肌的作用

眼球正常运动并非某块肌的单独作用，而是由6条运动眼球的肌肉协同完成。如仰视时，上直肌和下斜肌共同收缩使瞳孔向上，而俯视是下直肌和上斜肌的共同作用。另外，当注视物体时，两眼都是协调动作的，如侧视时是一侧外直肌和另一侧的内直肌同时收缩，聚视中线时则是两眼内直肌同时收缩。

【知识拓展】

上睑提肌瘫痪可导致上睑下垂。当运动眼球的某一肌麻痹而引起牵引力量不平衡时，在拮抗肌的作用下，眼球则向相反方面偏斜，称斜视。发生斜视后，同一物像不能准确投射到视网膜对应点上，大脑视觉区则不能将两眼传入的信息整合，使得同一物体看成为分离的两个物体，这种现象称复视。

五、眶脂体和眶筋膜

（一）眶脂体

眼眶内除眼球、眼球外肌等外，尚有大量的脂肪组织称**眶脂体** adipose body of orbit，充填其空隙中。在眼球后方、视神经与眼球各肌之间含量较多，前部较少。眶脂体可固定眶内各种软组织，对眼球、视神经、血管和泪器起弹性软垫样的保护作用。

（二）眶筋膜

眶筋膜 orbital fasciae 包括眶骨膜、眼球筋膜鞘、眼肌筋膜鞘和眶隔。

1. **眶骨膜** periorbita 眶骨膜疏松地衬于眶壁的内面，在面前部与周围骨膜相续连。在视神经管处硬脑膜分为两层，内层为视神经的外鞘，外层续为眶骨膜。在眶的后部，近视神经管处，眶骨膜增厚形成总腱环，为眼球外肌提供起点和附着处。

2. **眼球筋膜鞘** fascial sheath of eyeball 在眶脂体与眼球之间有一致密的纤维膜（又称Tenon囊），包绕角膜缘以后的大半部眼球。它与巩膜之间保留有一间隙，犹如球窝关节，眼球在间隙中可灵活运动。

3. **眼肌筋膜鞘** sheath of ocular muscles 呈鞘状包绕各眼球外肌。

4. **眶隔** orbital septum 在上睑板的上缘和下睑板的下缘各有一薄层结缔组织连于眶上缘和眶下缘，这层结缔组织称眶隔，它与眶骨膜相互连续。

第三节　眼的血管和神经

一、眼的血管

（一）眼的动脉

眼的血液供应来自**眼动脉** ophthalmic artery 眼动脉起自颈内动脉在颅底内面于前床突内侧发出的一个分支，经视神经管入眶。在眶内分支营养眼肌、泪腺、眼睑及眼球等结构，其最重要的分支为视网膜中央动脉。

视网膜中央动脉 central retinal artery 是一很小的分支，在眼球后方穿入视神经内，沿视神经中央前行至视网膜分为4支进入视网膜内，分别称视网膜鼻侧上、下和颞侧上、下小动脉，营养视网膜内层（图12-4，图12-11）。视网膜中央动脉是供应视网膜内层唯一的动脉，其在视网膜的分支是从体外唯一可以直接观察的动脉（通过检眼镜），它的变化可反映体内动脉的变化情况。因而，眼底血管检查对某

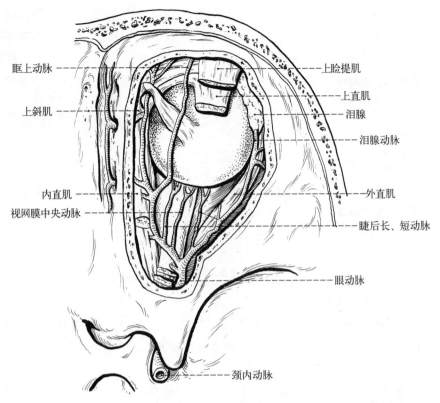

图 12-11 眼的动脉

些疾病的诊断和预后判断具有一定的临床意义。视网膜中央动脉是终动脉,在视网膜内的分支之间无吻合支。视网膜中央动脉阻塞时可导致眼全盲。

眼动脉主要分支除了视网膜中央动脉外,还有睫后动脉、睫后短动脉、睫前动脉、泪腺动脉、眶上动脉等,它们分布至相应的部位。

(二)眼的静脉

眼的静脉包括**眼上静脉** superior ophthalmic vein 和**眼下静脉** inferior ophthalmic vein 收集眼球和眼眶内各部的静脉血。眼静脉无瓣膜,向后注入海绵窦,向前分别经内眦静脉和眶下静脉与面静脉相吻合。此外,眼下静脉向下与翼静脉丛也有吻合。因此,面部感染可经上述吻合侵入颅内(图12-12)。

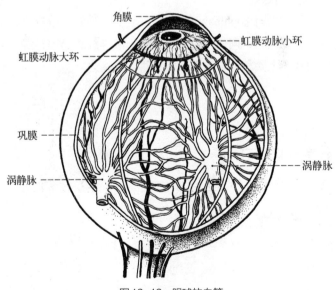

图 12-12 眼球的血管

二、眼的神经

(一)眼球运动神经

动眼神经、滑车神经和展神经3对脑神经支配眼球外肌;睫状肌和瞳孔括约肌受副交感神经支配;瞳孔开大肌受交感神经支配。

1. **动眼神经** oculomotor nerve　由中脑前面脚间窝出脑，向前经海绵窦外侧壁，穿眶上裂入眼眶，立即分为上、下两支：① 上支：支配上睑提肌和上直肌。② 下支：支配下直肌、内直肌和下斜肌。由下斜肌肌支分出一小支，称**睫状短神经** short ciliary nerve，内含副交感神经节前纤维，进入位于视神经外侧的**睫状神经节** ciliary ganglion，在节内交换神经元后，发出节后纤维进入眼球，支配瞳孔括约肌和睫状肌。

【知识拓展】

当动眼神经麻痹时可出现患侧上眼睑下垂、眼球外斜视、瞳孔散大、视物模糊及瞳孔对光反射和调视反射消失等症状。

2. **滑车神经** trochlear nerve　由中脑背面出脑，先绕中脑侧面前行，后行于海绵窦外侧壁，经眶上裂入眶，在上睑提肌上方转向内侧，支配上斜肌。

3. **展神经** abducent nerve　在脑桥延髓沟中线两旁出脑，向前行于海绵窦内，经眶上裂入眼眶，从内侧进入外直肌，支配该肌。此神经受损时，外直肌出现麻痹，患侧眼球向外转动力减弱，出现内斜视。

来自脊髓胸1~2节段中间外侧核的节前纤维，在颈上神经节换神经元后，其节后纤维攀附颈内动脉入颅支配瞳孔开大肌。

（二）眼球感觉神经

1. **视神经** optic nerve　是第二对脑神经，传导视觉。起自视网膜的视神经盘，由视网膜内的节细胞轴突组成，向后经视神经管入颅，在垂体前方与对侧视神经组成视交叉，再向后延续为视束终止于间脑的外侧膝状体。

2. **眼神经** ophthalmic nerve　是三叉神经的分支之一。自三叉神经节发出后，穿入海绵窦外侧壁，经眶上裂入眶，向前分为泪腺神经、额神经和鼻睫神经，分布于眼睑、眼球、泪腺、部分鼻腔黏膜以及额顶部、上睑和鼻背的皮肤，管理一般感觉。

（李　舒编写，韩秋生绘图）

数字课程学习

　学习纲要　　　重难点剖析　　　教学PPT　　　自测题　　　临床应用

　思政案例　　　名词术语

第十三章 前庭蜗器

前庭蜗器 vestibulocochlear organ 又称**耳** ear，按位置可分为外耳、中耳、内耳（图13-1）。前庭蜗器包括**前庭器** vestibular apparatus 和**听器** auditory apparatus（蜗器）两部分，两者的功能虽不同，但在结构上关系密切。外耳和中耳是声波的传导装置，内耳是接受位置变化刺激的感受器（前庭器）和声波刺激的感受器（蜗器）。

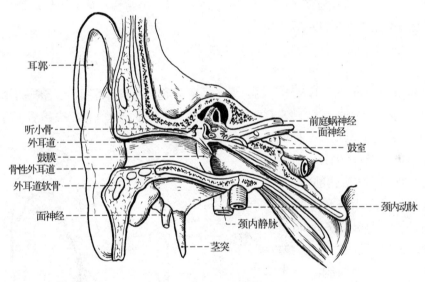

图 13-1 前庭蜗器全貌（右侧）

第一节 外 耳

外耳 external ear 包括耳郭、外耳道和鼓膜三部分。

一、耳郭

耳郭 auricle 位于头部的两侧，以弹性软骨和结缔组织为支架，表面被覆着皮肤，皮下组织少但神经血管丰富；耳郭下 1/3 为**耳垂** auricular lobule，内无软骨，仅含结缔组织和脂肪，有丰富的血管，是临床常用采血的部位。耳郭外形似倒置的胎儿，凸面向后，凹面朝向前外，前外侧面凹陷，前方有一大孔，为**外耳门** external acoustic pore，向内通外耳道。耳郭的游离缘卷曲，称耳轮，以耳轮脚起于外耳门的上方，其下端连于耳垂。耳轮前方有一与其平行的弓状隆起，称对耳轮。对耳轮向上分两脚，分别称对耳轮上脚和对耳轮下脚，两脚之间的浅窝称三角窝。在耳轮与对耳轮之间的弧形浅沟，称耳舟。在对耳轮的前方有一深凹，称耳甲，它被耳轮脚分为上、下两部，上部称耳甲艇，下部称耳甲腔。耳甲腔向内经外耳门通外耳道。耳甲腔的前方有一突起，称耳屏，耳屏对侧，在对耳轮下端的突起，称对耳屏。耳屏与对耳屏之间有耳屏间切迹（图13-2）。

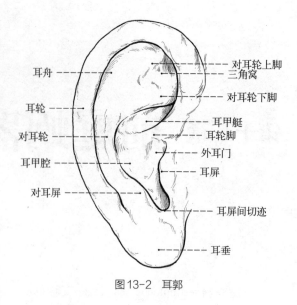

图13-2 耳郭

二、外耳道

外耳道 external acoustic meatus 为自外耳门至鼓膜之间的弯曲管道，约呈"～"形（小儿外耳道较直），长约2.5 cm，由外向内，其方向先向前上方，再稍向后方，最后弯向前下方。外耳道以骨和软骨为基础，外被皮肤，外侧1/3软骨部，内侧2/3骨部，两部交界处为外耳道峡，异物常嵌于此。做外耳道检查时，可将耳郭拉向后上方，使外耳道变直，观察鼓膜。

外耳道皮下组织少，皮肤与软骨膜和骨膜相贴紧密，故炎症肿胀时疼痛剧烈。软骨部皮肤富有毛囊、皮脂腺和耵聍腺，是外耳道疖肿的好发部位。耵聍腺分泌黏稠液体，干燥后形成痂块，称**耵聍** cerumen，大的痂块可阻塞外耳道，影响听觉。

三、鼓膜

鼓膜 tympanic membrane 是外耳和中耳的分界，是椭圆形半透明的薄膜，位于外耳道底，向前下倾斜，与外耳道底约成45°的倾斜角。婴儿的鼓膜尤为倾斜，几乎呈水平位。鼓膜后下方大部分较厚而坚实，活体上呈灰白色而有光泽，称**紧张部** tense part；前上方较小部分，薄而松弛，活体上色淡红，称**松弛部** flaccid part。鼓膜呈浅漏斗状，凹面向外，中心部的鼓膜凹面最深处，称**鼓膜脐** umbo of tympanic membrane，中耳的锤骨柄尖端附着于此处的内面。在正常活体，当光线照在鼓膜上，鼓膜脐的前下方有一个三角形反光区，称**光锥** cone of light（图13-3）。中耳疾病或鼓膜炎症水肿时，光锥改变或消失，严重时可导致鼓膜穿孔，影响听力。

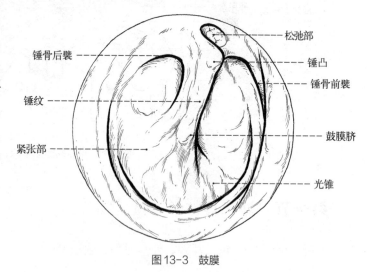

图13-3 鼓膜

第二节 中 耳

中耳 middle ear 包括鼓室、咽鼓管以及乳突窦和乳突小房，为一含气的不规则小腔隙。位于外耳和内耳之间，大部分在颞骨岩部内，是声波传导的主要部分。中耳向外借鼓膜与外耳道相隔，向内与内耳相毗邻，向前内借咽鼓管通向鼻咽部。

一、鼓室

鼓室 tympanic cavity 是颞骨岩部内含气的小腔隙，位于鼓膜与内耳外侧壁之间，容积为 1~2 mL，为中耳最重要部分。鼓室腔壁及其内容物均覆有黏膜，并与咽鼓管、乳突窦和乳突小房内的黏膜相延续（图 13-1）。

（一）鼓室的壁

鼓室为一不规则腔隙，可分为 6 个壁（图 13-4，图 13-5）。

1. **外侧壁** 又称鼓膜壁，大部分由鼓膜构成，毗邻外耳道。中耳炎如引起鼓膜穿孔，脓液可经外耳道流出，常见穿孔部位在鼓膜紧张部的下半部分。鼓膜上方有**鼓室上隐窝** epitympanic recess。

2. **上壁** 又称鼓室盖壁，由颞骨岩部的鼓室盖构成，为一层分隔鼓室和颅中窝的薄骨板，中耳炎可穿过此板引起耳源性颅内感染。

3. **前壁** 又称颈动脉壁，为颈动脉管的后壁，此壁薄，借骨板分隔鼓室和颈内动脉。此壁上部有两个管的开口，其下方为咽鼓管鼓室口。鼓室经咽鼓管与鼻腔的鼻咽部相通。

4. **下壁** 又称颈静脉壁，借一层薄骨板，将鼓室和颈内静脉的起始部分隔。鼓室下壁若未骨化形成骨壁，此种情形则仅借黏膜和纤维结缔组织分隔鼓室和颈静脉球。对这种患者施行鼓膜或鼓室手术时，极易伤及颈静脉球而发生严重出血。

5. **后壁** 又称乳突壁，上部有**乳突窦** mastoid antrum 开口，与乳突小房相通。口的下方有一锥状隆起，称**锥隆起** pyramidal eminence，内藏镫骨肌。面神经管由内侧壁经锥隆起上方，转至后壁，继而向下，经茎乳孔穿出颅外，在锥隆起的下方有**鼓索（神经）** chorda tympani 自面神经管穿出进入鼓室。中耳炎可蔓延至乳突窦和乳突小房引起乳突炎。

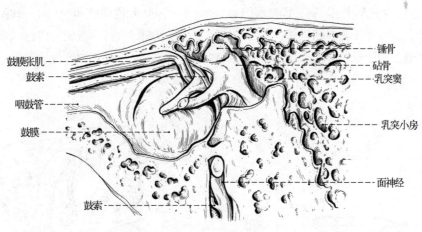

图 13-4 鼓室外侧壁

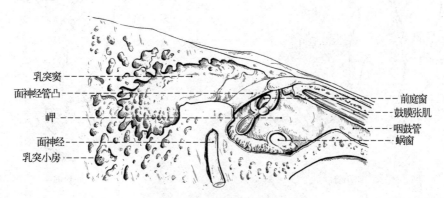

图 13-5 鼓室内侧壁

6. **内侧壁** 是内耳前庭部的外侧壁，又称迷路壁，中部隆凸称**岬** promontory。岬的后上方有卵圆形小孔，称**前庭窗** fenestra vestibuli 或卵圆窗，被镫骨封闭；岬的后下方有圆形的孔，称**蜗窗** fenestra cochleae 或圆窗，被结缔组织膜封闭，又称**第二鼓膜** secondary tympanic membrane。在鼓膜穿孔时，此膜可直接接受到声波的振动。在前庭窗的后上方有弓形的隆起，并延至鼓室后壁，为面神经管凸，管内有面神经通过。面神经管的骨壁甚薄，中耳炎或施行中耳手术时，可伤及面神经，发生面神经麻痹。

（二）鼓室的内容物

鼓室内有听小骨、韧带、肌肉、血管和神经。

1. **听小骨** auditory ossicles 鼓室内有3块听小骨，由外侧向内侧分别是锤骨、砧骨和镫骨（图13-6）。**锤骨** malleus 呈锤状，分为锤骨头、锤骨柄、外侧突和前突。锤骨头与砧骨体形成砧锤关节，位于鼓室上隐窝，借韧带连于上壁，其柄附着于鼓膜的内面脐区。柄的上端附着鼓膜张肌。前突有韧带与鼓室前壁相连；外侧突为鼓膜紧张部与松弛部分界标志。**镫骨** stapes 形似马镫，在内侧分为头、两脚和底，镫骨底借环形韧带封闭前庭窗。**砧骨** incus 形如砧，分为体和长、短二脚，借砧锤关节、砧镫关节连于锤骨和镫骨之间。三骨借关节和韧带连结形成听小骨链，当声波振动鼓膜时，3块听小骨相继运动，通过杠杆系统，使镫骨底在前庭窗做向内或外摆动，将声波的振动传入内耳。

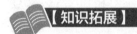
【知识拓展】

当中耳炎时可引起听小骨链的活动受到限制，使听觉减弱。

2. **肌肉** 鼓室内有两块小肌肉，即**鼓膜张肌** tensor tympani 和**镫骨肌** stapedius。鼓膜张肌起于咽鼓管软骨部和蝶骨大翼，止于锤骨柄根部，由三叉神经支配，收缩时牵拉锤骨柄向内，以紧张鼓膜，使鼓膜振幅减小；镫骨肌位于锥隆起内，止于镫骨颈，由面神经支配，作用是拉镫骨头向后，使镫骨底前部离开前庭窗而减低对内耳迷路的压力，并解除鼓膜的紧张状态。

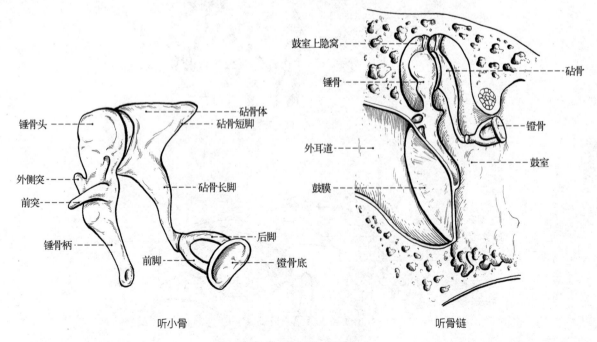

图13-6 听小骨与听骨链

两肌的共同作用可减低声波对内耳的振动，对内耳有保护作用，如长时间在噪声环境中，使该肌疲劳，易致内耳受损。

3. 神经　鼓室内的神经有鼓索，它自面神经穿出茎乳孔之前发出，经鼓室后壁进入鼓室，贴近鼓膜上缘，在锤骨和砧骨之间前行，穿鼓室前壁至颞下窝加入舌神经。

二、咽鼓管

咽鼓管 pharyngotympanic tube 是连通鼓室和鼻咽部的管道，长 3.5～4.0 cm，两端开口分别是咽鼓管鼓室口和咽鼓管咽口。作用是使鼓室与外界的大气压相等，以保持鼓膜内、外两侧的压力平衡。

咽鼓管可分为后外侧 1/3 的骨部和前内侧 2/3 的软骨部。咽鼓管咽口平时闭合，当吞咽和张口时，因软腭肌收缩而使其张开，空气经此口沿咽鼓管进入鼓室，以维持鼓室和外耳道气压的平衡，保证鼓膜的正常功能。当咽鼓管闭塞时，鼓室内空气被吸收，气压变低，鼓膜内陷，听力下降。

小儿咽鼓管较成年人的短而宽，呈水平位，管腔也较大，故咽部感染易经此管蔓延至鼓室，引起中耳炎。

三、乳突小房和乳突窦

乳突小房 mastoid cells 和**乳突窦** mastoid antrum 是鼓室向后的延伸部，乳突窦开口于鼓室后壁，向后下与乳突小房相通连，为鼓室和乳突小房之间的交通要道。乳突小房为颞骨乳突内许多相通含气的蜂窝状小腔，大小不等，形态不一，互相连通。乳突小房腔内覆盖着黏膜，并与鼓室和乳突窦的黏膜相连续。故中耳炎亦可蔓延至乳突窦和乳突小房而引起乳突炎。

第三节　内　耳

内耳 internal ear 位于颞骨岩部骨质内，鼓室和内耳道之间，是构造复杂的管腔，又称**迷路** labyrinth，是前庭蜗器的主要部分。迷路分为骨迷路和膜迷路两部。骨迷路是颞骨岩部内骨密质所围成的腔隙，膜迷路是套在骨迷路内的膜性小管或囊。两者之间的间隙充满着**外淋巴** perilymph，膜迷路内充满着**内淋巴** endolymph，内、外淋巴互不相通。

一、骨迷路

骨迷路 bony labyrinth 由骨密质围成，从前内侧向后外侧沿颞骨岩部的长轴排列，依次可分为耳蜗、前庭和骨半规管，三者形状各异，相互通连（图 13-7）。

（一）前庭

前庭 vestibule 位于骨迷路中部，是一个略似椭圆形的腔隙。前庭可分为前、后、内侧和外侧 4 个壁。前壁较窄，向前下借一大孔与耳蜗相通。后壁较宽阔，后上方有 5 个小孔与 3 个骨半规管相通。外侧壁即鼓室的内侧壁，壁上方有前庭窗，下方有蜗窗。内侧壁即为内耳道底，有前庭蜗神经通过的许多小孔。

（二）骨半规管

骨半规管 bony semicircular canals 位于前庭的后部，为 3 个半环形骨管，三者相互垂直排列。按其位置分为前骨半规管，弓向上前外方，与颞骨岩部的长轴垂直；外骨半规管，弓向后外侧，当头前倾 30°角时，呈水平位，是 3 个骨半规管最短的一个；后骨半规管，弓向后外方，与颞骨岩部的长轴平行，是 3 个骨半规管最长的一个。每个骨半规管具有两个骨脚连于前庭，其中一个膨大骨脚称壶腹骨脚，脚上的膨大部称**骨壶腹** bony ampullae，另一个骨脚细小称单骨脚。前骨半规管和后骨半规管的单骨脚合成一个**总骨脚** common bony crus，因此，3 个骨半规管以 5 个开口与前庭后上壁相通。

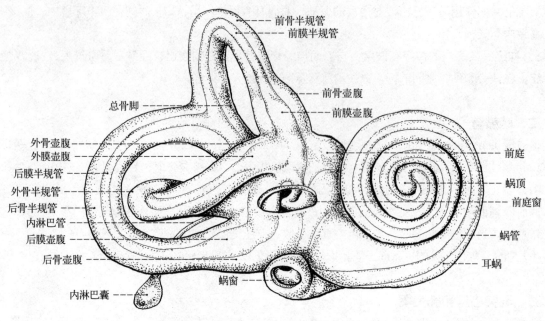

图13-7 骨迷路

(三) 耳蜗

耳蜗 cochlea 位于前庭的前下方,是一卷曲的骨管,形似蜗牛壳,尖端朝向前外方,称蜗顶;底端朝向后内方,对着内耳道底,称蜗底。耳蜗由**蜗螺旋管** cochlear spiral canal(或称骨螺旋管)环绕蜗轴两圈半构成。**蜗轴** modiolus or cochlear axis 位于耳蜗的中央,由骨松质构成,有血管和神经穿行。自蜗轴发出螺纹状的**骨螺旋板** osseous spiral lamina 突入蜗螺旋管,与蜗管螺旋膜(又称基底膜)一起将蜗螺旋管分隔为上、下两半。上半称前庭阶,通向前庭窗。下半称鼓阶,通蜗窗。在蜗顶,骨螺旋板离开蜗轴,形成镰状的**螺旋板钩** hamulus of spiral lamina。前庭阶与鼓阶均含外淋巴,在蜗顶处借唯一通道——蜗孔相互连通(图13-8)。

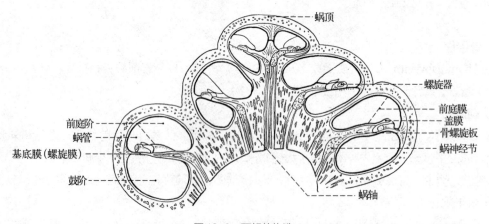

图13-8 耳蜗的构造

二、膜迷路

膜迷路 membranous labyrinth 为套入骨迷路内封闭的膜性囊和管,管径较小,借纤维束固定于骨迷路壁上。膜迷路可分为椭圆囊和球囊、膜半规管、蜗管三部分。它们之间相互连通,其内充满了内淋巴(图13-9)。

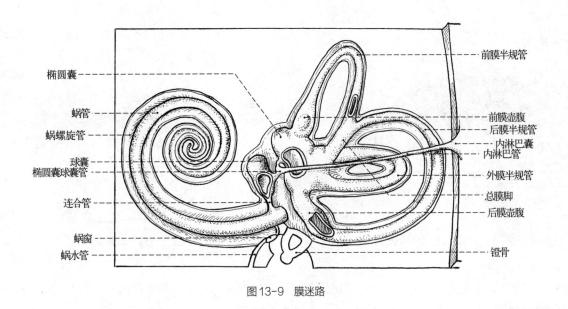

图13-9 膜迷路

(一)椭圆囊和球囊

椭圆囊utricle和**球囊**saccule位于骨迷路的前庭内,椭圆囊在后上方,球囊在前下方。椭圆囊的后壁上有5个开口,与3个膜半规管连通,前壁借椭圆囊球囊管连接球囊。在椭圆囊上端的底部和前壁上方有感觉上皮,称**椭圆囊斑**macula utriculi。球囊较小,向前下方以**连合管**ductus reuniens与蜗管相通。其前上壁有感觉上皮,称**球囊斑**macula sacculi。椭圆囊斑和球囊斑能感受头部静止的位置及直线变速运动引起的刺激,其神经冲动分别沿前庭神经的椭圆囊支和球囊支传入中枢。

(二)膜半规管

膜半规管membranous semicircular canal位于同名骨半规管内,形状类似骨半规管,靠近骨半规管的外侧壁,其管径为骨半规管的1/4~1/3。在骨壶腹内的部分也相应膨大,称**膜壶腹**membranous ampullar。膜壶腹外侧壁上黏膜隆起形成**壶腹嵴**crista ampullaris,能感受头部旋转变速运动的刺激,并经前庭神经的壶腹支传入中枢。

椭圆囊斑、球囊斑和壶腹嵴合称前庭器,也是位觉感受器。

(三)蜗管

蜗管cochlear duct位于耳蜗的蜗螺旋管内,介于骨螺旋板与蜗螺旋管外侧壁之间。蜗管是盘绕蜗轴二圈半的盲管,以盲端起于前庭,借连合管与球囊相连通;另一盲端细小,终于蜗顶。

蜗管在沿蜗轴的垂直横切面上呈三角形,位于前庭阶和鼓阶之间,有3个壁:上壁为蜗管前庭壁(前庭膜),将前庭阶和蜗管分开;外侧壁为蜗螺旋管内表面骨膜的增厚部分,有丰富的血管和结缔组织,该处上皮深面富有血管,称血管纹,一般认为与内淋巴的产生有关;下壁由骨螺旋板和蜗管鼓壁(螺旋膜,又称基底膜)组成,与鼓阶相隔(图13-8,图13-10)。基底膜上、下两面均覆盖有上皮,中间为韧性较强的胶原纤维,称**听弦**auditory strings,听弦与声音发生共鸣。在螺旋膜上有**螺旋器**spiral organ(又称Corti器),是听觉感受器(图13-11),能感受声波的刺激,并经蜗神经传入中枢。

(四)声波的传导

声波传入内耳的途径有两条,即空气传导和骨传导。在正常情况下以空气传导为主。

1. **空气传导** 耳郭收集的声波,经外耳道传至鼓膜,引起鼓膜的振动。继而引起中耳听小骨链随之运动,将声波转换成机械振动并加以放大,经镫骨底传至前庭窗,引起前庭阶和鼓阶外淋巴振动,进而通过前庭膜引起蜗管的内淋巴振动,然后螺旋器受到刺激,产生神经冲动,由蜗神经传入脑的听觉中

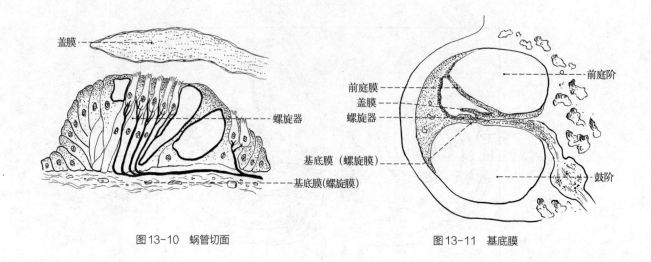

图13-10 蜗管切面　　　　　　图13-11 基底膜

枢而产生听觉。在鼓膜穿孔时，外耳道中的空气振动可以直接作用于蜗窗（即第二鼓膜），引起鼓阶内的外淋巴波动，使基底膜振动以刺激螺旋器。通过这条途径，也能产生部分听觉。

2. **骨传导**　声波经颅骨传入内耳的途径称骨传导，主要是指骨迷路经声波冲击后可发生振动，使耳蜗的内淋巴液和基底膜产生振动，刺激螺旋器引起听觉。但是，骨传导的效能与正常空气传导相比是较微弱的。

【知识拓展】

当外耳和中耳发生疾病时，空气传导途径阻滞，由此造成的耳聋称传导性耳聋。一般为不完全性耳聋。内耳、蜗神经、听觉传导通路及听觉中枢任何一个环节的损伤或病变而引起听觉障碍，称神经性耳聋，又称完全性耳聋。

三、内耳的血管、淋巴和神经

（一）内耳的血管

1. **动脉**　为多发自小脑下前动脉或基底动脉的迷路动脉和少数发自小脑下后动脉和椎动脉颅内段的分支。迷路动脉穿内耳门后分为蜗支和前庭支，前庭支分布于椭圆囊、球囊和半规管；蜗支分为十多支，经蜗轴内的小管分布于蜗螺旋管。此外，由耳后动脉发出的茎乳动脉尚分布到部分半规管。这3支动脉皆为终动脉，不能相互代偿。颈椎肥大，椎动脉血运受阻，基底动脉供血不足，可以影响内耳的血液供应，从而产生眩晕。

2. **静脉**　内耳的静脉合成迷路静脉汇入岩上窦、岩下窦或横窦。

（二）内耳的淋巴

内耳是否存在有固定的淋巴管尚无定论。一般认为内淋巴液的成分与外淋巴液的成分有明显的不同。外淋巴液含有丰富的Na^+，但K^+很少；内淋巴液富含K^+，但Na^+很少。

外淋巴液的来源、产生率、循环和吸收尚不清楚。一般认为外淋巴液所含成分与脑脊液相似，前庭内的外淋巴液向后与半规管的外淋巴液相通连，向前与耳蜗前庭阶内的外淋巴液通连，继经蜗孔进入鼓阶。前庭内的外淋巴液通过蜗水管向蛛网膜下隙引流。

内淋巴液的生成，过去认为是蜗管外侧壁的血管纹分泌所产生类似细胞内液，现在则认为是由外淋巴液的滤过液所生成。膜迷路内的内淋巴液经内淋巴管引流至内淋巴囊，再经内淋巴囊进入周围的静脉丛内。

前庭水管起于前庭内侧壁，向后下方走行，开口于前庭水管外口。前庭水管外口位于颞骨岩部后面，距内耳门后外约11 mm，呈裂缝状，常被骨嵴遮盖，骨嵴对内淋巴囊有保护作用。

（三）内耳的神经

内耳的神经即前庭蜗神经，由前庭神经和蜗神经组成，皆为特殊躯体感觉神经。

1. **前庭神经** vestibular nerve　传导位觉，起自位于内耳道底的**前庭神经节** vestibular ganglion 内的双极神经元。其周围突穿内耳道底分3支，分别至内耳的球囊斑、椭圆囊斑和壶腹嵴。中枢突聚成前庭神经，出内耳门入颅，止于脑干的前庭核群及小脑。

2. **蜗神经** cochlear nerve　传导听觉，起自位于耳蜗轴内的**蜗神经节** cochlear ganglion 的双极神经元。周围突穿骨螺旋板和基底膜，分布于螺旋器。中枢突在内耳道聚成蜗神经，出内耳门入颅，止于脑干的蜗神经前、后核。

（张　哲编写，韩秋生绘图）

数字课程学习

- 学习纲要
- 重难点剖析
- 教学PPT
- 自测题
- 临床应用
- 思政案例
- 名词术语

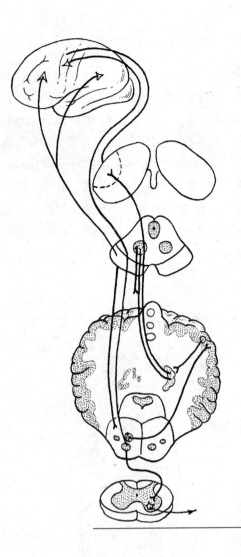

第五篇

神经系统

总 论

神经系统 nervous system 由脑和脊髓及附于脑和脊髓的周围神经组成，是机体内起主导作用的调节系统，通过调控人体其他系统的活动，维持人体内、外环境的平衡及自身和种系的生存和发展。

人类的神经系统结构和功能非常复杂，虽然与脊椎动物的神经系统有相似之处，但也有其特点，这是经过漫长生物进化过程而获得的。人类在生产劳动、语言交流以及社会活动中，使大脑皮质得到了高度发展，不仅具有与高等动物类似的感觉和运动中枢，而且具有更复杂的分析语言中枢，使大脑皮质成为思维、意识的物质基础。因此，人类的神经系统无论是在形态结构还是功能上，都远远超越了一般动物的范畴，不仅能适应和认识世界，而且能改造世界，使自然界为人类服务。

一、神经系统的区分

神经系统（图神经-1）按其所在位置，分为**中枢神经系统**（central nervous system，CNS）和**周围神经系统**（peripheral nervous system，PNS）。中枢神经系统包括脑和脊髓，分别位于颅腔和椎管内；周围神经系统包括脑神经和脊神经。**脑神经**cranial nerves与脑相连，共12对；**脊神经**spinal nerves与脊髓相连，共31对。根据周围神经系统在各器官、系统中分布对象不同，又可把周围神经系统分为躯体神经和内脏神经。**躯体神经**somatic nerves分布于体表、骨、关节和骨骼肌，**内脏神经**visceral nerves则分布于内脏、心血管、平滑肌和腺体。躯体神经和内脏神经均含有传入纤维和传出纤维，分别称传入神经和传出神经。**传入神经**afferent nerve又称**感觉神经**sensory nerve，它将神经冲动从感受器传向中枢部；**传出神经**efferent nerve又称**运动神经**motor nerve，它将神经冲动从中枢部传向效应器。内脏运动神经又分为**交感神经**sympathetic nerve和**副交感神经**parasympathetic nerve。

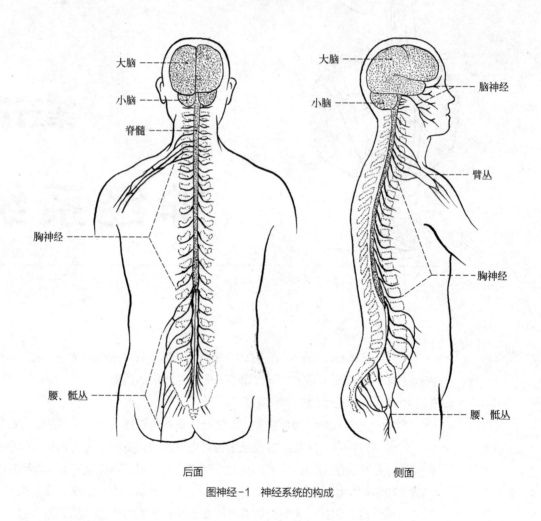

图神经-1　神经系统的构成

二、神经系统的组成

构成神经系统的基本组织是神经组织，由**神经元**neuron和**神经胶质**neuroglia组成。

（一）神经元

神经元即神经细胞，是一种高度分化的细胞，是神经系统的结构和功能的基本单位，具有接受刺激和传导神经冲动的功能。

1. **神经元的构造**　人类神经系统中含有多达10^{11}个神经元，每个神经元都包括胞体和突起两部分（图神经-2），胞体为神经元的代谢中心，除具有细胞的基本结构外，还含有其特有的**尼氏体**Nissl body

和**神经原纤维** neurofibril。尼氏体是蛋白质合成场所。神经原纤维对神经细胞有支持作用,并与细胞内物质运输转运有关。神经元突起分**树突** dendrite 和**轴突** axon,树突为胞体向外伸出的较短的树枝状突起,结构大致与胞体相同。树突的数量与配布方式在不同的神经元中不同,一般较短,可反复分支,逐渐变细而终止。多极神经元的树突具有小突起,称**树突棘** dendrite spine,是接受信息的装置。轴突通常只有一条,常发出侧支。不同类型神经元的轴突粗细长短不一,直径 0.2~20 μm,长度可达 1 m 以上。轴突是神经元的主要传导装置,它能将信号从其起始部传到末端。轴突因缺乏核糖体而不能合成蛋白质,神经元合成生物大分子及组装成细胞器的过程都是在胞体内完成的,但这些细胞器可以在胞体与轴突之间进行单向或双向流动,这种现象称为轴浆运输,如果神经元胞体受损,轴突就会变性其至死亡。

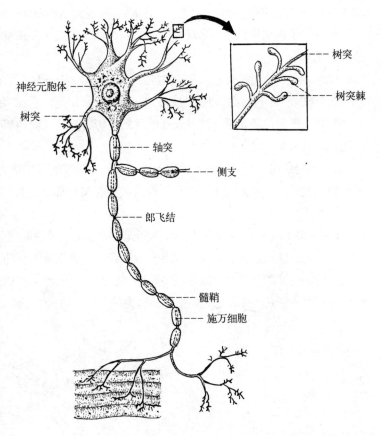

图神经-2　神经元的构造

2. **神经元的分类**　根据神经元的突起数目可分为3类(图神经-3):① **假单极神经元** pseudounipolar neuron:自胞体发出一个短突起,随即呈"T"形分为两支,一支分布到周围的感受器,称周围突;另一支入脑和脊髓,称中枢突。② **双极神经元** bipolar neuron:自胞体两端各发出一个突起,分别至感受器(周围突)或进入中枢部(中枢突)。③ **多极神经元** multipolar neuron:具有多个树突和一个轴突。

根据神经元的功能和神经兴奋传导方向将神经元分为3类:① **感觉神经元** sensory neuron:将内、外环境的各种刺激传向中枢部,故又称之为传入神经元。② **运动神经元** motor neuron:将中枢部的冲动传

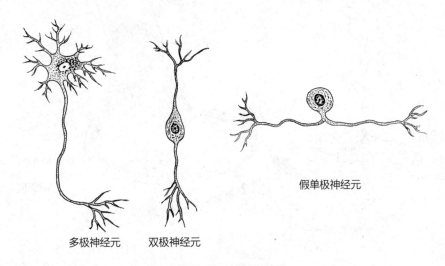

图神经-3　神经元的类型

向周围部，故又称之为传出神经元。③ **联络神经元**association neuron：又称**中间神经元**interneuron，在中枢部内位于感觉神经元和运动神经元之间，形态上属于多极神经元，数量最多，对信息储存、整合和分析等起作用。

根据神经元轴突的长短，将联络神经元分为两类：一类是高尔基（Golgi）I型神经元，轴突较长，将冲动从中枢某一部位传向其他部位；另一类是Golgi II型神经元，轴突较短，常在局部小范围内传递信息。

此外，根据神经元所含神经递质的不同，可将神经元分为胆碱能神经元、胺能神经元、氨基酸能神经元和肽能神经元。

3. **神经纤维** 神经元较长的突起连同其外所包裹的结构称为**神经纤维**nerve fiber，它分为有髓神经纤维和无髓神经纤维。若被髓鞘和神经膜共同包裹，称有髓神经纤维；若仅为神经膜所包裹，则为无髓神经纤维。

4. **突触**synapse 神经元之间或神经元与效应器或感受器之间特化的接触区域称突触（图神经-4）。一个神经元必须通过突触才能影响另一个神经元或效应器的活动。突触分为占多数的化学性突触和少数的电突触。典型的化学性突触包括突触前部、突触间隙和突触后部。大多数突触是一个神经元的轴突末梢与另一个神经元的树突或胞体接触，称为轴-树或轴-体突触。也有轴-轴、树-树或体-体突触。

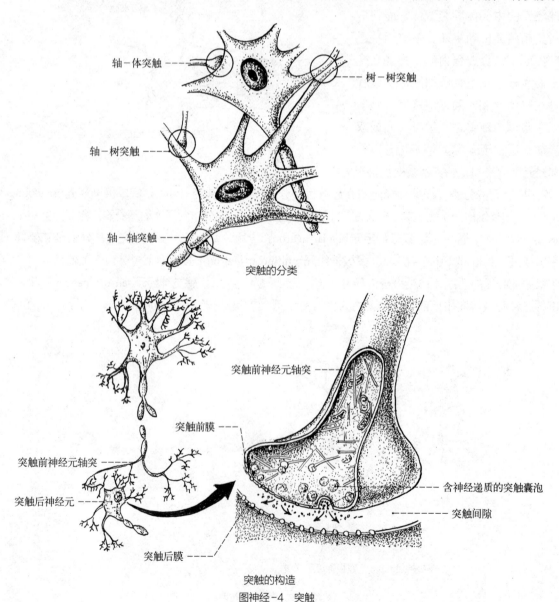

图神经-4 突触

（二）神经胶质

神经胶质 neuroglia 又称**神经胶质细胞** neuroglia cell（图神经-5），是中枢神经系统的间质或支持细胞，其数量是神经细胞的 10~50 倍。神经胶质除了对神经元起支持、营养、保护、修复和绝缘等作用外，还参与神经免疫调节、信息传递及神经系统内环境离子浓度的维持。神经胶质可分为两大类。

1. **大胶质细胞** 主要包括星形胶质细胞、施万细胞、少突胶质细胞和室管膜细胞。星形胶质细胞数量最多，功能也最复杂，它又分为原浆性星形细胞和纤维性星形细胞，前者分布于灰质，后者存在于白质。施万细胞形成周围神经的神经膜或髓鞘；而少突胶质细胞则形成中枢神经系统神经纤维的髓鞘。室管膜细胞衬于脑室腔面和脊髓中央管内面，其功能是帮助神经组织与脑室腔内的液体之间进行物质交换。

2. **小胶质细胞** 是神经系统的巨噬细胞，参与炎症反应并具有活跃的吞噬作用。在神经系统病变时增多。

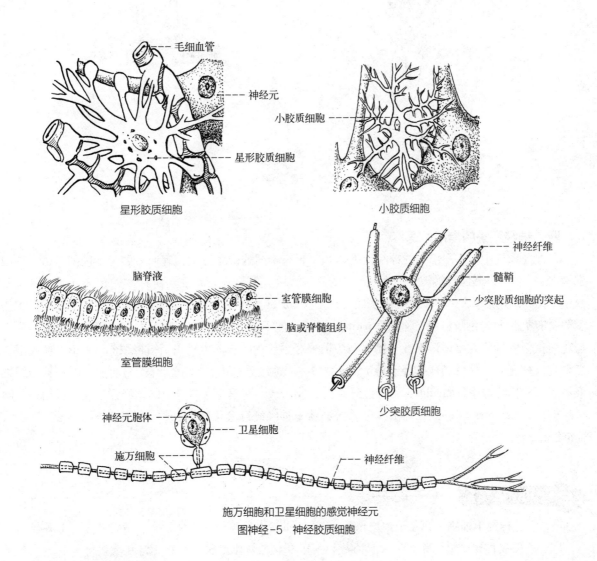

图神经-5 神经胶质细胞

三、神经系统的活动方式

神经系统的基本活动方式是反射。神经系统在调节机体活动时，接受内、外环境的刺激，神经元依靠其本身所特有的**应激性** irritability 和**传导性** conductivity，完成感觉、整合以及发出运动指令等一系列反应，这种神经调节过程，称**反射** reflex。执行反射活动的形态学基础是**反射弧** reflex arc。反射弧包括 5 个环节，即感受器→传入（感觉）神经→中枢→传出（运动）神经→效应器（图神经-6）。一般的反射弧，在传入和传出神经元之间有一个或多个**中间神经元** interneuron 参加。中间神经元越多，引起的反射活动越复杂。人类大脑皮质的思维活动，通过大量中间神经元复杂的反射活动完成。如果反射弧任何一部分损伤，反射即出现障碍。因此，临床上常用检查反射的方法来诊断神经系统的疾病。

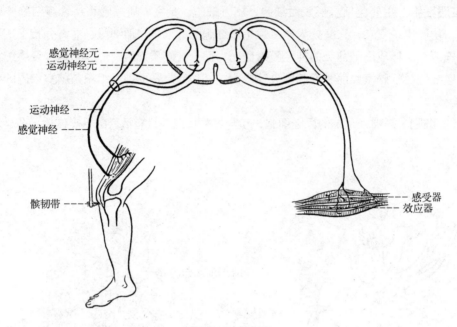

图神经-6 反射弧

四、神经系统的常用术语

在神经系统中，不同部位的神经元胞体和突起有不同的聚集方式，因而命名为不同的术语。在中枢神经系统内，神经元的胞体及树突聚集的部位，因其富含血管，在新鲜标本中色泽灰暗，称**灰质** gray matter；分布于大、小脑表面的灰质，称**皮质** cortex。神经纤维在中枢聚集的部位，因神经纤维的髓鞘含有类脂质，色泽白亮，称**白质** white matter；位于大、小脑深部的白质，称**髓质** medulla。形态与功能相似的神经元胞体聚集成一团，在中枢神经系统内（皮质以外），称**神经核** nucleus；在周围神经系统，神经元胞体聚集成**神经节** ganglion。在中枢神经系统内，起止、行程与功能相同的神经纤维聚集成束，称**纤维束** fasciculus；若神经纤维交织成网状，网眼内含有分散的神经元或较小核团，称**网状结构** reticular formation。在周围神经系统，若干神经纤维聚集成束，数个神经束被结缔组织包裹，称**神经** nerve。

【知识拓展】

神经干细胞 神经干细胞 neural stem cell 存在于神经系统中，能够增殖并分化为神经元和神经胶质细胞，它具有干细胞的特性：即自我更新能力和多向分化潜能。同时具有低免疫原性，即神经干细胞是未分化的原始细胞，不表达成熟的细胞抗原，不被免疫系统识别。另外，神经干细胞组织融合性好，可以与宿主的神经组织良好融合，并在宿主体内长期存活。需要强调的是，在脑、脊髓等所有神经组织中，不同的神经干细胞类型产生的子代细胞种类不同，分布也不同。传统观点认为，哺乳类动物神经元的形成在出生前已完成，成熟的神经系统中不存在神经干细胞。因此，人们一直认为成年哺乳动物脑内神经细胞不具备更新能力，一旦受损乃至死亡不能再生。20世纪70年代（特别是近十年）以来，神经科学家在哺乳动物以及人类的脑和脊髓中发现了神经干细胞，打破了这一观点，这一发现为中枢神经系统损伤修复的研究开辟了新的思路。因此，神经干细胞的应用成为神经科学工作者研究的焦点，例如，神经干细胞移植是修复和代替受损脑组织的有效方法，能重建部分环路和功能。再有神经干细胞可作为基因载体，用于颅内肿瘤和其他神经疾病的基因治疗。

（陈龙菊编写，徐国成绘图）

数字课程学习

- 学习纲要
- 重难点剖析
- 教学PPT
- 自测题
- 临床应用
- 思政案例
- 名词术语

第十四章 中枢神经系统

中枢神经系统包括位于椎管内的脊髓和位于颅腔内的脑,是反射活动的中心部位。脑又分为端脑、间脑、中脑、脑桥、延髓和小脑六部分。中脑、脑桥和延髓合称脑干。

第一节 脊 髓

脊髓spinal cord起源于胚胎时期神经管的尾段,与脑相比是分化及功能较低级的部分,仍保留着明显的节段性。脊髓与31对脊神经相连,后者分布到躯干和四肢。脊髓与脑的各部之间有着广泛的联系,来自躯干、四肢的各种刺激通过脊髓传导到脑才能产生感觉,脑也要通过脊髓来完成复杂的功能。在正常生理状况下,脊髓的许多活动是在脑的调控下完成的,但脊髓本身也能完成许多反射活动。

一、脊髓的位置和外形

脊髓位于椎管内,上端于枕骨大孔处与延髓相接,下端在成年人约平第1腰椎体下缘(新生儿可达第3腰椎下缘平面),全长42~45 cm,呈前后略扁的圆柱形,全长粗细不等,有两个梭形膨大,即:**颈膨大**cervical enlargement自第5颈节到第1胸节,连接分布到上肢的神经;**腰骶膨大**lumbosacral enlargement自第2腰节到第3骶节之间,连接分布到下肢的神经。这两个膨大的出现,是由于这些脊髓节段神经元数量相对较多,与四肢的神经支配有关。人类上肢技巧运动较为发达,颈膨大比腰骶膨大更为显著。腰骶膨大以下逐渐变细,呈圆锥状,称**脊髓圆锥**conus medullaris。脊髓圆锥向下延伸出一条细丝,称**终丝**filum terminale(图14-1),是无神经组织的结构,在第2骶椎水平以下被硬脊膜包裹止于尾骨背面。

脊髓表面有6条纵行的沟或裂。前面正中的深沟,称**前正中裂**anterior median fissure;后面正中的浅沟,称**后正中沟**posterior median sulcus。前正中裂两侧有2条前外侧沟,后正中沟两侧有2条后外侧沟,分别有脊神经的前根和后根的根丝附着。每一对脊神经根的根丝附着于脊髓的范围,称为一个脊髓节段,因此,31对脊神经对应31个脊髓节段,即8个颈节(C)、12个胸节(T)、5个腰节(L)、5个骶节(S)和一个尾节(Co)。

在胚胎3个月后,由于人体脊柱生长的速度较脊髓快,导致脊髓与脊柱的长度不相等,脊髓节段与脊柱的节段不能完全对应(图14-2)。了解脊髓节段与椎骨的对应关系,对确定脊髓病变的部位和临床治疗有重要的实用价值。成年人这种对应关系的大致推算方法见表14-1。

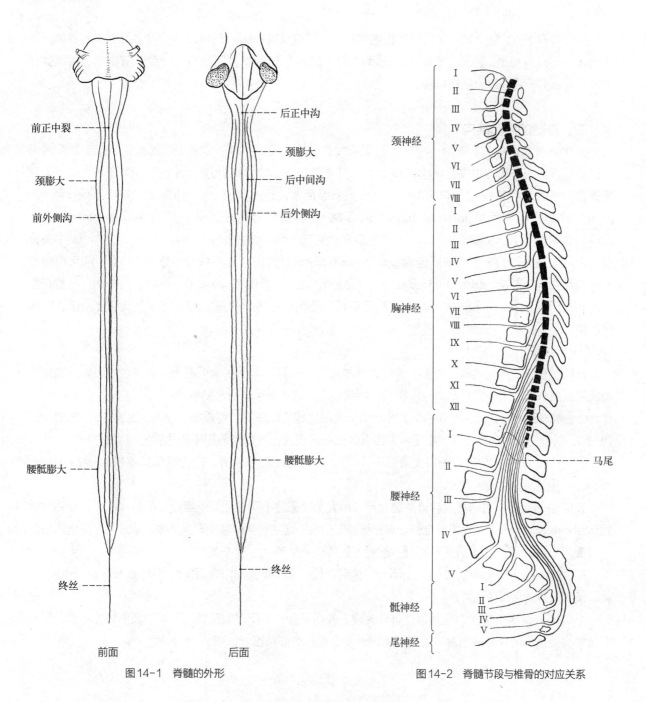

图 14-1 脊髓的外形

图 14-2 脊髓节段与椎骨的对应关系

表 14-1 脊髓节段与椎骨的对应关系

脊髓节段	对应椎骨	推算举例
上颈髓 $C_1 \sim C_4$	与同序数椎骨同高	如第 3 颈髓节段平对第 3 颈椎体
下颈髓 $C_5 \sim C_8$	较同序数椎骨高 1 个椎体	如第 5 颈髓节段平对第 4 颈椎体
上胸髓 $T_1 \sim T_4$	较同序数椎骨高 1 个椎体	如第 3 胸髓节段平对第 2 胸椎体
中胸髓 $T_5 \sim T_8$	较同序数椎骨高 2 个椎体	如第 6 胸髓节段平对第 4 胸椎体
下胸髓 $T_9 \sim T_{12}$	较同序数椎骨高 3 个椎体	如第 11 胸髓节段平对第 8 胸椎体
腰髓 $L_1 \sim L_5$	平对第 10~12 胸椎体	
骶、尾髓 $S_1 \sim S_5$、Co	平对第 12 胸椎和第 1 腰椎体	

脊髓圆锥下方，腰、骶、尾的神经根围绕终丝，形成**马尾** cauda equina。成年人由于第1腰椎体以下已无脊髓而只有马尾。因此，临床上常选择第3、4或第4、5腰椎之间进行蛛网膜下隙穿刺，抽取脑脊液或注入麻醉药物，以免损伤脊髓。

二、脊髓的内部结构

在脊髓的水平面上（图14-3~5），可见脊髓由位于中部的"H"形或蝶形的灰质和位于灰质周围的白质组成。正中央有**中央管** central canal，纵贯脊髓全长，内含脑脊液，向上通第四脑室，向下于脊髓圆锥处扩大为终室，40岁以上的成年人中央管常闭塞。每侧灰质分别向前、后方伸出**前角** anterior horn（或前柱）和**后角** posterior horn（或后柱），前角和后角之间的区域称**中间带** inter-mediate zone，在胸髓和上部腰髓（L_1~L_3）的前、后角间有向外侧突出的**侧角** lateral horn（或侧柱）。中央管前、后的灰质分别为前、后**灰质连合** gray commissure。白质借脊髓的纵沟为分为3个索：前正中裂和前外侧沟之间为**前索** anterior funiculus；前、后外侧沟之间为**外侧索** lateral funiculus；后外侧沟与后正中沟之间为**后索** posterior funiculus。在灰质后角基部外侧与外侧索白质之间，灰、白质混合交织，称网状结构。

（一）灰质

脊髓灰质是神经元胞体和树突、神经胶质和血管等的复合体。在水平面上，大多数神经元的胞体组合成群或层，形成边界较分明的神经核；在冠状面上，这些细胞群沿脊髓纵轴排列成柱。

根据Rexed等（20世纪50年代）对脊髓灰质细胞构筑的研究，可以把脊髓灰质分成10个板层（图14-6），从后向前分别用罗马数字Ⅰ~Ⅹ命名。该分层模式已被广泛地用于描述脊髓灰质的构筑。

Ⅰ层 lamina Ⅰ 又称边缘层或Waldeyer层，非常薄而边界不清，内含**后角边缘核** poster marginal nucleus，接受后根的传入纤维。

Ⅱ层 lamina Ⅱ 占据灰质后角头之大部，由大量密集的小型神经细胞组成，呈胶状质样，故称**胶状质** substantia gelatinosa，纵贯脊髓全长，对分析加工传入脊髓的感觉信息（尤其是痛觉信息）起重要作用。

Ⅲ层 lamina Ⅲ 与Ⅰ、Ⅱ层平行，神经元胞体较Ⅱ层略大，形态多样。

Ⅳ层 lamina Ⅳ 较厚，细胞大小不一，排列疏松。Ⅲ、Ⅳ板层内含**后角固有核** nucleus proprius，这两层接受大量的后根传入纤维。

Ⅴ层 lamina Ⅴ 位于后角颈部，可分为内、外两部分。外侧部细胞较大，与白质的边界不清，形成网状结构。该部的许多细胞发出轴突越边到对侧，参与组成脊髓丘脑束。

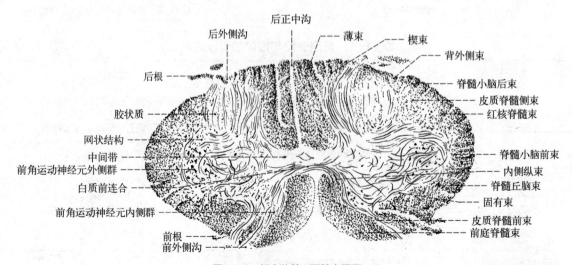

图14-3 新生儿第8颈髓水平面

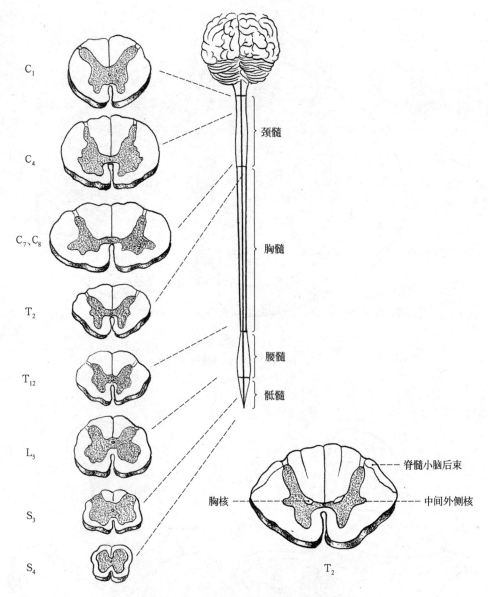

图 14-4 脊髓不同节段灰、白质的构成及形态

Ⅵ层 lamina Ⅵ 位于后角基底部，于颈、腰膨大处明显，主要接受与深部感觉有关的后索内传入纤维。

Ⅶ层 lamina Ⅶ 占据中间带大部，内含几个易于分辨的核团：**中间外侧核 intermediolateral nucleus** 位于 $T_1 \sim L_2$（或 L_3）节段的侧角，是交感神经节前神经元细胞体所在处（即交感神经）的低级中枢，该核中的神经元发出节前纤维经前根入脊神经，再经白交通支到交感干。**中间内侧核 intermediomedial nucleus** 位于第Ⅶ层最内侧，第Ⅹ层外侧，纵贯脊髓全长，接受后根内脏感觉纤维的传入。**胸核 nucleus thoracicus** 又叫背核或 Clarke 柱。该核仅见于 $C_8 \sim L_2$ 脊髓节段，位于后角基底部内侧，发出纤维参与脊髓小脑后束的组成。**骶副交感核 sacral parasympathetic nucleus**，位于 $S_2 \sim S_4$ 节段Ⅶ层的外侧部，是支配盆腔脏器的副交感神经节前神经元胞体所在的部位（即副交感神经）的低级中枢。

Ⅷ层 lamina Ⅷ 位于前角底部，由中间神经元组成，接受大量来自脑部的下行纤维，并发出纤维至第Ⅸ层前角运动神经元。

Ⅸ层 lamina Ⅸ 位于前角最腹侧，由前角运动神经元等组成。在颈、腰骶膨大处，前角运动神经元分为内、外两群。内侧群称前角内侧核，位于前角腹内侧部，支配躯干固有肌；外侧群称前角外侧核，

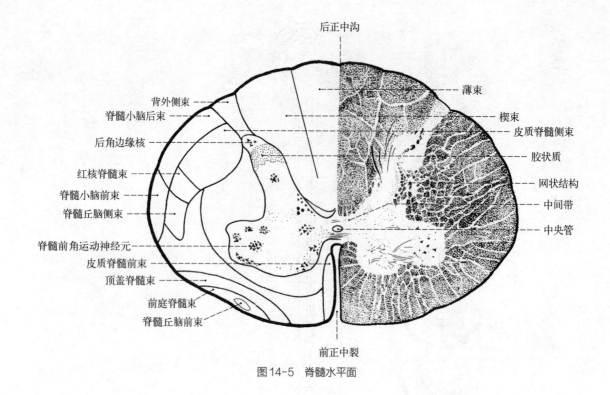

图 14-5 脊髓水平面

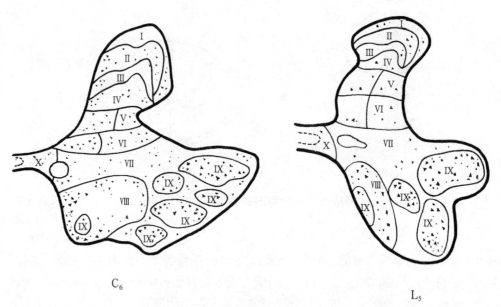

图 14-6 脊髓灰质主要核团及 Rexed 分层

位于前角前外侧部，支配四肢肌。前角运动神经元包括 α-运动神经元和 γ-运动神经元。α-运动神经元支配跨关节的梭外骨骼肌纤维，直接引起关节的运动；γ-运动神经元胞体小，支配梭内骨骼肌纤维，调节肌张力。

脊髓前角运动神经元接受锥体系和锥体外系的下行信息，成为运动传导通路的**最后公路 final common pathway**。若前角运动神经元或其轴突受损，可导致其所支配的骨骼肌瘫痪并萎缩，肌张力降低，腱反射减退或消失，称为弛缓性瘫痪（如脊髓灰质炎）。

X 层 lamina X　为中央管周围的灰质，部分后根传入纤维终止于此层。

（二）白质

脊髓白质主要由许多纤维束组成。纤维束一般按它的起止命名，各纤维束的界线并不很清楚，而且不少的纤维束之间互相重叠并行。因此，图14-5的纤维束的位置只是该纤维束的最集中部位。纤维束包括长的上行纤维束、下行纤维束和短的固有束。上行纤维束将不同的感觉信息上传到脑。下行纤维束从脑的不同部位将神经冲动下传至脊髓。向上传递神经冲动的传导束，称上行（感觉）纤维束。向下传递神经冲动的传导束，称下行（运动）纤维束。固有束紧靠灰质边缘，距离短，联系脊髓各节段，完成各节段间的反射活动。

1. 上行纤维束（又称感觉传导束） 主要包括：薄束与楔束，脊髓小脑前、后束和脊髓丘脑束等。

（1）**薄束** fasciculus gracilis 和**楔束** fasciculus cuneatus：位于后索，此两束均由起自脊神经节内的脊神经节细胞的中枢突组成，经脊神经后根入同侧脊髓后索直接上升；周围突分布到肌、腱、关节和皮肤的感受器。由T_5以下来的纤维组成薄束，由T_4以上来的纤维组成楔束，向上分别止于延髓内的薄束核和楔束核。薄束在T_5以下占据后索的全部，在T_4以上只占据后索的内侧部；楔束位于后索的外侧部。由于薄束、楔束中的纤维是按照骶、腰、胸、颈的顺序自下而上按顺序进入脊髓，因此在后索中来自各节段的纤维有明确的定位关系。此两束的功能是向大脑传导本体感觉（来自肌、腱和关节等处的位置觉、运动觉和振动觉）和精细触觉（如辨别两点距离和物体的纹理粗细等）信息。当脊髓后索有病变时，本体觉和精细触觉的信息不能传入到大脑皮质，导致本体觉及精细触觉障碍，患者闭目时，不能确定自身的肢体所处的位置。

（2）**脊髓小脑后束** posterior spinocerebellar tract：位于外侧索周边的后部。此束纤维起自同侧的背核（胸核），上行经延髓和小脑下脚入小脑，止于小脑皮质。功能是向小脑传导来自躯干下部和下肢的非意识性本体感觉冲动。由于背核位于胸髓和上腰髓，所以此束仅见于L_2以上脊髓节段。

（3）**脊髓小脑前束** anterior spinocerebellar tract：位于外侧索前部的浅层。此束纤维主要起自腰骶膨大节段板层Ⅴ~Ⅶ层的外侧部，大部分纤维交叉到对侧上行，经脑干和小脑上脚，终止于小脑皮质。其功能与脊髓小脑后束相同。

（4）**脊髓丘脑束** spinothalamic tract：可分为**脊髓丘脑侧束** lateral spinothalamic tract 和**脊髓丘脑前束** anterior spinothalamic tract。脊髓丘脑侧束位于外侧索的前半部，并与其邻近的纤维束有重叠，传递由后根细纤维传入的痛、温觉信息。脊髓丘脑前束位于前索，前根纤维的内侧，传递由后根粗纤维传入的粗触觉、压觉信息，有人认为痒觉也通过此束传导。脊髓丘脑束主要起自脊髓灰质Ⅰ和Ⅳ-Ⅶ板层，纤维经白质前连合越边后在同节或上升1~2节段的外侧索和前索上行（但脊髓丘脑前束含有少部分不交叉的纤维），当上行至脑干下部时，脊髓丘脑前束加入内侧丘系，而脊髓丘脑侧束纤维自成脊髓丘系继续上行，两者均止于背侧丘脑。脊髓丘脑束的纤维在脊髓有明确定位，即来自骶、腰、胸、颈节的纤维，由外向内依次排列。一侧脊髓丘脑束损伤时，损伤平面对侧1~2节段以下的区域出现痛、温觉的减退或消失。由于后索传递精细触觉的存在，故脊髓丘脑束损伤后，对触觉影响不大。

2. 下行纤维束（又称运动传导束） 起自脑的不同部位，直接或间接地止于脊髓前角或侧角。管理骨骼肌的下行纤维束分为锥体系和锥体外系，前者包括皮质脊髓束和皮质核（延髓）束，后者包括红核脊髓束、前庭脊髓束等。

（1）**皮质脊髓束** corticospinal tract：是脊髓内最大的下行束，其纤维主要起自大脑皮质中央前回和中央旁小叶前部，下行至延髓锥体，大部分（75%~90%）纤维越边交叉到对侧于脊髓外侧索后部下行，称为**皮质脊髓侧束** lateral corticospinal tract，纤维止于同侧脊髓前角运动神经元。皮质脊髓束的小部分纤维，下行于同侧前索的前正中裂两侧，称**皮质脊髓前束** anterior corticospinal tract，此束一般不超过胸段，其纤维大部分逐节经白质前连合交叉后，止于对侧的脊髓前角运动神经元。也有一些纤维不交叉止于同侧的前角运动神经元（这部分纤维称皮质脊髓前外侧束）。皮质脊髓束的功能是控制骨骼肌的随意运动。

支配上、下肢的前角运动神经元只接受对侧半球来的纤维，支配躯干肌的运动神经元接受双侧皮质脊髓束的支配，当一侧皮质脊髓束损伤后，出现同侧损伤平面以下的肢体骨骼肌痉挛性瘫痪（肌张力增高、腱反射亢进等，也称硬瘫），而躯干肌不瘫痪。

（2）**红核脊髓束**rubrospinal tract：位于皮质脊髓侧束的腹侧。此束起自中脑红核，纤维交叉至对侧脊髓外侧索内下行，终止于上位颈髓的Ⅴ~Ⅶ板层，此束对支配屈肌的前角运动神经元有较强的兴奋作用，它与皮质脊髓束一起对肢体远端肌肉运动发挥重要影响。

（3）**前庭脊髓束**vestibulospinal tract：位于前索内。其纤维起自前庭神经核，在同侧下行，止于灰质Ⅷ板层和部分Ⅶ板层。主要兴奋躯干和肢体的伸肌，在调节身体平衡中起重要作用。

（4）**网状脊髓束**reticulospinal tract：起自脑桥和延髓的网状结构，大部分在同侧下行，行于白质前索和外侧索前内侧部，止于Ⅶ、Ⅷ板层。主要参与对躯干和肢体近端肌运动的控制。

（5）**顶盖脊髓束**tectospinal tract：起自中脑上丘，向腹侧行，于中脑水管周围灰质腹侧经被盖背侧交叉越边，在前索内下行，终止于上段颈髓Ⅵ、Ⅷ板层。兴奋对侧颈肌，抑制同侧颈肌活动。

（6）**内侧纵束**medial longitudinal fasciculus：位于前索，一些纤维起自中脑中介核、后连合核和Darkschewitsch核以及网状结构，大部分来自前庭神经核。此束的纤维主要来自同侧，部分来自对侧，终于灰质Ⅶ、Ⅷ板层，经中继后再达前角运动神经元。其作用主要是协调眼球的运动和头、颈部的运动。

三、脊髓的功能

脊髓是中枢神经系统的低级部分，在功能上起作重要传导的作用，但脊髓本身也可以完成许多反射活动。

在脑的各级中枢的调控下，脊髓可以完成上下信息的传递和中继，通过脊髓内部神经元的特定联系，可以完成脊髓固有的反射活动。

脊髓反射可分为躯体反射和内脏反射。躯体反射是指骨骼肌的反射活动，如牵张反射、屈曲反射、浅反射等。内脏反射是指一些躯体-内脏反射、内脏-内脏反射和内脏-躯体反射，如竖毛反射、膀胱排尿反射、直肠排便反射等。

1. **牵张反射** 属于单突触反射（图14-7），是最常见的一种骨骼肌反射，包括深反射和肌张力反射。

当骨骼肌被拉长时，肌内的感受器（肌梭、Golgi腱器）受到刺激而产生神经冲动，经脊神经后根进入脊髓，兴奋α-运动神经元，反射性地引起被牵拉的肌肉收缩。临床上常检查的深反射（腱反射）有膝反射、跟腱反射、肱二头肌反射等。

2. **屈曲反射** 是一种保护性反射，属于多突触反射（图14-8）。如当肢体某处皮肤受到伤害性刺激时，会迅速缩回肢体，即属此种反射。屈曲反射径路至少要有3个神经元参加，即皮肤的信息经后根传入脊髓后角运动神经元，再经中间神经元传递给前角的α-运动神经元，α-运动神经元兴奋，引起骨骼肌收缩。由于肢体收缩要涉及成群的肌肉，故受到兴奋的α-运动神经元常常是多节段的。

【知识拓展】

1. **脊髓灰质炎** 是由脊髓灰质炎病毒引起的一种急性传染病。病毒感染脊髓前角，表现为其所支配区域骨骼肌软瘫、肌张力低下、腱反射消失、肌萎缩，但感觉正常。儿童发病率较成年人高，普among疫苗前尤以婴幼儿患病为多，故又称小儿麻痹症。

2. **脊髓空洞症** 脊髓中央管扩大使脊髓中央形如空洞，若病变伤及白质前连合，可造成传导痛、温觉的脊髓丘脑束在此处受损，导致损伤平面以下双侧节段性痛、温觉消失，但深部感觉正常，这种现象称为感觉分离。

3. 脊髓完全横断 损伤平面以下全部感觉和随意运动丧失，损伤早期各种脊髓反射均消失，处于无反应状态，称脊髓休克。此时躯体运动和内脏反射活动消失，骨骼肌紧张性下降，外周血管扩张，血压下降，直肠和膀胱内粪尿潴留等。脊髓休克是暂时现象，各种脊髓反射活动可逐渐恢复。

4. 脊髓半横断 损伤平面以下位置觉、振动觉和精细触觉（深感觉）消失及同侧肢体硬瘫；损伤平面以下对侧痛、温觉（浅感觉）消失。这些症状称之为布朗-色夸综合征 Brown-Sequard syndrome。

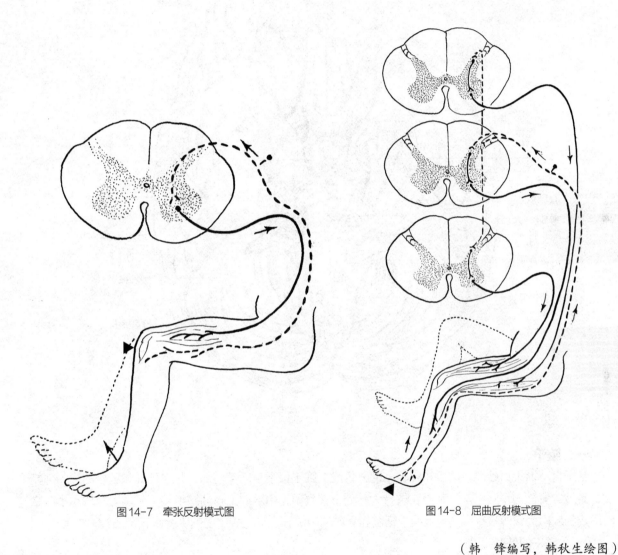

图 14-7　牵张反射模式图　　　　　图 14-8　屈曲反射模式图

（韩　锋编写，韩秋生绘图）

第二节　脑

脑 brain（或 encephalon）位于颅腔内，其形态结构及功能都较脊髓更为复杂。成年人，脑的平均质量约为 1 400 g（成年男性平均为 1 375 g，女性平均为 1 305 g）。一般可将脑分为六部分：端脑、间脑、中脑、脑桥、延髓和小脑（图 14-9，图 14-10）。通常将中脑、脑桥和延髓合称为脑干 brain stem。胚胎早期，神经管前部首先分化为前脑 prosencephalon（forebrain）、中脑 midbrain（mesencephalon）和菱脑

rhombencephalon (hindbrain)。此后，前脑进一步发育为端脑和间脑，中脑无明显的变化，菱脑则进一步发育为**后脑** metencephalon 和**末脑** myelencephalon。随着胚胎的发育，后脑最终演化为脑桥和小脑，而末脑则形成延髓。延髓向下经枕骨大孔平面与脊髓相连续。随着脑的进一步发育，胚胎时期的神经管内腔将在脑的各部内形成脑室系统。

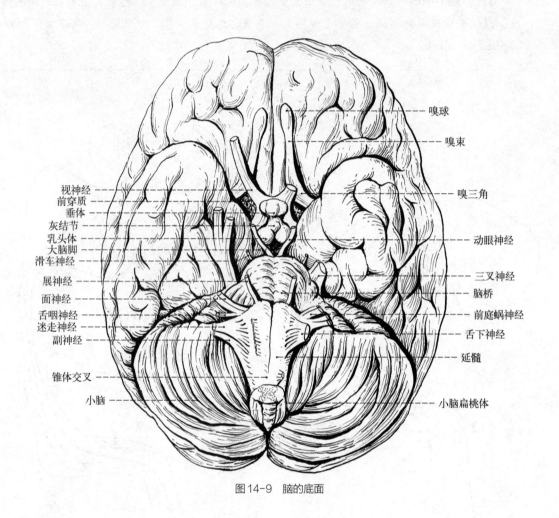

图 14-9　脑的底面

一、脑干

脑干自下而上由延髓、脑桥和中脑三部分组成。脑干位于颅后窝前部，其中延髓和脑桥的腹侧邻接枕骨斜坡，背面与小脑相连，延髓在枕骨大孔处下接脊髓，中脑向上与间脑衔接。延髓、脑桥和小脑之间围成的腔隙为第四脑室，其向下续于延髓和脊髓的中央管，向上接中脑的中脑水管（图 14-10）。

（一）脑干的外形

1. 脑干的腹侧面

（1）**延髓** medulla oblongata：脑干的最下部为延髓，呈倒置的锥体形（图 14-11）。上与脑桥以**延髓脑桥沟** bulbopontine sulcus 分界，下在枕骨大孔处连脊髓，其腹侧面上有与脊髓相延续的前正中裂和前外侧沟。在前正中裂的两侧，各有一纵行的隆起，称**锥体** pyramid，由大脑皮质发出的锥体束（主要为皮质脊髓束）纤维构成。在锥体的下端，大部分皮质脊髓束纤维左右交叉，形成发辫状的**锥体交叉** decussation of pyramid。锥体的外侧有一卵圆形隆起，称**橄榄** olive，内含下橄榄核。锥体与橄榄间的前外侧沟内，有舌下神经根。在橄榄的后方，自上而下依次有舌咽神经根、迷走神经根和副神经根连于脑。

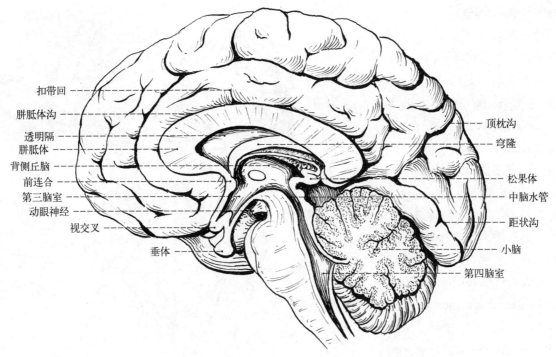

图 14-10 脑的正中矢状面

（2）**脑桥** pons：位于脑干中部，其腹侧面膨隆，称脑桥基底部。基底部正中有纵行的浅沟，称**基底沟** basilar sulcus，容纳基底动脉。基底部向两侧延伸的巨大纤维束，称**小脑中脚** middle cerebellar peduncle（又称**脑桥臂** brachium pontis），在移行处有粗大的三叉神经根。在延髓脑桥沟中，自内向外依次有展神经根、面神经根和前庭蜗神经根附着。延髓、脑桥与小脑交界处，称**脑桥小脑三角** pontocerebellar trigone，前庭神经和面神经根位于此处。该部位的肿瘤，可压迫附近的神经根，产生相应的临床症状。

（3）**中脑** midbrain：位于脑干上部，上接间脑，下连脑桥。腹侧有粗大的柱状结构，称**大脑脚** cerebral peduncle，由来自大脑皮质的下行纤维束形成。两脚间为**脚间窝** interpeduncular fossa，动眼神经由此穿出。脚间窝的窝底由于有许多血管穿入的小孔，称**后穿质** posterior perforated substance。

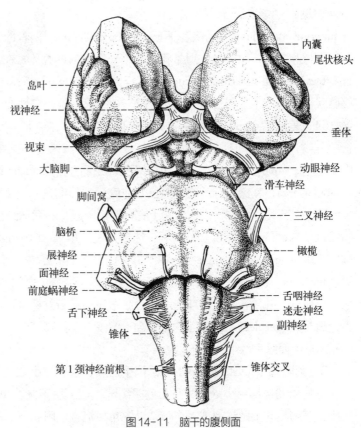

图 14-11 脑干的腹侧面

2. 脑干的背侧面

（1）延髓：延髓背侧面下半部形似脊髓（图14-12）。其后正中沟外侧有两对隆起，分别称**薄束结节**gracile tubercle和**楔束结节**cuneate tubercle，其深面有薄束核和楔束核。楔束结节的外上方是**小脑下脚**inferior cerebellar peduncle（又称**绳状体**restiform body），其纤维向后连于小脑。

（2）脑桥：脑桥背侧面形成菱形窝的上半部，两侧是**小脑上脚**superior cerebellar peduncle（又称**结合臂**brachium conjunctivum）和小脑中脚。两侧小脑上脚间的薄层白质，称**上髓帆**superior medullary velum，参与构成第四脑室顶。

（3）中脑：中脑背侧面有上、下两对圆形的隆起，上方者称**上丘**superior colliculus，下方者称**下丘**inferior colliculus。两者的深面分别有上丘核和下丘核，分别是视觉反射中枢和听觉反射中枢。通常将上、下丘合称为四叠体。在上、下丘的外侧，各有一横行的隆起称**上丘臂**brachium of superior colliculus和**下丘臂**brachium of inferior colliculus，分别与间脑的外侧膝状体和内侧膝状体相连。下丘与上髓帆之间有滑车神经根出脑，它是唯一自脑干背侧面出脑的神经。

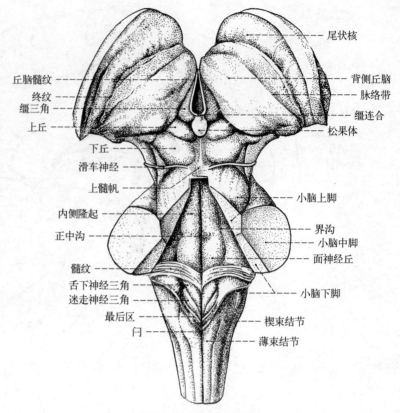

图14-12 脑干的背侧面

（4）**菱形窝**rhomboid fossa：又称第四脑室底，呈菱形，由脑桥和延髓上半部背面形成，中部有横行的髓纹，为脑桥和延髓背面的分界。窝的正中有纵行的正中沟，正中沟的外侧各有一纵行隆起，称**内侧隆起**medial eminence。隆起的外侧有纵行的**界沟**sulcus limitans。界沟的外侧为三角形的**前庭区**vestibular area，其深面有前庭神经核。前庭区的外侧角有一小隆起，称**听结节**acoustic tubercle，内含蜗神经核。紧靠髓纹上方，内侧隆起上有一圆形隆起，称**面神经丘**facial colliculus，其深面有展神经核。在髓纹以下内侧隆起上有两个三角区：**迷走神经三角**vagal triangle位于外下方，内含迷走神经背核；**舌下神经三角**hypoglossal triangle位于内上方，内含舌下神经核。迷走神经三角的外下缘有一斜形的窄嵴称**分隔索**funiculus separans，其与菱形窝下外缘（薄束结节）之间的狭窄带状区称为**最后区**area postrema，此区富含血管，并被含有长突细胞的室管膜覆盖。在新鲜标本上，界沟上端可见一呈蓝灰色的小区域，称为**蓝斑**locus ceruleus，其深面的细胞富含色素。菱形窝下角处，两侧外下界之间的圆弧形移行部称**闩**obex，与第四脑室脉络丛相连。

3. **第四脑室**fourth ventricle　是位于延髓、脑桥和小脑之间的室腔。菱形窝构成第四脑室的底，第四脑室的顶的前部由小脑上脚及上髓帆组成，后部由**下髓帆**inferior medullary velum和第四脑室脉络丛构成，下髓帆与上髓帆都伸入小脑，以锐角相汇合。附着于下髓帆和菱形窝下角之间的部分，朝向室腔的是一层上皮性室管膜，它们共同构成第四脑室脉络丛，是产生脑脊液的结构。在第四脑室脉络丛分别有两个第四脑室外侧孔和一个第四脑室正中孔。第四脑室向上经中脑水管通第三脑室，向下经延髓中央管通脊髓中央管，并借第四脑室正中孔和外侧孔与蛛网膜下隙相通（图14-13）。

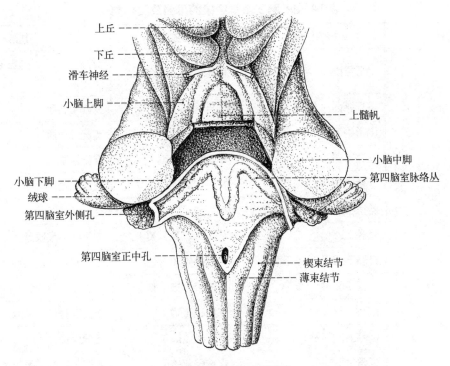

图14-13 第四脑室脉络丛

(二)脑干的内部结构

1. 脑干的内部结构特征 脑干的内部结构也主要由灰质和白质构成,但较脊髓更为复杂,同时还出现了大面积的网状结构。与脊髓相比较,脑干的内部结构出现了如下的变化特征。

(1)延髓下部的结构类似脊髓,中央管依然保留,但逐渐移向背侧,至延髓上部及脑桥,中央管由背侧向两侧展开成菱形窝,与小脑共同围成第四脑室。因而原先围绕在中央管周围的灰质也相应向两侧展开,分布于菱形窝表面而变成第四脑室的室底灰质;同时,脊髓灰质内由前角至后角依次为躯体运动核、内脏运动核和感觉性核团的腹、背排列关系,在脑干的室底灰质内则变成了由中线向两侧的内、外侧排列关系。脊髓内围绕在灰质周围的白质结构至脑干中部则被推挤到脑干的腹外侧部。这样,脊髓内灰质和白质的内、外排列关系在脑干的大部分区域则变成了背、腹排列关系。

(2)脑干内的灰质不再像脊髓内的灰质那样相互连续成纵贯脑干全长的灰质柱,而是聚合成彼此相互独立的各种神经核。

(3)脊髓灰质的神经核团基本上都与脊神经相联系;而脑干灰质的神经核团除包含与脑神经直接联系的脑神经核外,由于经过脑干的上行或下行的长纤维束以及脑干与小脑联系的纤维,有的终止于脑干,有的则在脑干内中继,因此又出现了许多与纤维束中继有关的神经核团——中继核。

(4)在灰质与白质之间的区域出现的网状结构面积显著扩大,结构更加复杂,其中包含了生命中枢中许多重要的神经核团(网状核),如心跳、血压和呼吸中枢等。

2. 脑干的灰质 脑干灰质的核团,根据其纤维联系及功能,可分为3类:脑神经核,与第3~12对脑神经发生联系;中继核,经过脑干的上、下行纤维束在此进行中继换元;网状核,位于脑干网状结构中。后两类合称"非脑神经核"。

(1)脑神经核:除嗅、视神经外,脑干连有10对脑神经,纤维成分有7种,因此对应的核团有7种(表14-2)。功能相同的脑神经核排列成断续的纵行细胞柱(图14-14,图14-15)。

表14-2 脑干脑神经核的排列及其功能

功能柱	核的位置	脑神经核名称	功能
一般躯体运动柱	上丘平面	动眼神经核（Ⅲ）	支配上、下、内直肌，下斜肌，上睑提肌
	下丘平面	滑车神经核（Ⅳ）	支配上斜肌
	脑桥中下部	展神经核（Ⅵ）	支配外直肌
	延髓上部	舌下神经核（Ⅻ）	支配舌肌
特殊内脏运动柱	脑桥中部	三叉神经运动核（Ⅴ）	支配咀嚼肌等
	脑桥中下部	面神经核（Ⅶ）	支配表情肌等
	延髓上部	疑核（Ⅸ、Ⅹ、Ⅺ）	支配咽、喉肌等
	延髓下部、第1～5颈髓	副神经核（Ⅺ）	支配斜方肌、胸锁乳突肌
一般内脏运动柱	上丘平面	动眼神经副核（Ⅲ）	支配瞳孔括约肌、睫状肌
	脑桥下部	上泌涎核（Ⅶ）	支配泪腺、舌下腺、下颌下腺
	延髓上部	下泌涎核（Ⅸ）	支配腮腺
	延髓中下部	迷走神经背核（Ⅹ）	支配颈、胸、腹腔大部分脏器
一般及特殊内脏感觉核	延髓上中部	孤束核（Ⅶ、Ⅸ、Ⅹ）	接受味觉及一般内脏感觉
一般躯体感觉柱	中央灰质外侧	三叉神经中脑核（Ⅴ）	接受面肌、咀嚼肌的本体觉触觉
	脑桥中部	三叉神经脑桥核（Ⅴ）	接受头面部、口腔、鼻腔的触觉
	脑桥、延髓	三叉神经脊束核（Ⅴ）	接受头面部的痛觉和温度觉
特殊躯体感觉柱	延髓与脑桥交界处	前庭神经核（Ⅷ）	接受内耳平衡觉
	延髓与脑桥交界处	蜗神经核（Ⅷ）	接受内耳螺旋器的听觉

1）躯体运动柱：此柱位于第四脑室底的最内侧，由4对核团组成：① **动眼神经核** oculomotor nucleus：位于中脑上丘平面，中脑水管的腹侧。发出的纤维参与组成动眼神经从脚间窝出脑，支配除外直肌和上斜肌以外的眼球外肌。② **滑车神经核** trochlear nucleus：位于中脑下丘平面，中脑水管的腹侧。发出纤维向后围绕中脑水管周围灰质，在上髓帆内左、右纤维完全交叉，在脑干背侧出脑，支配眼球上斜肌。③ **展神经核** abducent nucleus：位于脑桥中下部，面神经丘的深方。发出的纤维行向腹外侧，在锥体上方延髓脑桥沟中出脑形成展神经，支配眼球外直肌。④ **舌下神经核** hypoglossal nucleus：位于延髓上部，舌下神经三角的深方。发出的纤维形成舌下神经，在锥体与橄榄之间出脑，支配同侧舌肌的运动。

2）特殊内脏运动柱：① **三叉神经运动核** motor nucleus of trigeminal nerve：位于脑桥中部展神经核的外上方。发出的纤维形成三叉神经运动根，出脑后加入下颌神经，支配咀嚼肌、下颌舌骨肌、二腹肌前腹等。② **面神经核** facial nucleus：位于脑桥中、下部。发出的纤维先行向背内侧，绕过展神经核形成面神经膝，再走向腹外侧经面神经核的外侧于延髓脑桥沟间出脑，组成面神经运动根，支配面肌、颈阔肌、二腹肌后腹、茎突舌骨肌和镫骨肌。③ **疑核** nucleus ambiguus：位于延髓中、上部的网状结构中。此核上部发出的纤维加入舌咽神经，中部发出的纤维加入迷走神经，下部发出的纤维成为副神经的颅根，支配咽、喉、软腭等各肌的运动。④ **副神经核** accessory nucleus：位于躯体运动柱的最尾端，由延髓部和脊髓部组成，延髓部发出的纤维并入迷走神经，支配咽喉肌的运动；由脊髓部发出的纤维成为副神经脊髓根，支配胸锁乳突肌和斜方肌。

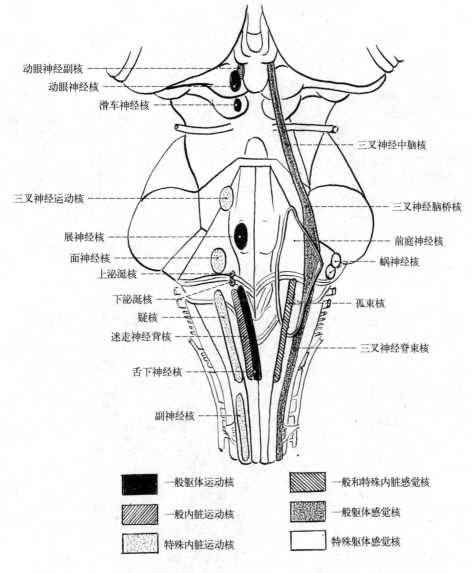

图14-14 脑神经核在脑干背侧面的投影

3）一般内脏运动柱：位于躯体运动柱的外侧，由4对核团组成：① **动眼神经副核** accessory oculomotor nucleus（又称Edinger-Westphal核）：位于中脑上丘高度，动眼神经核上端的背内侧。发出的纤维加入动眼神经内，在眶内睫状神经节换神经元，该节发出的副交感节后纤维支配瞳孔括约肌和睫状肌，使瞳孔缩小和调节晶状体的曲度。② **上泌涎核** superior salivatory nucleus：位于脑桥下部的网状结构中。发出的纤维进入面神经，经副交感神经节换神经元后支配舌下腺、下颌下腺和泪腺。③ **下泌涎核** inferior salivatory nucleus：位于延髓上部的网状结构。发出的纤维进入舌咽神经，经副交感神经节换神经元后支配腮腺。④ **迷走神经背核** dorsal nucleus of vagus nerve：位于迷走神经三角深面，舌下神经核的外侧，发出的纤维加入迷走神经，在橄榄背侧出脑，经所属靶器官的壁内神经节换元后支配颈部、胸和腹腔大部分脏器的活动。

4）内脏感觉柱：位于界沟外侧。此柱由单一的**孤束核** nucleus of solitary tract构成。它是一般和特殊（味觉）内脏感觉纤维的终止核，其中特殊内脏感觉纤维止于核的上端。面神经、舌咽神经和迷走神经中的内脏感觉纤维进入延髓后下行，组成**孤束** solitary tract，止于孤束核。

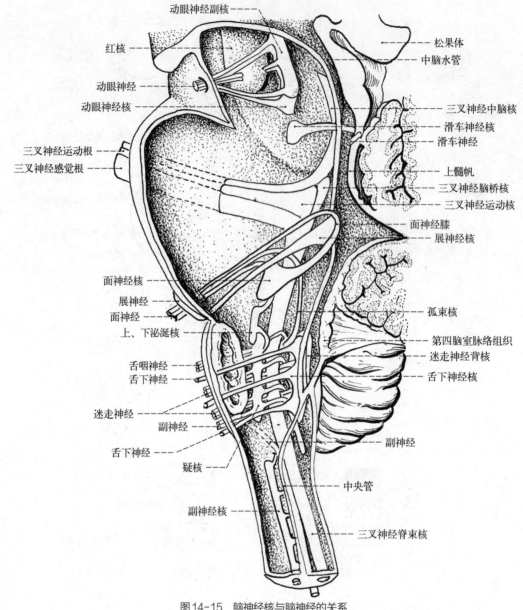

图14-15 脑神经核与脑神经的关系

5）一般躯体感觉柱：位于内脏感觉柱的腹外侧，由3对核团组成：① **三叉神经中脑核** mesencephalic nucleus of trigeminal nerve：位于中脑，与传导咀嚼肌、面肌和眼球外肌的本体感觉有关。② **三叉神经脑桥核** pontine nucleus of trigeminal nerve：在脑桥中部，与头面部的触觉传递有关。③ **三叉神经脊束核** spinal nucleus of trigeminal nerve：此核细长，是脊髓颈段后角胶状质和后角固有核向上的延续，向上直达脑桥，与三叉神经脑桥核相续；与头面部痛觉和温度觉的传导有关。

6）特殊躯体感觉核：① **蜗神经核** cochlear nucleus：分为蜗腹侧核和蜗背侧核，分别位于小脑下脚的腹外侧和背侧，此核接受内耳经蜗神经传入的初级听觉纤维。蜗神经核发出的纤维，大部分沿脑桥被盖前部越中线交叉到对侧上升，这些横行交叉的纤维构成**斜方体** trapezoid body；小部分纤维不交叉，在同侧上行，部分纤维经上橄榄核和外侧丘系核中继后上升加入外侧丘系。对侧交叉过来的纤维和同侧未交叉的纤维共同构成**外侧丘系** lateral lemniscus 上升，其中多数纤维终止于中脑下丘核，部分纤维直接进入间脑的内侧膝状体核；上橄榄核和外侧丘系核亦被认为是听觉传导路上的中继核。② **前庭神经核** vestibular nucleus：位于第四脑室底前庭区的深面，由**前庭上核** superior vestibular nucleus、**前庭下核**

inferior vestibular nucleus、前庭内侧核medial vestibular nucleus及前庭外侧核lateral vestibular nucleus构成。此核主要接受前庭神经传入的初级平衡觉纤维，还接受来自小脑的传入纤维；发出纤维组成前庭脊髓束和内侧纵束，调节伸肌张力以及参与完成视、听觉反射。另外部分纤维组成前庭小脑束，经小脑下脚进入小脑接受前庭神经的传入纤维，传导平衡觉。

（2）中继核：参与构成各种神经传导通路或反射通路。

1）薄束核gracile nucleus和楔束核cuneate nucleus：分别位于延髓薄束结节和楔束结节的深面（图14-16，图14-17），此二核分别接受脊髓后索内薄束和楔束终止的纤维。其传出纤维在本平面绕过中

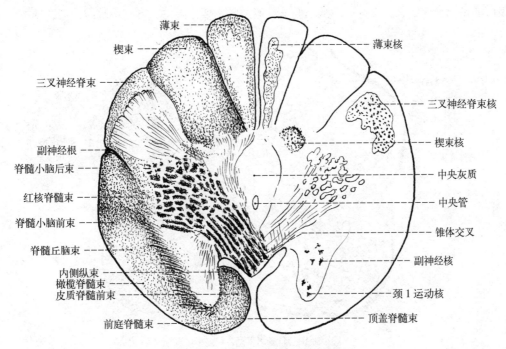

图14-16　延髓水平面（经锥体交叉）

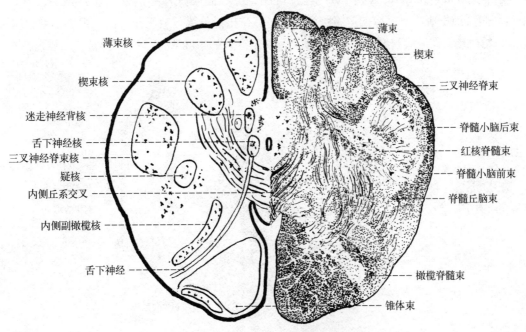

图14-17　延髓水平面（经内侧丘系交叉）

央灰质外侧形成**内弓状纤维** internal arcuate fibers，并在中央管腹侧越中线交叉至对侧，形成**内侧丘系交叉** decussation of medial lemniscus。交叉后的纤维在中线两侧、锥体束的后方折转上行，称为**内侧丘系** medial lemniscus，终止于背侧丘脑。薄束核和楔束核是向脑的高级部位传递躯干四肢意识性本体感觉和精细触觉冲动的中继核团。

2）**下橄榄核** inferior olivary nucleus：位于延髓橄榄的深面，由下橄榄主核、背侧副橄榄核和内侧副橄榄核组成（图14-18），此核在人类特别发达。下橄榄核广泛接受脊髓全长的上行投射纤维和脑干感觉性中继核团的传入纤维；还接受大脑皮质、背侧丘脑、基底核、红核和中脑的导水管周围灰质的下行投射纤维。下橄榄核发出纤维越过中线行向对侧，与脊髓小脑后束等共同组成小脑下脚，进入小脑。故下橄榄核可能是大脑皮质、红核等与小脑之间纤维联系的重要中继站，参与小脑对运动的调控。

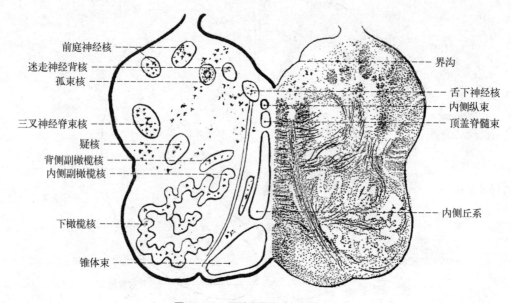

图14-18 延髓水平面（经橄榄中部）

3）**脑桥核** pontine nucleus：位于脑桥基底部的纤维束之间散在的灰质核团（图14-19，图14-20），接受来自同侧大脑皮质广泛区域的皮质脑桥纤维，其传出纤维横行交叉至对侧，组成小脑中脚进入小脑。因此，脑桥核可作为大脑皮质和小脑皮质之间纤维联系的中继站。

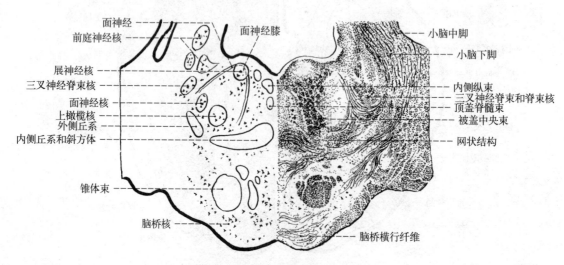

图14-19 脑桥水平面（经脑桥中下部）

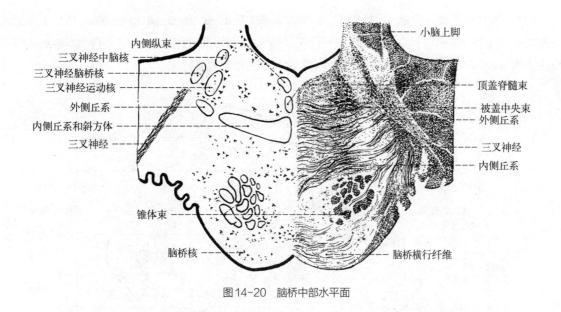

图14-20 脑桥中部水平面

4)下丘:位于中脑下部背侧,由明显的中央核及周围的薄层白质构成(图14-21)。此核为听觉传导通路的重要中继站,接受外侧丘系的大部分纤维,传出纤维经下丘臂投射至内侧膝状体。同时也是重要的听觉反射中枢,可发出纤维终止于上丘,再经顶盖脊髓束终止于脑干和脊髓,参与听觉反射活动。

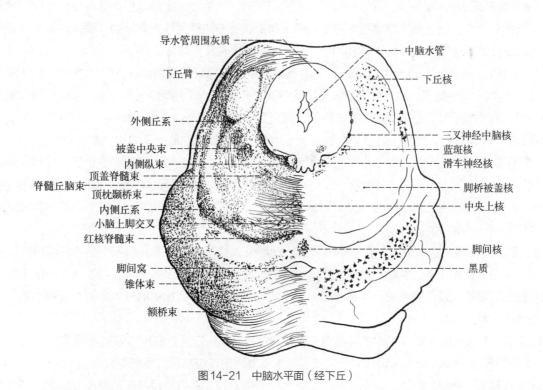

图14-21 中脑水平面(经下丘)

5)上丘:位于中脑上部背侧,由浅入深呈灰、白质相间排列的板层结构(图14-22),在人类构成重要的视觉反射中枢。上丘浅层的传入纤维主要来自大脑皮质视觉中枢和视网膜节细胞的轴突(视束),同时接受额叶皮质(8区)的皮质顶盖纤维,以参与两眼的迅速扫视运动。此核深层主要接受大脑皮质听觉中枢、脊髓、下丘核和各类听觉中继核的传入纤维。上丘的传出纤维主要由其深层发出,绕过中脑的导水管周围灰质，在中脑水管腹侧越过中线交叉，称**被盖背侧交叉**dorsal tegmental decussation，然后下降组成顶盖脊髓束，至颈段脊髓的中间带和内侧核，可使头、颈部完成视、听反射活动。部分传出纤维到达脑干网状结构，或顶盖的其他核团，以应答视觉和听觉刺激对眼的位置的反射。

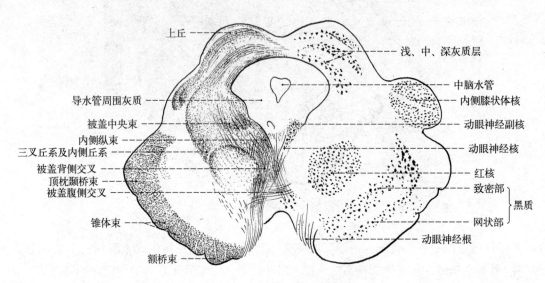

图14-22 中脑水平面（经上丘）

6）**顶盖前区**pretectal area：位于中脑和间脑的交界部，包括上丘上端至后连合及中脑水管周围灰质背外侧部的若干小核团。此区细胞直接接受经视束和上丘臂来的视网膜节细胞的纤维传入，发出纤维至双侧的动眼神经副核换元，从而使双眼同时完成直接和间接的瞳孔对光反射。

7）**红核**red nucleus：位于中脑上丘高度的被盖中央部，黑质的背内侧，上端延伸至间脑尾部（图14-22）。此核主要接受来自对侧半小脑新皮质及小脑中央核经小脑上脚传入的纤维。其传出纤维在上丘下部平面，被盖的腹侧部交叉至对侧形成**被盖腹侧交叉**ventral tegmental decussation，然后下行组成**红核脊髓束**rubrospinal tract，终止于脊髓颈段的前角运动细胞，以调节屈肌的张力和协调运动。

8）**黑质**substantia nigra：位于中脑被盖和大脑脚底之间，呈半月形，占据中脑全长，并伸入间脑尾部（图14-21，图14-22）。根据其细胞构筑，黑质可分为两部：**黑质网状部**reticular part和**黑质致密部**compact part。黑质致密部细胞主要为多巴胺能神经元，其合成的多巴胺可经黑质纹状体纤维释放至纹状体，以调节纹状体的功能。

3. 脑干的白质 脑干中的白质主要由长上行纤维束、长下行纤维束和出入小脑的纤维组成。长上行纤维束主要有内侧丘系、脊髓丘脑束、外侧丘系、三叉丘脑束和内侧纵束等；长下行纤维束主要有锥体束及红核脊髓束、顶盖脊髓束、前庭脊髓束、网状脊髓束等；出入小脑的纤维主要有脊髓小脑前、后束，小脑中脚和上脚等。

（1）长上行（感觉）纤维束：包括内侧丘系、脊髓丘脑束、三叉丘脑束和外侧丘系等。

1）**内侧丘系**medial lemniscus：为薄束核和楔束核发出的二级感觉纤维所组成（图14-16～18）。此束依次穿过延髓、脑桥和中脑，止于背侧丘脑腹后外侧核。该丘系内传递身体不同部位感觉的纤维有明确的定位排列关系：在延髓，此束位于中线两侧，锥体的后方。传递下肢感觉的纤维位于腹侧部，传递上肢感觉的纤维位于背侧部；在脑桥，行于基底和被盖之间，纵行穿过斜方体。传递上肢感觉的纤维靠近中线，传递下肢感觉的纤维位于外侧；在中脑，斜行位于红核背外侧，纤维排列和脑桥部相似。内侧丘系传递对侧躯干、四肢的本体感觉和精细触觉。

2）**脊髓丘脑束**spinothalamic tract：为脊髓内脊髓丘脑侧束和脊髓丘脑前束的延续（图14-17），两者在脑干内逐渐靠近，又称**脊丘系**。该纤维束与止于脑干网状结构的脊髓网状束、止于中脑顶盖和中脑水管周围灰质的脊髓中脑束相伴。在延髓，它们位于外侧区，下橄榄核的背外侧；在脑桥和中脑，位于内侧丘系的背外侧。脊髓丘脑束最后终止于背侧丘脑腹后外侧核。该束传递对侧躯干、四肢的痛温觉和粗略触压觉。

3）**三叉丘脑束** trigeminothalamic tract：又称**三叉丘系** trigeminal lemniscus，由三叉神经脊束核及大部分三叉神经脑桥核发的二级感觉纤维所组成（图14-21，图14-22）。两个核团的传出纤维首先越过中线至对侧上行，形成三叉丘脑束，紧贴于内侧丘系的背外侧，最终止于背侧丘脑腹后内侧核。该纤维束主要传导对侧头面部皮肤、牙及口、鼻黏膜的痛温觉和触压觉。三叉神经脑桥核有部分神经元发出传导牙和口腔黏膜触、压觉的纤维直接进入同侧三叉丘脑束，止于同侧的背侧丘脑腹后内侧核。

4）**外侧丘系** lateral lemniscus：由起于双侧蜗神经核和双侧上橄榄核的纤维所组成（图14-18，图14-19，图14-21）。蜗神经核和上橄榄核发的二、三级听觉纤维大部分经脑桥中、下部的被盖腹侧部横行，越过中线交叉至对侧，形成斜方体（其外侧部被上行的内侧丘系纤维所穿过），然后在上橄榄核的外侧折转上行，构成外侧丘系；少部分纤维不交叉，加入同侧的外侧丘系而上行。该丘系在脑桥行于被盖的腹外侧边缘部，在中脑的下部进入下丘核，大部分纤维在此终止换元，部分纤维则止于内侧膝状体。外侧丘系主要传导双侧耳的听觉冲动。

5）**脊髓小脑前、后束** anterior and posterior spinocerebellar tracts：此二束起于脊髓，行于延髓外侧的周边部（图14-17），脊髓小脑后束在延髓上部参与构成小脑下脚进入小脑；脊髓小脑前束继续上行，在脑桥上部经小脑上脚进入小脑。二束均参与非意识性本体感觉的反射活动。

6）**内侧纵束** medial longitudinal fasciculus：主要由来自前庭神经核、中脑的Cajal中介核、Darkschewitsch核以及网状结构的传出纤维组成（图14-17，图14-21）。前庭神经核发出的纤维部分交叉至对侧，部分不交叉，然后在室底灰质的腹侧，紧靠中线两侧走行。部分纤维上行止于双侧动眼神经核、滑车神经核和展神经核；部分纤维下行构成内侧纵束的降部，止于颈段脊髓的中间带和前角内侧核。内侧纵束的功能主要是协调眼外肌之间的运动，调节眼球的慢速运动和头部姿势。

（2）长下行（运动）纤维束

1）**锥体束** pyramidal tract：主要由大脑皮质中央前回及中央旁小叶前部的巨型锥体细胞（Betz细胞）和其他类型锥体细胞发出的轴突构成，亦有部分纤维起自额、顶叶的其他皮质区（图14-15，图14-16，图14-18，图14-19，图14-22）。该锥体束纤维经端脑的内囊下行达脑干，穿行于中脑的大脑脚底中3/5，脑桥基底，至延髓腹侧聚集为延髓的锥体。

锥体束包括两部分：皮质核束（又称皮质延髓束）和皮质脊髓束。皮质核束纤维在脑干内下行中发出分支终止于大部分双侧的一般躯体运动核和特殊内脏运动核（其中面神经核的下部和舌下神经核只接受对侧的皮质核束纤维），以支配大部分双侧的头面部骨骼肌和对侧眼裂以下的表情肌及对侧的舌肌。皮质脊髓束穿过脑干直达锥体下端，大部分纤维在此越中线交叉至对侧，形成锥体交叉，交叉后的纤维在对侧脊髓外侧索内下降，称皮质脊髓侧束；小部分未交叉的纤维仍在同侧脊髓前索内下降，称皮质脊髓前束。皮质脊髓束主要支配对侧肢体骨骼肌和双侧躯干肌的随意运动。

2）**其他起自脑干的下行纤维束**：在延髓内除上述锥体束外，还有起自对侧红核的红核脊髓束，行于中脑和脑桥被盖的腹侧和腹外侧；起自上丘的顶盖脊髓束，行于脑干中线的两侧，内侧纵束的腹侧；起自前庭核的前庭脊髓束和起于网状结构的网状脊髓束等。

4. 脑干网状结构 脑干的网状结构是指在延髓、脑桥、中脑的中央灰质以及第四脑室室底灰质的前外侧，脑干的被盖区内，除了明显的脑神经核和非脑神经核（中继核）以及长的纤维束之外，还有一个非常广泛的区域，存在着纵横交错成网状的神经纤维，其间散在有大小不等的神经细胞团块，此区域即为脑干的网状结构（图14-17，图14-18，图14-22，图14-23）。

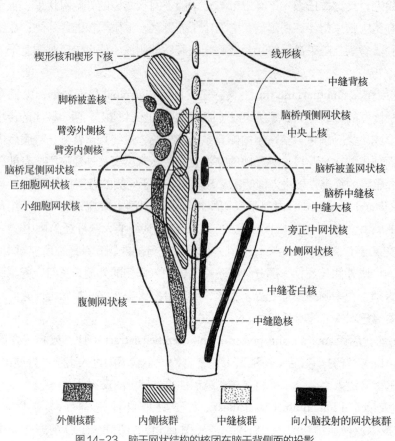

图14-23 脑干网状结构的核团在脑干背侧面的投影

（1）脑干网状结构的主要核团：弥散在网状结构内的神经元，部分聚集形成神经核。根据细胞的构筑及所在位置，脑干网状结构的核团大致可分为中缝核群、内侧核群和外侧核群。

1）中缝核群：位于脑干中缝的两侧，主要由5-羟色胺能神经元构成，如**中缝背核**nucleus raphes dorsalis、**中缝大核**nucleus raphes magnus等。在中缝核的外侧，尚存在与小脑相联系的核团，如**旁正中网状核**paramedian reticular nucleus等。

2）内侧核群：靠近中线，在中缝核的外侧，占据网状结构内侧2/3，如**巨细胞网状核**gigantocellular reticular nucleus、**腹侧网状核**ventral reticular nucleus、**脑桥网状核**pontine reticular nuclei等。内侧核群主要接受外侧核群、脊髓及脑神经感觉核的传入纤维，也可接受中脑顶盖区的视、听觉传入纤维；发出长的上、下行传出纤维，构成脑干网状结构的"效应区"。

3）外侧核群：位于内侧核群的外侧，占据网状结构的外侧1/3。大部分为肾上腺素和去甲肾上腺素能神经元，如**外侧网状核**lateral reticular nucleus、**小细胞网状核**parvocellular reticular nucleus和**臂旁核**parabrachial nuclei等。外侧核群接受广泛的传入投射，包括大部分上行传导通路的侧支，构成脑干网状结构的"感受区"，发出传出纤维到达内侧核群。

（2）脑干网状结构的纤维联系及功能

1）与大脑的联系及上行激动系统：经脑干上行的各种特异性感觉传导路，均可发出侧支进入网状结构外侧核群，中继后到达内侧核群，或直接进入内侧核群。再由此发出上行纤维终止于背侧丘脑的非特异性核团及下丘脑。如此，特异性的感觉信息转化为非特异性的信息，广泛地投射到大脑皮质。这种非特异性的上行投射系统称为网状结构的上行激动系统。该系统可使大脑皮质保持适度的意识和清醒，对各种传入信息有良好的感知能力，如该系统损伤，则会导致不同程度的意识障碍。

2）与脊髓的联系及调节躯体运动：脑干网状结构的内侧核群发出网状脊髓束，终止于脊髓前角运动细胞，可对肌张力产生增强或减弱的调节作用。起自中脑和脑桥的纤维（如部分脑桥网状脊髓束）可兴奋脊髓前角的α和γ-运动神经元，从而增强肌张力，其兴奋、增强作用为自主性的；而由延髓下行的纤维则可抑制γ-运动神经元，使肌张力减弱，这种抑制和减弱只有在大脑皮质的作用下才发挥效应。

3）脑干内部的联系及调节内脏活动：在脑干的网状结构中，存在着重要的生命中枢，如心血管运动中枢和呼吸中枢，以及血压调节中枢和呕吐中枢等。脑干网状结构外侧核群中的肾上腺素和去甲肾上腺素能神经元，有的发出纤维投射至迷走神经背核、疑核和孤束核，参与胃肠和呼吸反射；有的发出纤维参与心血管、呼吸、血压和化学感受器的反射活动，并对痛觉的传递进行调制。

4）参与睡眠发生，抑制痛觉传递：中缝核群中的5-羟色胺能神经元，发出上行投射纤维到达大脑皮质，使大脑皮质受到抑制，产生睡眠作用；发出下行纤维投射到脊髓后角和脊髓胸段侧角，参与痛觉和心血管运动的调节。

5．脑干各代表性横向联合切面

（1）锥体交叉切面：在延髓下端腹侧部，左右锥体束纤维经中央管灰质腹侧交叉越边，组成锥体交叉，交叉纤维使前正中裂中断（图14-16）。在此阶段的前角内有自颈髓上延的副神经核。位于后束的薄束和楔束深面，分别出现了薄束核和楔束核，楔束外侧有三叉神经脊束，该束的内侧为三叉神经脊束核，中央管周围的灰质称中央灰质，前角的背外侧为网状结构。脊髓丘脑束，脊髓小脑前、后束和红核脊髓束位于相当于脊髓外侧索的部位。

（2）内侧丘系交叉切面：位于锥体交叉平面稍上方，该切面最明显的变化是：薄、楔束核增大，并发出纤维绕行于中央灰质的外缘，称内弓状纤维，于中央管腹侧交叉越边形成内侧丘系交叉（图14-17）。交叉后的纤维于中线两侧上行，称为内侧丘系。锥体束聚集而成的锥体位于其腹侧。网状结构位于中央灰质的腹外侧，其他纤维束的位置与前平面相比变化不大。

（3）橄榄中部横切面：该平面主要的变化包括：锥体背外侧橄榄的深面出现下橄榄核，中央管敞开形成第四脑室，脑室底与锥体之间的部分称为被盖部。室底灰质以界沟为界，界沟内侧为运动性脑神经核，外侧属感觉性。自正中沟两侧向外依次有舌下神经核、迷走神经背核、孤束核及其包围的孤束和前庭神经核。在室底灰质腹侧的网状结构中有疑核。在中线的两侧，由腹侧向背侧依次有锥体束、内侧丘系、顶盖脊髓束和内侧纵束。脊髓小脑后束已加入小脑下脚，在小脑下脚的腹内侧可见三叉神经脊束及其内侧的三叉神经脊束核。在下橄榄的背侧有舌咽神经、迷走神经和副神经根出脑，在锥体和橄榄之间有舌下神经出脑（图14-18）。

（4）脑桥下部横切面（经面神经丘）：脑桥在横切面上可分为位于腹侧的基底部和位于背侧的被盖部（图14-19），两者之间以横行的斜方体为界，纵行的内侧丘系从斜方体中间穿过，斜方体纤维在上橄榄核外侧缘折向上行成为外侧丘系。脑桥基底部含纵横交织的纤维，脑桥核散在其中，它们发出横行的纤维越边交叉到对侧，并向外聚集形成小脑中脚，向后进入小脑。纵行的纤维有锥体束等，前者被横行脑桥小脑纤维分成若干小束。脑桥被盖部与延髓被盖部延续，其外侧有小脑下脚进入小脑，室底中线两侧与界沟之间有隆起的面神经丘，深面有面神经膝和展神经核。界沟的外侧可见前庭神经核。面神经核位于外侧丘系的背内侧，它发出纤维绕展神经核，然后再转向腹外侧出脑，三叉神经脊束核和三叉神经脊束位居面神经核背外侧。网状结构位居被盖中央，其他纤维束的位置与前述延髓上部切面大致相同。

（5）脑桥中部横切面（通过三叉神经根）：脑桥基底部的结构同上一切面，但变得宽大，被盖部背侧第四脑室缩小，小脑上脚、中脚自内向外构成其侧壁。三叉神经根穿小脑中脚入被盖部，其外侧有三叉神经脑桥核，内侧有三叉神经运动核（图14-20）。

（6）脑桥上部横切面（经滑车神经交叉）：脑桥基底部变小，纵行纤维位居基底部外缘。第四脑室缩得更小，室顶为上髓帆。滑车神经根在上髓帆内交叉后出脑。外侧丘系位于被盖外侧浅表部，其腹内侧为脊髓丘系、内侧丘系和三叉丘系。三叉神经中脑核位居室周灰质的外侧，其腹内侧为蓝斑。小脑上脚纤维在被盖腹侧网状结构的中线上越边，形成小脑上脚交叉。

（7）下丘横切面：中脑横切面由背侧向腹侧包括顶盖、中脑导水管周围灰质和大脑脚（图14-21）。顶盖由顶盖前区、上丘和下丘组成；大脑脚底由纵行的纤维束构成，自内侧向外侧依次为额桥束、锥体束及顶、枕、颞桥束；大脑脚底的背侧是黑质，黑质背侧与中脑导水管周围灰质腹外侧之间的部分为中脑被盖。该平面的顶盖为下丘，外侧丘系的纤维散入其内。内侧纵束位于导水管中央灰质腹侧的中线两侧，滑车神经核位于该束的背侧，该束的腹侧有小脑上脚交叉，交叉纤维的腹侧为红核脊髓束。内侧丘系位于黑质背侧，脊髓丘系位于内侧丘系背外侧，三叉丘系位于其背内侧。网状结构位于被盖的背外侧部。

（8）上丘横切面：该平面顶盖部为上丘，在导水管周围灰质腹侧有动眼神经核位于其背内侧的动眼神经副核（图14-22），该二核发出动眼神经根纤维行向腹侧，于大脑脚底内侧出脑。在被盖部有大而圆的红核，其外侧是内侧丘系、三叉丘系和脊髓丘系，在红核的前内侧有顶盖脊髓束交叉，腹侧有红核脊髓束交叉、大脑脚底、黑质等。

【知识拓展】

1. 延髓内侧综合征 由一侧供应延髓的椎动脉分支阻塞所致。若为一侧损伤，称为舌下神经交叉性瘫，累及的结构有锥体、内侧丘系和舌下神经根。临床表现有：对侧上、下肢痉挛性瘫痪；对侧躯干和肢体位置、运动觉和精细触觉消失；伸舌时舌尖偏向患侧。

2. 延髓外侧综合征 又称Wallenberg综合征，由支配延髓外侧区的椎动脉分支小脑下后动脉阻塞所致。损伤的结构有三叉神经脊束和脊束核、脊髓丘脑束和疑核。患者表现为：损伤同侧头面部及对侧躯干、肢体痛觉、温度觉减退或消失；同侧软腭、咽喉肌麻痹致吞咽困难、声音嘶哑。若伤及由下丘脑投射到胸髓中间带外侧核的交感神经下行通路，可引起Horner综合征，表现为损伤侧瞳孔缩小、上睑下垂、面部皮肤潮红及汗腺分泌障碍。若病变向背外侧扩展，可伤及小脑下脚或前庭神经核，患者会出现小脑性共济失调和眩晕等。

3. 脑桥基底部综合征 伤及一侧脑桥中下部基底，可损伤皮质脊髓束、展神经根。表现为：对侧上、下肢硬瘫；同侧眼球不能外展。

4. Weber综合征 中脑脚底部损伤所致，损伤的结构有皮质脊髓束和动眼神经根。患者表现为对侧上、下肢硬瘫，同侧眼外肌除外直肌和上斜肌外均瘫痪，瞳孔散大。

5. 震颤性麻痹 又称Parkinson病，是由于黑质的多巴胺神经元因某些病因而发生变性，黑质和新纹状体内多巴胺水平降低所致。患者表现为肌肉强直，运动受限、减少并出现震颤。

（付升旗编写，徐国成绘图）

二、小脑

小脑cerebellum位于颅后窝，在延髓和脑桥后方，借小脑下脚与延髓相连，小脑中脚与脑桥相连，小脑上脚与中脑相连。小脑背侧面平坦并与小脑幕贴近。小脑与延髓及脑桥背面的腔隙即第四脑室。小脑是重要的运动调节中枢。

（一）小脑的外形和分叶

小脑两侧部膨大，称**小脑半球** cerebellar hemispheres；中间部狭窄，称**小脑蚓** vermis（图 14-24，图 14-25）。小脑上面稍平坦，其前、后缘凹陷，称**小脑前、后切迹** anterior and posterior cerebellar notches；下面膨隆，在小脑半球下面的前内侧，各有一突出部，称**小脑扁桃体** tonsil of cerebellum。小脑扁桃体紧邻延髓和枕骨大孔的两侧，当颅内压增高时，小脑扁桃体有可能被挤压入枕骨大孔，形成枕骨大孔疝（或称小脑扁桃体疝），压迫延髓，可危及生命。小脑蚓的上面略高出小脑半球之上；下面凹陷于两半球之间，从前向后依次为**小结** nodule、**蚓垂** uvula of vermis、**蚓锥体** pyramid of vermis 和**蚓结节** tuber of vermis。小结向两侧以**绒球脚** peduncle of flocculus 与位于小脑半球前缘的**绒球** flocculus 相连。

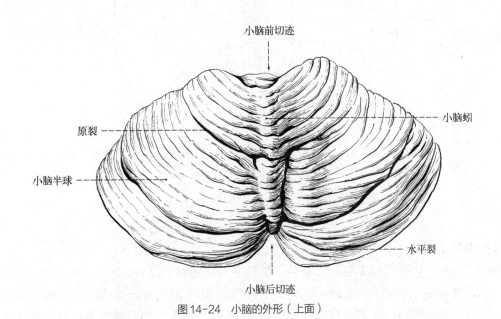

图 14-24 小脑的外形（上面）

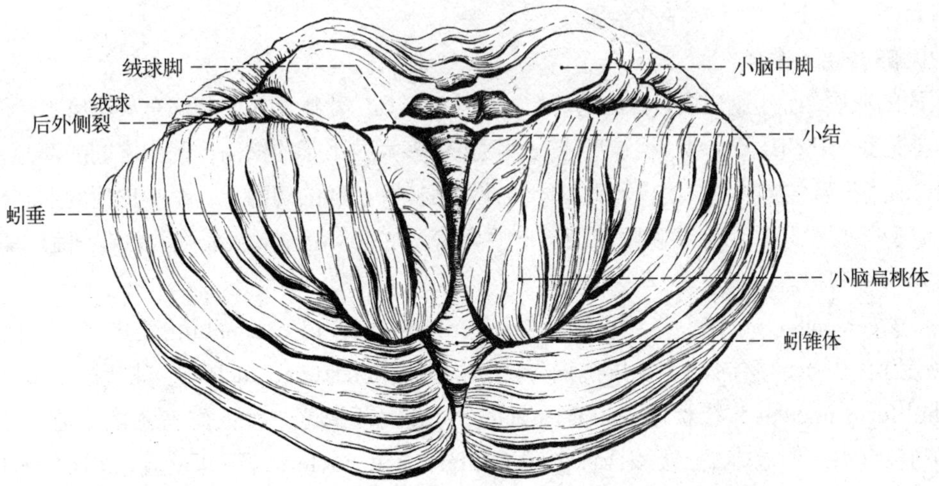

图 14-25 小脑的外形（前面）

小脑表面有许多相互平行的浅沟，将其分为许多狭窄的小脑叶片。其中小脑上面前、中 1/3 交界处有一略呈"V"形的深沟，称**原裂** primary fissure；小脑下面绒球和小结的后方有一深沟，称**后外侧裂** posterolateral fissure；在小脑半球后缘，有一明显的**水平裂** horizontal fissure。根据原裂和后外侧裂以及小脑的发生，可将小脑分成三叶：绒球小结叶、前叶和后叶。绒球小结叶，包括半球上的绒球和小脑蚓前端的小结；前叶为小脑上面原裂以前的部分；后叶为原裂以后的部分，占小脑的大部。前叶和后叶又合称**小脑体**corpus of cerebellum。小脑体由内向外分为3个纵区，即小脑蚓、中间部和外侧部（图14-26）。

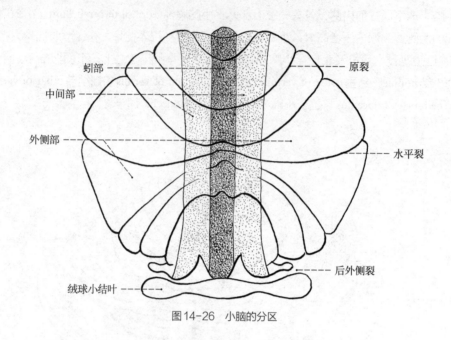

图14-26 小脑的分区

（二）小脑功能分区

绒球小结叶主要与前庭神经核和前庭神经相联系，称**前庭小脑**vestibulocerebellum，在进化上该部出现最早，故又称**原小脑**archicerebellum；小脑蚓和半球中间部共同组成**旧小脑**paleocerebellum，主要接受来自脊髓的信息，又称**脊髓小脑**spinocerebellum；小脑外侧部接受大脑皮质经脑桥核中继后的信息，称**大脑小脑**cerebrocerebellum；进化上出现最晚，与大脑皮质的发展有关，又称**新小脑**neocerebellum。

（三）小脑的内部结构

小脑表面的灰质，称小脑皮质；深面的白质，称小脑髓质。小脑髓质内隐藏有灰质核团，称小脑核。

1. **小脑皮质**cerebellar cortex 小脑半球表面可见许多大致平行的横沟，两沟之间的部分，称**小脑回**cerebellar gyrus。各部小脑叶片的结构大致相同。在垂直叶片长轴的切面上，小脑皮质的细胞构筑从外至内分为3层：分子层、梨状细胞层和颗粒层。皮质内有5种神经元：梨状细胞、颗粒细胞、**高尔基细胞**Golgi cell、星形细胞和篮细胞（图14-27）。

2. **小脑核**cerebellar nuclei 又称**小脑中央核**central nuclei of cerebellum，位于小脑内部，埋于小脑髓质内（图14-28）。共有4对，由内侧向外侧依次为**顶核**fastigial nucleus、**球状核**globose nucleus、**栓状核**emboliform nucleus和**齿状核**dentate nucleus。其中顶核位于第四脑室顶的上方，小脑蚓的白质内，属于原小脑；球状核和栓状核合称**中间核**interposed nuclei，属于旧小脑。小脑核中最重要的是顶核和齿状核。齿状核最大，位于小脑半球的白质内，呈皱缩的口袋状，袋口朝向前内方，属于新小脑。

3. **小脑髓质（白质）** 小脑的白质由3类纤维构成。

（1）小脑皮质梨状细胞发出的轴突终止于小脑中央核及中央核投射至小脑皮质的纤维。

（2）相邻小脑叶片间或小脑各叶之间的联络纤维。

（3）联系小脑与小脑以外其他脑区的传入、传出纤维。主要组成3对小脑脚：小脑上、中、下脚。

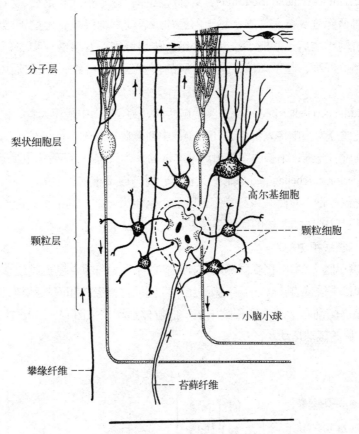

图 14-27 小脑皮质细胞的构造

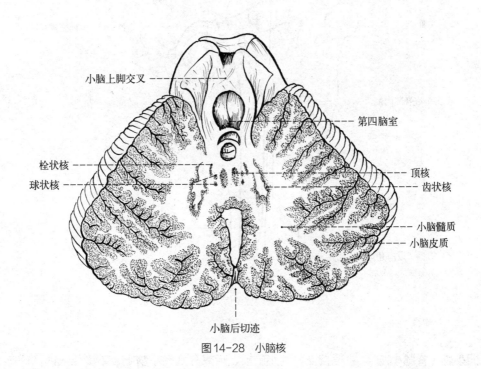

图 14-28 小脑核

1）小脑下脚 inferior cerebellar peduncle：又称绳状体，连于小脑和延髓、脊髓之间。包含小脑的传入纤维和传出纤维两部分。传入纤维：起于前庭神经、前庭神经核、延髓下橄榄核、延髓网状结构进入小脑的纤维；脊髓小脑后束及楔小脑束的纤维。传出纤维：发自绒球和部分小脑蚓部皮质，止于前庭神经核的小脑前庭纤维；起于顶核，止于延髓的顶核延髓束纤维，包括顶核前庭纤维和顶核网状纤维。

2）小脑中脚 middle cerebellar peduncle：又称脑桥臂，为3个脚中最粗大者，位于最外侧，连于小脑和脑桥之间。其主要成分为小脑传入纤维，几乎全部由对侧脑桥核发出的脑桥小脑纤维构成，只有少许脑桥网状核到小脑皮质的纤维；小脑中脚传出纤维非常稀少，只有小脑至脑桥的纤维。

3）小脑上脚 superior cerebellar peduncle：又称结合臂，连于小脑和中脑、间脑之间。其中主要传出纤维为起自小脑中央核，止于对侧红核和背侧丘脑的小脑传出纤维；其中小脑传入纤维主要有脊髓小脑前束、三叉小脑束及起自顶盖和红核的顶盖小脑束、红核小脑束等。

（四）小脑的纤维联系和功能

1. 原小脑（前庭小脑）　主要接受同侧前庭神经初级平衡觉纤维和前庭神经核经小脑下脚的传入纤维，其传出纤维经顶核中继或直接经小脑下脚终止于同侧前庭神经核和网状结构，在此中继后发出前庭脊髓束和内侧纵束至脊髓前角运动细胞和脑干的一般躯体运动核（图14-29），控制躯干肌和眼外肌运动，维持身体平衡，协调眼球运动。

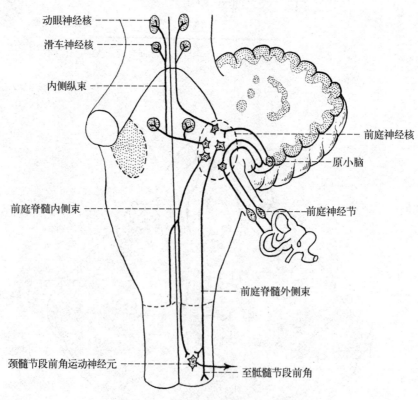

图14-29　原小脑的传入、传出纤维联系

2. 旧小脑（脊髓小脑）　主要接受脊髓小脑前、后束分别经小脑上、下脚传入的本体感觉冲动，其传出纤维主要投射至顶核和中间核，中继后发出纤维到前庭神经核、脑干网状结构和红核，再经前庭脊髓束、网状脊髓束以及红核脊髓束来影响脊髓前角运动细胞（图14-30），与调节肌张力有关。

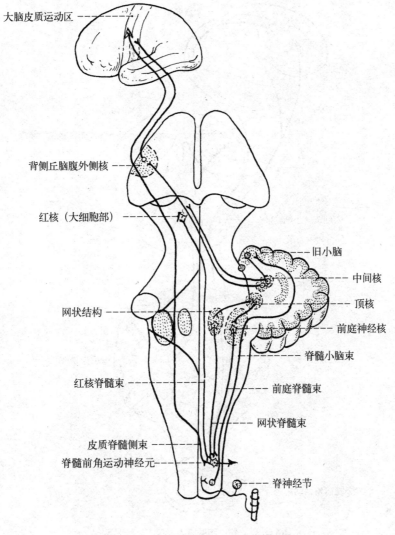

图14-30 旧小脑的传入、传出纤维联系

3. **新小脑（大脑小脑）** 主要接受皮质脑桥束在脑桥核中继后经小脑中脚传入的纤维（图14-31）。发出纤维在齿状核中继后经小脑上脚至对侧的红核和对侧背侧丘脑腹前核及腹外侧核，后者再发出纤维投射到大脑皮质躯体运动区，最后经皮质脊髓束下行至脊髓，调控骨骼肌的随意、精细运动。

【知识拓展】

1. **原小脑综合征** 前庭小脑损伤所致，患者表现为平衡失调、站立不稳、行走时两腿间距过宽、步态蹒跚。

2. **新小脑综合征** 小脑半球损伤所致，也常累及旧小脑。患者表现有：患侧肢体共济失调，运动时关节与肌肉之间不协调，不能准确地用手指点鼻（指鼻试验阳性），不能快速做交替运动（轮替运动不能）；肢体运动时，表现为非随意有节奏的摆动，当接近目标时，摆动加剧（意向性震颤），此外，患者还表现为肌张力低下和眼球震颤。

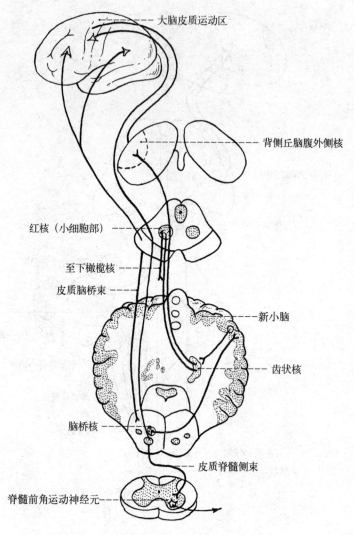

图14-31 新小脑的传入、传出纤维联系

三、间脑

间脑diencephalon位于两侧大脑半球与中脑之间。因大脑半球的高度发展，背侧部和两侧面被大脑半球所掩盖，腹侧部的视交叉、视束、灰结节、漏斗、垂体和乳头体外露于脑底。虽然间脑体积还不及中枢神经部的2%，但结构和功能十分复杂，是仅次于端脑的中枢神经高级部位。间脑分背侧丘脑、后丘脑、上丘脑、下丘脑和底丘脑五部分。间脑内部位于正中矢状面的窄隙，称第三脑室（图14-32，图14-33）。

（一）背侧丘脑

1. **背侧丘脑的外形** 背侧丘脑dorsal thalamus又称丘脑thalamus，系一对卵圆形的灰质团块，借丘脑间黏合相连（图14-33），丘脑的前端隆凸，称**丘脑前结节**anterior thalamic tubercle；后端膨大，称**丘脑枕**pulvinar；外侧面紧邻内囊，内侧面参与形成第三脑室的侧壁；内侧面有一自室间孔走向中脑水管的浅沟，称**下丘脑沟**hypothalamic sulcus，它是背侧丘脑与下丘脑的分界线。背外侧面的外侧缘与端脑尾状核间，隔有白色的纤维束，称**终纹**terminal stria。

在背侧丘脑内部有一自外斜向内下的"Y"形白质板，称**内髓板**internal medullary lamina，将背侧丘脑分隔为三部分（图14-34）：内髓板前部分叉处前方的前核群；内侧核群、外侧核群分别位于内髓板的内侧和外侧。外侧核群分为背、腹两层，这两层核团之间无天然界线。背层核群由前向后分为背

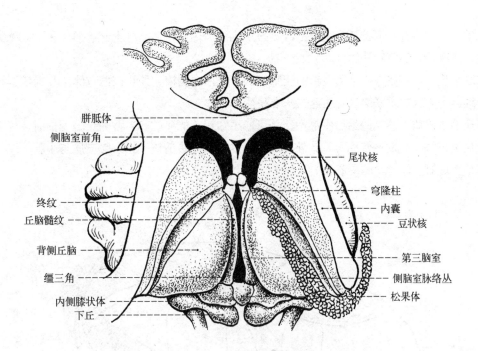

图 14-32 间脑和尾状核（后面）

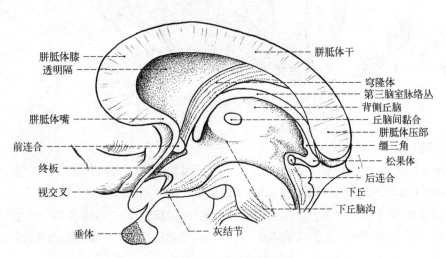

图 14-33 脑正中矢状面

外侧核、后外侧核和丘脑枕；腹层核群由前向后分为**腹前核** ventral anterior nucleus、**腹中间核** ventral intermediate nucleus（又称腹外侧核）和**腹后核** ventral posterior nucleus，腹后核又分为**腹后外侧核** ventral posterolateral nucleus 和**腹后内侧核** ventral posteromedial nucleus。此外，在内髓板有若干板内核，第三脑室侧壁的薄层灰质称正中核；在背侧丘脑外面还有薄层的丘脑网状核。

2. 背侧丘脑的核团　上述众多的背侧丘脑核团按进化的先后顺序可归纳为以下3类。

（1）非特异性投射核团：在进化上比较古老，包括正中核、网状核和板内核等，主要接受脑干网状结构的传入纤维，传出纤维至下丘脑和纹状体等结构，与这些结构形成往返的纤维联系。脑干网状结构上行激动系统的纤维，经这些核团中继后，投射到大脑皮质广泛区域，维持机体的清醒状态。

（2）特异性中继核团：在进化上属较新的丘脑核群。包括腹前核、腹中间核（腹外侧核）和腹后核。其中腹前核和腹中间核主要接受小脑齿状核、纹状体和黑质的纤维，发出纤维到大脑皮质运动区。腹后内侧核接受三叉丘系和由孤束核发出的味觉纤维；腹后外侧核接受内侧丘系和脊髓丘系的纤维。腹后核发出纤维经内囊后肢投射到大脑皮质中央后回的躯体感觉中枢。上述腹后核的传入纤维的终止有严格的定位关系，即传导头面部感觉信息的纤维投射到腹后内侧核；传导上肢、躯干和下肢感觉信息的纤维由内向外依次投射到腹后外侧核。

（3）联络性核团：在进化上属最新的丘脑核群。包括内侧核、外侧核群背侧核及前核群，接受广泛的传入纤维，与大脑皮质联络区有往返的纤维联系。

背侧丘脑是皮质下感觉的最后中继站，并可能感知粗略的痛觉。当背侧丘脑受损时，可引起感觉功能障碍和痛觉过敏、自发性疼痛等。此外，通过腹中间核和腹前核，将大脑皮质与小脑、纹状体、黑质连为一体，实现对躯体运动的调节。

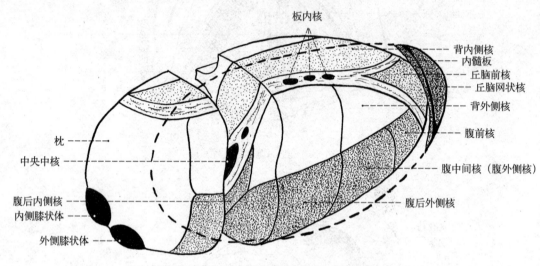

图14-34 右侧背侧丘脑核团的立体示意图

（二）后丘脑

后丘脑 metathalamus 位于丘脑枕的下外方，中脑顶盖的上方，为两对小隆起。包括**内侧膝状体** medial geniculate body 和**外侧膝状体** lateral geniculate body。内侧膝状体借下丘臂连接下丘，接受听觉纤维，发出的纤维称听辐射，此辐射经内囊后肢终于大脑皮质的听区。外侧膝状体位于内侧膝状体外侧，借上丘臂连接上丘，接受视束传来的视觉纤维，发出的纤维称视辐射，此辐射经内囊后肢终于大脑皮质的视区。

（三）上丘脑

上丘脑 epithalamus 位于第三脑室顶部周围，主要包括丘脑髓纹、缰三角、缰连合和**松果体** pineal body。丘脑髓纹是一对前后方向的纤维束，丘脑髓纹后端的扩大部分，称缰三角，内有缰核。缰核是边缘系统与中脑间的中继站。

（四）下丘脑

1. 下丘脑的位置和外形 下丘脑 hypothalamus 位于背侧丘脑的下方，组成第三脑室侧壁的下半和底壁，上方借下丘脑沟与背侧丘脑分界，前端达室间孔，后端与中脑被盖相续。下面最前部是**视交叉** optic chiasma，视交叉的前上方连接终板，后方有**灰结节** tuber cinereum，向前下移行于**漏斗** infundibulum，漏斗下端与**垂体** hypophysis 相接，灰结节后方有一对圆形隆起，称**乳头体** mammillary body。

2. 下丘脑的分区及主要核团 下丘脑自前至后分为视前区、视上区、结节区和乳头体区，各区又以穹隆柱为标志，分内侧部和外侧部。视前区位于终板与前连合和视交叉连线之间，核团有视前核。视上区位于视交叉上方，核团有**视上核** supraoptic nucleus、**室旁核** paraventricular nucleus 和下丘脑前核。结节区位于漏斗上方，核团有**漏斗核** infundibular nucleus、腹内侧核和背内侧核。乳头体区包括乳头体及其背侧灰质，核团有乳头体核和下丘脑后核（图14-35）。

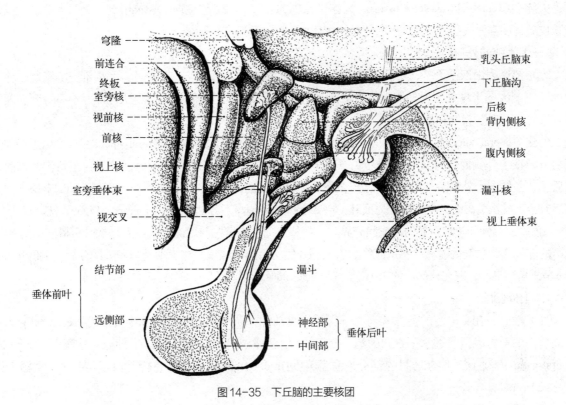

图14-35 下丘脑的主要核团

3. 下丘脑的纤维联系 大脑、下丘脑和脑干之间有复杂的纤维联系。纤维联系主要有四方面：① 与边缘系统的联系：借终纹与杏仁体相联系，借穹隆与海马结构相联系，借前脑内侧束与隔区相联系。② 与脑干和脊髓的联系：主要是与自主神经核群相联系。③ 与背侧丘脑的联系：主要是通过乳头丘脑束与丘脑前核群相联系。④ 与垂体的联系：将视上核和室旁核产生的血管升压素和催产素，经视上垂体束和室旁垂体束运至神经垂体。结节垂体束（结节漏斗束）将漏斗核及邻近室周区合成分泌的ACTH、促激素释放或抑制激素运送至垂体前叶，调控前叶的内分泌功能。

4. 下丘脑的功能 ① 神经内分泌中心：通过下丘脑与垂体间的联系，将神经调节与体液调节融为一体。② 内脏神经调节：下丘脑是皮质调节交感神经和副交感神经的主要结构。③ 食物摄入调节：通过下丘脑饱食中枢和摄食中枢调节摄食行为。④ 体温调节：下丘脑前区和后区分别对体温升高和降低敏感，体温升高时启动散热机制，体温降低时启动产热机制。⑤ 昼夜节律调节。

（五）底丘脑

底丘脑 subthalamus 是位于背侧丘脑和中脑被盖间的过渡区，内含底丘脑核，与黑质、红核、苍白球之间有纤维联系，属锥体外系结构。

（六）第三脑室

第三脑室 third ventricle 是位于两侧背侧丘脑和下丘脑之间的狭窄腔隙。前方借左、右室间孔与侧脑室相通，后方借中脑水管与第四脑室相通，顶部为第三脑室脉络组织，底部为乳头体、灰结节和视交叉。

（苗莹莹编写，徐国成绘图）

四、端脑

端脑 telencephalon 是脑的最发达部分，被**大脑纵裂** cerebral longitudinal fissure 分为左、右两个大脑半球，

遮盖着间脑、中脑，并把小脑推向后下方。两个大脑半球由**胼胝体** corpus callosum 相连。大脑半球与小脑间为**大脑横裂** cerebral transverse fissure。大脑半球内的腔隙，称**侧脑室** lateral ventricle。大脑半球的表面为大脑皮质，深部为大脑髓质，位于髓质内的灰质核团，称**基底核** basal nuclei。

（一）大脑的外形和分叶

大脑半球表面凹凸不平，布满深浅不一的沟，称大脑沟。沟与沟之间长短、大小不一的隆起，称大脑回。每侧大脑半球分为上外侧面、内侧面和下面，借3条恒定大脑沟将每侧大脑半球分为5叶，即额叶、顶叶、颞叶、枕叶和岛叶。

外侧沟 lateral sulcus 起自半球下面，行向后上方，至上外侧面。**中央沟** central sulcus 起自半球上缘中点稍后方，在上外侧面斜向前下。**顶枕沟** parietooccipital sulcus 位于半球内侧面后部，起自距状沟，自前下向后上并稍转向上外侧面，为顶叶和枕叶的分界。中央沟前方、外侧沟上方部分为**额叶** frontal lobe；中央沟后方至顶枕沟、外侧沟上方部分为**顶叶** parietal lobe；外侧沟下方部分为**颞叶** temporal lobe。**枕叶** occipital lobe、顶叶、颞叶间没有明显的沟或回分界。一般将自顶枕沟至枕前切迹（成年人自枕叶后极向前约4 cm处）的连线作为枕叶的前界；将从此线的中点到外侧沟后端的连线，作为顶叶与颞叶的分界。**岛叶** insular lobe 呈三角形岛状，藏在外侧沟的深部，被额、顶、颞叶所覆盖（图14-36，图14-37）。

1. 上外侧面

（1）额叶：在中央沟的前方有与之平行的中央前沟，两沟间的部分，称**中央前回** precentral gyrus。中央前沟的前方有两条近水平方向的沟，分别称额上沟和额下沟。额上沟以上部分，称**额上回** superior frontal gyrus；额上、下沟之间的部分，称**额中回** middle frontal gyrus；额下沟以下部分，称**额下回** inferior frontal gyrus。

（2）顶叶：中央沟后方有与之平行的中央后沟，两沟间的部分，称**中央后回** postcentral gyrus；后方有水平方向、间断走行的顶内沟，将中央后沟后方的顶叶分为**顶上小叶** superior parietal lobule 和顶下小

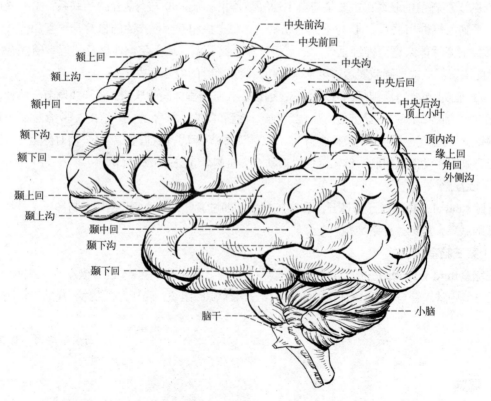

图14-36　大脑半球外侧面

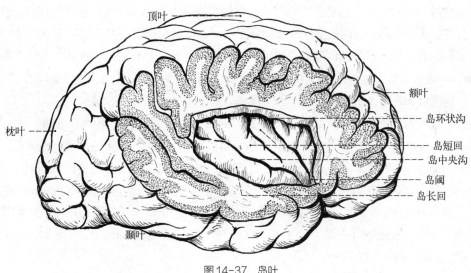

图 14-37 岛叶

叶 inferior parietal lobule。顶下小叶又分为包绕外侧沟末端的**缘上回** supramarginal gyrus 和围绕在颞上沟末端的**角回** angular gyrus。

（3）颞叶：外侧沟下方有与之平行的颞上沟和颞下沟，两沟间的部分，称**颞上回** superior temporal gyrus；由颞上回翻入外侧沟内的大脑皮质有2~3个短而横行的脑回，称**颞横回** transverse temporal gyrus；颞上、下沟间的部分，称**颞中回** middle temporal gyrus；颞下沟以下的部分，称**颞下回** inferior temporal gyrus。

（4）枕叶：在上外侧面的沟回，多不恒定。

（5）岛叶：周围以环状沟与额、顶、颞叶等脑叶分界，此3叶覆盖岛叶表面的部分，总称岛盖。岛叶表面有几个长短不等的大脑回。

2. **内侧面**　大脑半球内侧面（图14-38）中部有前后方向略呈弓形的纤维束断面，称**胼胝体** corpus callosum，胼胝体下方的弓形纤维束为穹隆，两者之间为薄层的透明隔。在胼胝体后下方有呈弓形的距

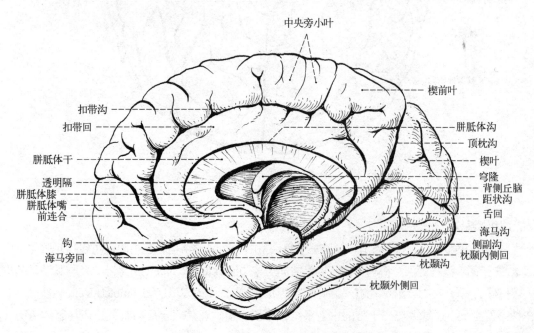

图 14-38　大脑半球内侧面

状沟，向后至枕叶后端，此沟中部与顶枕沟相连。围绕在胼胝体背面环行沟，称胼胝体沟。胼胝体沟上方有与之平行的扣带沟，两沟之间的脑回，称**扣带回** cingulate gyrus。大脑内侧面扣带沟以上的部分，以中央沟的延长线为界，分属额、顶两叶。中央前、后回自上外侧面延续进入内侧面的部分，称**中央旁小叶** paracentral lobule。胼胝体沟绕过胼胝体的后端，再向前下方移行于海马沟。在顶枕沟的下端与距状沟间的三角区，称**楔叶** cuneus，距状沟以下为**舌回** lingual gyrus，它们都属于枕叶。

3. **底面** 大脑半球额叶的下面，有许多短小多变的眶沟和眶沟间的眶回（图14-39）。眶回内侧有纵行的**嗅束** olfactory tract，其前端膨大为**嗅球** olfactory bulb；嗅球与嗅神经相连。嗅束向后扩大为**嗅三角** olfactory trigone。颞叶下面有与半球下缘平行的枕颞沟，此沟内侧有与之平行的侧副沟，两沟间的部分为枕颞内侧回，枕颞沟的外侧为枕颞外侧回。侧副沟的内侧为**海马旁回** parahippocampal gyrus，其前端弯曲，称**钩** uncus。海马旁回的上内侧为海马沟，其上方有呈锯齿状的窄条皮质，称**齿状回** dentate gyrus。在齿状回外侧、侧脑室下角底壁上有一弓状隆起，称**海马** hippocampus。海马和齿状回构成**海马结构** hippocampal formation（图14-40）。

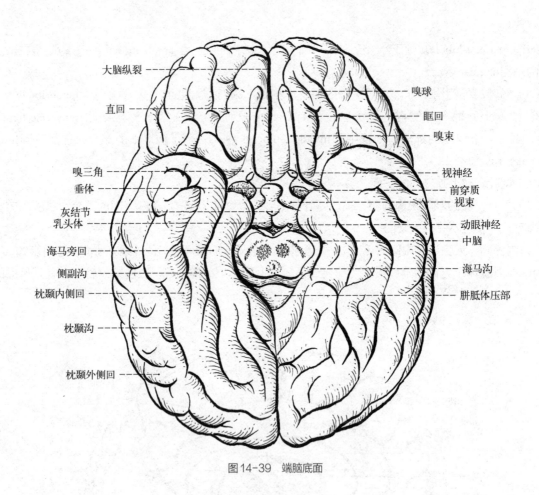

图14-39 端脑底面

（二）边缘系统

在大脑半球内侧面，胼胝体周围和侧脑室下角底壁的一圆弧形结构，包括隔区（包括胼胝体下回和终板旁回）、扣带回、海马旁回、海马和齿状回等共同组成**边缘叶** limbic lobe。边缘叶以及与其联系的皮质下结构（杏仁体、隔核、上丘脑、背侧丘脑前核群和中脑被盖），统称**边缘系统** limbic system（图14-41）。

在种系发生上，边缘系统属于脑的古老系统，不仅与嗅觉及其联合反射有关，还与躯体运动、内脏活动、情绪、行为、生殖和记忆密切相关。

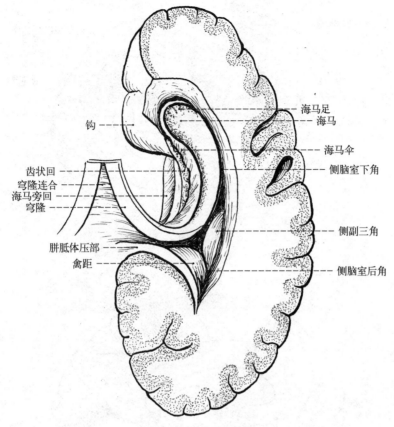

图14-40 海马的结构

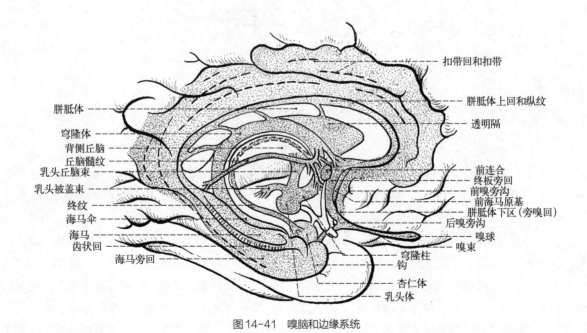

图14-41 嗅脑和边缘系统

（三）大脑皮质的功能定位

大脑皮质是脑的最重要部分，是高级神经活动的物质基础。机体各种功能活动的最高中枢在大脑皮质上具有定位关系，形成许多重要中枢（图14-42），但这些中枢只是执行某种功能的核心部分，例如中央前回主要管理全身骨骼肌运动，但也接受部分的感觉冲动；中央后回主要是管理全身感觉，但刺激

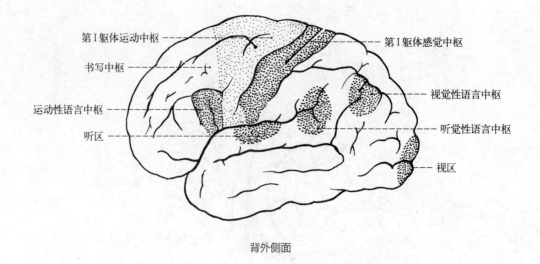

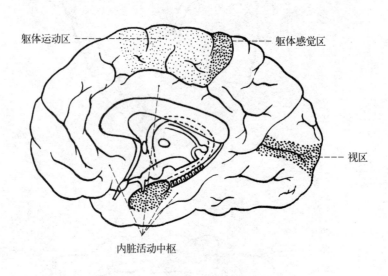

图14-42 大脑皮质的主要中枢

它也可产生少量运动,因此大脑皮质功能定位概念是相对的。除了一些具有特定功能的中枢外,还存在着广泛的脑区,它们不局限于某种功能,而是对各种信息进行加工和整合,完成高级的神经精神活动,称联络区,联络区在高等动物显著增加。

1. **第Ⅰ躯体运动区** first somatic motor area 位于中央前回、中央旁小叶的前部,包括Brodmann第4、6区(图14-43),该区对全身骨骼肌运动的管理有一定的局部定位关系,其特点为:① 上下颠倒,但头部是正的,中央前回最上部和中央旁小叶前部与下肢、会阴部运动有关,中部与躯干和上肢的运动有关,下部与面、舌、咽、喉的运动有关。② 左右交叉,即一侧运动区支配对侧躯体的运动。但一些与联合运动有关的肌则受两侧运动区的支配,如眼球外肌、咽喉肌、咀嚼肌等。③ 身体各部分投影区的大小与各部形体大小无关,而取决于功能的重要性和复杂程度。该区接受中央后回、背侧丘脑腹前核、腹外侧核和腹后核的纤维,发出纤维组成锥体束,至脑干躯体运动核和脊髓前角。

2. **第Ⅰ躯体感觉区** first somatic sensory area 位于中央后回和中央旁小叶后部,包括Brodmann第1、2、3区。接受丘脑腹后核传来的对侧半身的痛、温、触、压觉以及位置觉和运动觉,身体各部投影和第Ⅰ躯体运动区相似,身体各部在此区的投射特点是:① 上下颠倒,但头部是正的。② 左右交叉。

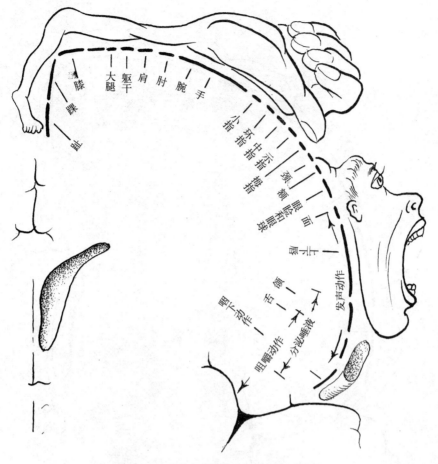

图14-43 人体各部在第Ⅰ躯体运动区的定位

③ 身体各部在该区投射范围的大小也取决于该部感觉敏感程度，例如手指和唇的感受器最密，在感觉区的投射范围就最大（图14-44）。

3. **第Ⅱ躯体运动中枢和第Ⅱ躯体感觉中枢** 均位于中央前回和后回下面的岛盖皮质，与对侧上、下肢运动和双侧躯体感觉（以对侧为主）有关。

4. **视区 visual area** 在距状沟上、下方的枕叶皮质，即上方的楔叶和下方的舌回（17区），接受来自外侧膝状体的纤维。局部定位关系特点是距状沟上方的视皮质接受上部视网膜来的冲动，下方的视皮质接受下部视网膜来的冲动。距状沟后1/3上、下方接受黄斑区来的冲动，前部上、下方接受视网膜前部（周边区）传来的冲动。一侧视区接受双眼同侧半视网膜来的冲动，损伤一侧视区可引起双眼对侧视野偏盲称同向性偏盲。

5. **听区 auditory area** 在颞横回（41、42区），接受内侧膝状体来的纤维。每侧的听觉中枢都接受来自两耳的冲动，因此一侧听觉中枢受损，不致引起全聋。

6. **味觉区** 可能位于中央后回下部，相当于Brodmann第43区。

7. **平衡觉区** 一般认为位于中央后回下部，头面部感觉区附近。

8. **嗅觉区** 位于海马旁回钩附近。

9. **内脏中枢** 在边缘叶，在此叶的皮质区可找到呼吸、血压、瞳孔、胃肠和膀胱等各种内脏活动的代表区。因此有人认为，边缘叶为内脏神经功能调节的高级中枢。

10. **语言区** 左侧半球是语言"优势半球"。语言区包括书写、说话、听讲、阅读4个区（图14-42）。

① **书写中枢 writing area**：位于额中回后部，相当于Brodmann第8区，紧靠中央前回的管理上肢（特别

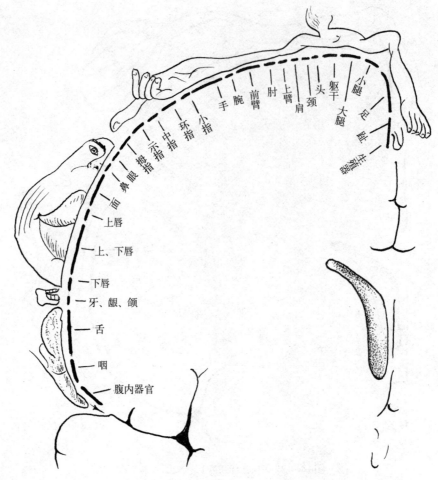

图 14-44　人体各部在第Ⅰ躯体感觉区的定位

是手）的运动区。如果此区受损，虽然手的运动功能仍然保存，但写字、绘图等精细动作不能完成，称失写症。② **运动性语言中枢** motor speech area：位于额下回后部，相当于 Brodmann 第 44、45 区，即三角区的后部和岛盖部，又称 Broca 区。如果此区受损，患者虽然能发音，却不能说出具有意义的语言，称运动性失语症。③ **听觉性语言中枢** auditory speech area（听话中枢）：位于颞上回后部，相当于 Brodmann 第 22 区，靠近听觉中枢。如果此区受损，患者虽然能听到别人讲话，但不理解，自己讲的话也不能理解，称感觉性失语症。④ **视觉性语言中枢** visual speech area（阅读中枢）：位于角回，相当于 Brodmann 第 39 区，靠近视觉中枢。如果此区受损，虽无视觉障碍，但不能理解文字符号的意义，称失读症。

（四）端脑的内部结构

大脑半球表层的灰质称大脑皮质，皮质下的白质称髓质，蕴藏在白质深部的灰质团块为基底核。端脑的内腔为侧脑室。

1. **基底核** basal nuclei　位于白质内，位置靠近脑底，包括纹状体、屏状核和杏仁体。

（1）**纹状体** corpus striatum：包括尾状核和豆状核，其前端互相连接。**尾状核** caudate nucleus 是由前向后弯曲的圆柱体，分为头、体、尾三部，位于背侧丘脑背外侧，伸延于侧脑室前角、中央部和下角。**豆状核** lentiform nucleus 位于岛叶深部，借内囊与内侧的尾状核和丘脑分开，此核在水平切面上呈三角形，并被两个白质板分隔成三部，外侧部最大，称**壳** putamen；内侧两部分合称**苍白球** globus pallidus。在种系发生上，尾状核和壳是较新的结构，合称新纹状体。苍白球为较古老的结构，称旧纹状体。纹状体是锥体外系的重要组成部分，在调节躯体运动中起重要作用，近年来还发现苍白球与机体的学习记忆功能有关（图14-45）。

（2）**屏状核** claustrum：位于岛叶皮质与豆状核之间的灰质，屏状核与豆状核之间的白质称外囊，屏状核与岛叶皮质之间的白质称最外囊。其功能目前未明。

（3）**杏仁体** amygdaloid body：在侧脑室下角前端的上方，海马旁回钩的深面，与尾状核的末端相连，为边缘系统的皮质下中枢；其功能与内脏活动和内分泌的调节、情绪活动、学习记忆有关；其纤维联系见边缘系统。

2. **侧脑室** lateral ventricle　位于大脑半球内，侧脑室左、右各一，延伸至半球的各个叶内（图14-46）。分为四部分：中央部位于顶叶内；前角伸向额叶；后角伸入枕叶；下角伸至颞叶内。侧脑室经左、右**室间孔** interventricular foramen 与第三脑室相通。中央部和下角的脑室腔内有脉络丛。

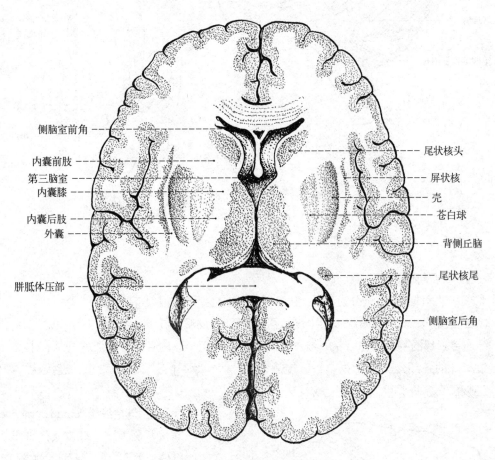

图14-45　基底核、背侧丘脑和内囊

3. **大脑皮质**　是覆盖在大脑半球表面的灰质，从系统发生的角度看，人类大脑皮质可分为原皮质（海马、齿状回）、旧皮质（嗅脑）和新皮质（除原、旧皮质以外的大脑皮质部分）。

原皮质和旧皮质为3层结构，新皮质基本为6层结构，但海马可分为3个基本层：分子层、锥体细胞层和多形细胞层。海马与海马旁回（内嗅区）之间有过渡区域，过渡区域逐渐变成4层、5层、6层。这一区域通常分为尖下托、下托、前下托和旁下托4个带形区，其中前两个带形区归海马，后两个带形区归海马旁回（即内嗅区）

虽然6层型的新皮质结构是基本型，但不同区域的皮质，各层的厚薄、纤维的疏密以及细胞成分都不同。学者们依据皮质各部细胞的纤维构筑，将全部皮质分为若干区。现在广为人们所采用的是Brodmann分区。将皮质分成52区（图14-47，图14-48）。

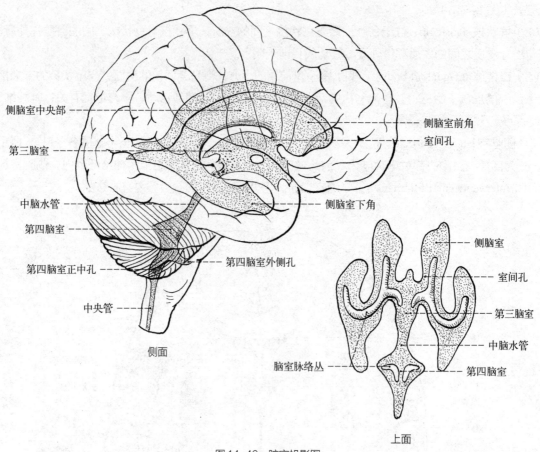

图14-46 脑室投影图

（五）大脑半球的髓质

大脑半球内部的神经纤维可分为3种：联络纤维、连合纤维和投射纤维。

1. **联络纤维 association fibers** 联系同一侧半球各部分皮质的纤维（图14-49）。包括短纤维和长纤维。短纤维连接相邻的脑回，称弓状纤维。长纤维联系同侧半球内各部分皮质的纤维，主要有：①扣带：连接边缘叶的各部分。②上纵束：连接额、顶、枕、颞4个叶。③下纵束：连接枕、颞两个叶。④钩束：连接额、颞两个叶。

2. **连合纤维 commissural fibers** 连接两侧大脑半球皮质的纤维。包括胼胝体、前连合和穹隆连合（图14-50）。

（1）胼胝体 corpus callosum：是最大的连合纤维，连接两半球新皮质的广大区域。其纤维向两半球内部前、后、左、右辐射联系额、顶、枕、颞叶。在正中矢状面上，胼胝体呈弓形，由前向后可分为嘴、膝、干、压部四部分。前部尖细，称胼胝体嘴；弯曲部，称胼胝体膝；中间大部分，称胼胝体干；后部钝圆，称胼胝体压部。胼胝体下面构成侧脑室顶。

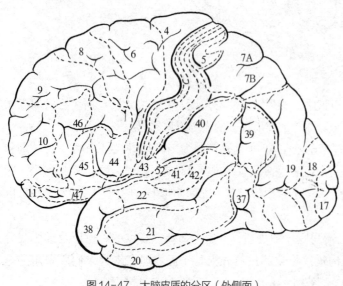

图14-47 大脑皮质的分区（外侧面）

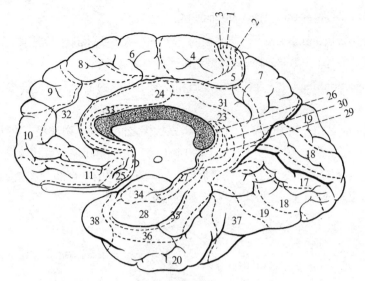

图 14-48 大脑皮质的分区（内侧面）

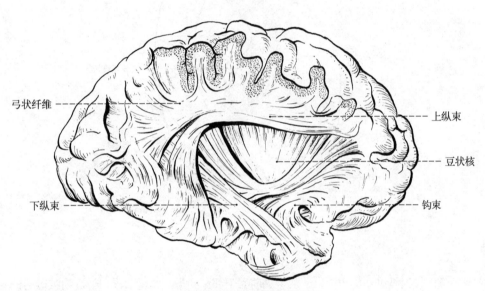

图 14-49 大脑半球的联络纤维

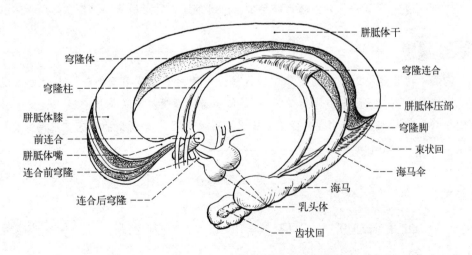

图 14-50 大脑半球的连合纤维

（2）前连合 anterior commissure：连接两侧嗅球和两侧颞叶。

（3）穹隆连合 fornical commissure：穹隆是由海马至下丘脑乳头体的弓形纤维束，两侧穹隆经胼胝体下方前行并相互靠近，其中一部分纤维越至对侧海马形成穹隆连合。

3. **投射纤维 projection fibers** 由连接大脑皮质和皮质下中枢的上行和下行纤维组成，它们大部分经过内囊。

内囊 internal capsule 是位于背侧丘脑、尾状核和豆状核之间的宽厚白质板。在大脑水平切面上，左右略呈"＞＜"状，分成前肢、膝和后肢三部（图14-51）。位于尾状核与豆状核之间的部分，称内囊前肢；位于背侧丘脑与豆状核之间的部分，称内囊后肢；前后肢之间的结合部，称内囊膝。

（1）内囊前肢的投射纤维：① 额桥束。② 丘脑前辐射。

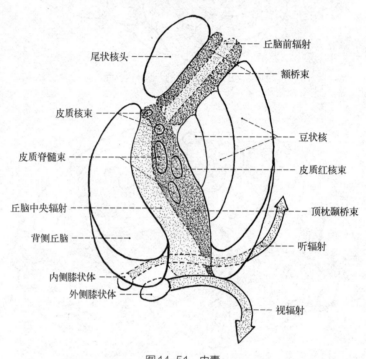

图14-51 内囊

（2）内囊膝部的投射纤维：皮质核束，从中央前回下部至脑干躯体运动核和特殊内脏运动核的纤维束。

（3）内囊后肢的投射纤维：① 皮质脊髓束：从中央前回中、上部和中央旁小叶前部发出至脊髓前角运动核的纤维束。② 皮质红核束。③ 顶枕颞桥束。④ 丘脑中央辐射：从丘脑腹后核至中央后回的纤维束。⑤ 视辐射和听辐射：前者是从外侧膝状体至视区的纤维束，后者是从内侧膝状体至听区的纤维束。

【知识拓展】

内囊 内囊是投射纤维高度集中的区域，一侧内囊大范围损伤时，患者可出现对侧肢体浅、深感觉丧失（丘脑中央辐射受损）；对侧半身痉挛性瘫痪（皮质脊髓束、皮质核束受损）；伤侧视野的鼻侧偏盲和健侧视野颞侧偏盲（视辐射受损），即所谓的临床"三偏综合征"。

（李明秋编写，徐国成绘图）

数字课程学习

学习纲要　　重难点剖析　　教学PPT　　自测题　　临床应用

思政案例　　名词术语

第十五章 周围神经系统

周围神经系统是指除中枢神经系统以外，分布于全身各处的神经结构和神经组织，主要由分布于身体各处的神经、神经节、神经丛和神经终末装置等构成。神经元胞体发出的长突起与包裹在其外面的神经胶质细胞形成的髓鞘构成了神经纤维。多条神经纤维由神经束膜所包裹形成神经束，粗细不等的神经束由一层疏松结缔组织形成的神经外膜包裹而构成**神经** nerve。

为了叙述的方便，一般将周围神经系统分为脊神经、脑神经和内脏神经三部分。脊神经是指与脊髓相连的周围神经部分，由31对成对分布的神经组成；脑神经是指与脑干、间脑和端脑相连的周围神经部分，由12对成对分布的神经组成；内脏神经则是指分布于体腔脏器、全身心血管和腺体组织的周围神经部分；其他分布于身体皮肤和骨骼肌的周围神经部分则称躯体神经。脊神经主要叙述其所含有的躯体神经部分，脑神经既叙述其含有的躯体神经部分又叙述其含有的内脏神经部分，内脏神经则是将存在于脊神经和脑神经中的内脏神经周围部分抽取出来，将与之相连的中枢部分组成一个完整体系来叙述。

第一节 脊神经

脊神经共31对，依据脊神经与脊髓的连接关系分为五部分，即**颈神经** cervical nerve 8对、**胸神经** thoracic nerve 12对、**腰神经** lumbar nerve 5对、**骶神经** sacral nerve 5对和**尾神经** coccygeal nerve 1对。

每对脊神经均借前、后根连于脊髓，前根连于脊髓前外侧沟，由运动性神经根丝构成；后根连于脊髓后外侧沟，由感觉性神经根丝构成。两者在椎间孔处合成一条混合性的脊神经，既含有感觉纤维又含有运动纤维。脊神经后根在椎间孔附近有一椭圆形的膨大处，称**脊神经节** spinal ganglion，其内含有假单极神经元。

脊神经经椎间孔穿出椎管或骶管。第1颈神经经寰椎与枕骨之间离开椎管，第2~7颈神经经同序数颈椎上方的椎间孔穿出椎管，第8颈神经则经第7颈椎下方的椎间孔穿出椎管，胸神经和腰神经均经同序数椎骨下方的椎间孔穿出椎管，第1~4骶神经经同序数的骶前、后孔穿出骶管，第5骶神经和尾神经则经骶管裂孔穿出。

不同部位的脊神经前、后根在椎管内的走行方向及走行距离有明显差别。颈神经根最短，行程接近于水平；胸神经根较长，斜向外下走行；腰神经根最长，几乎近似垂直下行，在无脊髓的椎管内形成了**马尾** cauda equina。

脊神经为混合性神经，含有4种纤维成分（图15-1）。

1. **躯体感觉纤维** 来自脊神经节中的假单极神经元，其中枢突形成脊神经后根进入脊髓，周围突则形成脊神经分布于皮肤、骨骼肌、肌腱和关节等部位，将皮肤的浅感觉（痛、温觉和触觉）和肌、腱、关节的深感觉（运动觉和位置觉）传入中枢。

2. **内脏感觉纤维**　来自脊神经节的假单极神经元，其中枢突形成后根进入脊髓，周围突则分布于内脏、心血管和腺体的感受器，将这些结构的感觉冲动传入中枢。

3. **躯体运动纤维**　由脊髓灰质前角的运动神经元的轴突所形成；分布于躯干和四肢的骨骼肌，支配骨骼肌的随意运动。

4. **内脏运动纤维**　发自胸髓、腰髓1~3节段的中间外侧核和骶髓2~4节段的骶副交感核，其轴突分布于内脏、心血管和腺体，支配心肌、平滑肌的运动和控制腺体的分泌。

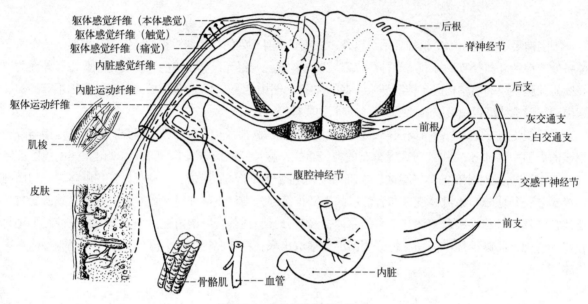

图15-1　脊神经的组成及分布

脊神经穿出椎间孔后分为4支（图15-1）。

1. **脊膜支 meningeal branch**　细小，经椎间孔返回椎管，分布于脊髓被膜、脊柱韧带、骨膜和椎间盘等处。

2. **交通支 communicating branch**　连于脊神经与交感干之间的细支，其中自脊神经连于交感干为白交通支；自交感干连于每条脊神经为灰交通支（详见内脏神经）。

3. **后支 posterior branch**　较细小，经相邻椎骨横突之间或骶后孔向后走行，可分为肌支和皮支，肌支分布于项、背部和腰骶部的深层肌；皮支分布于枕、项、腰、臀部的皮肤，其分布具有明显的节段性。其中，第2颈神经后支的皮支称枕大神经，较粗大，分布于枕、项部的皮肤；第1~3腰神经后支的外侧支较粗大，分布于臀部上份的皮肤，称臀上皮神经；第1~3骶神经后支的皮支分布于臀部中份的皮肤，称臀中皮神经。

4. **前支 anterior branch**　较粗大，分布于躯干前外侧、四肢的骨骼肌和皮肤。人类的胸神经前支保持有明显的节段性走行及分布，其余各部的前支则分别交织成丛，即颈丛、臂丛、腰丛和骶丛等，由丛再发出分支分布于相应部位。

一、颈丛

(一) 颈丛的组成及位置

颈丛 cervical plexus 由第1~4颈神经的前支和部分第5颈神经的前支相互交织而形成（图15-2），位于胸锁乳突肌上份的深面，中斜角肌和肩胛提肌起始端的前方。

(二) 颈丛的分支

颈丛分为浅支、深支和与其他神经的交通支。浅支自胸锁乳突肌后缘中点处穿出，其浅出处的位置较表浅，是颈部浅层结构浸润麻醉的阻滞点。主要的分支如下（图15-3）。

1. **枕小神经** lesser occipital nerve（C_2） 沿胸锁乳突肌后缘上行，分布于枕部和耳郭背面上份的皮肤。

2. **耳大神经** great auricular nerve（C_2、C_3） 沿胸锁乳突肌表面向耳垂方向上行，分布于耳郭背面上份的皮肤。

3. **颈横神经** transverse nerve of neck（C_2、C_3） 横越胸锁乳突肌浅面向前行，分布于颈部皮肤。

4. **锁骨上神经** supraclavicular nerves（C_3、C_4） 2~4支，呈辐射状行向外下方，分布于颈侧部、胸壁上部和肩部的皮肤。

颈丛深支主要支配颈部深层肌、肩胛提肌、舌骨下肌群和膈。

5. **膈神经** phrenic nerve（C_3~C_5） 为颈丛中最重要的分支，起初位于前斜角肌上端的外侧，继而沿该肌前方下行至其内侧，在锁骨下动、静脉之间经胸廓上口进入胸腔，再与心包膈血管相伴行经过肺根前方，在纵隔胸膜与心包之间下行到达膈肌（图15-4）。膈神经的运动纤维支配膈肌，感觉纤维分布于胸膜、心包和膈下面的部分腹膜，右膈神经的感觉纤维尚分布于肝、胆囊和肝外胆道的腹膜等。膈神经损伤的主要表现是同侧的膈肌瘫痪，腹式呼吸减弱或消失，严重者可有窒息感。膈神经受刺激时可产生呃逆。

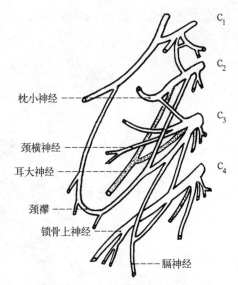

图15-2 颈丛的组成及颈襻

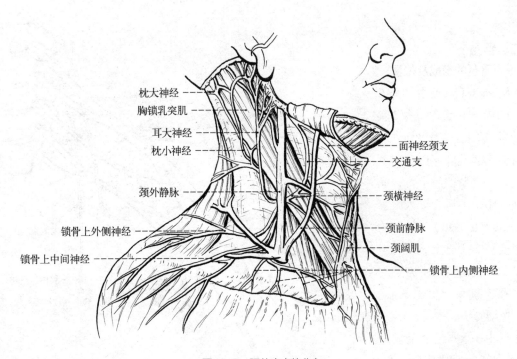

图15-3 颈丛皮支的分布

第1颈神经的部分纤维加入舌下神经并随舌下神经下行,除分出甲状舌骨肌支等外,其余纤维随即离开舌下神经继续下行形成舌下神经降支,其与起自第2、3颈神经的部分纤维组成的颈神经降支,在环状软骨水平合成**颈袢** ansa cervicalis,再由颈袢发出分支支配舌骨下肌群(图15-2)。

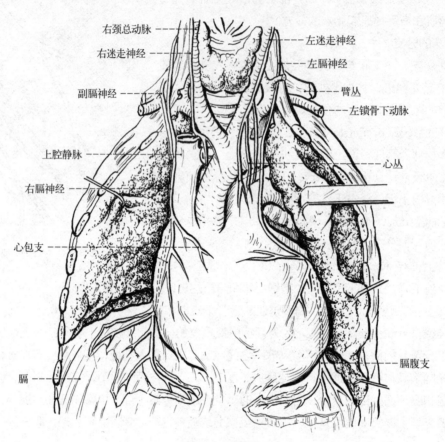

图15-4 膈神经

二、臂丛

(一)臂丛的组成及位置

臂丛 brachial plexus 由第5~8颈神经的前支和大部分第1胸神经的前支相互交织而形成,起初自斜角肌间隙穿出,向下行于锁骨下动脉的后上方,继而经锁骨中份的后方进入腋窝(图15-5,图15-6)。臂丛的分支主要分布于胸上肢肌、上肢带肌、背浅层肌(斜方肌除外)和臂、前臂、手部的肌、关节、骨及皮肤。

臂丛由5个神经根反复分支组合,最后形成3束纤维,

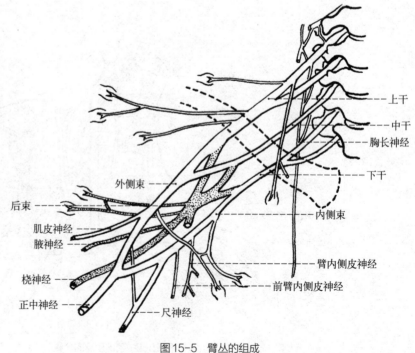

图15-5 臂丛的组成

在腋腔内分别从内侧、外侧、后方包围腋动脉，分别称内侧束、外侧束和后束。臂丛在锁骨中点处的后方较集中，其位置浅表，常作为臂丛阻滞麻醉的部位。

> 【知识拓展】
>
> **臂丛损伤** 臂丛损伤多因牵拉所致，如汽车或摩托车事故或从高处跌下时肩部、头部着地，重物压伤颈肩部和胎儿难产等，暴力使头部与肩部向相反方向分离，常引起臂丛上干损伤，严重者可累及臂丛中干。
>
> 臂丛损伤可分为上臂丛、下臂丛和全臂丛损伤。上臂丛包括C_5~C_7，临床表现与臂丛上干损伤相似，即腋神经支配的三角肌瘫痪使肩关节外展运动障碍和肌皮神经支配的肱二头肌瘫痪使屈肘关节运动障碍。下臂丛包括C_8、T_1，与臂丛下干损伤相似，临床表现为尺神经、桡神经和部分正中神经所支配的骨骼肌瘫痪，使手指不能伸屈，手部骨骼肌瘫痪，但肩、肘、腕关节活动基本正常。全臂丛损伤表现为整个上肢肌瘫痪，全部上肢关节的主动活动丧失。

（二）臂丛的分支

臂丛的分支较多，依据其分支发出的部位分为锁骨上部分支和锁骨下部分支（图15-6）。

1. 锁骨上部分支 多发自臂丛的根和干，分布于颈部深层肌、背浅层肌（斜方肌除外）、部分胸上肢肌和上肢带肌等。主要的分支如下（图15-6，图15-7）。

（1）**胸长神经** long thoracic nerve（C_5~C_7）：起自神经根，经臂丛后方进入腋窝，沿前锯肌表面伴随胸外侧动脉下行，支配前锯肌。损伤该神经可导致前锯肌瘫痪，出现"翼状肩"征。

（2）**肩胛背神经** dorsal scapular nerve（C_4、C_5）：起自神经根，穿过中斜角肌，向后越过肩胛提肌，在肩胛骨内侧缘与脊柱之间伴随肩胛背动脉下行，支配菱形肌和肩胛提肌。

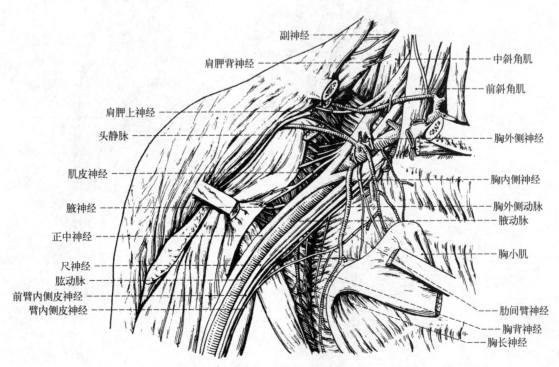

图15-6 臂丛及其分支

（3）**肩胛上神经** suprascapular nerve（C_5、C_6）：起自臂丛上干，向后经肩胛上切迹进入冈上窝，然后再转入冈下窝，分布于冈上、下肌和肩关节（图15-7）。损伤该神经可导致冈上、下肌无力，肩关节疼痛等症状。

2. **锁骨下部分支** 分别发自臂丛的3个束，分为肌支和皮支，分布于肩、胸、臂、前臂和手部的骨骼肌、关节及皮肤（图15-7）。

（1）**肩胛下神经** subscapular nerve（$C_5 \sim C_7$）：发自后束，可分为上、下支，分别进入肩胛下肌和大圆肌，支配该肌的运动。

（2）**胸内、外侧神经**（$C_5 \sim T_1$）：分别起自内侧束和外侧束，胸外侧神经穿经锁胸筋膜，两者均发出分支分布于胸大肌和胸小肌。

（3）**胸背神经** thoracodorsal nerve（$C_6 \sim C_8$）：起自后束，沿肩胛骨外侧缘伴随肩胛下血管下行，支配背阔肌。在乳腺癌根治术清除腋淋巴结群时，应注意勿损伤此神经。

（4）**腋神经** axillary nerve（C_5、C_6）：发自后束，穿经腋窝后壁的四边孔，绕肱骨外科颈至三角肌深

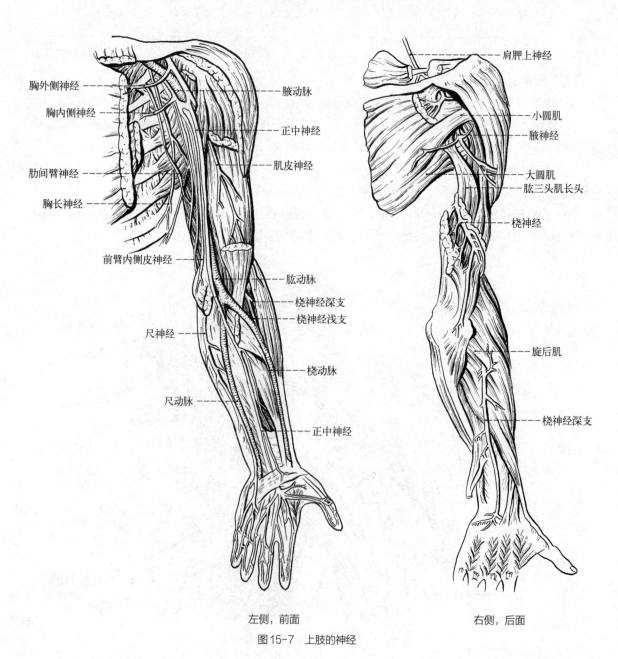

图15-7　上肢的神经

部。肌支支配三角肌和小圆肌。皮支称臂外侧上皮神经，自三角肌后缘穿出，分布于肩部和臂外侧区上部的皮肤。肱骨外科颈骨折、肩关节脱位或腋杖的压迫，均可造成腋神经损伤而导致三角肌瘫痪，出现臂不能外展，三角肌区皮肤感觉障碍。由于三角肌萎缩，肩部失去圆隆的外形而导致"方肩"征。

（5）**肌皮神经** musculocutaneous nerve（$C_5 \sim C_7$）：发自外侧束，向外侧斜穿喙肱肌，经肱二头肌与肱肌之间下行，发出肌支支配喙肱肌、肱二头肌和肱肌。其终末支在肘关节稍下方穿出深筋膜称前臂外侧皮神经，分布于前臂外侧的皮肤。

（6）**正中神经** median nerve（$C_6 \sim T_1$）：由内、外侧根汇合成，分别发自臂丛的内、外侧束，两根夹持腋动脉，向下呈锐角汇合成正中神经。在臂部正中神经沿肱二头肌内侧沟下行，并自外侧向内侧跨越肱动脉，并与肱血管相伴行至肘窝。自肘窝向下穿过旋前圆肌和指浅屈肌腱腱弓，下行于前臂正中处的指浅、深屈肌之间到达腕部。在桡侧腕屈肌腱与掌长肌腱腱之间进入腕管，在掌腱膜深面到达手掌。

正中神经在臂部无分支，在肘部和前臂发出许多肌支和沿前臂骨间膜前方下行的骨间前神经，分布于除肱桡肌、尺侧腕屈肌和指深屈肌尺侧半以外的所有前臂屈肌和旋前肌。在屈肌支持带下方的桡侧，自正中神经外侧缘发出一粗短的返支（图15-8），行于桡动脉掌浅支的外侧并向外侧进入鱼际，分布于除拇收肌以外的鱼际肌。正中神经在手掌发出指掌侧总神经，下行至掌骨头附近指掌侧总神经又分为指掌侧固有神经，沿手指的相对缘至指尖，分布于第1、2蚓状肌和掌心、鱼际皮肤、桡侧3个半指的掌面及其中节、远节手指背面的皮肤（图15-8～10）。

正中神经在臂部损伤时，运动障碍表现为正中神经支配的骨骼肌全部无力；在腕部损伤时则表现为正中神经所支配的手部骨骼肌运动障碍。由于鱼际肌萎缩，手掌平坦，则称"猿掌"征（图15-11）。感觉障碍以拇指、示指和中指的远节皮肤最为显著。

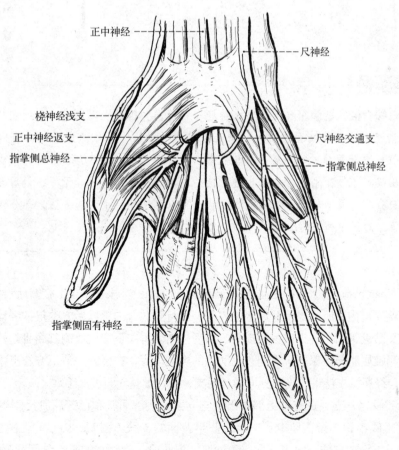

图15-8 手掌面的神经

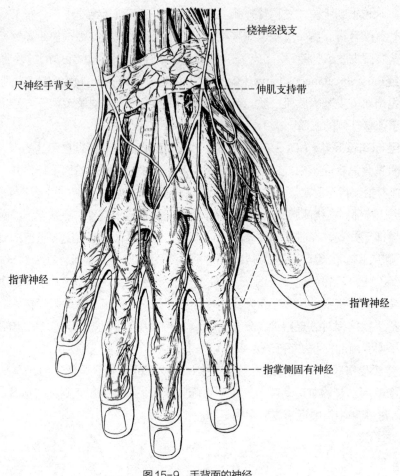

图15-9 手背面的神经

【知识拓展】

腕管综合征 腕管综合征是正中神经在腕管内受压而表现出的一系列症状及体征,任何引起腕管内空间狭窄的病变均可能造成正中神经的受压,如外源性压迫、腕横韧带挛缩、腕骨骨折移位、腱鞘囊肿和外伤后血肿机化等,临床表现为桡侧3个手指端麻木或疼痛。如果正中神经受压症状不改变则会出现拇指进行性的运动障碍及拇指对掌无力,最后导致拇指的精细运动功能丧失。为了减轻腕管综合征的症状,可以利用外科手术的方法,部分或完全切断腕横韧带,以解除对正中神经的压迫。

(7) **尺神经** ulnar nerve ($C_8 \sim T_1$):发自内侧束,在腋动、静脉之间穿出腋窝后沿肱动脉内侧下行,至三角肌止点高度穿过内侧肌间隔至臂后区的内侧,下行至肱骨内上髁后方的尺神经沟处。在尺神经沟处的位置较表浅又贴近骨面,隔皮肤可触摸到,易受损伤。再向下穿过尺侧腕屈肌起始端转至前臂的前内侧,继而在尺侧腕屈肌与指深屈肌之间和尺动脉的内侧下行,在桡腕关节上方发出手背支,主干在豌豆骨的桡侧下行,经屈肌支持带的浅面分为浅、深支,经掌腱膜深面进入手掌。

尺神经在臂部没有分支,在前臂上部发出肌支支配尺侧腕屈肌和指深屈肌尺侧半。手背支转向背侧,分布于手背尺侧半和小指、环指及中指尺侧半背面的皮肤(图15-8~10)。浅支分布于小鱼际、小指和环指尺侧半掌面的皮肤。深支支配小鱼际肌、拇收肌、骨间掌侧肌、骨间背侧肌和第3、4蚓状肌（图15-8）。

尺神经损伤时，运动障碍表现为屈腕力减弱，环指和小指的远节指骨不能屈曲，小鱼际肌和骨间肌萎缩，拇指不能内收，各指不能互相靠拢，各掌指关节过伸，出现"爪形手"征（图15-11）。手掌和手背内侧半的皮肤感觉消失。

（8）**桡神经** radial nerve（$C_5 \sim T_1$）：发自后束，在腋窝内位于腋动脉的后方，并伴随肱深动脉行向外下方，经肱三头肌的长头与内侧头之间，继而沿桡神经沟绕肱骨中段背侧行向外下，在肱骨外上髁上方穿过外侧肌间隔至肱桡肌与肱肌之间，继续向下行于肱肌与桡侧腕长伸肌之间。桡神经在肱骨外上髁前方分为浅、深支。

桡神经在臂部发出的分支有：① 皮支：臂后皮神经，分布于臂背面的皮肤；臂外侧下皮神经，分布于臂部下外侧的皮肤；前臂后皮神经，分布于前臂背面的皮肤。② 肌支：支配肱三头肌、肘肌、肱桡肌和桡侧腕长伸肌。

1）浅支：为皮支，自肱骨外上髁前外侧沿桡动脉外侧下行，在前臂中、下1/3交界处转向背面并下行至手背，分为4～5支指背神经分布于手背桡侧半和桡侧2个半手指近节背面的皮肤（图15-9，图15-10）。

2）深支：主要为肌支，经桡骨颈外侧穿过旋后肌至前臂后方，在前臂伸肌群的浅、深层肌之间下行，沿途发出分支支配前臂伸肌。

肱骨中段或中、下1/3交界处骨折可损伤桡神经。运动障碍主要是前臂伸肌瘫痪，表现为抬前臂时呈"垂腕"征（图15-11）。感觉障碍以第1、2掌骨间隙背面的皮肤最明显。桡骨颈骨折时也可伤及桡神经深支，主要表现为伸腕力减弱和不能伸指等。

（9）**臂内侧皮神经** medial brachial cutaneous nerve（$C_8 \sim T_1$）：发自内侧束，分布于臂内侧和臂前面的皮肤。

（10）**前臂内侧皮神经** medial antebrachial cutaneous nerve（$C_8 \sim T_1$）：发自内侧束，在前臂分为前、后支，分别分布于前臂内侧区的前、后面皮肤。

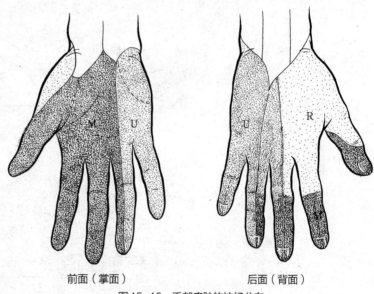

图15-10 手部皮肤的神经分布
M. 正中神经；U. 尺神经；R. 桡神经

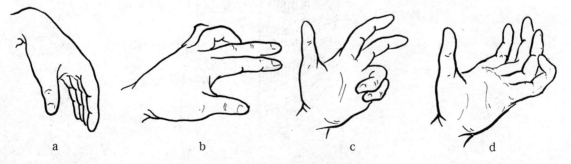

图15-11 上肢神经损伤时的手形
a. 垂腕（桡神经损伤）；b. 爪形手（尺神经损伤）；c. 正中神经损伤手形；d. 猿掌（正中神经和尺神经损伤）

三、胸神经前支

胸神经前支共12对，第1～11对分别位于相应的肋间隙中，称**肋间神经** intercostal nerve；第12对胸神经前支位于第12肋的下方，称**肋下神经** subcostal nerve。肋间神经位于肋间内、外肌之间和肋间血管的下方，沿各肋沟前行至腋前线附近离开肋骨下缘，行于肋间隙中。上6对肋间神经在胸壁侧面发出外侧皮支（图15-12），分布于胸侧壁和肩胛区的皮肤；其主干继续前行到达胸骨外侧缘处穿至皮下，称前皮支，分布于胸前壁的皮肤；其肌支支配肋间肌、上后锯肌和胸横肌。其中第4～6肋间神经的外侧皮支和第2～4肋间神经的前皮支，均有分支分布于乳房；第2肋间神经的外侧皮支较粗大，称肋间臂神经，经腋窝分布于臂内侧皮肤，乳腺癌根治术时应注意保护。下5对肋间神经和肋下神经斜向前下，行于腹内斜肌与腹横肌之间，并在腹直肌外侧缘处进入腹直肌鞘，前行至腹白线附近穿至皮下形成前皮支，其肌支支配相应的肋间肌和腹肌的前外侧群，皮支除分布于胸、腹壁的皮肤外，还分布于胸、腹膜壁层。

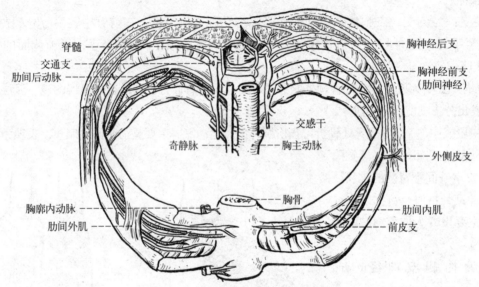

图15-12　肋间神经的走行及分支

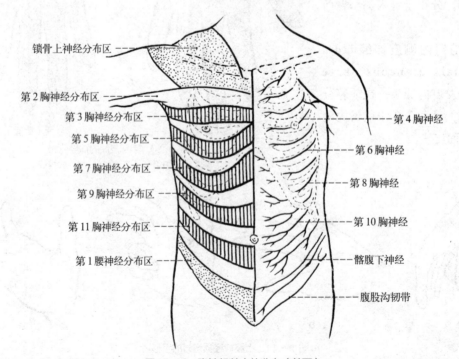

图15-13　胸神经前支的分布（前面）

胸神经前支在胸、腹壁皮肤的节段性分布最为明显,自上而下按顺序依次排列(图15-13)。如T_2的分布区相当于胸骨角平面,T_4相当于乳头平面,T_6相当于剑突平面,T_8相当于肋弓平面,T_{10}相当于脐平面,T_{12}则分布于耻骨联合与脐连线的中点平面。临床上常以上述节段性分布平面作为标志来检查感觉障碍的位置。

四、腰丛

（一）腰丛的组成及位置

腰丛 lumbar plexus 由部分第12胸神经的前支、第1~3腰神经的前支和部分第4腰神经的前支组成（图15-14，图15-15）。第4腰神经前支的其余部分和第5腰神经前支合成**腰骶干** lumbosacral trunk 向下加入骶丛。腰丛位于腰大肌深面与腰椎横突前方，除发出肌支支配髂腰肌和腰方肌外，还发出皮支分布于腹股沟区和大腿的前、内侧部的皮肤。

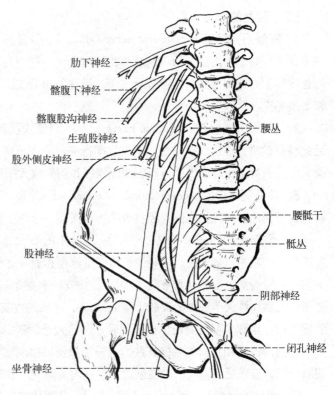

图 15-14　腰、骶丛的组成

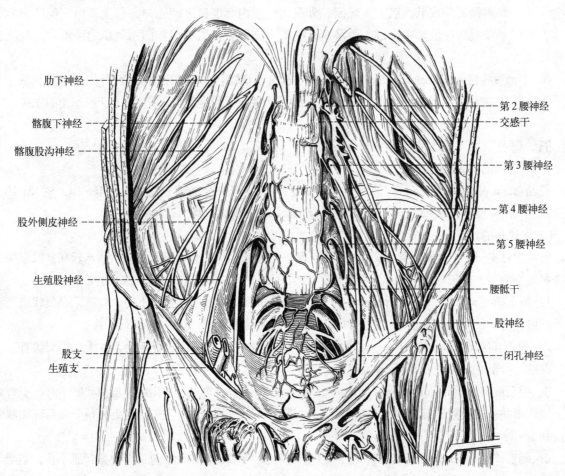

图 15-15　腰丛的分支及分布

（二）腰丛的分支

1. **髂腹下神经** iliohypogastric nerve（T_{12}、L_1） 自腰大肌外侧缘穿出，经肾后方和腰方肌前方行向外下，再经髂嵴上方进入腹内斜肌与腹横肌之间，继而在腹内斜肌与腹外斜肌之间行向前，最后经腹股沟管浅环上方穿出腹外斜肌腱膜至皮下。沿途发出分支支配腹壁肌，其皮支分布于臀外侧部、腹股沟区和下腹部皮肤。

2. **髂腹股沟神经** ilioinguinal nerve（L_1） 自腰大肌外侧缘的髂腹下神经下方穿出，在髂嵴前端附近穿经腹横肌，在腹横肌与腹内斜肌之间行向前，向下穿腹股沟管并伴行于精索（女性子宫圆韧带）浅面，自腹股沟管浅环穿出，分布于腹股沟部和阴囊或大阴唇的皮肤，肌支支配腹壁肌。

3. **股外侧皮神经** lateral femoral cutaneus nerve（L_2、L_3） 自腰大肌外侧缘穿出后行向前外侧，斜越髂肌表面到达髂前上棘内侧，经腹股沟韧带深面，分布于大腿前外侧部的皮肤。

4. **股神经** femoral nerve（$L_2 \sim L_4$） 腰丛中的最大分支，自腰丛发出后经腰大肌与髂肌之间下行，在腹股沟韧带中点稍外侧，再经腹股沟韧带深面和股动脉外侧到达股三角，随即分为数支：①肌支：支配髂肌、耻骨肌、股四头肌和缝匠肌。②皮支：有数条较短的皮支，即股中间皮神经和股内侧皮神经，分布于大腿和膝关节前面的皮肤（图15-16）；最长的皮支称**隐神经** saphenous nerve，伴随股动脉进入收肌管下行，至膝关节内侧浅出至皮下后，伴随大隐静脉沿小腿内侧面下行到达足内侧缘，沿途分布于髌下、小腿内侧面和足内侧缘的皮肤。股神经损伤后出现屈髋无力，坐位时不能伸小腿，行走困难，股四头肌萎缩，膝跳反射消失，大腿前面和小腿内侧面的皮肤感觉障碍等。

5. **闭孔神经** obturator nerve（$L_2 \sim L_4$） 自腰丛发出后经腰大肌内侧缘穿出，沿小骨盆侧壁前行，伴随闭孔血管经闭膜管穿出小骨盆后分为前、后支，分别自短收肌前、后方进入大腿内侧区。其皮支分布于大腿内侧面的皮肤，肌支支配闭孔外肌和大腿内侧群肌。闭孔神经前支发出支配股薄肌的分支，穿经长收肌后在股部中份进入股薄肌，临床上施行股薄肌替代肛门括约肌的手术中，应注意保留此支。

6. **生殖股神经** genitofemoral nerve（L_1、L_2） 自腰大肌前面穿出后沿该肌浅面下行，在腹股沟韧带上方分为生殖支和股支。生殖支经腹股沟管分布于阴囊（大阴唇）和提睾肌，股支分布于股三角的皮肤。

五、骶丛

（一）骶丛的组成及位置

骶丛 sacral plexus 由腰骶干（L_4、L_5）和全部骶神经、尾神经的前支组成（图15-14，图15-15），是全身最大的神经丛。骶丛位于盆腔内，在骶骨和梨状肌的前方，髂内动脉的后方。

（二）骶丛的分支

骶丛的分支分布于盆壁、臀部、会阴、股后部、小腿和足部的骨骼肌及皮肤。骶丛除在盆部直接发出许多短小的肌支支配梨状肌、闭孔内肌和股方肌等外，还发出以下分支（图15-16）。

1. **臀上神经** superior gluteal nerve（L_4、L_5、S_1） 自骶丛发出后伴随臀上动、静脉，经梨状肌上孔穿出盆腔，行于臀中、小肌之间，支配臀中、小肌和阔筋膜张肌。

2. **臀下神经** inferior gluteal nerve（L_5、S_1、S_2） 自骶丛发出后伴随臀下动、静脉，经梨状肌下孔穿出盆腔，行于臀大肌深面，支配臀大肌。

3. **股后皮神经** posterior femoral cutaneous nerve（$S_1 \sim S_3$） 自骶丛发出后穿出梨状肌下孔，至臀大肌下缘浅出并分支至臀下部，称臀下皮神经，分布于臀部下份的皮肤。主干下行则分布于股后部和腘窝的皮肤。

4. **阴部神经** pudendal nerve（$S_2 \sim S_4$） 自骶丛发出后伴随阴部内动、静脉穿出梨状肌下孔，绕坐骨棘穿坐骨小孔进入坐骨肛门窝，沿此窝外侧壁行向前，分布于会阴部的肌及皮肤，其主要分支有：①肛

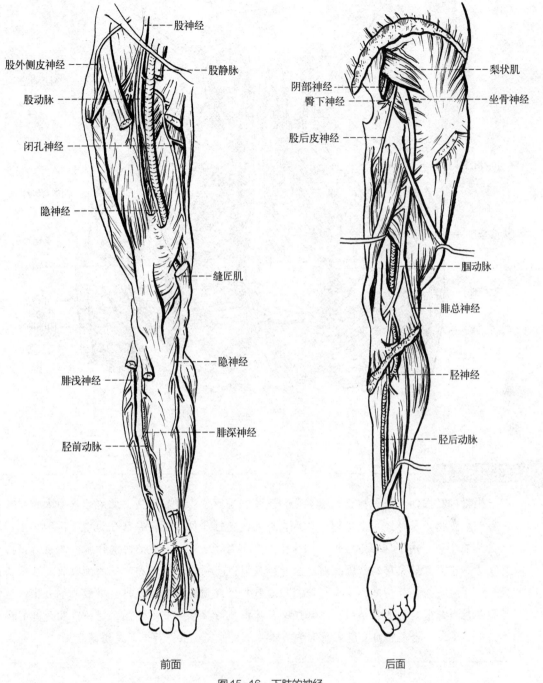

图 15-16 下肢的神经

神经 anal nerve：分布于肛门外括约肌和肛门部的皮肤。② **会阴神经** perineal nerve：分布于会阴诸肌和阴囊或大阴唇的皮肤。③ **阴茎背神经** dorsal nerve of penis 或**阴蒂背神经** dorsal nerve of clitoris：行于阴茎或阴蒂的背侧，分布于阴茎或阴蒂的海绵体及皮肤（图15-17）。

5. **坐骨神经** sciatic nerve（L_4、L_5、$S_1 \sim S_3$） 全身最粗大的神经，经梨状肌下孔穿出盆腔，在臀大肌深面和股方肌浅面经坐骨结节与股骨大转子之间进入股后区，沿股部中线经股二头肌长头与大收肌之间下行，在腘窝上角处分为胫神经和腓总神经（图15-16）。在股后部发出肌支支配大腿后群肌。

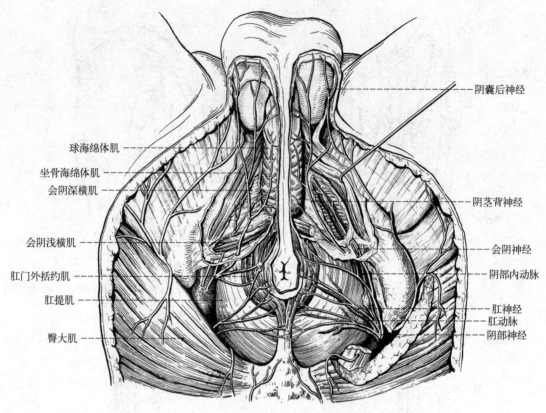

图 15-17　会阴部的神经分布（男性）

【知识拓展】

坐骨神经损伤　坐骨神经损伤常见于髋关节后脱位、臀部外伤、臀肌挛缩手术和臀部肌内注射等。依据坐骨神经穿出坐骨大孔后在臀部的走行部位，可将臀部分为内下区和外上区，外上区称安全区，内下区称危险区。临床上在臀部外上1/4的安全区内施行肌内注射时，由于远离坐骨神经且骨骼肌厚实，既可避开坐骨神经以防止损伤，又有利于药物的吸收。在臀部内下区施行手术或该区外伤时，均有可能损伤坐骨神经或损伤该神经发出至半腱肌的分支，坐骨神经损伤后引起股后群肌和小腿、足部肌全部瘫痪，导致膝关节不能屈，踝关节和足趾的运动障碍，使足下垂；由于股四头肌未受影响，膝关节呈伸直状态，行走时呈跨阈步态。

（1）**胫神经** tibial nerve（L_4、L_5、$S_1 \sim S_3$）：为坐骨神经主干的直接延续，在腘窝内与深部的胫血管伴行向下，在小腿后区的比目鱼肌深面伴随胫后血管下行，经内踝后方的屈肌支持带深面分为**足底内侧神经** medial plantar nerve 和**足底外侧神经** lateral plantar nerve 至足底。胫神经在腘窝和小腿部沿途发出肌支支配小腿后群肌。

在腘窝内胫神经还发出腓肠内侧皮神经，伴随小隐静脉下行，在小腿下部与发自腓总神经的腓肠外侧皮神经相吻合成腓肠神经，经外踝后方呈弓形向前，分布于小腿后面下部、足背外侧缘和小趾外侧缘的皮肤。

足底内侧神经经𧿹展肌深面，至趾短屈肌内侧前行，分布于足底内侧群肌和足底内侧、内侧3个半趾的跖面皮肤。足底外侧神经经𧿹展肌和趾短屈肌深面，至足底外侧前行，分布于足底中间群肌、外侧群肌和足底外侧、外侧1个半趾的跖面皮肤（图15-18）。

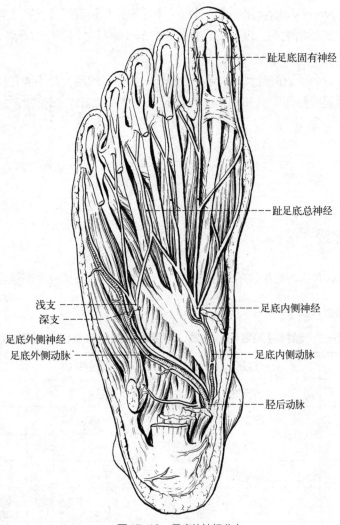

图15-18 足底的神经分布

胫神经损伤后的主要运动障碍表现为足内翻力减弱,不能跖屈,不能以足尖站立。由于小腿前、外侧群肌过度牵拉,致使足部呈背屈、外翻位,出现"钩状足"畸形(图15-19)。感觉障碍区以足底面皮肤明显。

(2)腓总神经 common peroneal nerve(L_4、L_5、S_1、S_2):自坐骨神经发出后沿股二头肌内侧缘行向外下,绕腓骨头后方至腓骨颈外侧向前,穿腓骨长肌分为腓浅神经和腓深神经(图15-16)。腓总神经分布于小腿前、外侧群肌和小腿外侧、足背、趾背的皮肤。

1)腓浅神经 superficial peroneal nerve:自腓总神经分出后经腓骨长、短肌与趾长伸肌之间下行,肌支支配腓骨长、短肌,至小腿中、下1/3交界处穿深筋膜浅出为皮支,分布于小腿外侧、足背和第2~5趾背的皮肤。

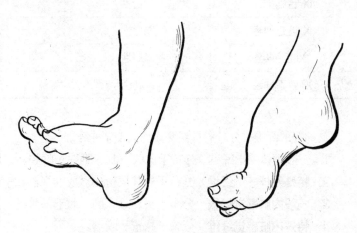

钩状足(胫神经损伤)　　马蹄内翻足(腓总神经损伤)

图15-19 下肢神经损伤时的足部畸形

2）腓深神经 deep peroneal nerve：自腓总神经分出后经腓骨颈与腓骨长肌之间斜向前行，伴随胫前血管再经胫骨前肌和趾长伸肌之间，继而在胫骨前肌与姆长伸肌之间下行至足背，分布于小腿前群肌、足背肌和第1、2趾背面的相对缘皮肤。

腓总神经在绕经腓骨颈处的位置表浅，最易受损伤。损伤后表现为足不能背屈，趾不能伸，足下垂且内翻，呈"马蹄内翻足"畸形（图15-19），行走时呈"跨阈步态"。感觉障碍主要在小腿外侧和足背较为明显。

（郭家智 蔡志平编写，徐国成绘图）

第二节 脑神经

脑神经 cranial nerves 是指与脑相连的周围神经部分，共12对，其排列顺序通常用罗马数字表示（表15-1，图15-20）。

表15-1 脑神经的名称、性质、与脑连接的部位及出入颅腔的部位

顺序及名称	性质	与脑连接部位	出入颅腔部位
Ⅰ 嗅神经	感觉性	端脑	筛孔
Ⅱ 视神经	感觉性	间脑	视神经管
Ⅲ 动眼神经	运动性	中脑	眶上裂
Ⅳ 滑车神经	运动性	中脑	眶上裂
Ⅴ 三叉神经	混合性	脑桥	第1支眼神经经眶上裂 第2支上颌神经经圆孔 第3支下颌神经经卵圆孔
Ⅵ 展神经	运动性	脑桥	眶上裂
Ⅶ 面神经	混合性	脑桥	内耳门→茎乳孔
Ⅷ 前庭蜗神经	感觉性	脑桥	内耳门
Ⅸ 舌咽神经	混合性	延髓	颈静脉孔
Ⅹ 迷走神经	混合性	延髓	颈静脉孔
Ⅺ 副神经	运动性	延髓	颈静脉孔
Ⅻ 舌下神经	运动性	延髓	舌下神经管

脑神经的纤维成分较脊神经复杂，含有7种纤维成分。

1. **一般躯体感觉纤维** 分布于皮肤、肌、肌腱和眶腔、口腔、鼻腔的黏膜。
2. **特殊躯体感觉纤维** 分布于外胚层衍化形成的视器和前庭蜗器等特殊感觉器官。
3. **一般内脏感觉纤维** 分布于头、颈、胸、腹部的脏器。
4. **特殊内脏感觉纤维** 分布于味蕾和嗅器。
5. **一般躯体运动纤维** 支配眼球外肌和舌肌。
6. **一般内脏运动纤维** 支配平滑肌、心肌运动和控制腺体分泌。

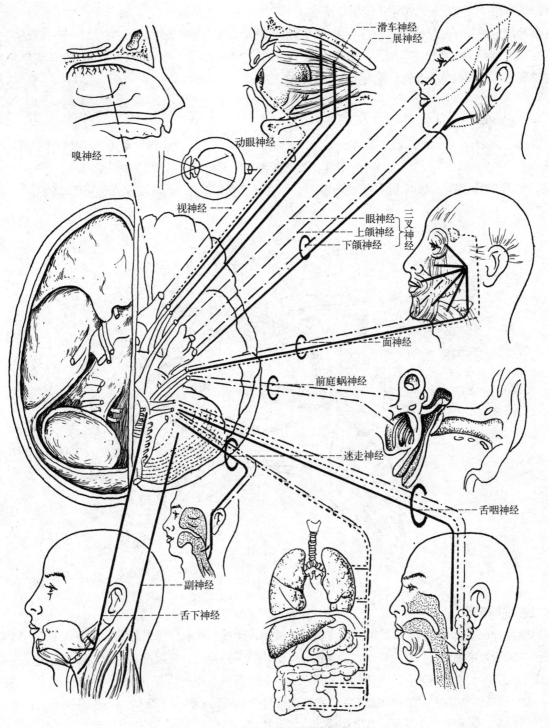

图 15-20 脑神经的分布概况

7. 特殊内脏运动纤维 支配鳃弓衍化来的横纹肌，如咀嚼肌、面肌、咽喉肌、胸锁乳突肌和斜方肌等。

脑神经与脊神经的不同之处主要有：① 脑神经分为感觉性、运动性和混合性3种，而每一对脊神经均是混合性的。② 头部分化出特殊的感觉器，出现了与之相连的Ⅰ、Ⅱ、Ⅷ对脑神经。③ 脑神经中的一般内脏运动纤维均属副交感成分，且仅存在于Ⅲ、Ⅶ、Ⅸ、Ⅹ对脑神经中；而脊神经中的一般内脏运动纤维主要是交感成分，且每一对脊神经中均存在，仅在第2~4骶神经中含有副交感成分。

Ⅲ、Ⅶ、Ⅸ对脑神经中的一般内脏运动纤维自中枢发出后，先止于相应的副交感神经节，在神经节内交换神经元后再发出节后纤维分布于平滑肌和腺体。与第Ⅹ对脑神经的一般内脏运动纤维相连的副交感神经节多位于所支配脏器的附近或器官壁内。

脑神经中的躯体感觉纤维和内脏感觉纤维的胞体绝大多数是假单极神经元，在脑外聚集成感觉神经节，如三叉神经节、膝神经节和上、下神经节，其性质与脊神经节相同。由双极神经元胞体聚集形成的前庭神经节和蜗神经节，分别与平衡觉、听觉的传入有关。

一、嗅神经

嗅神经 olfactory nerve 为感觉性脑神经，含有特殊内脏感觉纤维，由上鼻甲及其相对应的鼻中隔黏膜内嗅细胞的中枢突聚集形成，有20多条嗅丝（即嗅神经）穿筛孔进入颅前窝（图15-21），连于嗅球并传导嗅觉。颅前窝骨折累及筛板时可撕脱嗅丝和脑膜，从而导致嗅觉障碍，同时脑脊液也可流入鼻腔。

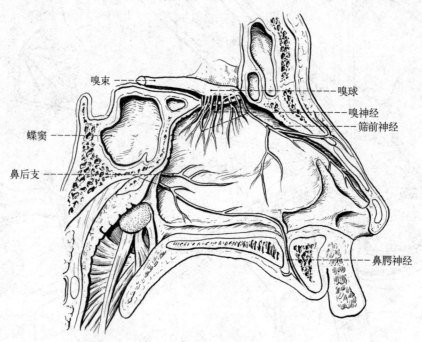

图15-21 嗅神经

二、视神经

视神经 optic nerve 为感觉性脑神经，含有传导视觉冲动的特殊躯体感觉纤维，由视网膜节细胞的轴突在视神经盘处聚集穿过巩膜而形成。视神经在眶腔内行向后内侧，穿过视神经管进入颅中窝，在垂体前方连于视交叉，再经视束连于间脑的外侧膝状体。由于视神经是胚胎发生时的间脑向外突出形成视器过程中的一部分，故视神经外面包裹有3层由脑膜延续来的被膜（图15-22），脑蛛网膜下隙也随之延伸至视神经周围，因此颅内压增高时常出现视神经盘水肿。

三、动眼神经

动眼神经 oculomotor nerve 为运动性脑神经，含有一般躯体运动纤维和一般内脏运动纤维，分别起自中脑的动眼神经核和动眼神经副核（图15-23）。动眼神经自中脑腹侧的脚间窝出脑，紧贴小脑幕切迹缘和后床突外侧前行，进入海绵窦外侧壁上部，再经眶上裂入眶后分为上、下支。上支较细小，支配上睑提肌和上直肌。下支较粗大，支配下直肌、内直肌和下斜肌。下斜肌支分出一小支称睫状神经节短根，由一般内脏运动纤维组成，进入睫状神经节内交换神经元后，其节后纤维分布于眼球内的睫状肌和瞳孔括约肌，参与调节反射和瞳孔对光反射。

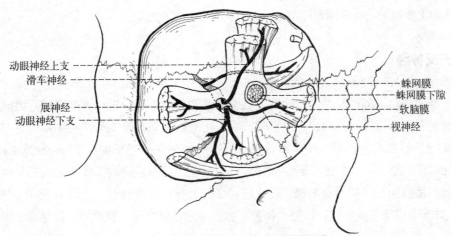

图15-22 眶腔后端（经视神经的冠状面）

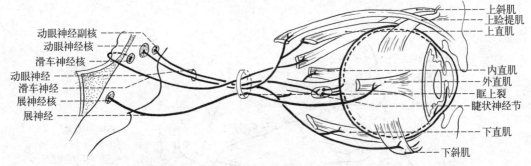

图15-23 动眼、滑车、展神经的纤维成分及分布

睫状神经节 ciliary ganglion 为副交感神经节，位于视神经与外直肌之间，有副交感、交感和感觉根：① 副交感根：即睫状神经节短根，来自动眼神经，在此神经节内交换神经元，其节后纤维加入睫状短神经进入眼球，支配睫状肌和瞳孔括约肌。② 交感根：来自颈内动脉丛，穿经神经节加入睫状短神经，进入眼球后支配瞳孔开大肌和眼血管。③ 感觉根：来自鼻睫神经，穿经神经节加入睫状短神经，传导眼球的一般感觉。

动眼神经损伤可导致上睑提肌、上直肌、下直肌、内直肌和下斜肌瘫痪，出现上睑下垂、瞳孔斜向外下方和瞳孔散大、对光反射消失等症状。

四、滑车神经

滑车神经 trochlear nerve 为运动性脑神经，含有一般躯体运动纤维，起自中脑的滑车神经核（图15-23，图15-24）。滑车神经自中脑的下丘下方出脑后，绕大脑脚外侧前行，穿经海绵窦外侧壁，经眶上裂进入眶，

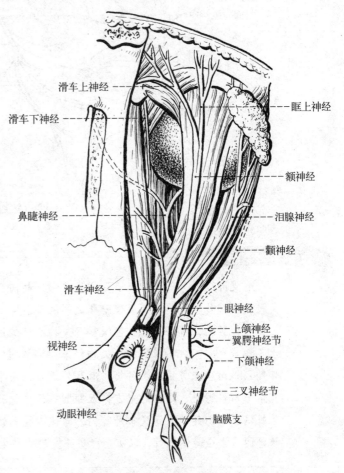

图15-24 眶内的神经（上面）

越过上直肌和上睑提肌向前内侧走行,支配上斜肌。

五、三叉神经

三叉神经trigeminal nerve为混合性脑神经,含有一般躯体感觉纤维和特殊内脏运动纤维。特殊内脏运动纤维起自脑桥的三叉神经运动核,自脑桥基底部与小脑中脚交界处出脑,组成三叉神经运动根进入下颌神经,经卵圆孔出颅,支配咀嚼肌等。运动根内尚含有三叉神经中脑核的有关纤维,传导咀嚼肌和眼球外肌的本体感觉。一般躯体感觉纤维的胞体位于**三叉神经节**trigeminal ganglion,由假单极神经元形成,位于颞骨岩部尖端的三叉神经压迹处,其中枢突聚集成粗大的三叉神经感觉根,止于三叉神经脑桥核和三叉神经脊束核;周围突组成三叉神经的眼神经、上颌神经和下颌神经(图15-25～27),分布于面部皮肤和眶、口腔、鼻腔、鼻旁窦的黏膜及牙、脑膜等,传导痛、温觉和触觉等浅感觉。

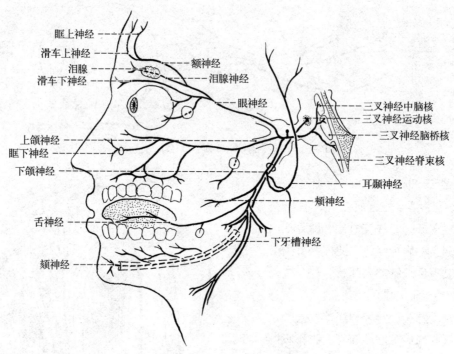

图15-25 三叉神经的纤维成分及分布

【知识拓展】

三叉神经节 三叉神经节形似半月形,凸向前,又称半月神经节,位于颞骨岩部尖端的三叉神经压迹处,包裹于两层硬脑膜之间的腔隙即三叉神经腔内。蛛网膜和蛛网膜下隙也延伸入三叉神经腔内,包裹三叉神经根和三叉神经节的后部。临床上对三叉神经痛患者可采用注射无水乙醇或5%～10%苯酚的三叉神经节阻滞术进行治疗,阻滞途径是自颧弓后1/3下方,口角外侧2.5 cm稍上方正对上颌第二磨牙处进针,沿下颌支内面刺向后内侧至翼突基部,到达卵圆孔前方后再退针,改向后上方穿入卵圆孔,伸入三叉神经压迹处的三叉神经节内注射药物。由于蛛网膜下隙延伸入三叉神经腔内,即使少量药物误入脑脊液内也会迅速扩散至脑干,故三叉神经阻滞术应谨慎施行,以防止严重并发症的发生。

（一）眼神经

眼神经ophthalmic nerve为感觉性脑神经，自三叉神经节发出后，穿经海绵窦外侧壁，在动眼神经和滑车神经的下方经眶上裂进入眶，分布于眶、眼球、泪腺、结膜、硬脑膜、部分鼻黏膜和额顶部、上睑、鼻背的皮肤。主要分支如下（图15-26）。

1. **泪腺神经**lacrimal nerve　较细小，沿眶外侧壁和外直肌上方行向前外侧，分布于泪腺和上睑。泪腺神经与颧神经有交通支，来自面神经的副交感纤维加入，控制泪腺分泌。

2. **额神经**frontal nerve　较粗大，在上睑提肌上方前行，分为2~3支，其中**眶上神经**supraorbital nerve经眶上孔分布于额顶部和上睑的皮肤；**滑车上神经**supratrochlear nerve分布于鼻背和内眦附近的皮肤。额部手术常在眶上孔处进行麻醉。

3. **鼻睫神经**nasociliary nerve　在上直肌与视神经之间前行到达眶内侧壁，发出分支分布于鼻腔黏膜、筛窦、硬脑膜、眼球、泪囊、眼睑和鼻背的皮肤等。

（二）上颌神经

上颌神经maxillary nerve为感觉性脑神经，自三叉神经节发出后，穿经海绵窦外侧壁，经圆孔出颅进入翼腭窝，再经眶下裂进入眶，延续为眶下神经。上颌神经分布于硬脑膜、眼裂与口裂之间的皮肤、上颌牙齿和鼻腔、口腔黏膜，主要分支如下（图15-26）。

1. **眶下神经**infraorbital nerve　为上颌神经主干的终末支，经眶下裂进入眶，再经眶下沟、眶下管，出眶下孔分为数支，分布于下睑、鼻翼、上唇的皮肤及黏膜。上颌部手术常在眶下孔处进行麻醉。

2. **颧神经**zygomatic nerve　较细小，在翼腭窝处分出后经眶下裂进入眶，分布于颧、颞部皮肤。来自面神经的副交感节前纤维在翼腭神经节内交换神经元后，其节后纤维经颧神经和交通支加入泪腺神经，控制泪腺分泌。

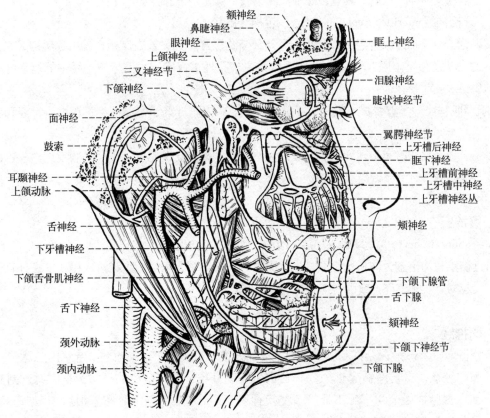

图15-26　三叉神经的分支

3. **翼腭神经** pterygopalatine nerve 为2~3支的细小神经，起自翼腭窝处的上颌神经，向下连于翼腭神经节，分布于腭、鼻腔的黏膜和腭扁桃体。

4. **上牙槽神经** superior alveolar nerve 分为上牙槽后、中、前神经，其中上牙槽后神经在翼腭窝内自上颌神经主干发出，在上颌体后方穿入骨质；上牙槽中、前神经分别在眶下沟和眶下管内发自眶下神经。上牙槽后、中、前神经相互吻合形成上牙槽神经丛，分布于上颌牙齿、牙龈和上颌窦黏膜。

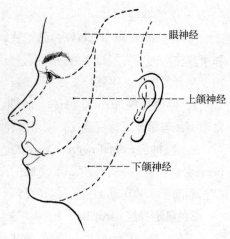

图15-27 头面部皮神经的分布

（三）下颌神经

下颌神经 mandibular nerve 为混合性脑神经，自卵圆孔出颅后，在翼外肌深面分为前、后干。前干较细小，除发出肌支支配咀嚼肌、鼓膜张肌外，还分出颊神经。后干较粗大，除分布于硬脑膜、下颌牙齿及牙龈、舌前2/3及口腔底的黏膜和口裂以下的皮肤外，尚有分支支配下颌舌骨肌和二腹肌前腹。主要分支如下（图15-26）。

1. **耳颞神经** auriculotemporal nerve 起自下颌神经后干，以两根夹持脑膜中动脉，向后汇合成一支，经下颌颈内侧与颞浅血管相伴行，穿过腮腺上行，分布于颞区皮肤。来自舌咽神经的副交感纤维经耳颞神经分布于腮腺，控制腮腺分泌。

2. **颊神经** buccal nerve 沿颊肌浅面行向下，分布于颊部皮肤及黏膜。

3. **舌神经** lingual nerve 在下颌支内侧下行，沿舌骨舌肌外侧呈弓形越过下颌下腺上方，向前到达口腔黏膜深面，分布于口腔底及舌前2/3的黏膜，司痛、温、触觉等浅感觉。来自面神经的鼓索（含有副交感纤维和味觉纤维）加入舌神经，其中的味觉纤维分布于舌前2/3的味蕾，司味觉；副交感纤维至下颌下神经节内交换神经元后，其节后纤维控制下颌下腺和舌下腺分泌。

4. **下牙槽神经** inferior alveolar nerve 在舌神经的后方沿翼内肌外侧下行，经下颌孔进入下颌管，在管内发出分支组成下牙槽神经丛，分布于下颌牙齿及牙龈。其终末支自颏孔浅出称**颏神经**，分布于颏部和下唇的皮肤及黏膜（图15-27）。颏部手术常在颏孔处进行麻醉。下牙槽神经中的运动纤维支配下颌舌骨肌和二腹肌前腹。

5. **咀嚼肌神经** 含有特殊内脏运动纤维，其分支有咬肌神经、颞深神经、翼内肌神经和翼外肌神经，分别支配4块咀嚼肌。

一侧三叉神经损伤时可出现同侧面部皮肤和眼、口、鼻腔黏膜感觉消失；角膜反射消失；患侧咀嚼肌瘫痪及萎缩，张口时下颌偏向患侧。

六、展神经

展神经 abducent nerve 为运动性脑神经，含有一般躯体运动纤维，起自脑桥的展神经核（图15-23）。展神经自延髓脑桥沟出脑，向前行至颞骨岩部尖端穿入海绵窦，再经眶上裂进入眶，支配外直肌。展神经损伤可引起外直肌瘫痪而导致内斜视。

七、面神经

面神经 facial nerve 为混合性脑神经，含有4种纤维成分（图15-28）：① 特殊内脏运动纤维：起自脑桥的面神经核，支配面肌运动。② 一般内脏运动纤维：起自脑桥的上泌涎核，属于副交感节前纤维，分别在翼腭神经节和下颌下神经节交换神经元后，其节后纤维分布于泪腺、下颌下腺、舌下腺和鼻、腭的黏膜腺，控制腺体分泌。③ 特殊内脏感觉纤维：即味觉纤维，其胞体位于**膝神经节**

geniculate ganglion，周围突分布于舌前2/3的味蕾，中枢突止于脑干的孤束核上半部。④ 一般躯体感觉纤维：传导耳部皮肤的躯体感觉和面部肌的本体感觉。

面神经由运动根和混合根（感觉纤维和副交感纤维）组成，自延髓脑桥沟的外侧部出脑，进入内耳门后汇合成一干，穿过内耳道底进入面神经管，经茎乳孔出颅，向前穿过腮腺到达面部。在面神经管起始部有膨大的膝神经节。

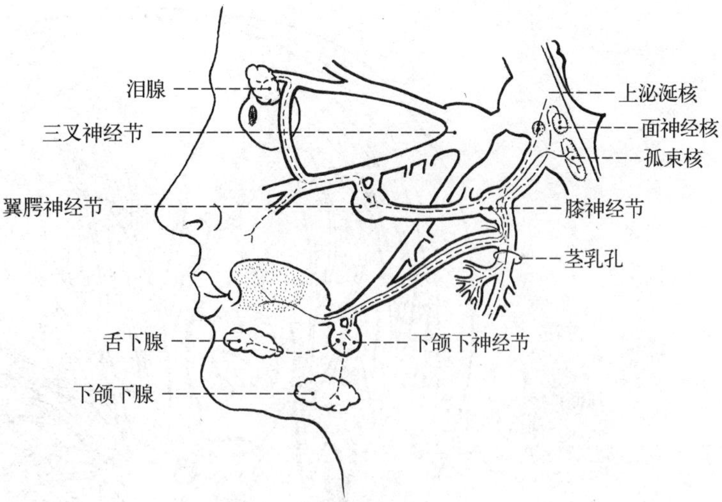

图15-28 面神经的纤维成分及分布

（一）面神经管内的分支

1. **鼓索 chorda tympani** 自面神经出茎乳孔前约6 mm处发出，行向前上方进入鼓室，继而经岩鼓裂穿出鼓室至颞下窝，行向前下方加入舌神经。鼓索含有两种纤维：味觉纤维随舌神经分布于舌前2/3的味蕾，传导味觉；副交感纤维进入下颌下神经节内交换神经元，其节后纤维分布于下颌下腺和舌下腺，控制腺体分泌。

2. **岩大神经 greater petrosal nerve** 含有一般内脏运动纤维，自膝神经节处分出后，经岩大神经裂孔行向前，穿过破裂孔至颅底，与来自颈内动脉丛的岩深神经汇合成翼管神经，穿过翼管至翼腭窝，副交感纤维进入翼腭神经节内交换神经元，其节后纤维分布于泪腺、腭和鼻腔黏膜，控制腺体分泌。

3. **镫骨肌神经 stapedial nerve** 支配鼓室内的镫骨肌。

（二）面神经的颅外分支

面神经穿出茎乳孔后发出数个小支，支配枕肌、耳周围肌、二腹肌后腹和茎突舌骨肌。面神经主干行向前进入腮腺，在腮腺内发出分支组成腮腺内丛，由丛再发出分支自腮腺前缘呈辐射状穿出，支配面部表情肌。主要分支如下（图15-29）。

1. **颞支 temporal branches** 3支，支配额肌和眼轮匝肌等。
2. **颧支 zygomatic branches** 3~4支，支配眼轮匝肌和颧肌。
3. **颊支 buccal branches** 3~4支，支配颊肌、口轮匝肌和其他口周围肌。
4. **下颌缘支 marginal mandibular branch** 沿下颌体下缘行向前，支配下唇诸肌。
5. **颈支 cervical branch** 在颈阔肌深面行向前下，支配颈阔肌。

与面神经有关的副交感神经节如下。

（1）**翼腭神经节 pterygopalatine ganglion**：位于翼腭窝上部的上颌神经下方，为一不规则的扁平小体，有3个根：① 副交感根：来自面神经的岩大神经，在神经节内交换神经元，其节后纤维分布于泪腺、腭和鼻的黏膜，控制腺体分泌。② 交感根：来自颈内动脉丛。③ 感觉根：来自上颌神经的翼腭神经。

（2）**下颌下神经节 submandibular ganglion**：位于下颌下腺与舌神经之间，有3个根：① 副交感根：来自鼓索，随舌神经至神经节内交换神经元，其节后纤维分布于下颌下腺和舌下腺，控制腺体分泌。② 交感根：来自面动脉丛。③ 感觉根：来自舌神经。

面神经损伤因部位不同而有不同的临床表现：面神经管外损伤主要表现为损伤侧表情肌瘫痪，出现患侧额纹消失，鼻唇沟变浅；口角偏向健侧，不能鼓腮；角膜反射消失等。面神经管内损伤除表情肌瘫痪外，还可出现听觉过敏、舌前2/3味觉消失和泪腺、下颌下腺、舌下腺分泌障碍等。

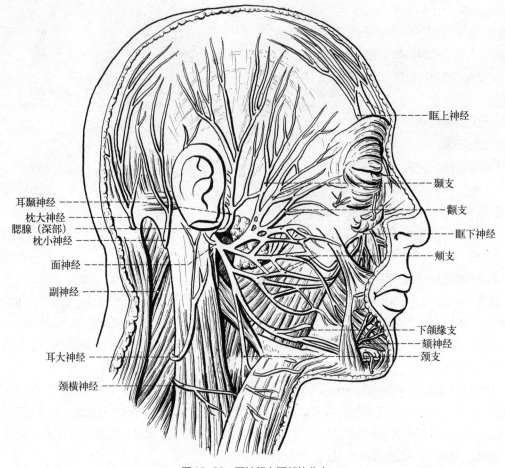

图 15-29 面神经在面部的分支

八、前庭蜗神经

前庭蜗神经 vestibulocochlear nerve 由前庭神经和蜗神经组成，属于特殊躯体感觉性脑神经（图 15-30）。

1. **前庭神经 vestibular nerve** 传导平衡觉。其双极神经元的胞体在内耳道底聚集成**前庭神经节** vestibular ganglion，周围突穿过内耳道底分布于内耳的球囊斑、椭圆囊斑和壶腹嵴，中枢突组成前庭神经，经内耳门入颅，止于脑干的前庭神经核。

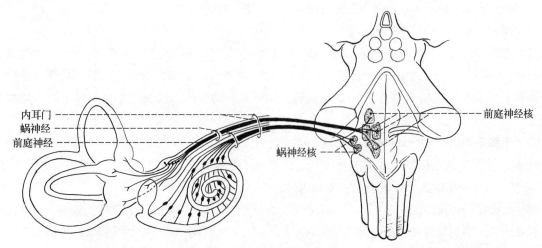

图 15-30 前庭蜗神经的纤维成分及分布

2. **蜗神经** cochlear nerve 传导听觉。其双极神经元的胞体在内耳蜗轴内聚集成**蜗神经节** cochlear ganglion，其周围突分布于内耳的螺旋器（Corti器），中枢突组成蜗神经，自内耳门进入颅，经延髓脑桥沟外侧部止于脑干的蜗神经核。

前庭蜗神经损伤表现为伤侧耳聋和平衡功能障碍，并伴有恶心、呕吐等症状。

九、舌咽神经

舌咽神经 glossopharyngeal nerve 为混合性脑神经，含有5种纤维成分（图15-31）：① 特殊内脏运动纤维：起自延髓的疑核，支配茎突咽肌。② 一般内脏运动纤维：起自延髓的下泌涎核，在耳神经节内交换神经元后，其节后纤维分布于腮腺，控制腮腺分泌。③ 一般内脏感觉纤维：其胞体位于颈静脉孔处的舌咽神经下神经节，中枢突止于延髓的孤束核下部，周围突分布于咽、舌后1/3黏膜、咽鼓管、鼓室等处的黏膜和颈动脉窦、颈动脉小球。④ 特殊内脏感觉纤维：其胞体也位于颈静脉孔处的舌咽神经下神经节，中枢突止于孤束核上部，周围突分布于舌后1/3的味蕾。⑤ 一般躯体感觉纤维：其胞体位于舌咽神经上神经节，中枢突止于延髓的三叉神经脊束核，周围突分布于耳后皮肤。

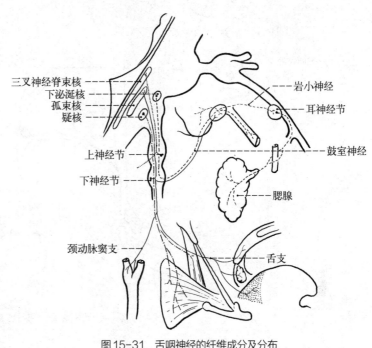

图15-31 舌咽神经的纤维成分及分布

舌咽神经自延髓橄榄后沟出脑，与迷走神经、副神经共同经颈静脉孔出颅。在颈静脉孔内的神经干上有膨大的**上神经节** superior ganglion，出孔时又形成稍大的**下神经节** inferior ganglion。舌咽神经出颅后经颈内动、静脉之间下行，继而呈弓形行向前，经舌骨舌肌深面到达舌根。主要分支如下。

1. **鼓室神经** tympanic nerve 发自下神经节，经颅底进入鼓室，在鼓室内侧壁黏膜内与交感神经纤维共同形成鼓室丛，发出数个分支分布于鼓室、乳突小房和咽鼓管黏膜，传导一般内脏感觉。鼓室神经的终末支为岩小神经，含有来自下泌涎核的副交感纤维，穿出鼓室到达耳神经节内交换神经元后，其节后纤维随耳颞神经分布于腮腺，控制腮腺分泌。

2. **颈动脉窦支** carotid sinus branch 1~2支，自颈静脉孔下方的神经干发出，沿颈内动脉下行，分布于颈动脉窦和颈动脉小球，分别感受动脉血压和血液中二氧化碳浓度的变化，可反射性地调节血压和呼吸。

3. **舌支** lingual branch 为舌咽神经的终末支，经舌骨舌肌深面，分布于舌后1/3黏膜和味蕾，传导一般内脏感觉和味觉。

4. **咽支** pharyngeal branch 3~4支，与迷走神经和交感神经的咽支相互交织成咽丛，由丛再发出分支分布于咽部。

耳神经节 otic ganglion 为副交感神经节，位于卵圆孔下方，贴附于下颌神经的内侧。有4个根（图15-32）：① 副交感根：来自岩小神经，在神经节内交换神经元后，其节后纤维随耳颞神经分布于腮腺，控制腮腺分泌。② 交感根：来自脑膜中动脉丛。③ 运动根：来自下颌神经，支配鼓膜张肌和腭帆张肌。④ 感觉根：来自耳颞神经。

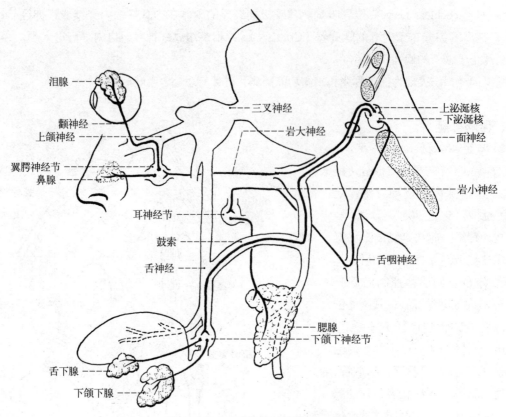

图15-32 头部腺体的副交感纤维来源

十、迷走神经

迷走神经 vagus nerve 为混合性脑神经，含有4种纤维成分（图15-33）：① 一般内脏运动纤维：起自延髓的迷走神经背核，分布于颈、胸、腹部脏器，在器官旁节或器官内节内交换神经元后，其节后纤维支配平滑肌、心肌运动和控制腺体分泌。② 一般内脏感觉纤维：其胞体位于迷走神经的**下神经节**，中枢突止于孤束核，周围突分布于颈、胸、腹部脏器。③ 一般躯体感觉纤维：其胞体位于迷走神经的**上神经节**，中枢突止于三叉神经脊束核，周围突分布于耳廓、外耳道的皮肤和硬脑膜。④ 特殊内脏运动纤维：起自延髓的疑核，支配咽喉肌。

迷走神经自橄榄后沟出延髓，经颈静脉孔出颅，在颈静脉孔处有膨大的迷走神经上、下神经节。迷走神经干在颈部位于颈动脉鞘内，经颈内静脉与颈内动脉或颈总动脉之间的后方下行至颈根部。左迷走神经在左颈总动脉与左锁骨下动脉之间下行，越过主动脉弓的前方，经左肺根后方至食管前方，分为数个细支形成左肺丛和食管前丛，在食管下端又聚集延续为**迷走神经前干** anterior vagal trunk。右迷走神经经右锁骨下动脉前方，沿气管右侧下行，经右肺根后方到达食管后方，发出分支形成右肺丛和食管后丛，向下聚集延续为**迷走神经后干** posterior vagal trunk。迷走神经前、后干向下与食管共同穿过膈的食管裂孔进入腹腔，分布于胃前、后壁。迷走神经沿途发出许多分支，其中较重要的分支如下。

（一）颈部的分支

1. **喉上神经** superior laryngeal nerve 起自下神经节，经颈内动脉内侧下行，在舌骨大角水平分为内、外支。外支支配环甲肌；内支为感觉支，伴随喉上动脉穿过甲状舌骨膜进入喉腔，分布于咽、会厌、舌根和声门裂以上的喉黏膜。

2. **颈心支** 有上、下支，下行进入胸腔，与交感神经相互交织形成心丛。

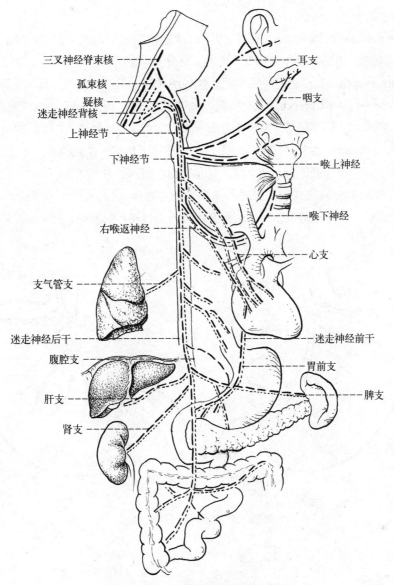

图 15-33 迷走神经的纤维成分及分布

3. **耳支** 发自上神经节，分布于耳郭后面和外耳道的皮肤。

4. **咽支** 起自下神经节，与舌咽神经和交感神经的咽支共同形成咽丛，分布于咽缩肌、软腭的骨骼肌和咽部黏膜。

5. **脑膜支** 发自上神经节，分布于颅后窝的硬脑膜。

(二) 胸部的分支

1. **喉返神经** recurrent laryngeal nerve 右喉返神经自右迷走神经经右锁骨下动脉前方处发出，并勾绕锁骨下动脉返回至颈部。左喉返神经自左迷走神经经主动脉弓前方处发出，并勾绕主动脉弓返回至颈部。在颈部两侧喉返神经均上行于气管食管间沟内，至甲状腺侧叶深面和环甲关节后方进入喉内，终末支称**喉下神经** inferior laryngeal nerve，其含有的特殊内脏运动纤维支配除环甲肌以外的所有喉肌，一般内脏感觉纤维分布于声门裂以下的喉黏膜。

2. **支气管支和食管支** 为左、右迷走神经在胸部发出的小分支，与交感神经的分支共同形成肺丛和食管丛，自丛再发出细支至气管、支气管、肺和食管。

(三)腹部的分支

1. **胃前支** anterior gastric branch　在贲门附近自迷走神经前干发出,沿胃小弯行向右,沿途发出 4~6 支,分布于胃前壁,其终末支以"鸦爪"形的分支分布于幽门部前壁(图 15-34)。

2. **肝支** hepatic branch　发自迷走神经前干,有 1~3 条,参与形成肝丛,分布于肝和胆囊等处。

3. **胃后支** posterior gastric branch　在贲门附近发自迷走神经后干,经胃小弯深部走行,沿途发出分支分布于胃后壁,其终末支以"鸦爪"形分支分布于幽门窦和幽门管后壁(图 15-34)。

4. **腹腔支** celiac branch　发自迷走神经后干,与交感神经共同形成腹腔丛,伴随腹腔干、肠系膜上动脉和肾动脉等走行,分布于肝、胆、胰、脾、肾和结肠左曲以上的消化管。

迷走神经主干损伤后导致内脏活动障碍的主要表现为脉速、心悸、恶心、呕吐、呼吸深慢和窒息等。由于咽喉感觉障碍和骨骼肌瘫痪,可出现声音嘶哑、语言和吞咽困难,腭垂偏向患侧等症状。

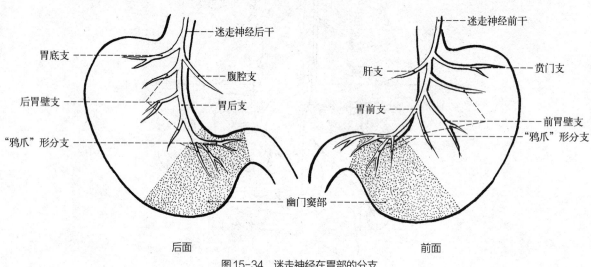

图 15-34　迷走神经在胃部的分支

【知识拓展】

胃溃疡的常用手术方法　胃溃疡的常用手术方法有胃大部切除术和迷走神经切断术两种。胃大部切除术切除了溃疡的好发部位和大部分胃体,阻断了胃酸分泌。高选择性迷走神经切断术是保留肝支、腹腔支和胃前、后支的"鸦爪"支,切断胃前、后支在胃小弯处的其他分支,此方法可减少胃酸分泌,达到治疗溃疡的目的,又可保留胃的排空功能和避免肝、胆、胰、肠的功能障碍。但高选择性迷走神经切断术后胃溃疡的复发率较高,主要原因是迷走神经的解剖变异和手术操作困难,该切断的迷走神经分支不能完全被切断。

十一、副神经

副神经 accessory nerve 为运动性脑神经,有颅根和脊髓根(图 15-35)。颅根由特殊内脏运动纤维组成,起自延髓的疑核,自迷走神经下方出脑,与其脊髓根相伴行,经颈静脉孔出颅,加入迷走神经,支配咽喉肌。脊髓根由特殊内脏运动纤维组成,起自副神经核,自脊神经前、后根之间出脊髓,在椎管内上行并经枕骨大孔进入颅腔,与其颅根汇合共同经颈静脉孔出颅,然后与其颅根分开,绕颈内静脉行向外下方,经胸锁乳突肌深面继续向外下斜行进入斜方肌,支配胸锁乳突肌和斜方肌。

十二、舌下神经

舌下神经 hypoglossal nerve 为运动性脑神经，含有一般躯体运动纤维，起自延髓的舌下神经核（图15-36）。舌下神经自延髓前外侧沟出脑，经舌下神经管出颅，下行于颈内动、静脉之间，呈弓形向前到达舌骨舌肌浅面，在舌神经和下颌下腺管下方穿过颏舌肌进入舌，支配舌内肌和大部分的舌外肌。

一侧舌下神经损伤时则患侧舌肌瘫痪，伸舌时舌尖偏向患侧。

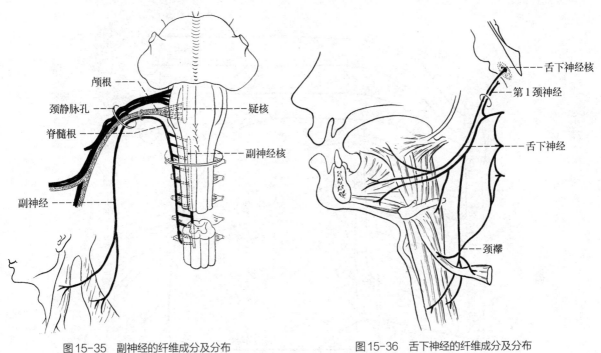

图 15-35　副神经的纤维成分及分布　　　　图 15-36　舌下神经的纤维成分及分布

（周播江　何仲义编写，韩秋生绘图）

第三节　内脏神经系统

内脏神经系统 visceral nervous system 是周围神经系统中分布于内脏、心血管和腺体的部分，含有感觉纤维和运动纤维两种成分。其中内脏运动神经的主要功能是调节内脏、心血管运动和腺体分泌，这种调节是人的意志难以控制的，故称**自主神经系统** autonomic nervous system；同时，由于其所影响的主要是物质代谢活动，是动、植物所共有的活动，并不参与控制动物所特有的骨骼肌运动，因而也称**植物神经系统** vegetative nervous system。内脏感觉神经分布于内脏和心血管各处的内感受器，其初级神经元位于脑神经节和脊神经节内。内感受器可以感受到各种刺激，并通过内脏感觉神经传递到各级内脏感觉中枢，中枢整合后作出反应，通过内脏运动神经调节相应脏器的活动，以维持机体内、外环境的动态平衡。

一、内脏运动神经

内脏运动神经无论在形态结构还是功能上，与躯体运动神经都存在许多不同之处，在形态结构上的差异主要表现在以下方面。

（1）支配对象不同：躯体运动神经支配骨骼肌，而内脏运动神经则支配平滑肌、心肌和腺体。

（2）纤维成分不同：躯体运动神经只有一种纤维成分，而内脏运动神经则有交感纤维和副交感纤维两种成分，且多数内脏器官同时接受交感神经和副交感神经双重支配。

（3）神经元数目不同：躯体运动神经自低级中枢至骨骼肌只有一个神经元，而内脏运动神经自低级中枢至效应器则有两个神经元（肾上腺髓质除外）。第一个神经元的胞体位于脑干和脊髓内，称**节前神经元**preganglionic neuron，其轴突称**节前纤维**preganglionic fiber；第二个神经元的胞体位于周围部的自主性神经节内，称**节后神经元**postganglionic neuron，其轴突称**节后纤维**postganglionic fiber（图15-37）。节后神经元的数目较多，一个节前神经元可以与多个节后神经元形成突触。

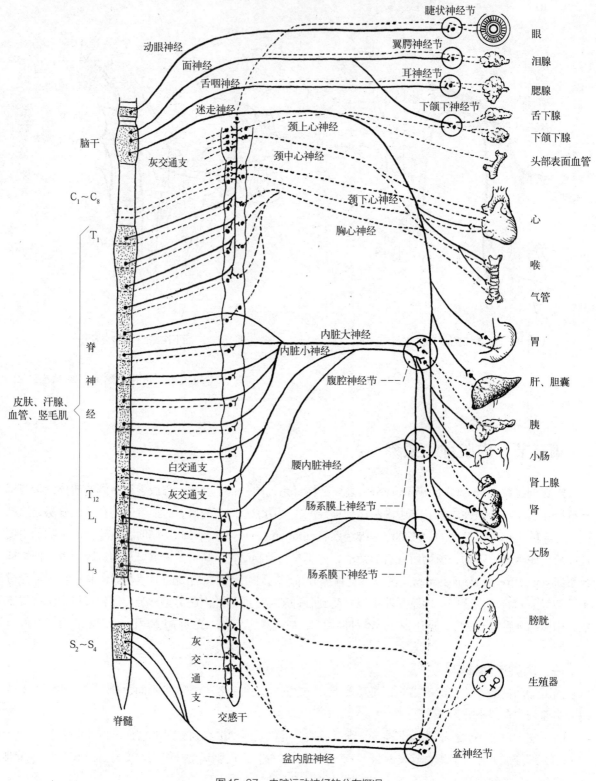

图15-37　内脏运动神经的分布概况

（4）分布形式不同：躯体运动神经以神经干的形式分布于效应器，而内脏运动神经的节后纤维则常攀附脏器或血管形成神经丛，再由神经丛发出分支分布于平滑肌、心肌和腺体（图15-37）。

（5）纤维种类不同：躯体运动神经常为较粗的有髓纤维，而内脏运动神经则为薄髓（节前纤维）和无髓（节后纤维）的细纤维。

（6）接受机体控制的程度不同：躯体运动神经常是在人的意识控制下对效应器进行支配，而内脏运动神经在一定程度上是不受人的意识控制的。

内脏运动神经依据其形态、功能和药理学的特点，可分为交感神经和副交感神经。

（一）交感神经

交感神经 sympathetic nerve 的低级中枢位于脊髓 $T_1 \sim L_3$ 节段灰质侧柱的中间外侧核，由此处发出节前纤维。交感神经的周围部由交感干、交感神经节以及由节发出的分支和交感神经丛等组成（图15-38）。

1. **交感神经节**　依据交感神经节所处的位置可分为椎旁神经节和椎前神经节。

（1）椎旁神经节：位于脊柱两旁，借节间支连成左、右两条**交感干** sympathetic trunk，故也称**交感干神经节** ganglia of sympathetic trunk。左、右交感干沿脊柱两侧走行，向上至颅底，向下至尾骨，在尾骨前方左、右交感干合并。交感干可分为颈、胸、腰、骶、尾部，每侧有19~24个神经节连接而成，其中颈部有3~4个、胸部10~12个、腰部4个、骶部2~3个，尾部合成1个奇神经节（图15-39）。

（2）椎前神经节：位于脊柱前方的腹主动脉脏支的根部，呈不规则的团块状，可分为**腹腔神经节** celiac ganglia、**肠系膜上神经节** superior mesenteric ganglion、**肠系膜下神经节** inferior mesenteric ganglion 和**主动脉肾神经节** aorticorenal ganglion（图15-38）。

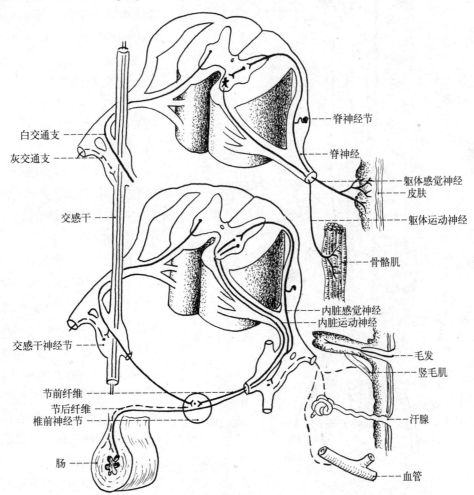

图15-38　交感神经纤维的走行

2. **交通支** 在椎旁神经节与相应的脊神经之间借**交通支**communicating branch相连，可分为白交通支和灰交通支两种。

白交通支 white communicating branch主要由具有髓鞘的纤维形成，呈白色，仅存在于T_1~L_3脊神经前支与相应的交感干神经之间。**灰交通支** grey communicating branch则由无髓鞘的纤维形成，颜色灰暗，存在于交感干与31对脊神经前支之间。

3. **节前纤维和节后纤维的去向**

（1）节前纤维的去向：交感神经节前纤维经白交通支进入交感干后，通常有3种去向：① 终止于相应的椎旁神经节并交换神经元。② 在交感干内上升或下降，终止于其上方或下方的椎旁神经节并交换神经元。一般认为来自脊髓上胸段（T_1~T_5）中间外侧核的节前纤维，在交感干内上升至颈部，在颈部的椎旁神经节内交换神经元；中胸段（T_6~T_{10}）在交感干内上升或下降，至其他胸部交感神经节内交换神经元；下胸段和腰段（T_{11}~L_3）在交感干内下降，在腰骶部的交感神经节内交换神经元。③ 穿过椎旁神经节，至椎前神经节内交换神经元。

（2）节后纤维的去向：交感神经的节前纤维在椎旁神经节、椎前神经节内交换神经元后，其节后纤维也有3种去向：① 经灰交通支返回31对脊神经，随脊神经分布于头颈部、躯干、四肢的血管、汗腺和竖毛肌等。② 攀附动脉走行，在动脉外膜处形成相应的神经丛，并随动脉分布到所支配的脏器。③ 由交感神经节发出分支直接分布到所支配的脏器。

4. **交感神经的分布** 交感神经的节后纤维在人体的分布可分为颈、胸、腰、盆部。

（1）颈部：颈交感干位于颈动脉鞘的后方和颈椎横突的前方，每侧常有3~4对椎旁神经节，分别称颈上、中、下神经节。

颈上神经节 superior cervical ganglion位于第2、3颈椎横突前方和颈内动脉后方，最大，呈梭形；**颈中神经节** middle cervical ganglion位于第6颈椎横突处，最小，有时缺如；**颈下神经节** inferior cervical ganglion位于第7颈椎处的椎动脉起始部的后方，常与第1胸神经节合并成**颈胸神经节** cervicothoracic ganglion或**星状神经节** stellate ganglion。

颈部交感神经节发出的节后纤维的分布，可概括如下：① 经灰交通支

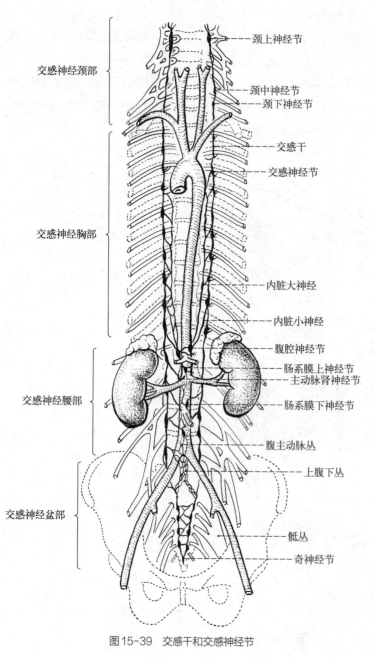

图15-39 交感干和交感神经节

返回8对颈神经，随颈神经分布于头颈和上肢的血管、汗腺、竖毛肌等。②攀附邻近的动脉，形成颈内动脉丛、颈外动脉丛、锁骨下动脉丛和椎动脉丛等，伴随动脉分布于头颈部的腺体（泪腺、唾液腺和口腔、鼻腔黏膜内的腺体等）、竖毛肌、血管、瞳孔开大肌。③自神经节发出咽支直接进入咽壁，与迷走神经、吞咽神经的咽支共同形成咽丛。④3对颈交感神经节分别发出颈上、中、下心神经，下行进入胸腔并加入心丛（图15-40）。

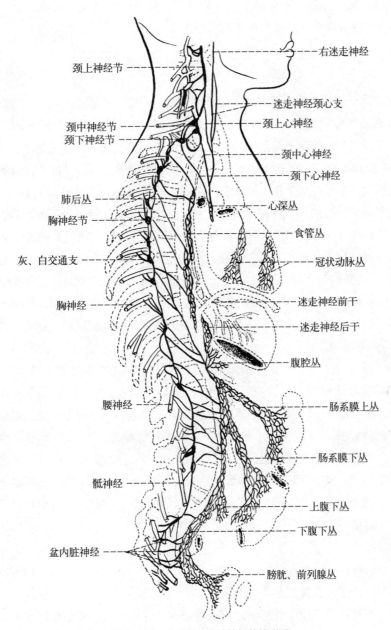

图15-40　交感干与内脏神经丛的联系

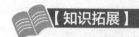
【知识拓展】

颈交感神经对所支配的血管具有强大的舒缩作用，星状神经节阻滞被广泛地应用于治疗头颈部、颌面和肢体的疾患，是疼痛治疗中应用频度较高的方法。临床上施行星状神经节阻滞常在气管旁入路，即在胸锁关节上方2.5 cm与前正中线外侧1.5 cm相交处，向第7颈椎横突基部刺入，用手指将颈总动脉推向外侧，针尖遇到骨质后，回抽无血、无脑脊液，即可注射药物。如星状神经节阻滞有效，可出现手指温度增高和Horner综合征。临床上操作时应注意防止气胸、全脊髓麻醉和喉返神经阻滞等并发症的发生。

（2）胸部：胸交感干位于肋骨小头的前方，每侧有10～12对胸交感神经节，自胸部交感神经节发出的节后纤维的分布，可概括如下：① 经灰交通支返回12对胸神经，随胸神经分布于胸腹壁的血管、汗腺、竖毛肌等。② 上5对胸交感干神经节可发出数个分支，参与形成胸主动脉丛、食管丛、肺丛和心丛等。③ **内脏大神经** greater splanchnic nerve 由穿经第6～9胸交感干神经节的节前纤维组成，沿椎体前方斜向下行，穿过膈脚，主要终止于腹腔神经节。④ **内脏小神经** lesser splanchnic nerve 由穿经第10～12胸交感干神经节的节前纤维组成，下行穿过膈脚，主要终止于主动脉肾神经节。由腹腔神经节和主动脉肾神经节等发出的节后纤维，分布于肝、肾、脾等实质性脏器和结肠左曲以上的消化管。

（3）腰部：腰交感干位于腰椎体前外侧与腰大肌内侧缘之间，每侧有4对椎旁神经节。自腰部交感神经节发出的节后纤维的分布，可概括如下：① 经灰交通支返回5对腰神经，随腰神经分布。② **腰内脏神经** lumber splanchnic nerve 由穿经腰神经节的节前纤维组成，终止于腹主动脉丛和肠系膜下丛内的椎前神经节，交换神经元后其节后纤维分布于结肠左曲以下的消化管和盆腔脏器，部分纤维还伴随血管分布于下肢（图15-41）。

（4）盆部：盆交感干位于骶骨前方和骶前孔内侧，有2～3对骶交感干神经节和1个**奇神经节** ganglion impar。自盆交感干神经节发出的节后纤维的分布，可概括如下：① 经灰交通支返回骶、尾神经，分布于下肢和会阴的血管、汗腺、竖毛肌。② 部分分支加入盆丛，分布于盆腔脏器。

综上所述，交感神经的节前、节后纤维的分布具有一定规律性：① 来自脊髓上胸段（T_1～T_5）的节前纤维，交换神经元后其节后纤维支配头、颈、胸腔脏器和上肢的血管、汗腺、竖毛肌。② 来自脊髓中、下胸段（T_6～T_{12}）的节前纤维，交换神经元后其节后纤维支配肝、脾、肾等实质性器官和结肠左曲以上的消化管。③ 来自脊髓上腰段（L_1～L_3）的节前纤维，交换神经元后其节后纤维支配结肠左曲以下的消化管、盆腔脏器和下肢的血管、汗腺、竖毛肌。

（二）副交感神经

副交感神经 parasympathetic nerve 的低级中枢位于脑干的一般内脏运动神经核和脊髓骶部第2～4节段灰质的骶副交感核，由这些核发出节前纤维至周围部的副交感神经节内交换神经元，其节后纤维到达所支配的脏器。副交感神经节多位于脏器附近或脏器壁内，分别称器官旁节和器官内节。位于颅部的副交感神经节的体积较大，如睫状神经节、下颌下神经节、翼腭神经节和耳神经节等。身体其他部位副交感神经节的体积较小，肉眼难以辨别，需借助显微镜才能看到，如位于心丛、肺丛、膀胱丛、子宫阴道丛内的器官旁节和位于支气管、消化管壁内的器官内节等。

1. **颅部副交感神经** 其节前纤维起自脑干的副交感神经核，参与组成Ⅲ、Ⅶ、Ⅸ、Ⅹ对脑神经（图15-42）。

（1）动眼神经副核发出的副交感节前纤维：伴随动眼神经走行，到达眶腔内的睫状神经节并交换神经元，其节后纤维进入眼球，分布于瞳孔括约肌和睫状肌。

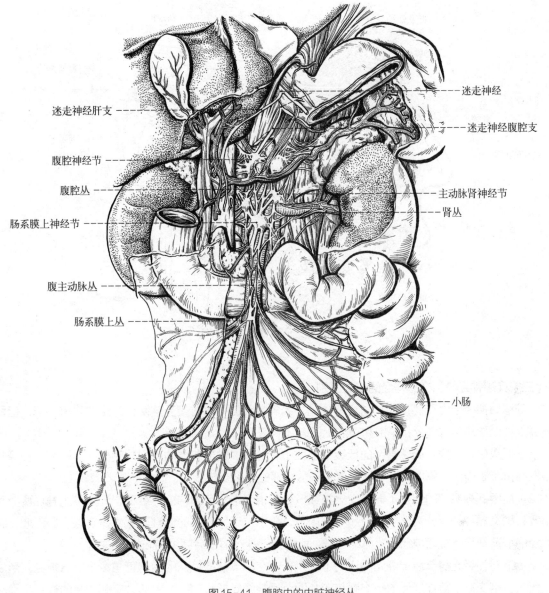

图 15-41 腹腔内的内脏神经丛

（2）上泌涎核发出的副交感节前纤维：伴随面神经走行，一部分节前纤维经岩大神经至翼腭窝内的翼腭神经节内交换神经元，其节后纤维分布于泪腺和鼻腔、口腔、腭黏膜的腺体。一部分节前纤维经鼓索加入舌神经，在下颌下神经节内交换神经元，其节后纤维分布于下颌下腺和舌下腺。

（3）下泌涎核发出的副交感节前纤维：伴随舌咽神经走行，其节前纤维经鼓室神经至鼓室丛，然后随岩小神经走行，至卵圆孔下方的耳神经节内交换神经元，其节后纤维随耳颞神经分布于腮腺。

（4）迷走神经背核发出的副交感节前纤维：伴随迷走神经走行，并随其分支到达胸、腹腔脏器附近或器官壁内的副交感神经节内交换神经元，其节后纤维分布于胸、腹腔脏器（降结肠、乙状结肠和盆腔脏器除外）。

2. **骶部副交感神经**　由脊髓骶部第2~4节段的骶副交感核发出节前纤维，随骶神经出骶前孔，然后自骶神经中分出形成**盆内脏神经** pelvic splanchnic nerve，加入盆丛并随盆丛分布于盆部脏器附近或器官壁内的副交感神经节内交换神经元，其节后纤维分布于结肠左曲以下的消化管和盆腔脏器（图15-43）。

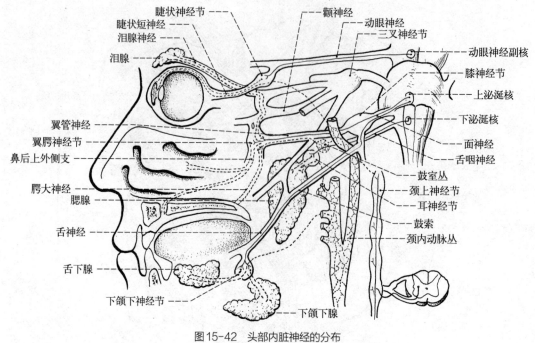

图15-42 头部内脏神经的分布

(三) 交感神经与副交感神经的主要区别

内脏运动神经分为交感神经和副交感神经,大多数脏器常同时接受这两种纤维的双重支配,但两者在神经来源、形态结构、分布范围和功能上又有显著区别。

(1) 低级中枢不同:交感神经的低级中枢位于脊髓胸、腰部灰质的中间外侧核,而副交感神经的低级中枢则位于脑干的一般内脏运动神经核和脊髓骶部的骶副交感核。

(2) 周围部神经节的位置不同:交感神经节分为椎旁神经节和椎前神经节,分别位于脊柱两旁和脊柱前方;副交感神经节分为器官旁节和器官内节,分别位于所支配的器官附近或器官壁内。因此,副交感神经的节前纤维较交感神经的节前纤维长,而副交感神经的节后纤维则较短。

(3) 节前神经元与节后神经元的比例不同:一个交感节前神经元的轴突可与多个节后神经元形成突触,而一个副交感节前神经元的轴突则与较少的节后神经元形成突触。因此,交感神经的作用范围较广泛,而副交感神经的作用则较局限。

(4) 分布范围不同:交感神经的分布范围较广泛,除分布于头颈部和胸、腹腔脏器外,尚遍及全身血管、腺体、竖毛肌等,而副交感神经的分布不如交感神经广泛,一般认为大部分血管、腺体、竖毛肌和肾上腺髓质均无副交感神经支配。

(5) 对同一脏器所起的作用不同:交感神经和副交感神经对于同一脏器的作用既相互拮抗又相互统一。例如:当机体运动加强时,交感神经兴奋,而副交感神经受到抑制,此时心跳加快、血压升高、支气管扩张、瞳孔开大和消化活动受到抑制,表明机体的代谢增强,能量消耗加快,以适应环境的剧烈变化。反之,机体处于安静或睡眠状态下,副交感神经兴奋,而交感神经受到抑制,出现心跳减慢、血压降低、支气管收缩、瞳孔缩小和消化活动增强等,有利于体力恢复和能量储存。

(四) 内脏神经丛

内脏神经在分布于脏器的过程中,往往会形成**内脏神经丛** plexus of visceral nerve,再由神经丛发出分支分布于相应脏器 (图15-41,图15-43)。这些神经丛主要攀附于头、颈部和胸、腹腔内的动脉周围,或者分布于脏器附近和器官壁内。多数内脏神经丛由交感神经、副交感神经和内脏感觉神经的纤维相互交织形成。少数内脏神经丛则没有副交感神经参与,如颈内动脉丛、颈外动脉丛、锁骨下动脉丛和椎动脉丛等。

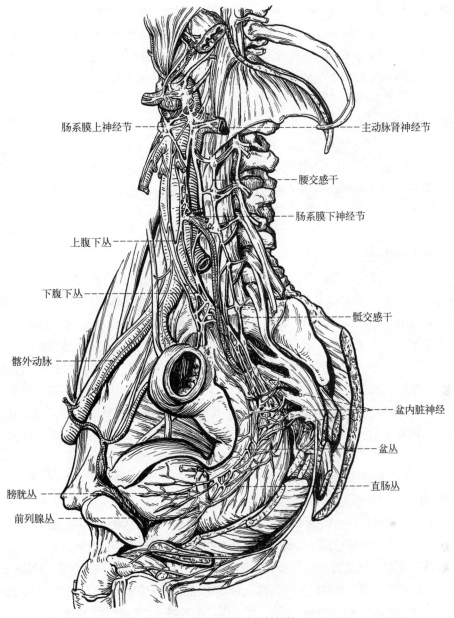

图15-43 盆部的内脏神经丛

1. **心丛** cardiac plexus 交感纤维来自交感干的颈上、中、下神经节和第1~4胸神经节发出的心支，副交感纤维来自迷走神经的心支。心丛可分为心浅丛和心深丛，位于主动脉弓下方的为心浅丛，位于主动脉弓与气管杈之间的为心深丛。心丛内的心神经节为副交感神经节，来自迷走神经的副交感节前纤维在此交换神经元。心丛的分支又组成心房丛和左、右冠状动脉丛，随动脉分布于心肌（图15-40）。

2. **肺丛** pulmonary plexus 交感纤维来自交感干的第2~5胸神经节，副交感纤维来自迷走神经的支气管支。肺丛位于肺根的前、后方，其分支随支气管和肺血管进入肺。

3. **腹腔丛** celiac plexus 交感纤维主要来自腹腔神经节、肠系膜上神经节、主动脉肾神经节等和胸交感干的内脏大、小神经，副交感纤维则来自迷走神经后干的腹腔支。来自内脏大、小神经的交感节前纤维在神经丛内交换神经元，来自迷走神经的副交感节前纤维则到所分布的脏器附近或肠管壁内交换神经元。腹腔丛位于腹腔干和肠系膜上动脉根部周围，伴随动脉的分支可分为许多副丛，如肝丛、胃丛、脾丛、肾丛和肠系膜上丛等，各副丛则分别沿同名血管分布于各脏器（图15-41）。

4. **腹主动脉丛** abdominal aortic plexus 位于腹主动脉的前方及两侧，由腹腔丛在腹主动脉表面向下延续形成，同时还接受第1、2腰交感神经节的分支。腹主动脉丛的一部分纤维进入盆腔，参加腹下丛的形成；另一部分纤维攀附髂总动脉和髂外动脉，形成同名的神经丛，随动脉分布于下肢血管、汗腺、竖毛肌。此外，腹主动脉丛还分出肠系膜下丛，沿同名动脉分布于结肠左曲以下至直肠上段的肠管（图15-41）。

5. **腹下丛** hypogastric plexus 可分为上腹下丛和下腹下丛。上腹下丛位于第5腰椎体前方和两侧髂总动脉之间，是腹主动脉丛向下的延续部分，从两侧接受下位两个腰神经节发出的腰内脏神经，在肠系膜下神经节交换神经元。下腹下丛即**盆丛** pelvic plexus，由上腹下丛延续到直肠两侧，并接受骶交感干的节后纤维和第2~4骶神经的副交感节前纤维。此丛伴随髂内动脉的分支组成直肠丛、膀胱丛、前列腺丛、子宫阴道丛等，并随动脉分布于盆腔各脏器。

二、内脏感觉神经

内脏神经系统不仅有交感纤维和副交感纤维两种运动成分，还有感觉纤维成分，即**内脏感觉神经** visceral sensory nerve。内脏感觉神经元为假单极神经元，其胞体位于脑神经节和脊神经节内，周围突是粗细不等的有髓纤维或无髓纤维，伴随交感神经、舌咽神经、迷走神经和骶部副交感神经分布于内脏器官；中枢突伴随舌咽神经、迷走神经进入脑干止于孤束核，或伴随交感神经和盆内脏神经进入脊髓止于灰质后角。机体内感受器将来自内脏的刺激传递至内脏感觉神经，由此将内脏感觉性冲动传到中枢，中枢可直接通过内脏运动神经调节各内脏器官的活动，也可以间接通过体液调节起作用。在中枢内，内脏感觉纤维一方面经过传导途径将冲动传导到大脑皮质而产生内脏感觉，另一方面直接或经中间神经元与内脏运动神经元联系以完成内脏-内脏反射，或与躯体运动神经元联系形成内脏-躯体反射。

内脏感觉神经虽然在形态结构上与躯体感觉神经相似，但仍有某些不同之处。

1. **痛阈较高** 内脏感觉纤维的数目较少，且多数为细纤维，故痛阈较高，对于一般强度的刺激难于产生主观感觉。例如，在外科手术挤压、切割或烧灼内脏时，患者并不感觉到疼痛。但在脏器进行较强烈的活动时则可产生内脏感觉，传递感觉的纤维多与副交感神经相伴行进入脑干，如胃的饥饿性收缩引起的饥饿感和直肠、膀胱的充盈引起的膨胀感等。此外，在病理条件或极强烈刺激下也可产生痛觉，一般认为内脏感觉纤维与交感神经相伴行进入脊髓。例如，内脏器官因过度膨胀而受到牵张或平滑肌发生痉挛，以及由于缺血而代谢产物积聚等，均可因刺激神经末梢而产生内脏痛。

2. **定位不准确** 内脏感觉的传入途径比较分散，即一个脏器的感觉纤维经过多个节段的脊神经进入中枢，而一条脊神经又包含来自数个脏器的感觉纤维。因此，内脏痛往往是弥散的且定位不准确。例如，心的痛觉纤维伴随交感神经（主要是心中、心下神经）经第1~5胸神经进入脊髓，肾、输尿管和盆腔部分脏器的痛觉纤维伴随交感神经经T_{11}~L_2脊神经进入脊髓。

三、牵涉性痛

牵涉性痛 referred pain是指当某些内脏器官发生病变时，常在体表一定区域产生感觉过敏或疼痛感觉的现象。牵涉性痛可发生在患病脏器邻近的皮肤区域，也可以发生在距离患病脏器较远的皮肤区域。例如，心绞痛时常在胸前区和左臂内侧皮肤感到疼痛，肝胆疾患时常在右肩部感到疼痛等（图15-44）。

内脏器官发生病变时除在一定区域感觉过敏外，还可以伴有该区域的骨骼肌反射性僵硬、血管运动和汗腺分泌障碍等症状，临床上将这些体征发生的部位称**海德带** Head zones，有助于内脏疾病的定位诊断。

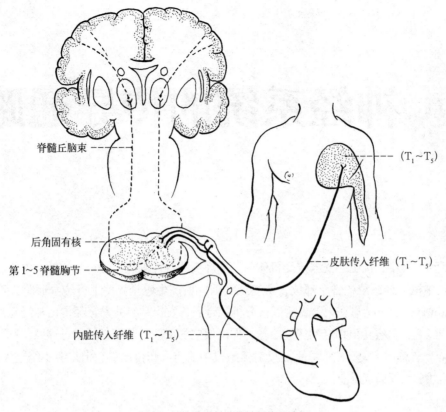

图15-44 牵涉性痛的神经传导途径

关于牵涉性痛的发生机制仍不十分清楚，根据有关内脏疾患的临床分析，发生牵涉性痛的体表部位与病变脏器往往受同一节段的脊神经支配，认为传导疾患的内脏感觉神经与牵涉性痛区皮肤的感觉性神经进入同一脊髓节段，并在脊髓后角内密切联系。因此，从病变脏器传来的冲动可以扩散或影响到邻近的躯体感觉神经元，从而产生牵涉性痛。

（张东东编写，徐国成绘图）

数字课程学习

- 学习纲要
- 重难点剖析
- 教学PPT
- 自测题
- 临床应用
- 思政案例
- 名词术语

第十六章 神经系统的传导通路

人体在活动过程中，周围感受器接受机体内、外环境的各种刺激，并将刺激转换为神经冲动，经传入神经元传至中枢神经系统的各个部位，最终至大脑皮质产生感觉，此上行传导通路，称**感觉传导通路** sensory pathway。感觉信息在大脑皮质进行分析综合后，发出神经冲动，经传出神经元到皮质下各级中枢的运动神经元，再经传出神经到达效应器，作出相应的反应，此下行的传导通路，称**运动传导通路** motor pathway。从总体上说，它们分别是反射弧组成中的传入和传出部，但只有不经过大脑皮质的上、下行传导通路才称为反射通路。

【知识拓展】

神经系统传导通路的各级中枢，不仅仅是简单地转接和中继信息，每一个中枢或者中继站都有特殊的分析和综合功能。各传导路也不仅是单向传导，上行传导束中亦含有来自高级中枢的下行纤维，下行传导束可有返回中枢的上行纤维，以此来执行信息传导中的反馈控制，完成对效应神经元的完善控制和调节。现已证实脑的基本活动，除典型的反射活动外，在神经元的突触联系中，还有大量的回路和往返联系，并存在大量的递质，在非突触的部位传递信息，发挥作用。这样就形成了神经元网络和神经元与非神经元网络的广泛脑网络体系。

第一节 感觉传导通路

一、本体感觉传导通路

本体感觉 proprioception 又称深感觉，是指肌、腱、关节等运动器官在不同状态（静止或运动）时产生的感觉（例如，人在闭眼时能感知身体各部的位置），包括位置觉、运动觉和振动觉；该传导通路还传导浅部感觉中的精细触觉（辨别两点间距离和物体纹理的粗细等）。

头面部深感觉的传导通路尚不清楚，此处主要叙述躯干、四肢的本体感觉和精细触觉传导通路。该传导通路有两条，一条传至大脑皮质，产生意识性感觉；另一条传至小脑，产生非意识性感觉。

（一）躯干和四肢意识性本体感觉和精细触觉传导通路

该通路由三级神经元组成（图16-1）。

第1级神经元 为脊神经节细胞，胞体多为大、中型，为假单极神经元，其周围突分布于肌、腱、关节等处的本体感觉感受器和皮肤精细触觉感受器；中枢突经脊髓后根的内侧部进入脊髓后索，分为长的升支和短的降支。其中来自第5胸节以下的升支形成薄束，行于后索的内侧部；来自第4胸节以上的升支形成楔束，行于后索的外侧部；两束上行，分别止于延髓的薄束核和楔束核。短的降支至脊髓，完成脊髓牵张反射。

第2级神经元 位于薄束核和楔束核内，此二核发出的纤维向前绕过延髓中央灰质的腹侧，在中线上左、右交叉，构成内侧丘系交叉。交叉后的纤维称**内侧丘系** medial lemniscus，在锥体束的背侧转折向上，行于延髓中线两侧，止于背侧丘脑腹后外侧核。

第3级神经元 位于背侧丘脑的腹后外侧核，由此核发出的纤维组成**丘脑中央辐射** central radiation of thalamus，经内囊后肢走行，主要投射至大脑皮质中央后回的中、上部和中央旁小叶后部，部分纤维投射至中央前回。

躯干和四肢意识性本体感觉和精细触觉传导通路受损时，由于来自肌、腱、关节的本体感觉不能传至大脑皮质，以致患者不能确定躯

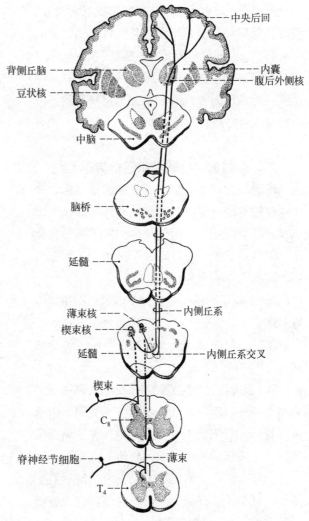

图16-1 躯干和四肢意识性本体感觉和精细触觉传导通路

干、四肢的空间位置，闭目站立时，身体倾斜摇晃甚至跌倒，同时还不能辨别两点间距离。如病灶位于内侧丘系交叉以上，表现为病灶对侧的深感觉和精细触觉障碍；如病灶位于内侧丘系交叉以下，则表现为病灶同侧的深感觉和精细触觉障碍。

（二）躯干和四肢非意识性本体感觉传导通路

为传入至小脑的本体感觉，该传导通路实际上是反射通路的上行部分，由二级神经元组成（图16-2）。第1级神经元为脊神经节细胞，其周围突分布于肌、腱、关节的本体感觉感受器；中枢突经脊神经后根的内侧部进入脊髓，止于胸核和腰骶膨大第Ⅴ～Ⅶ层外侧部。由胸核发出的第2级纤维在同侧脊髓外侧索组成脊髓小脑后束，经小脑下脚进入旧小脑皮质；由腰骶膨大第Ⅴ～Ⅶ层发出的第2级纤维组成对侧和同侧的脊髓小脑前束，经小脑上脚止于旧小脑皮质。以上第2级神经元传导躯干（除颈部外）和下肢的非意识性本体

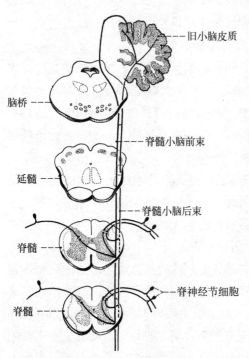

图16-2 躯干和四肢非意识性本体感觉传导通路

感觉。传导上肢和颈部非意识性本体感觉的第2级神经元胞体位于颈膨大第Ⅵ、Ⅶ层和延髓的楔束副核，这两处神经元发出的第2级纤维也经小脑下脚进入小脑皮质。此通路不产生意识性感觉，而是反射性调节肌张力和协调运动，以维持身体的姿势平衡。

二、痛温觉、粗触觉和压觉传导通路

该通路传导全身皮肤、黏膜的温度觉、痛觉、粗触觉和压觉，又称浅感觉传导通路，由三级神经元组成。根据传导部位的不同分为躯干、四肢的浅感觉传导通路（图16-3）和头面部的浅感觉传导通路（图16-4）。

（一）躯干和四肢痛温觉、粗触觉和压觉传导通路

躯干和四肢痛温觉、粗触觉和压觉传导通路由三级神经元组成。

第1级神经元 为脊神经节细胞，其周围突分布于躯干、四肢皮肤的浅感觉感受器；中枢突经脊神经后根进入脊髓。其中，传导痛温觉的纤维（细纤维）在后根的外侧部入脊髓，经背外侧束再终止于第2级神经元；传导粗触觉、压觉的纤维（粗纤维）经后根内侧部进入脊髓后索，再终止于第2级神经元。

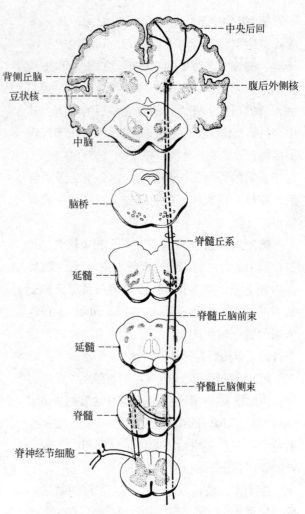

图16-3 躯干和四肢痛温觉、粗触觉和压觉传导通路

第2级神经元 胞体主要位于第Ⅰ、Ⅳ～Ⅶ层，即后角固有核，由后角固有核发出的纤维经白质前连合斜越上升1～2个节段、交叉至对侧外侧索和前索中上行，组成脊髓丘脑侧束（传导痛温觉）和脊髓丘脑前束（传导粗触觉），经延髓下橄榄核的背外侧合并为脊髓丘脑束，经脑桥和中脑内侧丘系的背外侧，终止于背侧丘脑腹后外侧核。

第3级神经元 位于背侧丘脑的腹后外侧核，由此核发出的纤维组成丘脑中央辐射，经内囊后肢投射至大脑皮质中央后回中、上部和中央旁小叶后部。

在脊髓内，脊髓丘脑束纤维的排列有一定的顺序：自外向内、由浅入深，依次排列着来自骶、腰、胸、颈部的纤维。因此，当脊髓内肿瘤压迫一侧脊髓丘脑束时，痛温觉障碍首先出现在身体对侧上半部（压迫来自颈、胸部的

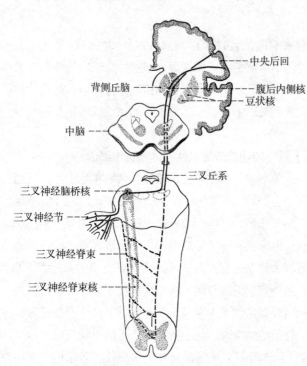

图16-4 头面部痛温觉、粗触觉和压觉传导通路

纤维），随着肿瘤的生长，逐渐波及下半部（压迫来自腰骶部的纤维）。若受到脊髓外肿瘤压迫，则发生感觉障碍的顺序相反。

（二）头面部痛温觉、粗触觉和压觉传导通路

主要由三叉神经传入，由三级神经元组成。

第1级神经元 为三叉神经节细胞，其周围突组成三叉神经的感觉支，分布于头面部皮肤和口、鼻黏膜的相关感受器；中枢突组成三叉神经的感觉根入脑桥。其中，传导痛、温觉的纤维入脑后下降形成三叉神经脊束，止于三叉神经脊束核；传导粗触觉和压觉的纤维止于三叉神经脑桥核。

第2级神经元 位于三叉神经脊束核和三叉神经脑桥核，两核发出的纤维交叉至对侧组成三叉丘系，在内侧丘系的背侧上行，止于背侧丘脑腹后内侧核。

第3级神经元 位于背侧丘脑的腹后内侧核。由此核发出的纤维组成丘脑中央辐射，经内囊后肢投射至大脑皮质中央后回下部。

在此通路，若三叉丘系以上受损，表现为对侧头面部痛温觉和触压觉障碍，若三叉丘系以下受损，表现为同侧头面部痛温觉和触压觉障碍。此外，在延髓节段，三叉神经脊束和脊束核与脊髓丘系相距较近，如果发生病变，可同时受累，出现交叉性浅感觉障碍，即同侧头面部及对侧的躯干、四肢浅感觉障碍。

三、视觉传导通路和瞳孔对光反射通路

（一）视觉传导通路

视觉传导通路 visual pathway 由三级神经元组成（图16-5）。

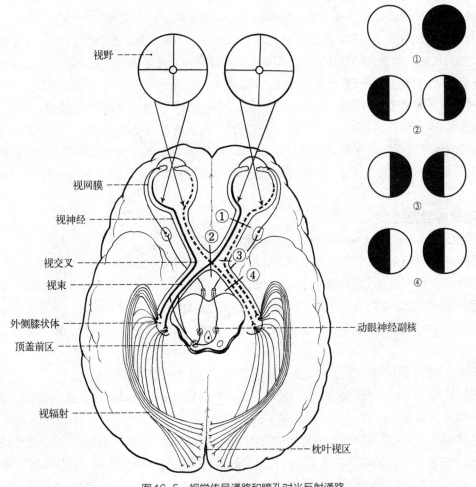

图16-5 视觉传导通路和瞳孔对光反射通路

第1级神经元 为视网膜双极细胞,其周围突与视网膜内的视锥细胞和视杆细胞形成突触,中枢突与节细胞形成突触。

第2级神经元 为节细胞,其轴突在视神经盘处集合成视神经。视神经穿眼球壁经视神经管入颅,形成视交叉后延续为视束。在视交叉中,来自两眼视网膜鼻侧半的纤维交叉,交叉后加入对侧视束;来自视网膜颞侧半的纤维不交叉,走在同侧视束内。因此,交叉后的视束内含有同侧眼视网膜颞侧半纤维和对侧眼视网膜鼻侧半纤维。视束绕大脑脚向后终止于外侧膝状体。

第3级神经元 胞体在外侧膝状体内,由外侧膝状体发出的纤维组成**视辐射** optic radiation,经内囊后肢投射到端脑枕叶内侧面距状沟上下的**视区皮质** visual cortex(**纹区** striate cortex),产生视觉。

视束中尚有少数纤维经上丘臂终止于上丘和顶盖前区。上丘发出的纤维组成顶盖脊髓束,下行至脊髓,完成视觉反射。顶盖前区是瞳孔对光反射通路的一部分。

视野是指眼球向前平视时所能看到的空间范围。眼球成像时,由于眼球屈光装置对光线的折射作用,鼻侧半视野的物像投射到颞侧半视网膜,颞侧半视野的物像投射到鼻侧半视网膜,上半视野的物像投射到下半视网膜,下半视野的物像投射到上半视网膜。当视觉传导通路不同部位受损时,可引起不同的视野缺损:① 一侧视神经损伤:可致该侧眼视野全盲。② 视交叉中央部交叉纤维损伤(如垂体瘤压迫):可致双眼视野颞侧偏盲。③ 视交叉外侧部未交叉的纤维受损:可致该侧眼视野鼻侧偏盲。④ 一侧视束、视辐射、视觉中枢受损:可致双眼病灶对侧视野同向性偏盲(患侧视野鼻侧偏盲和对侧视野颞侧偏盲)。

(二)瞳孔对光反射通路

光照一侧瞳孔,引起两眼瞳孔都缩小的反应称**瞳孔对光反射** pupillary light reflex。其中,光照侧的瞳孔缩小,称直接对光反射;对侧瞳孔缩小,称间接对光反射。

瞳孔对光反射的通路起始于视网膜,经视神经、视交叉到视束,视束中的部分纤维经上丘臂至顶盖前区,与该区的细胞形成突触。顶盖前区为对光反射中枢,该区发出的纤维与双侧的动眼神经副核(E-W核)形成突触。动眼神经副核发出的副交感节前纤维加入动眼神经,随动眼神经及其分支至睫状神经节换元,节后纤维分布于双侧瞳孔括约肌,瞳孔括约肌收缩,瞳孔缩小(图16-5)。

瞳孔对光反射在临床上有重要意义,反射消失,可能预示病危。一侧视神经受损,传入纤维中断,光照患侧眼时,两侧瞳孔均不缩小;但光照健侧眼时,两侧瞳孔均缩小。此时,患侧眼直接对光反射消失,而间接对光反射存在。一侧动眼神经受损,传出纤维中断,无论光照哪侧眼,患侧眼瞳孔均不缩小,即患侧眼直接、间接对光反射都消失,但健侧眼的瞳孔直接和间接对光反射均存在。

四、听觉传导通路

听觉传导通路 auditory pathway 由四级神经元组成(图16-6)。

第1级神经元 为蜗神经节内的双极细胞,其周围突分布于内耳的螺旋器(Corti器),中枢突组成蜗神经,与前庭神经一起组成前庭蜗神经,经延髓脑桥沟的外侧部入脑,止于蜗神经腹侧核与背侧核。

第2级神经元 为蜗神经腹侧核与背侧核,由两核发出的纤维大部分在脑桥内形成斜方体并交叉至对侧,然后折向上方形成外侧丘系,小部分未交叉的纤维加入同侧外侧丘系上行,经中脑被盖的背外侧部止于下丘。

第3级神经元 位于中脑下丘,它发出的纤维经下丘臂终于内侧膝状体。

第4级神经元 位于内侧膝状体,发出的纤维组成**听辐射** acoustic radiation,经内囊后肢投射至大脑皮质听觉中枢(颞横回)。

除上述通路外,少数蜗腹侧核和蜗背侧核的纤维不交叉,进入同侧外侧丘系,有少数外侧丘系的纤维直接止于内侧膝状体,还有一些蜗神经核发出的纤维在上橄榄核换神经元,然后加入同侧的外侧丘系。因此,听觉冲动是双侧传导的。若一侧通路在外侧丘系以上受损,不会产生明显症状;但若损伤了

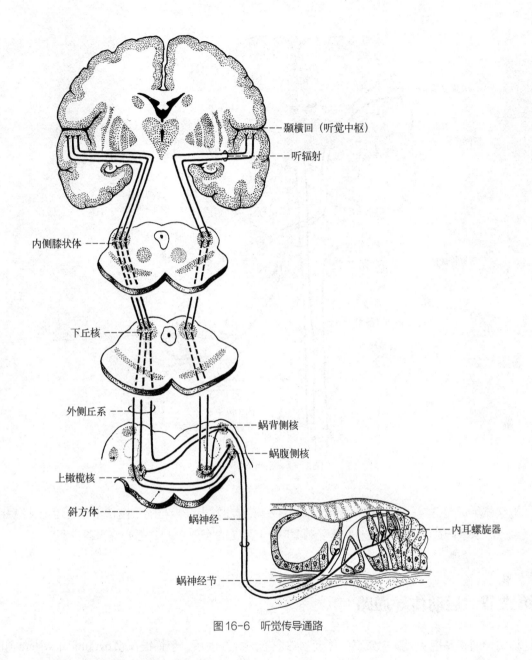

图 16-6 听觉传导通路

蜗神经、内耳或中耳，则将导致听觉障碍。

听觉反射中枢在下丘，下丘发出的纤维到上丘。上丘发出纤维组成顶盖脊髓束，直接或间接终于脊髓前角运动神经元，完成听觉反射。

五、平衡觉传导通路

平衡觉传导通路 equilibrium pathway 的第1级神经元是前庭神经节内的双极细胞，其周围突分布于内耳膜半规管的壶腹嵴及前庭内的椭圆囊斑和球囊斑，中枢突组成前庭神经，与蜗神经一起经延髓脑桥沟的外侧入脑，止于前庭神经核群（图16-7）。由前庭神经核群发出的第2级纤维向大脑皮质的投射径路尚不清楚，可能是在背侧丘脑的腹后核换神经元，再投射到颞上回前方的大脑皮质。由前庭神经核群发出纤维至中线两侧组成内侧纵束，其中，上行的纤维止于动眼、滑车和展神经核，完成眼肌前庭反射（如眼球震颤）；下行的纤维至副神经脊髓核和上段颈髓前角细胞，完成转眼、转头的协调运动。此外，由前庭神经外侧核发出纤维组成前庭脊髓束，止于脊髓灰质Ⅷ板层和部分Ⅶ板层，完成躯干、四肢的姿势反射（伸肌兴奋、屈肌抑制）。前庭神经核群还发出纤维与前庭神经直接来的部分纤维，共同经小脑

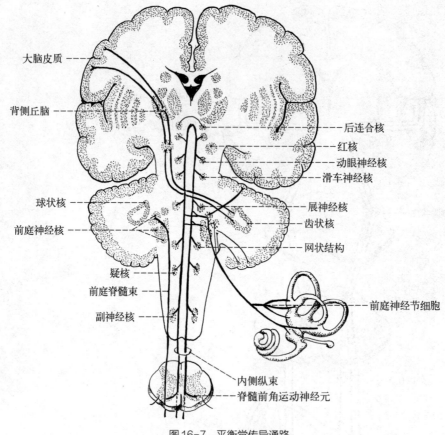

图16-7 平衡觉传导通路

下脚（绳状体）进入小脑，参与平衡调节。前庭神经核群还发出纤维与脑干网状结构、迷走神经背核及疑核联系，故当平衡觉传导通路或前庭器受刺激时，可引起眩晕、呕吐、恶心等平衡失调症状。

第二节　运动传导通路

运动传导通路是指从大脑皮质至躯体运动效应器的神经联系，包括**锥体系** pyramidal system 和**锥体外系** extrapyramidal system 两部分。

一、锥体系

锥体系管理骨骼肌的随意运动，由上运动神经元和下运动神经元两级神经元组成。**上运动神经元** upper motor neurons，是位于大脑皮质中央前回和中央旁小叶前部以及其他一些皮质区域中的巨型锥体细胞和其他类型的锥体细胞，其轴突组成锥体束。锥体束在下行过程中，止于脑干内一般躯体和特殊内脏运动核的纤维称**皮质核束** corticonuclear tract，止于脊髓前角运动细胞的纤维称**皮质脊髓束** corticospinal tract。**下运动神经元** lower motor neurons，其胞体位于一般躯体和特殊内脏运动核和脊髓前角运动神经元，它们的轴突参与组成脑神经和脊神经，支配头面部、躯干和四肢骨骼肌的随意运动。

（一）皮质脊髓束

皮质脊髓束由中央前回上、中部和中央旁小叶前部等处皮质的锥体细胞轴突集合而成，下行经内囊后肢的前部、大脑脚底中3/5的外侧部和脑桥基底部至延髓锥体。在锥体下端，绝大部分（75%~90%）纤维交叉至对侧，形成**锥体交叉** decussation of pyramid。交叉后的纤维在对侧脊髓外侧索下行，形成

皮质脊髓侧束 lateral corticospinal tract，此束沿途发出侧支，逐节终止于前角运动神经元（可达骶节），支配四肢肌。小部分未交叉纤维在同侧脊髓前索内下行，形成**皮质脊髓前束** anterior corticospinal tract，该束只达颈节和上胸节，并经白质前连合逐节交叉至对侧，止于脊髓前角运动神经元，支配躯干肌和四肢肌。皮质脊髓前束中，另有部分纤维始终不交叉，止于同侧脊髓前角运动神经元，支配躯干肌。因此，躯干肌受两侧大脑皮质支配。一侧皮质脊髓束在锥体交叉前受损，主要引起对侧肢体瘫痪，而躯干肌运动无明显影响；在锥体交叉后受损，主要引起同侧肢体瘫痪（图16-8）。

（二）皮质核束

主要由中央前回下部锥体细胞的轴突集合而成，下行经过内囊膝部、中脑、大脑脚底中3/5的内侧部、由此向下陆续分出纤维，大部分止于双侧的动眼神经核、滑车神经核、展神经核、三叉神经运动核、面神经核上部（支配睑裂以上表情肌）、疑核和副神经核，这些核发出的纤维依次支配眼球外肌、咀嚼肌、面上部表情肌、胸锁乳突肌、斜方肌和咽喉肌。小部分纤维完全交叉到对侧，止于面神经核下部（支配睑裂以下表情肌）和舌下神经核，两者发出的纤维分别支配对侧面下部的表情肌和舌肌。因此，脑干内运动神经核，除面神经核下部和舌下神经核只接受对侧皮质核束的纤维外，其余神经核均接受双侧皮质核束的纤维（图16-9）。

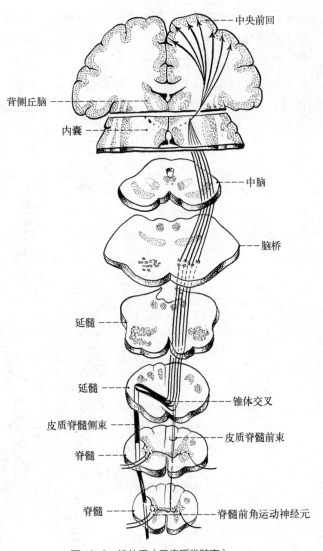

图16-8　锥体系（示皮质脊髓束）

【知识拓展】

锥体系与皮质脊髓束　锥体系的功能是控制骨骼肌的随意运动，皮质脊髓束的功能是控制躯干和四肢肌的随意运动，特别是手指和足趾的技巧性运动。人的肢体，特别是手的技巧性活动最为发达，因此支配手指、腕关节肌的α-运动神经元与皮质脊髓束之间具有最多的单突触联系。通过这种单突触联系，α-运动神经元发放的冲动，可选择性地使被支配的骨骼肌快速收缩，以完成精细的技巧运动。皮质脊髓束也有纤维止于前角内的γ-运动神经元，γ-运动神经元作用于梭内肌纤维，调节肌梭的敏感性以配合α-运动神经元的活动。

临床上，一侧上运动神经元损伤时，可致对侧眼裂以下的表情肌和对侧舌肌瘫痪，表现为对侧鼻唇沟消失、口角低垂并向病灶侧偏斜、流涎、不能鼓腮露齿；伸舌时舌尖偏向病灶对侧，但舌肌不萎缩。

而其他受双侧皮质核束支配的肌（如眼球外肌、咀嚼肌、眼裂以上表情肌、咽喉肌、斜方肌和胸锁乳突肌）因还接受健侧皮质核束的控制，故均不发生瘫痪（图16-10）。一侧面神经核（下运动神经元）损伤，可导致病灶侧表情肌全瘫，除上述表现外，还有额纹消失，不能皱眉、不能闭眼等；一侧舌下神经核（下运动神经元）受损，可导致病灶侧舌肌瘫痪，表现为伸舌时舌尖偏向病灶侧，伴舌肌萎缩（图16-11）。临床上常将上运动神经元损伤引起的瘫痪称**核上瘫** supranuclear paralysis，下运动神经元损伤引起的瘫痪称**核下瘫** infranuclear paralysis。

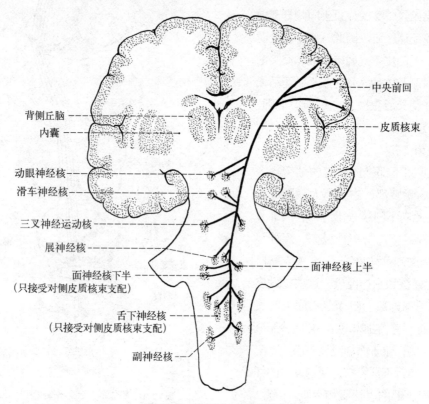

图16-9 锥体系（示皮质核束）

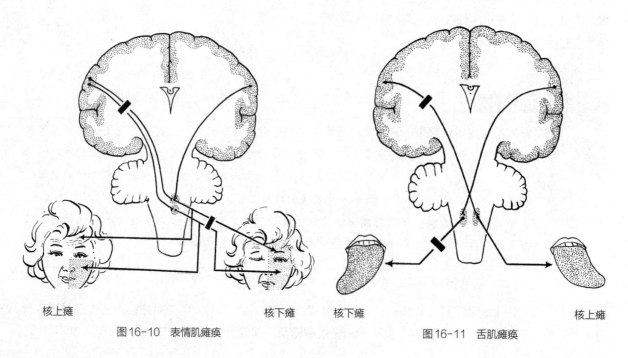

图16-10 表情肌瘫痪　　　　　图16-11 舌肌瘫痪

锥体系的任何部位损伤都可引起支配区（如四肢肌）的随意运动障碍，即瘫痪，可分为两类：上运动神经元损害，指脊髓前角细胞和脑神经运动核以上的锥体系损伤，即大脑皮质运动区或锥体束受损。表现为：① 随意运动障碍。② 肌张力增高，故称痉挛性瘫痪（硬瘫），这是由于上运动神经元对下运动神经元的抑制作用丧失；因肌肉还有脊髓前角运动细胞发出的神经支配，故早期肌萎缩不明显，晚期可出现失用性肌萎缩。③ 深反射亢进（因失去上运动神经元控制），因锥体束的完整性被破坏，故浅反射（如腹壁反射、提睾反射等）减弱或消失。④ 出现病理反射（如Babinski征）。下运动神经元损害，指脑神经运动核和脊髓前角细胞及其轴突组成的周围神经受损，表现为因失去神经直接支配所致的随意运动障碍，肌张力降低，故又称弛缓性瘫痪（软瘫）。由于神经营养障碍，早期出现肌萎缩。浅反射和深反射都消失，也不出现病理反射（因所有反射弧均中断）（表16-1）。

表16-1　上、下运动神经元损伤后临床表现的区别

项目	上运动神经元	下运动神经元
损害部位	皮质运动区、锥体系	脊髓前角运动神经元、脑神经运动核
瘫痪特点	全肌群瘫、痉挛性瘫（硬瘫）	部分肌肉瘫、弛缓性瘫（软瘫）
肌萎缩	不明显，晚期有失用性肌萎缩	明显、早期即可出现
肌张力	增高	降低
反射	深反射亢进，浅反射减弱或消失	深、浅反射均消失
病理反射	有	无

二、锥体外系

锥体外系是指锥体系以外影响和控制躯体运动的传导通路。在种系发生上，锥体外系是较古老的结构，从鱼类开始出现，在鸟类成为控制全身运动的主要系统。但到了哺乳类，尤其是人类，由于大脑皮质和锥体系的高度发达，锥体外系处于从属地位，人类锥体外系主要功能是调节肌张力、协调肌肉运动、维持体态姿势和习惯性动作（如走路时双臂自然摆动）。锥体系和锥体外系在功能上是相互依赖、不可分割的整体。只有在锥体外系保持稳定适宜的肌张力前提下，锥体系才能完成精细的动作，如写字、刺绣等。锥体外系的结构十分复杂，包括大脑皮质、纹状体、背侧丘脑、底丘脑、中脑顶盖、黑质、红核、前庭神经核、小脑、网状结构及其纤维联系。锥体外系的主要通路如下。

（一）皮质-新纹状体-背侧丘脑-皮质环路

大脑皮质躯体运动中枢和躯体感觉中枢发出的纤维通过背侧丘脑止于新纹状体，在此换神经元后止于苍白球，苍白球发出的纤维穿过内囊，止于背侧丘脑的腹前核和腹中间核。由此二核发出的纤维投射至额叶的躯体运动中枢。该环路对大脑皮质的躯体运动中枢起重要的反馈调节作用。

（二）皮质-脑桥-小脑-皮质环路

由大脑额叶发出的纤维组成额桥束；由顶、枕、颞叶发出的纤维组成顶枕颞桥束；这些纤维经内囊下行，通过大脑脚底的两侧，止于同侧的脑桥核。由脑桥核发出的纤维，左右交叉到对侧组成小脑中脚，止于新小脑皮质。新小脑皮质发出的纤维连于齿状核，齿状核发出的纤维组成小脑上脚，交叉后止于对侧的红核及背侧丘脑的腹前核和腹中间核。由红核发出的纤维左右交叉组成红核脊髓束，止于脊髓前角运动神经元；由背侧丘脑的腹前核和腹中间核发出的纤维投射至大脑皮质的躯体运动中枢（图16-12）。

此环路将小脑与大脑往返联系起来，在人类最发达。由于小脑还接受脊髓小脑束传来的本体感觉，因而能更好地协调共济运动。此环路任何部位损伤，都会导致共济失调，如行走蹒跚和醉汉步态等。

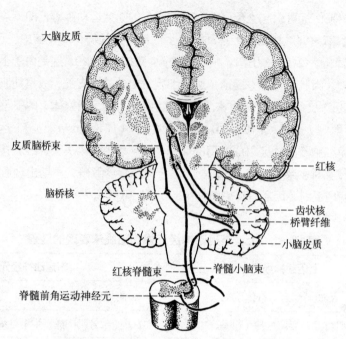

图16-12 锥体外系（皮质-脑桥-小脑-皮质环路）

（三）新纹状体-黑质环路

自新纹状体（尾状核和壳）发出纤维，止于黑质，再由黑质发出纤维返回新纹状体。黑质的神经元能产生和释放多巴胺，当黑质变性后，纹状体内的多巴胺含量降低，与Parkinson病（震颤麻痹）的发生有关。

（四）苍白球-底丘脑环路

苍白球发出纤维止于底丘脑核，后者发出纤维经同一途径返回苍白球，对苍白球发挥抑制性反馈影响。一侧底丘脑核受损，丧失对同侧苍白球的抑制，导致对侧肢体出现大幅度抽搐。

【知识拓展】

锥体外系 锥体外系由于其构成复杂，行程分散，不少部位又与锥体系密不可分，这就造成了损伤后症状的复杂性。由于损伤部位的不同，其症状亦各异。一般来说，以纹状体病变最为多见，其障碍或症状多是综合性的，主要有肌张力增高-运动减少综合征和肌张力降低-运动增多综合征两种。

（孟　健编写，徐国成绘图）

数字课程学习

- 学习纲要
- 重难点剖析
- 教学PPT
- 自测题
- 临床应用
- 思政案例
- 名词术语

第十七章 脑和脊髓的被膜、血管及脑脊液循环

第一节 脑和脊髓的被膜

脑和脊髓的表面包有3层被膜，由外向内依次为硬膜、蛛网膜和软膜。它们有支持、保护脑和脊髓的作用。

一、脊髓的被膜

脊髓的被膜由外向内为硬脊膜、脊髓蛛网膜和软脊膜（图17-1）。

（一）硬脊膜

硬脊膜 spinal dura mater 由致密结缔组织构成，厚而坚韧。上端附于枕骨大孔边缘，与硬脑膜相延续；下端在第2骶椎水平逐渐变细，包裹终丝，附于尾骨。硬脊膜与椎管内面的骨膜之间的间隙称**硬膜外隙** epidural space，内含疏松结缔组织、脂肪组织、淋巴管和静脉丛等，此间隙略呈负压，有脊神经根通过。临床上将药物注入此间隙，以阻滞脊神经根的传导进行麻醉。在硬脊膜与脊髓蛛网膜之间有潜在的硬膜下隙。硬脊膜在椎间孔处与脊神经的被膜相延续。

（二）脊髓蛛网膜

脊髓蛛网膜 spinal arachnoid mater 为半透明的薄膜，位于硬脊膜与软脊膜之间，向上与脑蛛网膜相延续。脊髓蛛网膜与软脊膜之间有较宽阔的间隙，称**蛛网膜下隙** subarachnoid space；两层膜之间有许多结缔组织小梁相连，间隙内充满脑脊液。成年人第1腰椎以下已无脊髓，间隙扩大，称**终池** terminal cistern，内容马尾。临床上常在第3、4或第4、5腰椎棘突间进针穿刺，抽取脑脊液或注入药物而不易伤及脊髓。脊髓蛛网膜下隙向上与脑蛛网膜下隙相通。

（三）软脊膜

软脊膜 spinal pia mater 薄而富有血管，紧贴在脊髓的表面，并延伸至脊髓的沟裂中，在脊髓下端移行为终丝。软脊膜在脊髓两侧，脊神经前、后根之间形成**齿状韧带** denticulate ligament。该韧带呈齿状，其尖端附于硬脊膜，可作为椎管内手术的标志。脊髓借齿状韧带和脊神经根固定于椎管内，并浸泡于脑脊液中，并且硬膜外隙内的脂肪组织和椎内静脉丛起着弹性垫样的保护作用，使脊髓不易遭受外界震荡而造成损伤。

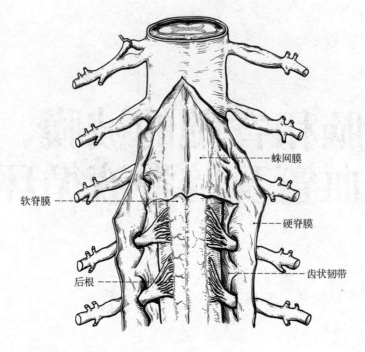

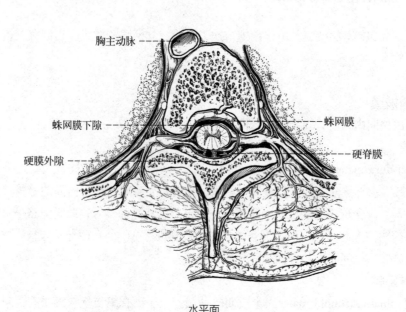

图17-1 脊髓的被膜

二、脑的被膜

脑的被膜自外向内依次为硬脑膜、脑蛛网膜和软脑膜（图17-2）。

（一）硬脑膜

硬脑膜 cerebral dura mater（图17-3）坚韧而有光泽，由两层合成，外层兼具颅骨内膜的作用，内层较外层坚厚，两层之间有丰富的血管和神经。硬脑膜与颅盖骨连接疏松，易于分离，当硬脑膜血管损伤时，可在硬脑膜与颅骨内板之间形成硬膜外血肿。硬脑膜在颅底处则与颅骨结合紧密，故颅底骨折时，易将硬脑膜与脑蛛网膜同时撕裂，使脑脊液经鼻腔或耳外漏。硬脑膜在脑神经出颅处移行为神经外膜。硬脑膜与硬脊膜在枕骨大孔处相互移行，并且都与枕骨大孔紧密附着。

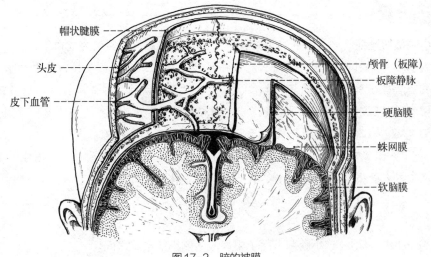

图 17-2 脑的被膜

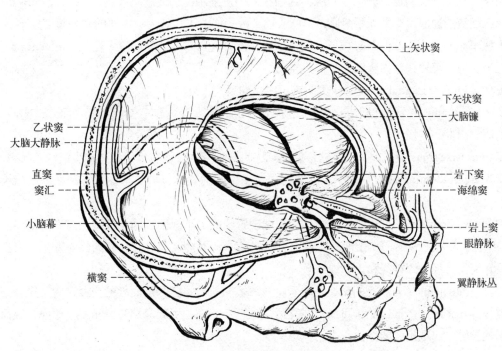

图 17-3 硬脑膜及硬脑膜窦

硬脑膜不仅包被在脑的表面,而且其内层折叠形成板状隔幕,伸入脑各部之间的裂隙内,使脑不致移位而更好地得到保护。由硬脑膜形成的结构如下。

1. **大脑镰 cerebral falx** 呈镰刀状,伸入两侧大脑半球之间的大脑纵裂内,下缘游离于胼胝体的上方,前端附于鸡冠,后端连于小脑幕上面的正中线上(图17-3)。

2. **小脑幕 tentorium of cerebellum** 形似幕帐,伸入大、小脑之间的大脑横裂内。其后外侧缘附于枕骨横窦沟和颞骨岩部上缘,前内侧缘游离形成幕切迹。切迹与鞍背之间形成一环形孔,称小脑幕裂孔,内有中脑通过。小脑幕将颅腔不完全地分割成上、下两部。当上部颅脑病变引起颅内压增高时,位于小脑幕切迹上方的海马旁回和钩可能受挤压而移位至小脑幕切迹,从而压迫大脑脚和动眼神经,引起同侧动眼神经麻痹和对侧肢体的轻偏瘫(锥体束受损)。

【知识拓展】

小脑幕切迹疝 分为下疝和上疝，下疝是钩回和海马旁回经切迹向下疝出，上疝是小脑蚓部上端和小脑前叶经切迹向上疝出。脑疝可产生脑组织受压的直接效应和血管受压的间接效应。其症状缘于脑干和脑神经的移位、压迫和牵张，动脉、静脉牵拉、压迫引起出血和缺血。静脉闭塞引起脑水肿和颅内压增高；导水管和蛛网膜下隙梗阻引起脑积水；下疝脑组织发生绞窄性坏死等，出现同侧瞳孔先缩小后散大（动眼神经先受刺激后受损），对侧肢体偏瘫（锥体束受损），意识障碍（网状结构受损），内脏功能障碍（下丘脑受损），尿崩症（垂体受损），视力下降（视束受损），记忆、人格、行为改变（杏体核、海马结构受损）等表现。

3. **小脑镰** cerebellar falx　自小脑幕下面正中伸入两侧小脑半球之间。

4. **鞍膈** diaphragma sellae　位于蝶鞍上方，封闭垂体窝，中央有一小孔，容垂体柄通过。

硬脑膜在某些部位两层分开形成腔隙，内面衬以内皮细胞，构成**硬脑膜窦** sinuses of dura mater，是颅内静脉血回流的通道，窦壁无平滑肌，不能收缩，故损伤时出血量大。主要的硬脑膜窦如下。

上矢状窦 superior sagittal sinus　位于大脑镰上缘，前方起自盲孔，向后流入**窦汇** confluence of sinuses。窦汇由上矢状窦与直窦在枕内隆突处汇合而成。

下矢状窦 inferior sagittal sinus　位于大脑镰下缘，向后汇入直窦。

直窦 straight sinus　位于大脑镰与小脑幕连接处，由大脑大静脉和下矢状窦汇合而成，向后通窦汇，窦汇向两侧分出左、右横窦。

横窦 transverse sinus　成对，位于小脑幕后外侧缘附着处的枕骨横窦沟处，连接窦汇与乙状窦。

乙状窦 sigmoid sinus　成对，位于乙状窦沟内，是横窦的延续，向前下在颈静脉孔处出颅续为颈内静脉。

海绵窦 cavernous sinus　位于蝶鞍两侧，为两层硬脑膜间的不规则腔隙，腔隙内有许多结缔组织小梁（图17-4）。两侧海绵窦借横支相连。窦腔内有颈内动脉和展神经通过，在窦的外侧壁内，自上而下有动眼神经、滑车神经、眼神经和上颌神经通过。

海绵窦与周围的静脉有广泛的交通和联系。海绵窦向前借眼静脉与面静脉交通，向下经卵圆孔的小静脉与翼静脉丛相通，故面部感染可经上述交通蔓延至海绵窦，引起海绵窦炎和血栓形成，继而累及经过海绵窦的神经，出现相应的症状和体征。

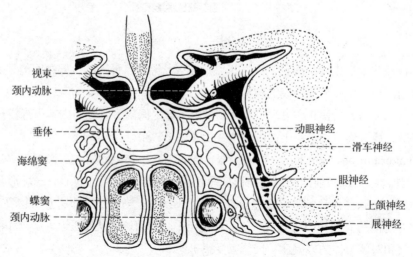

图17-4　海绵窦

岩上窦和岩下窦分别位于颞骨岩部的上缘和后缘，将海绵窦的血液分别导入横窦、乙状窦或颈内静脉。硬脑膜窦还借板障静脉和穿通颅骨的导静脉与颅外静脉相交通，故头皮感染也可蔓延至颅内。

【知识拓展】

海绵窦综合征　位于海绵窦外侧壁的脑膜瘤、垂体腺瘤、骨肿瘤、海绵窦血栓性静脉炎及窦内动脉瘤等可引起第Ⅲ、Ⅳ、Ⅴ（第1、2支）、Ⅵ脑神经麻痹，表现为上睑下垂、眼睑和结膜水肿、眼球突出、眼球外肌麻痹，并可出现三叉神经支配区的疼痛和感觉障碍等症状。

硬脑膜窦内血流方向归纳如下：

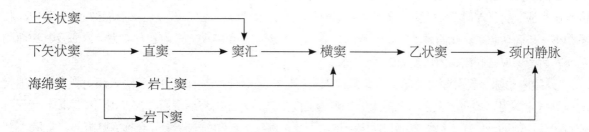

（二）脑蛛网膜

脑蛛网膜 cerebral arachnoid mater 薄而透明，缺乏血管和神经，与硬脑膜之间有硬膜下隙，与软脑膜之间有蛛网膜下隙。脑蛛网膜下隙内充满脑脊液，此隙向下与脊髓蛛网膜下隙相通。脑蛛网膜除在大脑纵裂和大脑横裂处以外，均跨越脑的沟裂而不深入沟内，故蛛网膜下隙的大小不一。此隙在某些部位扩大称**蛛网膜下池** subarachnoid cisterns，在小脑与延髓之间有**小脑延髓池** cerebellomedullary cistern，临床上可在此进行穿刺，抽取脑脊液进行检查。此外，在视交叉前方有交叉池，两侧大脑脚之间有脚间池，脑桥腹侧有桥池，胼胝体压部下方与小脑上面前方和中脑背面之间有四叠体池。

脑蛛网膜紧贴硬脑膜，在上矢状窦处形成许多绒毛状突起，突入上矢状窦内，称**蛛网膜粒** arachnoid granulations（图17-5）。脑脊液经这些蛛网膜粒渗入硬脑膜窦内，回流入静脉。

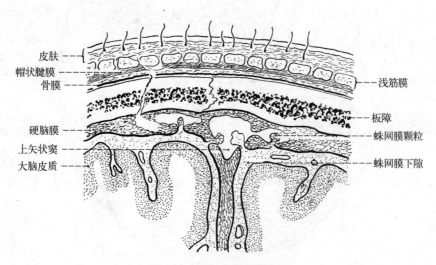

图17-5　蛛网膜粒和硬脑膜窦

(三) 软脑膜

软脑膜 cerebral pia mater 薄而富有血管和神经，覆盖于脑的表面并伸入沟裂内。在脑室的一定部位，软脑膜及其血管与该部的室管膜上皮共同构成脉络组织。在某些部位，脉络组织的血管反复分支成丛，连同其表面的软脑膜和室管膜上皮一起突入脑室，形成脉络丛。脉络丛是产生脑脊液的主要结构。

第二节 脑和脊髓的血管

一、脑的血管

(一) 脑的动脉

脑的动脉来源于颈内动脉和椎动脉（图17-6）。以顶枕沟为界，大脑半球的前2/3和部分间脑由颈内动脉供应，大脑半球后1/3及部分间脑、脑干和小脑由椎动脉供应。故可将脑的动脉归纳为颈内动脉系和椎-基底动脉系。此两系动脉在大脑的分支可分为皮质支和中央支。前者营养大脑皮质及其深面的髓质，后者供应基底核、内囊及间脑等。

1. **颈内动脉**　起自颈总动脉，自颈部向上至颅底，经颞骨岩部的颈动脉管进入颅内，紧贴海绵窦的内侧壁穿海绵窦腔向前上方，至前床突的内侧又向上弯转并穿出海绵窦而分支。颈内动脉按其行程可分为四部：颈部、岩部、海绵窦部和前床突上部。其中海绵窦部和前床突上部合称为虹吸部，常呈"U"形或"V"形弯曲，是动脉硬化的好发部位。颈内动脉在穿出海绵窦处发出眼动脉（见视器）。颈内动脉供应脑的主要分支如下。

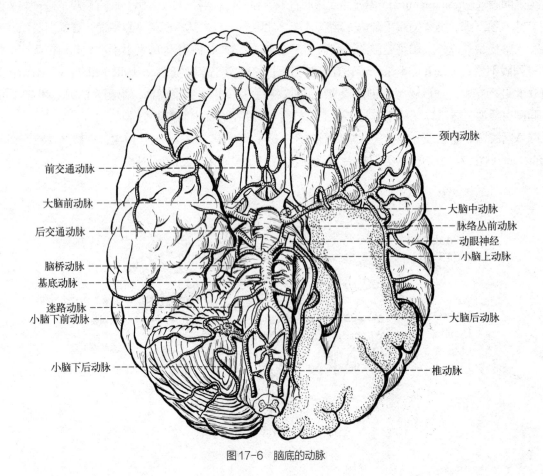

图17-6　脑底的动脉

（1）**大脑前动脉** anterior cerebral artery：在视神经上方向前行转向内侧，进入大脑纵裂，与对侧的同名动脉借**前交通动脉** anterior communicating artery相连，然后沿胼胝体沟向后行（图17-7）。皮质支分布于顶枕沟以前的半球内侧面、额叶底面的一部分和额、顶两叶上外侧面的上部；中央支自大脑前动脉的近侧段发出，经前穿质入脑实质，供应尾状核、豆状核前部和内囊前肢。

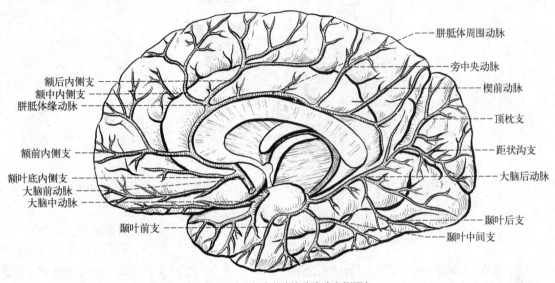

图17-7　大脑半球的动脉（内侧面）

（2）**大脑中动脉** middle cerebral artery：可视为颈内动脉的直接延续，向外行进入外侧沟内，分为数条皮质支，营养大脑半球上外侧面的大部分和岛叶（图17-8），其中包括躯体运动中枢、躯体感觉中枢和语言中枢。若该动脉发生阻塞，将出现严重的功能障碍。大脑中动脉途经前穿质时，发出一些细小的中央支（图17-9），又称豆纹动脉，垂直向上进入脑实质，营养尾状核、豆状核、内囊膝和后肢的前部。豆纹动脉行程呈"S"形弯曲，因血流动力关系，在高血压动脉硬化时容易破裂（故又称出血动脉），从而导致脑出血，出现严重的功能障碍。

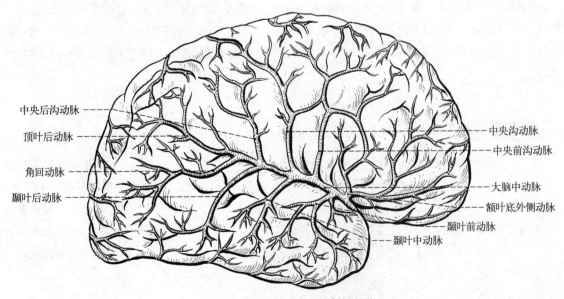

图17-8　大脑半球的动脉（外侧面）

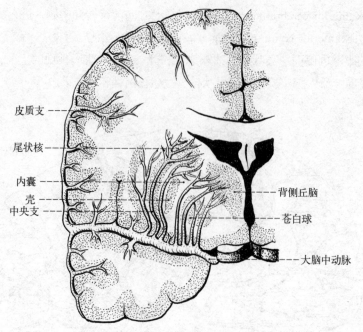

图17-9 大脑中动脉的皮质支和中央支

（3）**脉络丛前动脉** anterior choroid artery：沿视束下面向后外行，经大脑脚与海马旁回和钩之间进入侧脑室下角，终止于脉络丛。沿途发出分支供应外侧膝状体、内囊后肢的后下部、大脑脚底的中1/3及苍白球等结构。此动脉细小且行程较长，易被血栓阻塞。

（4）**后交通动脉** posterior communicating artery：在视束下面行向后，与大脑后动脉吻合，是颈内动脉系与椎-基底动脉系的吻合支。

2. **椎动脉** 起自锁骨下动脉第1段，穿第6至第1颈椎横突孔，经枕骨大孔进入颅腔，入颅后，左、右椎动脉逐渐靠拢，在脑桥与延髓交界处合成一条**基底动脉** basilar artery，后者沿脑桥腹侧的基底沟上行，至脑桥上缘分为左、右大脑后动脉两大终支。

（1）椎动脉的主要分支

1）脊髓前、后动脉（见脊髓的血管）。

2）**小脑下后动脉** anterior inferior cerebellar artery：是椎动脉的最大分支，在平橄榄下端附近发出，向后外行经延髓与小脑扁桃体之间，分支分布于小脑下面的后部和延髓后外侧部（图17-6）。该动脉行程弯曲，易发生栓塞而出现同侧面部和对侧颈部以下半身痛温觉障碍（交叉性麻痹）和小脑性共济失调等。

【知识拓展】

延髓背外侧综合征（Wallenberg综合征） 主要是由于小脑后下动脉或椎动脉闭塞，结果在延髓后、上、外侧形成一个三角形软化区，出现：① 疑核受损：致病变侧软腭、声带麻痹。② 三叉神经脊束核和脊髓丘脑束受损：致病变侧出现"洋葱样"痛、温觉丧失，对侧颈部以下痛、温觉丧失（交叉性感觉障碍）。③ 小脑下脚受损：致病灶侧小脑性共济失调。④ 前庭神经核受损：致眩晕、恶心、呕吐、眼球震颤。⑤ 延髓交感下行纤维受损：致病灶侧出现Horner征。

(2) 基底动脉的主要分支

1) 小脑下前动脉：自基底动脉起始段发出，经展神经、面神经和前庭蜗神经的腹侧达小脑下面（图17-6），供应小脑下部的前份。

2) 迷路动脉（内听动脉）：细长，伴随面神经和前庭蜗神经进入内耳道，供应内耳迷路。有80%以上的迷路动脉发自小脑下前动脉。

3) 脑桥动脉：为一些细小的分支，供应脑桥基底部。

4) 小脑上动脉：在近基底动脉的末端处发出，绕大脑脚向后，供应小脑上部。

5) **大脑后动脉** posterior cerebral artery：是基底动脉的终末分支，绕大脑脚向后，沿海马旁回和钩转至颞叶和枕叶的内侧面（图17-7）。皮质支分布于颞叶的内侧面、底面及枕叶；中央支由起始部发出，经后穿质入脑实质，供应背侧丘脑、内侧膝状体、下丘脑和底丘脑等。大脑后动脉起始部与小脑上动脉根部之间夹有动眼神经（图17-6），当颅内压增高时，海马旁回和钩可移至小脑幕切迹下方，使大脑后动脉向下移位，压迫并牵拉动眼神经，从而导致动眼神经麻痹。

3. **大脑动脉环** cerebral arterial circle（Willis环） 由两侧大脑前动脉起始段、两侧颈内动脉末段、两侧大脑后动脉借前、后交通动脉共同组成。位于脑底下方，蝶鞍上方，环绕视交叉、灰结节及乳头体周围（图17-6）。此环使两侧颈内动脉系与椎-基底动脉系相交通。在正常情况下，大脑动脉环两侧的血液不相混合，而是作为一种代偿的潜在装置。当此环的某一处发育不良或被阻断时，可在一定程度上通过大脑动脉环使血液重新分配和代偿，以维持脑的血液供应。

(二) 脑的静脉

脑的静脉无瓣膜，不与动脉伴行，可分为浅、深两组，两组之间相互吻合。浅组收集脑皮质及皮质下髓质的静脉血，直接注入邻近的静脉窦；深组收集大脑深部的髓质、基底核、间脑、脑室脉络丛等处的静脉血，最后汇成一条大脑大静脉注入直窦。两组静脉最终经硬脑膜窦回流至颈内静脉。

1. **浅组** 以大脑外侧沟为界分为3组（图17-10）：① 大脑上静脉（外侧沟以上）：有8~12支，收集大脑半球上外侧面和内侧面上部的血液，注入上矢状窦。② 大脑下静脉（外侧沟以下）：收集大脑半球上外侧面下部和半球下面的血液，主要注入横窦和海绵窦。③ 大脑中静脉：又分为浅、深两组：大脑中浅静脉收集半球上外侧面近外侧沟附近的静脉，本干沿外侧沟向前下，注入海绵窦；大脑中深静脉收集脑岛的血液，与大脑前静脉和纹状体静脉汇合成**基底静脉** basal vein。基底静脉注入大脑大静脉。

2. **深组** 包括大脑内静脉和大脑大静脉。

大脑内静脉 internal cerebral vein由脉络丛静脉和丘脑纹静脉在室间孔后上缘合成，向后至松果体后方，与对侧的大脑内静脉汇合成一条**大脑大静脉** great cerebral vein（Galen静脉）。大脑大静脉很短，收纳大脑半球深部髓质、基底核、间脑和脉络丛等处的静脉血，在胼胝体压部的后下方注入直窦。

二、脊髓的血管

(一) 脊髓的动脉

脊髓的动脉有两个来源，即椎动脉和节段性根动脉（图17-11）。椎动脉发出**脊髓前动脉** anterior spinal artery和**脊髓后动脉** posterior spinal artery。它们在下行的过程中，不断得到节段性根动脉（如肋间后动脉、腰动脉等分支）的增补，以保障脊髓有足够的血液供应。

左、右脊髓前动脉在延髓腹侧合成一干，沿前正中裂下行至脊髓末端。脊髓后动脉自椎动脉发出后，绕延髓两侧向后走行，沿脊神经后根基部内侧下行，直至脊髓末端。

脊髓前、后动脉之间借环绕脊髓表面的吻合支互相交通，形成动脉冠（图17-12），由动脉冠再发分支进入脊髓内部。脊髓前动脉的分支主要分布于脊髓前角、侧角、灰质连合、后角基部、前索和外侧索。脊髓后动脉的分支则分布于脊髓后角的其余部分和后索。

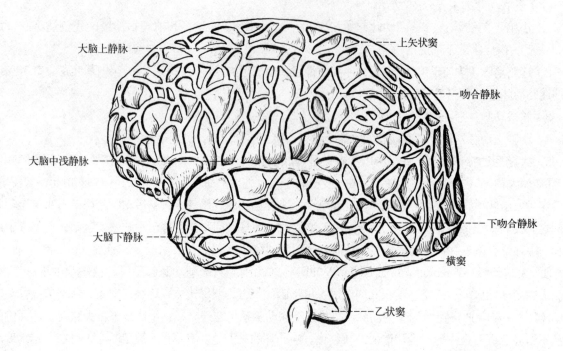

浅组

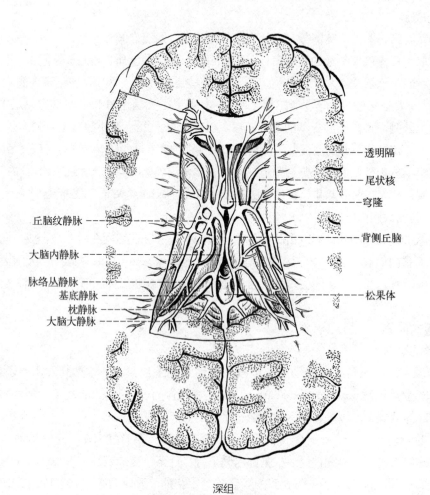

深组

图 17-10 脑的静脉

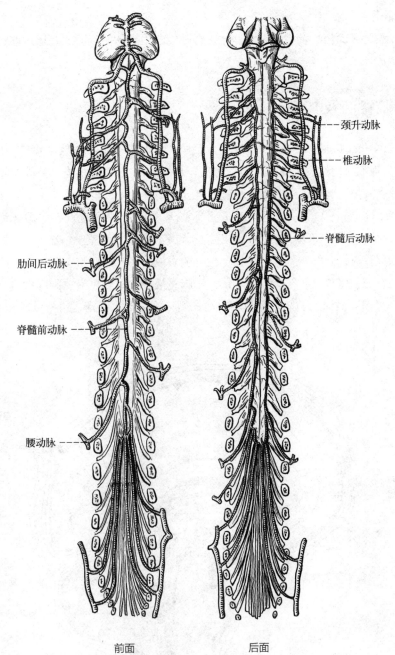

图 17-11 脊髓的动脉

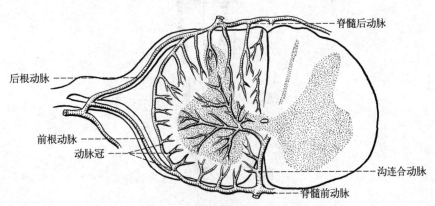

图 17-12 脊髓内部的动脉分布

(二)脊髓的静脉

脊髓的静脉较动脉多而粗。脊髓前、后静脉由脊髓内的小静脉汇集而成,通过前、后根静脉注入硬膜外隙的椎内静脉丛。

第三节 脑脊液及其循环

脑脊液 cerebral spinal fluid(CSF)是充满脑室系统、蛛网膜下隙和脊髓中央管内的无色透明液体,内含无机离子、葡萄糖、微量蛋白和少量淋巴细胞,pH为7.4,功能上相当于外周组织中的淋巴,对中枢神经系统起缓冲、保护、运输代谢产物和调节颅内压等作用。

成年人脑脊液总量约150 mL,处于不断产生、循环和回流的平衡状态。循环途径如下(图17-13):由侧脑室脉络丛产生的脑脊液经室间孔流至第三脑室,与第三脑室脉络丛产生的脑脊液一起,经中脑水管流入第四脑室,再汇合第四脑室脉络丛产生的脑脊液一起经第四脑室正中孔和两个外侧孔流入蛛网膜下隙,使脑、脊髓和脑神经、脊神经根均浸泡于脑脊液中,然后再沿此隙向大脑背面漫流,经蛛网膜粒渗透到硬脑膜窦内,回流入静脉中。若脑脊液在循环途中发生阻塞,可导致脑积水和颅内压升高,

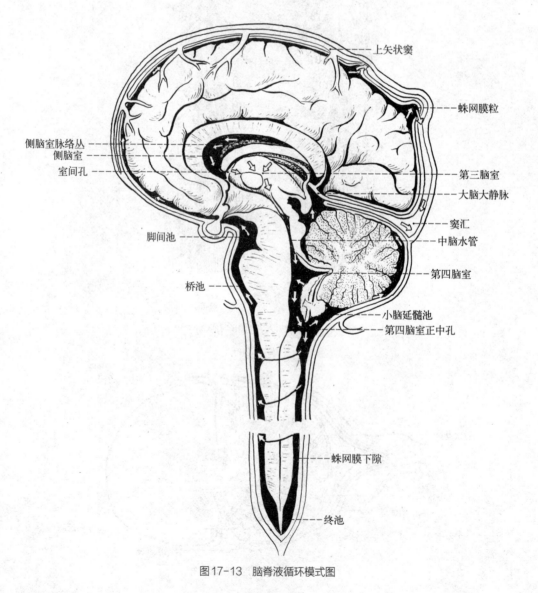

图17-13 脑脊液循环模式图

使脑组织受压移位，形成脑疝，危及生命。临床上常抽取脑脊液进行神经系统疾病检测和诊断，或向脑室内给药作为一种有效的治疗途径。

第四节 脑屏障

中枢神经系统内神经元的正常功能活动需要其周围的微环境保持一定的稳定性，而维持这种稳定性的结构称脑屏障。它能选择性地允许某些物质通过，阻止另一些物质通过。按形态特点，脑屏障可分为3类（图17-14）。

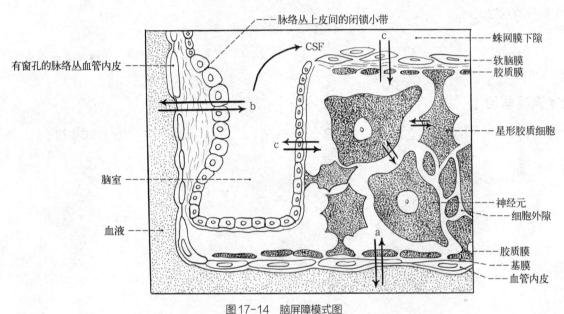

图17-14 脑屏障模式图
a. 血-脑屏障；b. 血-脑脊液屏障；c. 脑脊液-脑屏障；CSF：脑脊液

一、血-脑屏障

血-脑屏障 blood-brain barrier（BBB）位于血液与脑和脊髓的神经细胞之间，其主要结构由外向内是：①胶质膜：它由星形胶质细胞的终足围绕在毛细血管基膜的外面形成，此外少突胶质可能也参与胶质膜的组成，胶质膜仅包被毛细血管表面积的85%，且终足间为缝隙连接，对大分子物质有屏障作用。②毛细血管基膜：由电子密度均一的物质构成。③脑和脊髓内的毛细血管内皮：由于该内皮细胞无窗孔、内皮细胞之间为紧密连接，从而阻碍大分子物质通过，但允许水和某些离子通过，是重要的结构基础。此外，有学者指出脑毛细血管内皮细胞缺少吞饮小泡，内皮细胞中含有水解酶、氧化酶、脱氢酶、ATP酶等对转运功能的调节作用以及"神经组织泵"把一些物质（如青霉素和某些毒素）泵回毛细血管内等也对血-脑屏障产生重要影响。

二、血-脑脊液屏障

血-脑脊液屏障 blood-cerebrospinalfluid barrier 位于脑室脉络丛的毛细血管与脑脊液之间，由脉络丛上皮、基膜、毛细血管内皮组成。其结构基础主要是脉络丛上皮细胞之间有闭锁小带紧密连接。但脉络丛的毛细血管内皮细胞上有窗孔，基膜不连续，因此该屏障仍有一定的通透性。

三、脑脊液-脑屏障

脑脊液-脑屏障 cerebrospinalfluid-brain barrier 位于脑室和蛛网膜下隙的脑脊液与脑和脊髓的神经细胞之间，其结构基础为室管膜上皮、软脑膜和软膜下胶质膜。由于室管膜上皮之间主要为缝隙连结，不能有效地限制大分子物质通过，加上软脑膜和它下面的胶质膜的屏障作用也很弱，因此，脑脊液的化学成分与脑组织细胞外液的成分大致相同。

在正常情况下，脑屏障能使脑和脊髓免受内、外环境中各种物理和化学因素的影响，从而维持相对稳定的状态。当脑屏障损伤时（如炎症、外伤、血管病等），其通透性可发生改变，从而使脑和脊髓神经细胞受到各种致病因素的影响，因而导致脑水肿、脑出血、免疫异常等严重后果。然而，所谓屏障并不是绝对的，无论从结构上还是从功能上脑屏障都只是相对的，这不仅因为脑的某些部位没有血-脑屏障，而且由于在脑屏障的3个组成部分中，脑脊液-脑屏障的结构最不完善，可使脑脊液和脑内神经元的细胞外液互相交通。

（姚立杰编写，徐国成绘图）

数字课程学习

- 学习纲要
- 重难点剖析
- 教学PPT
- 自测题
- 临床应用
- 思政案例
- 名词术语

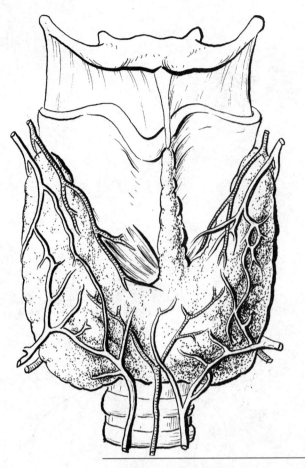

第六篇

内 分 泌

　　内分泌系统是机体内重要的功能调节系统,它与神经系统密切联系,相互配合,共同调节机体的新陈代谢、生长、发育、生殖等功能,维持机体内环境的相对稳定。近年来发现,免疫系统也参与神经和内分泌对身体生命活动的调节过程,这一复杂的调节网络称神经内分泌网络系统。

第十八章　内分泌系统

内分泌系统 endocrine system 是由存在于身体各部独立的内分泌腺和位于其他器官内的内分泌细胞团以及散在于全身各组织器官内的内分泌细胞组成。

内分泌腺 endocrine gland 与一般腺体在结构上最显著的不同是没有排泄管，因而又称无管腺。其分泌的物质称**激素** hormone，激素进入毛细血管和毛细淋巴管，随血液和淋巴液运输至全身，作用于特定的靶组织而发挥作用，称**远距分泌** telecine；亦可通过组织液对附近器官和细胞起调节作用，称**旁分泌** paracrine。另外，下丘脑内具有内分泌功能的神经细胞，它们合成的激素经轴浆流动运送至神经末梢释放，称**神经内分泌** neuroendocrine。内分泌组织以细胞团或内分泌细胞形式分散存在于人体的器官或组织内，如消化道、呼吸道、神经组织、胰岛、睾丸间质细胞、卵巢内的卵泡和黄体等。人体内的内分泌腺或内分泌组织主要有垂体、甲状腺、甲状旁腺、肾上腺、松果体、胰岛、胸腺和性腺等（图18-1）。

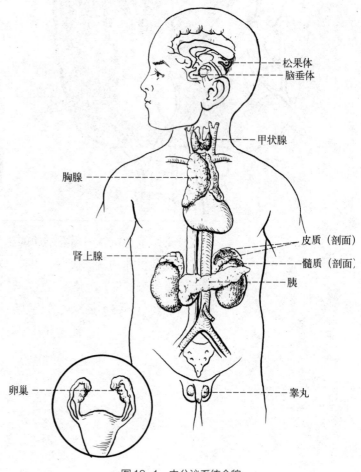

图18-1　内分泌系统全貌

内分泌腺的体积和质量较小，其结构和功能活动有显著的年龄变化。

内分泌系统是机体内重要的功能调节系统。它与神经系统密切联系，相互配合，共同调节机体的新陈代谢、生长、发育、生殖等功能，维持机体内环境的相对稳定。近年来发现，免疫系统也参与神经和内分泌对全身生命活动的调节，称神经免疫内分泌网络系统 neuro-immuno-endocrin network system。

一、垂体

垂体 hypophysis（图18-2）是机体内最重要的内分泌腺，可分泌多种激素，调控其他多种内分泌腺。垂体借漏斗与下丘脑相连。它在神经系统与内分泌腺的相互作用中处于重要地位。

垂体位于垂体窝内，椭圆形，前后径约1.0 cm，横径1.0~1.5 cm，高0.5 cm，成年男性垂体质量为0.35~0.80 g，女性0.45~0.90 g。脑垂体占垂体窝的大部分，其余空间多被静脉窦所填充。垂体可分为腺垂体和神经垂体两部分。腺垂体包括远侧部、结节部和中间部；神经垂体由神经部和漏斗组成，各部的名称和关系如下：

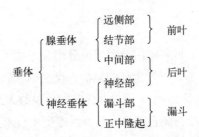

远侧部和结节部合称为垂体前叶，能分泌生长激素、促甲状腺激素、促肾上腺皮质激素和促性腺激素，后3种激素分别促进甲状腺、肾上腺皮质和性腺的分泌活动。生长激素具有促进骨和软组织生长的功能，在骨骼发育成熟后期可引起肢端肥大症。垂体后叶包括中间部和神经部。神经垂体能储存和释放血管升压素（抗利尿激素）及催产素。血管升压素作用于肾，增加对水的重吸收，减少水分由尿排除；催产素有促进子宫收缩和乳腺泌乳的功能。

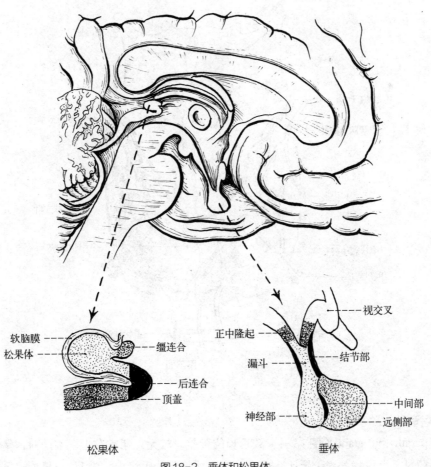

图18-2　垂体和松果体

【知识拓展】

鞍区解剖与疾病 鞍区的主要结构有蝶鞍、垂体、鞍隔、视神经与视交叉、海绵窦、脑底动脉环、蝶窦。发生在鞍区的病变很多,最常见的是肿瘤,其次为血管病、炎症和囊肿等。当鞍区组织结构发生病变时,如垂体、海绵窦、脑膜、脑动脉、神经或骨组织等,它们对鞍区的某些组织和邻近结构造成推移、压迫、侵蚀、破坏等影响,从而出现相应临床征象和综合征。鞍区病变常引起垂体内分泌发生异常改变。

二、甲状腺

甲状腺 thyroid gland(图18-3)是人体内最大的内分泌腺,位于颈前部,呈"H"形,由左、右侧叶和甲状腺峡组成。侧叶位于喉下部和气管上部的侧面,上至甲状软骨中部,下达第6气管软骨环,后方平对第5~7颈椎高度。峡多位于第2~4气管软骨环前方,少数人缺如。约有半数人自甲状腺峡向上伸出一锥状叶。甲状腺的外面有两层被膜包裹,内层为纤维囊(临床上称真被膜),包裹甲状腺的表面,并随血管和神经深入腺实质,将腺分为若干大小不等的小叶。外层为颈深筋膜包绕,且甲状腺侧叶和甲状软骨、环状软骨之间有韧带相连,故吞咽时,甲状腺可随喉上下移动。

甲状腺分泌甲状腺素,调节机体基础代谢并影响生长和发育。甲状腺分泌过剩时,可引起突眼性甲状腺肿。分泌不足时,成年人易患黏液性水肿,小儿则患呆小症。碘对甲状腺的活动有调节作用,缺碘时可引起甲状腺组织增生肿大。

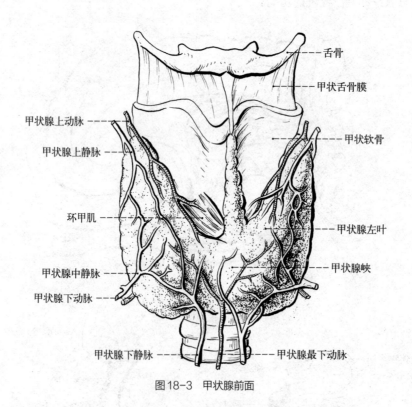

图18-3 甲状腺前面

三、甲状旁腺

甲状旁腺 parathyroid gland(图18-4)数目和位置差异较大,通常有上、下两对,呈棕黄色扁椭圆形小体,略似黄豆。上甲状旁腺位置比较恒定,在甲状腺侧叶后缘上、中1/3交界处;下甲状旁腺的位

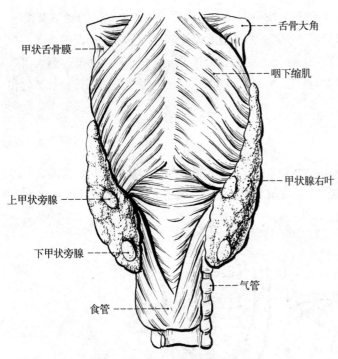

图18-4 甲状腺后面（示甲状旁腺）

置变异较大，多位于甲状腺侧叶后缘近下端的甲状腺下动脉附近。甲状旁腺也可位于鞘外或埋入甲状腺组织中。

甲状旁腺的功能是调节钙磷代谢，维持血钙平衡。如甲状腺手术不慎误将甲状旁腺切除，则可引起血钙降低、手足抽搐，肢体出现对称性疼痛与痉挛；若甲状旁腺功能亢进，则引起骨质过度溶解，易发生骨折。

四、肾上腺

肾上腺 suprarenal gland（图18-5）位于腹膜之后，左、右肾的内上方，与肾共同包裹在肾筋膜内。左侧者近似半月形，右侧者呈三角形。腺的前面有不太明显的肾上腺门，是血管、神经和淋巴管进出之处。

肾上腺实质由周围的皮质和中央的髓质两部分构成。肾上腺皮质可分泌调节体内水盐代谢的盐皮质激素、调节碳水化合物代谢的糖皮质激素、影响性行为和副性征的性激素。肾上腺髓质可分泌肾上腺素和去甲肾上腺素，与交感神经系统构成交感-肾上腺髓质系统，共同完成应激反应。

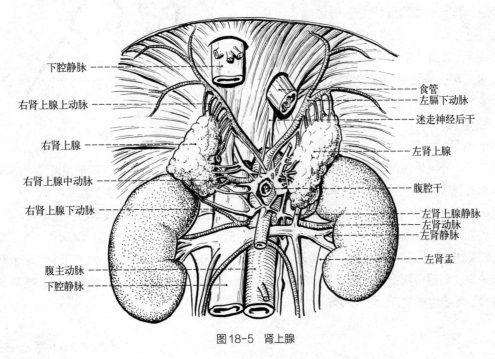

图18-5 肾上腺

五、松果体

松果体 pineal body（图18-2）为一椭圆形小体，位于上丘脑缰连合的后上方。人的松果体在幼儿期较大，7岁后开始退化，青春期前萎缩并钙化。

松果体可合成和分泌褪黑素,从而使两栖类动物的皮色变浅;哺乳类动物松果体内的褪黑素和5-羟色胺含量具有显著的昼夜节律改变,它们参与调节生殖系统的发育及动情周期、月经周期的节律。在儿童时期,松果体病变引起其功能不足时,可出现性早熟或生殖器官过度发育;若分泌功能过盛,可导致青春期延迟。褪黑素有促进睡眠的作用,并参与昼夜睡眠节律的调控。此外,褪黑素还具有抗氧化和增强免疫的功能。

六、胰岛

胰岛 pancreatic islet 是胰的内分泌部,为许多大小不等、形状不定的细胞团,散在于胰腺实质内,以胰尾最多。胰岛分泌的激素有胰岛素和胰高血糖素,主要调节血糖浓度,胰岛素分泌不足可引起糖尿病。

七、胸腺

胸腺 thymus(图18-6)属淋巴器官,兼有内分泌功能。位于上纵隔的前部,功能较为复杂,通常可分为扁条状不对称的左、右两叶,质软。胸腺有明显的年龄变化,新生儿和幼儿的胸腺甚为发达,性成熟后胸腺发育至最高峰,由淋巴组织组成,此后逐渐萎缩、退化,成年人的胸腺通常被结缔组织所替代。

胸腺可分泌胸腺素和促胸腺生成素等具有激素作用的活性物质。胸腺素可将来自骨髓、脾等处的原始淋巴细胞转化为具有免疫能力的T淋巴细胞,参与细胞免疫反应。促胸腺生成素可诱导T细胞分化成熟,参与增强细胞免疫应答能力。

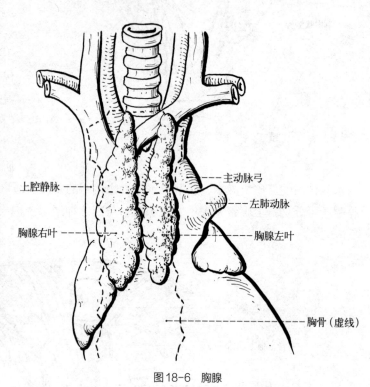

图18-6 胸腺

八、生殖腺

睾丸 testis 是男性生殖腺,功能主要包括生成精子和分泌雄性激素。雄性激素中最重要的是睾酮,在垂体远侧部间质细胞刺激素的调控作用下,由睾丸的间质细胞产生,作用是激发男性第二性征的出现并维持正常的性功能。

卵巢 ovary 为女性生殖腺,可产生卵泡。卵泡壁的细胞主要产生大量雌激素和少量孕激素。卵泡排卵后,残留在卵巢内的卵泡壁变成黄体,若未受精,形成月经黄体,维持10~14天即退变;若受精,则形成妊娠黄体,可存在4~6个月,然后退变。黄体的主要作用是分泌大量孕激素和少量雌激素。雌激素可刺激子宫、阴道和乳腺的生长发育,出现并维持第二性征。孕激素使子宫内膜增厚,准备受精卵的种植,同时使乳腺逐渐发育,以备授乳。

(魏建宏编写,徐国成绘图)

数字课程学习

- 学习纲要
- 重难点剖析
- 教学PPT
- 自测题
- 临床应用
- 思政案例
- 名词术语

中英文名词对照索引

(以汉语拼音顺序排列)

参考文献

[1] 柏树令. 系统解剖学. 8版. 北京：人民卫生出版社，2013.
[2] 徐传达. 系统解剖学. 3版. 北京：高等教育出版社，2012.
[3] 刘执玉. 系统解剖学. 北京：科学出版社，2008.
[4] 彭玉文. 局部解剖学. 8版. 北京：人民卫生出版社，2013.
[5] 张朝佑. 人体解剖学. 3版. 北京：人民卫生出版社，2009.
[6] TANK P. Grant's Dissector. 13th ed. Baltimore：Lippincott Williams & Wilkins，2004.
[7] WILLIAMS P L. Gray's Anatomy. 38th ed. New York：Churchill Livingstone，1995.
[8] 王效杰. 人体解剖学. 北京：北京大学医学出版社，2013.
[9] 汪华侨. 功能解剖学. 2版. 北京：人民卫生出版社，2013.

郑重声明

高等教育出版社依法对本书享有专有出版权。任何未经许可的复制、销售行为均违反《中华人民共和国著作权法》，其行为人将承担相应的民事责任和行政责任；构成犯罪的，将被依法追究刑事责任。为了维护市场秩序，保护读者的合法权益，避免读者误用盗版书造成不良后果，我社将配合行政执法部门和司法机关对违法犯罪的单位和个人进行严厉打击。社会各界人士如发现上述侵权行为，希望及时举报，我社将奖励举报有功人员。

反盗版举报电话　　（010）58581999　58582371
反盗版举报邮箱　　dd@hep.com.cn
通信地址　　北京市西城区德外大街4号　高等教育出版社法律事务部
邮政编码　　100120

读者意见反馈

为收集对教材的意见建议，进一步完善教材编写并做好服务工作，读者可将对本教材的意见建议通过如下渠道反馈至我社。

咨询电话　　400-810-0598
反馈邮箱　　gjdzfwb@pub.hep.cn
通信地址　　北京市朝阳区惠新东街4号富盛大厦1座
　　　　　　高等教育出版社总编辑办公室
邮政编码　　100029

防伪查询说明

用户购书后刮开封底防伪涂层，使用手机微信等软件扫描二维码，会跳转至防伪查询网页，获得所购图书详细信息。

防伪客服电话　　（010）58582300